Die 10-Minuten-Lösung

Bringen Sie sich mit Intervalltraining in die beste Form Ihres Lebens

Sean Foy mit Nellie Sabin & Mike Smolinski

riva

Bibliografische Information der Deutschen Nationalbibliothek:

Die Deutsche Nationalbibliothek verzeichnet diese Publikation in der Deutschen Nationalbibliografie; detaillierte bibliografische Daten sind im Internet über http://d-nb.de abrufbar.

Für Fragen und Anregungen:
seanfoy@rivaverlag.de

1. Auflage 2011
© 2011 by riva Verlag, ein Imprint der FinanzBuch Verlag GmbH
Nymphenburger Straße 86
D-80636 München
Tel.: 089 651285-0
Fax: 089 652096

Übersetzung: Martin Siefkes, Esther Bohnhardt, Hubertus von Prittwitz
Redaktion: Silke Schütze
Fotografien (Umschlag und Innenteil): James Maciariello
Artdirector: Janet Vicario
Layout: Lidija Tomas
Satz: BUCH CONCEPT, www.buch-concept.de
Druck: Druckerei Finidr, Tschechische Republik
Printed in the EU

ISBN 978-3-86883-133-7

Wichtiger Hinweis

Sämtliche Inhalte dieses Buches wurden – auf Basis von Quellen, die die Autoren und der Verlag für vertrauenswürdig erachten – nach bestem Wissen und Gewissen recherchiert und sorgfältig geprüft. Trotzdem stellt dieses Buch keinen Ersatz für eine individuelle medizinische Beratung dar. Wenn Sie medizinischen Rat einholen wollen, konsultieren Sie bitte einen qualifizierten Arzt. Der Verlag und die Autoren haften für keine nachteiligen Auswirkungen, die in einem direkten oder indirekten Zusammenhang mit den Informationen stehen, die in diesem Buch enthalten sind.

Zusätzlicher Bildnachweis

Erika Nungaray: S. 16, 17, 18, 19, 20, 21, 22; SPRI Products, Inc. (www.spri.com): S. 151, 152, 153 (oben), 148 (oben), 164 (oben), 203 (oben), 200, 201, 202, 203 (oben), 215 (oben), 228 (oben), 238; Andrew Terzes (www.terzesphoto.com): S. 287, 289, 291, 292, 293, 294, 298, 300, 303

Weitere Informationen zum Thema finden Sie unter

www.rivaverlag.de

Gerne übersenden wir Ihnen unser aktuelles Verlagsprogramm.

Der Liebe meines Lebens gewidmet:
Joanne, der großartigsten Person, die ich kenne

Inhalt

Vorwort von Dr. William Sears 5

Kapitel 1

Es ist höchste Zeit!

Countdown für ein neues Ich 7

Kapitel 2

Fitness – so schnell wie unser Leben

Was 10 Minuten täglich verändern können 19

Kapitel 3

Was sind Ihre Gründe?

Die Motivation für Veränderung finden 29

Kapitel 4

Die wissenschaftlichen Grundlagen

Die Geheimnisse des Erfolgs 39

Kapitel 5

Eine neue Sicht auf Ernährung

Nahrung als Kraftstoff mit hoher Oktanzahl 57

Kapitel 6

Auf die Plätze ... fertig ... los!

Zeit zu Handeln 79

Kapitel 7

Level I: Jetzt geht's los!

Fitness mithilfe des eigenen Körpergewichts 99

Kapitel 8

Level II: Es geht weiter aufwärts

Fitness mit einfachen Geräten 143

Kapitel 9

Level III: Es geht vorwärts

Fitnesstraining mit Geräten 193

Kapitel 10

Tägliche Anleitungen

Ihre Schritte zum Erfolg 245

Kapitel 11

Echte Menschen, echte Ergebnisse

Diese Menschen haben es geschafft –
und Sie können es auch! 279

Danksagung 300

Ihr persönliches 4-3-2-1-Workout

Übungskarten 305

Ich traf Sean Foy zum ersten Mal im Jahr 1998. Damals brauchte ich einen Personal Trainer, um meinen Stoffwechsel und Kreislauf wieder in Schwung zu bringen, nachdem ich mich einer Darmkrebsbehandlung mit Operationen, Strahlen- und Chemotherapie unterziehen musste. Viele meiner Freunde hatten zeitaufwendige Workout-Programme ausprobiert, die sie nicht dauerhaft durchhielten. Sean aber zeigte mir einen anderen Ansatz: Investiere täglich 10 Minuten in deinen Körper – und du wirst dich besser fühlen und länger leben. Dazu war ich bereit – und halte mich nun schon mehr als zehn Jahre erfolgreich an diesen Plan.

Sean wurde nicht nur mein Personal Trainer, sondern auch mein Freund, mein Mentor in Sachen Fitness und mein Koautor bei Dr. Sears' *LEAN Kids Book*. Ich bin ein Arzt, der immer die wissenschaftlichen Grundlagen kennen möchte – unser Körper ist einfach zu kostbar, um ihn Modediäten und Programmen auszusetzen, die nicht wissenschaftlich geprüft wurden –, und Sean lieferte mir die Antworten auf meine Fragen. Beim Lesen dieses Buches werden Sie verstehen, was ich meine: Es enthält zahlreiche Kästen mit wissenschaftlichen Hintergrundinformationen, die die Funktionsweise der *10-Minuten-Lösung* erläutern und belegen. Wem das noch nicht reicht, der wird sicherlich von den zahlreichen Erfolgsgeschichten überzeugt werden, zu denen auch meine eigene gehört.

Seans Programm hat mein Leben nachhaltig verändert. Im Alter von 65 wollte ich den Versicherungsschutz meiner Lebensversicherung nachträglich erhöhen, was mit einer gründlichen Gesundheitsprüfung verbunden ist. Eine Woche später erhielt ich einen Anruf von einem der Ärzte der Versicherungsgesellschaft, der mich zunächst mit der Mitteilung schockierte: »Der Computer hat Ihren Antrag zurückgewiesen, weil Ihr Cholesterinspiegel zu hoch ist.« Noch bevor ich etwas erwidern konnte, fuhr er aber fort: »Das liegt daran, dass Ihr Wert für gutes Cholesterin ungewöhnlich hoch ist. Übrigens habe ich noch nie ein so gutes Cholesterinprofil bei jemandem in Ihrem Alter gesehen. Was machen Sie, um so fit zu bleiben?« Nachdem er mir versichert hatte, dass mein Antrag angenommen worden sei, erzählte ich ihm, dass es am LEAN-Programm liege: »Change your Lifestyle (Lebensweise), Exercise (Training), Attitude (Einstellung), and Nutrition (Ernährung)«. Außerdem erzählte ich ihm, dass ich – obwohl ich das Cholesterinprofil eines viel jüngeren Mannes hatte – keine Medikamente einnahm. Das habe ich Sean Foy zu verdanken!

Wenn Patienten mich nach einem schnellen und einfachen Fitnessprogramm fragen, das sie zu einem festen Bestandteil ihres Lebens machen können, schreibe ich ihnen dieses »Rezept« auf, das aus der *10-Minuten-Lösung* stammt:

4 Minuten hochintensives Ausdauertraining
3 Minuten Krafttraining
2 Minuten Core-Training
1 Minute Dehn- und Atemübungen

»Wow, das kriege ich hin!«, sagen meine Patienten dann. Das richtige Workout für *Sie* ist natürlich jenes, das Sie auch absolvieren und durchhalten. Die gute Nachricht: Die *10-Minuten-Lösung* ist ein Workout, das *jeder* absolvieren und durchhalten kann – egal, wie wenig Zeit er hat. Deshalb erscheint es mir so sinnvoll. So wie wir uns bemühen, Nahrung mit hohem Nährwert zu uns zu nehmen – also Speisen, die möglichst viele Nährstoffe bei gleichzeitig möglichst wenigen Kalorien enthalten –, sollten wir auch versuchen, maximalen Nutzen aus jedem Workout herauszuholen. Anders ausgedrückt: Wir sollten möglichst viel Gegenwert in Form von Fitness für unsere Trainingsmühen erhalten! Sean hat sich daran orientiert und seine langjährige Erfahrung im Fitnesstraining in ein Programm gesteckt, das den ganzen Körper in nur 10 Minuten effektiv trainiert.

An diesem Buch gefällt mir außerdem, dass es sich nicht nur den Körper, sondern auch den Geist vornimmt. Als Ehe- und Familienberater bringt Sean die »Fitness« von Beziehungen mit körperlicher Fitness in Verbindung und erklärt, warum wir auch sie regelmäßig trainieren müssen, damit sie nicht verkümmert wie vernachlässigte Muskulatur.

Das vorliegende Buch ist für alle Altersgruppen geeignet. Unsere Muskelmasse nimmt beim Älterwerden ab, wenn die Muskeln nicht regelmäßig trainiert werden. Und mit dem Muskelschwund beginnt eine Abwärtsspirale: Man bewegt sich weniger und verliert noch mehr Muskeln, die zu den wichtigsten Energieverbrauchern unseres Körpers gehören; weiteres Körperfett setzt sich an, wir werden gebrechlich und fallen öfter hin; Herz-Kreislauf-Erkrankungen, Diabetes und Alzheimer werden durch überschüssiges Körperfett begünstigt; für deren Behandlung und die vieler weiterer durch mangelnde Fitness bedingter Krankheiten muss man dann regelmäßig Medikamente nehmen. Weil man sich nicht gut fühlt, bewegt man sich nicht mehr so viel wie früher, und die Spirale nimmt ihren Lauf. Die *10-Minuten-Lösung* verhindert, dass das passiert. »Ich habe keine Zeit für Sport«, sagen Sie vielleicht – dann sollten Sie langfristig jedoch mehr Zeit für Krankenhausaufenthalte einplanen. »Ich habe keine Lust zu trainieren!« Mag sein – aber haben Sie Lust auf die Schmerzen, die mit Krankheiten einhergehen?

Viele der Übungen aus diesem Programm, insbesondere die von Level I, können jederzeit und überall ausgeführt werden, indem Sie Ihr eigenes Körpergewicht als Widerstand verwenden. Nach einiger Zeit können Sie dann zu den Übungen übergehen, die mit Hanteln arbeiten. Die Übungskarten am Ende des Buchs ermöglichen es Ihnen, nach Belieben Übungen zu kombinieren. So können Sie Ihr Trainingsprogramm an Ihren Fitnesslevel und täglichen Terminplan anpassen und erzielen regelmäßige Fortschritte.

Das ist aber noch nicht alles. Das Buch bietet auch einen gesunden und langfristig orientierten Ernährungsplan, der sich mit drei Wörtern beschreiben lässt: »Essen Sie normal!« Ich bin froh, dass Sean mit einigen Mythen und Moden der Ernährungsberatung aufräumt. Statt fettarm ist es besser, die richtigen Fette zu essen, anstatt sich arm an Kohlenhydraten zu ernähren, sollten es lieber die richtigen Kohlenhydrate sein. Wir lernen in diesem Buch, dass es weniger auf die *Quantität* unserer Nahrung ankommt, sondern auf die *Qualität*. Und dabei weist Sean auf einen sehr wichtigen Aspekt hin: Dünn sein ist nicht dasselbe wie fit sein.

Als wir das LEAN-Startprogramm entwickelten, hatten Sean und ich eine gemeinsame Motivation: Wir erlebten das, was wir Mediziner *helper's high* nennen – ein Hochgefühl, das eintritt, wenn man anderen Menschen hilft. Indem wir anderen helfen, nicht länger fett, sondern fit zu sein und sich dadurch viel besser zu fühlen und dafür nur 10 Minuten pro Tag zu investieren, fühlen wir uns auch selbst besser – ein Gefühl, das man nicht mit Geld aufwiegen kann.

Ich wünsche Ihnen gute Lektüre und gute Gesundheit!
Dr. William Sears

Kapitel 1

Es ist höchste Zeit!

Countdown für ein neues Ich

Ja, es ist höchste Zeit. Schließlich ist es immer höchste Zeit. Wieso fliegt die Zeit nur so schnell vorbei? Wohin geht sie? Arbeiten, einkaufen, Essen auf den Tisch bringen, Kinder aufziehen, Hausarbeit erledigen, Termine wahrnehmen, ein Ehrenamt ausführen, sich um die Eltern kümmern – all das hält uns ganz schön auf Trab. Und haben wir dann einmal etwas Freizeit, wollen wir sie bestimmt nicht auf dem Laufband verbringen!

Tatsache ist: Die meisten von uns haben zu viel zu tun, um eines jener zeitraubenden Fitnessprogramme, die uns immer empfohlen werden, im Terminkalender unterzubringen. Es braucht daher eine ganz neue Form des effektiven Trainings, die maximale Ergebnisse in kürzester Zeit garantiert: Fitness, die mit der Schnelligkeit unseres Lebens Schritt hält! Genau darum geht es bei der *10-Minuten-Lösung*. Indem Sie den Vorschlägen dieses Buches folgen, das die verschiedensten Übungen in Trainingseinheiten von nur 10 Minuten packt, kommen Sie Schritt für Schritt jenem durchtrainierten Körper näher, den Sie bisher nie erreichen konnten. Und wenn Sie erst einmal fitter geworden sind, wird Ihr Leben sich auch in manch anderer Hinsicht verändern.

Es wird Zeit! Sie könnten bald besser in Form sein als je zuvor, und das mit nur 10 Minuten täglichem Training. Wie Sie sehen können, wenn Sie dieses Buch durchblättern, gibt es Forschungsergebnisse, Studien, statistische Daten und individuelle Fallgeschichten, die den Erfolg des Programms belegen.

Es begann mit einer Verletzung beim Football

Als ich im zweiten Studienjahr war, verletzte ich mir beim Football mein linkes Knie und musste acht Wochen lang einen Gips tragen. Dieser fühlte sich zunächst sehr eng und unbequem an. Das Schlimmste war, dass ich einen unerträglichen Juckreiz verspürte, sodass ich einen Kleiderbügel zwischen Bein und Gips schieben und mich damit kratzen musste. Doch dann begannen die Muskeln sich zurückzubilden, und nach einiger Zeit konnte ich mit der Hand in den Gips fassen und die juckende Stelle erreichen. Als der Gips schließlich abgenommen wurde, hatte ich ein starkes Bein und ein ganz dünnes, das aussah, als gehörte es einem alten Mann. Ich konnte das Bein weder beugen noch darauf stehen. Ja, ich konnte es kaum bewegen. Dem Alter nach war das Bein 19, hinsichtlich seiner physischen Möglichkeiten dagegen 90!

Was mir am Anfang wie ein schlimmes Unglück vorkam, stellte sich später aber als ein Segen heraus. Ich begann mich nämlich dafür zu interessieren, wie der Körper sich nach einem solchen Sportunfall wieder erholt. Ich bemühte mich, die Muskulatur des geschädigten Beins wieder aufzubauen, und lernte viel über Regeneration.

Dann machte ich meinen Bachelor in Sportphysiologie und bewarb mich auf einen Posten als Fachmann für Verhaltensmedizin. Mir war zwar nicht so recht klar, was das heißen sollte, aber ich wusste einiges über Gesundheit und über menschliches Verhalten – und tatsächlich bekam ich den Job. Es stellte sich heraus, dass ich Menschen dabei helfen sollte abzunehmen, indem sie strikte Diäten befolgten und vorgefertigte Mahlzeiten zu sich nahmen, die von einer bekannten Firma hergestellt wurden. Es gefiel mir, persönlich mit den Klienten arbeiten zu können und ihnen zu helfen, ihr Zielgewicht zu erreichen.

Sieg! Erfolg! Das fühlte sich jedes Mal großartig an. Aber dann … begannen die Probleme. Die Klienten schafften den Übergang zum normalen Essen nicht. Stets kamen die Pfunde wieder zurück, und ich fragte mich immer öfter, ob jenes Unternehmen wirklich wollte, dass seine Kunden dauerhaft abnahmen – oder ob es wollte, dass sie wieder zunahmen und erneut Geld für Ernährungsprogramme ausgaben.

Ich entschied mich, die Gesundheitsberatung zu meiner Vollzeitbeschäftigung zu machen, arbeitete fünf Jahre als Personal Trainer und machte mich dann mit meinem eigenen Unternehmen, Personally Fit, selbständig. Wie schon in meinem ersten Job stellte ich fest, dass die meisten, die zu mir kamen, ihre Gesundheit und Fitness jahrelang vernachlässigt hatten und nun am liebsten drei Kilo in einer Woche verlieren oder in einem Monat vier Kleidergrößen weniger tragen wollten. Diese Leute dachten nicht langfristig – sie behoben ihre Gewichtsprobleme schnell mit einer Crashdiät und ein wenig Training und lebten dann weiter wie zuvor. Dabei ließen sie außer Acht, dass *dünn* nicht dasselbe wie *fit* ist.

Neue Zeiten: Annie änderte alles

Ich begann, Vorträge über Gesundheit und Fitness vor größeren Gruppen zu halten, und riet den Menschen, regelmäßiges Training in ihr Leben zu integrieren, mehr Obst und Gemüse zu essen, sich mehr anzustrengen und besser zu planen, um all das mit ihrem Terminplan zu vereinbaren. Oft sahen mich die Zuhörer dann mit glasigem Blick an. Und eines Abends wurde ich auf eine Frau aufmerksam, die ganz offensichtlich nicht meiner Meinung war – nennen wir sie Annie. Ich versuchte, sie zu ignorieren, aber sie saß mit gesenktem Kopf in der ersten Reihe und wirkte auf mich wie eine dunkle Wolke. Währenddessen pries ich weiter die Vorteile regelmäßigen Trainings, zeigte Dias zum Fettgehalt von Fastfood und erzählte lustige Geschichten. Mein Ziel war es, Mut zu machen und Zuversicht auszustrahlen, aber bei Annie kam ich damit gar nicht an.

Nach meinem Vortrag kam Annie zu mir und sagte: »Ich habe schon alles probiert – jede Pille und Diät, jedes Mittelchen und Übungsprogramm. Ich weiß, was von mir erwartet wird, und schaffe das auch eine Zeit lang, aber irgendwann fängt alles wieder von vorn an. Dann muss ich dieselben 30 Kilo von Neuem abnehmen. Ich weiß einfach nicht, an wen ich mich noch wenden soll.«

Ich suchte fieberhaft nach einer Antwort, aber mir fiel nichts ein. Gewöhnlich heißt es in solchen Fällen: »Du musst mehr tun, musst dich mehr anstrengen«, aber das würde bei Annie nicht funktionieren. Mir fehlten einfach die Worte. Was soll man schon zu jemandem sagen, der alles probiert hat?

Wer hat Zeit für Training?

Die Zeit verging, aber Annie ging mir nicht aus dem Kopf. Sie hatte mich um Hilfe gebeten, und ich hatte sie im Stich gelassen. Ich fragte mich, wie viele Annies wohl noch im Publikum saßen. Wollte mir jener glasige Blick vielleicht sagen: »*Bist du verrückt? Ich habe kaum Zeit, um aufs Klo zu gehen, woher soll ich eine Stunde Zeit fürs Training nehmen? Ich weiß ja längst, dass ich mehr trainieren und mich gesünder ernähren muss. Aber wie soll das gehen, mit meinem Zeitplan und meinen Vepflichtungen?*«

Ich begriff, dass das größte Hindernis für eine langfristige Veränderung jenes uralte Dilemma ist: Wie schaffe ich es, an mir zu arbeiten, ohne dabei meine alltäglichen Pflichten zu vernachlässigen? Für die meisten Menschen war Sport eine langweilige, mühselige und zeitraubende Aktivität, und sie hatten genug anderes zu tun. Wenn ich über Kraft- und Herz-Kreislauf-Training redete, hörten sie nur »bla bla bla«.

Sie hatten einfach zu viel zu tun, um lange zu trainieren oder sich aufwendige gesunde Mahlzeiten zuzubereiten. Ins Fitnesscenter zu gehen hätte sie eine oder eineinhalb Stunden wertvolle Zeit gekostet, die sie viel lieber mit ihrer Familie verbringen wollten. Sport nahm Zeit in Anspruch, während der man auch zur Reinigung gehen, Geburtstagsgeschenke kaufen, Einkäufe machen, den Hund zum Tierarzt bringen, sich die Haare schneiden lassen, ein Elternteil im Altersheim oder einen Cousin im Krankenhaus besuchen konnte. Eine Stunde auf dem Laufband hieß eine Stunde weniger Zeit, um Rechnungen zu bezahlen, E-Mails zu checken, Telefonanrufe zu machen oder Präsentationen vorzubereiten. Und natürlich wurde auch die Zeit weniger, die zur Erholung blieb – sich einfach zurückzulehnen, ein Spiel im Fernsehen zu sehen, ein Buch zu lesen, ins Restaurant oder ins Kino zu gehen. Manche stellten sich morgens früher den Wecker, um zu trainieren – bei ihnen ging das Training sogar auf Kosten des wohlverdienten Schlafs!

Inzwischen hatte ich eine eigene Familie. Ich hatte meine Highschool-Freundin Joanne geheiratet, wir hat-ten einen zweijährigen Sohn namens Joel, und unsere Tochter Brooke war schon unterwegs. Ich musste eine neue Firma und ein neues Heim am Laufen halten, Zeitnot und Schlafdefizit kannte ich jetzt nur zu gut aus eigener Erfahrung. Ich entschied, dass ich Hilfe brauchte, um die richtigen Antworten zu finden. Ich hatte mir überlegt, dass ich zwar täglich Menschen half, ihre körperliche Gesundheit und Fitness zu verbessern, indem ich mit ihren Körpern arbeitete, dass ich aber den geistigen und emotionalen Aspekten ihrer Gesundheit mehr Aufmerksamkeit widmen musste; dauerhafte Verbesserungen erfordern mehr als nur Training und gesundes Essen. Ich ging wieder auf die Uni und machte schließlich meinen Master in Ehe- und Familienberatung. Meine Master-Abschlussarbeit beschäftigte sich mit dem Konzept der ganzheitlichen Gesundheit, das nicht nur den Körper, sondern auch die Gefühle, die Beziehungen zu anderen und mentale Aspekte umfasst.

Kleine Anstrengungen summieren sich

Ich erinnere mich an ein verhaltenstherapeutisches Seminar, in dem unser Dozent Dr. Joe uns fragte: »Was kann man tun, um eine Beziehung garantiert zu zerstören?« Die Frage brachte uns zum Nachdenken, und verschiedene Studenten schlugen Antworten vor: Zu viel streiten? Rücksichtslos sein? Es stellte sich heraus, dass die richtige Antwort »nichts« war. Wenn nicht bewusst an einer Beziehung gearbeitet wird, verkümmert sie und stirbt ab. Umgekehrt reichen kleine, häufig wiederholte Anstrengungen oft aus, um die Verbundenheit und die Beziehung zu stärken. Allmählich schaffen sie Vertrauen in den anderen, dann Zuversicht und schließlich Enthusiasmus für die Beziehung. Sogar die kleinsten Schritte können also, wenn sie über längere Zeit wiederholt werden, große Unterschiede bewirken.

Entsprechend stellte ich mir die Frage: *Was kann man tun, um seine Gesundheit garantiert zu zerstören?* Die Antwort lautete wiederum: Nichts. Ohne körperliche Anstrengung beginnen die Muskeln zu schrumpfen, wie ich es damals an meinem eingegipsten Bein erlebt hatte. Dafür vergrößert sich das Körpergewicht. Treppensteigen wird mühseliger, also nimmt man den Aufzug. Man strengt sich immer weniger an, der Körper geht in die Breite und wird weicher. Wenn der Fitnessmangel schließlich nicht mehr zu leugnen ist, erscheint das Problem schon als überwältigend ... es sei denn, man macht sich mit kleinen Schritten auf den Weg zum Erfolg.

Schnelle Fitness: eine neue Art von Workout

Ich begann, mich über Fitnessclubs hinaus nach Organisationen umzusehen, mit denen ich zusammenarbeiten konnte – schließlich konnte jedes Unternehmen davon profitieren, seinen Angestellten ein Fitnessprogramm anzubieten. Dabei konnten beide nur gewinnen: Die Angestellten würden gesünder und zufriedener sein, und ihr Arbeitgeber könnte sich über eine produktivere Belegschaft und weniger Krankmeldungen freuen.

Mein erster Kunde, Nutrilite, meldete seine Angestellten für 15-minütige »Health Breaks« (Gesundheitspausen) an. Ich brauchte also ein schnelles Workout und überlegte mir, ob ich einfach ein gewöhnliches Trainingsprogramm in kleinere Schritte zerlegen konnte. Konnte man mit weniger Zeit und Mühe mehr erreichen? Ich fragte Leute, ob sie sich vorstellen könnten, für kürzere Zeitintervalle zu trainieren. »Was würdet ihr dazu sagen, wenn ihr in einem Drittel der Zeit dasselbe Resultat erreichen könntet?« Die übliche Antwort war: »Ist das dein Ernst? Na los, zeig es uns!«

Ich schaute mir Dutzende Fitnessprogramme an, um herauszufinden, ob jemand bereits einen guten Ansatz für ein schnelles Fitnessprogramm entwickelt hatte. Die Kriterien waren mir klar: Nötig waren Herz-Kreislauf-Training, Krafttraining, Core-Training (also Training für den Bauch, den unteren Rücken und die Hüftmuskulatur), außerdem Dehn- und Atmungsübungen – alles in kurzer Zeit durchführbar. Dazu sollte ein fundiertes, aber einfaches Ernährungsprogramm kommen, das den Jojo-Effekt beim Abnehmen verhinderte und das man in seine Ernährungsweise dauerhaft integrieren konnte. Ich fand nichts Geeignetes; offenbar musste ich mich selbst hinsetzen und das optimale Trainingsprogramm entwickeln, das mir vorschwebte.

4•3•2•1 und eine Diät, die keine ist

Ungefähr zu dieser Zeit traf ich Dr. William Sears, den bekannten amerikanischen Kinderarzt, der zusammen mit seiner Frau Martha viele erfolgreiche Bücher über Kindererziehung geschrieben hat. Wir arbeiteten zusammen an dem Buch *LEAN Kids*, das sich das Ziel gesetzt hat, das grassierende Übergewicht unter Jugendlichen zu bekämpfen; dabei recherchierte ich, womit sich Jugendliche gerne beschäftigen. Wie sich herausstellte, mögen sie Bewegungsspiele mit schnellem Tempowechsel wie etwa Völkerball und Fangen, bei denen sich intensive Anstrengungen mit ruhigeren Phasen abwechseln. Außerdem gefällt ihnen das gleichzeitige Training des gesamten Körpers, wie es beim Laufen, beim Schwimmen oder bei Klettergerüsten auf Spielplätzen gefordert ist. Kinder kombinieren ganz von allein verschiedene Aktivitäten, um den Körper umfassend zu beanspruchen. So verbindet das Kinderspiel »Himmel und Hölle« Hüpfen, das die Beine trainiert, mit Werfen, was gut für den Oberkörper ist. Wie die meisten Erwachsenen sind auch Kinder schwer für richtigen Sport zu begeistern – lange zu joggen oder auf dem Laufband zu schwitzen ist nicht ihre Sache. Doch mit dem Fahrrad einen steilen Hügel hinauf zu einem Freund zu fahren macht Kindern Spaß und ist nebenbei auch eine tolle Herz-Kreislauf-Übung. Ich überlegte mir also, ob ich meinen Klienten nicht empfehlen sollte, wie Kinder zu trainieren. Könnte Bewegung nicht auch für sie wieder Spaß machen? Konnte ich ein Workout entwickeln, das konzentrierte Anstrengung mit ruhigeren Phasen der Erholung verband?

In Fachzeitschriften erschienen zu dieser Zeit Artikel, die sich mit Intervalltraining, auch »Burst-Training« genannt, beschäftigen. Studien hatten gezeigt, dass hochintensives Training mit entsprechenden Pausen ebenso nützlich wie lange Workouts sein konnte. Sport muss nicht zeitaufwendig, schmerzhaft oder langweilig sein, um die Muskeln zu trainieren, Kalorien zu verbrennen und den Stoffwechsel anzuregen. Das waren gute Neuigkeiten für alle, die keine Zeit für herkömmliche Trainingsprogramme hatten. Ich begann also, ein gänzlich neues Workout zusammenzustellen.

Zu Beginn stehen **4 Minuten** intensives Herz-Kreislauf-Training.

Daran schließen sich **3 Minuten** Krafttraining für den ganzen Körper an.

Spezielle Übungen für Bauch, unteren Rücken und Hüfte nehmen **2 Minuten** ein.

Abgerundet wird das Programm mit **1 Minute** Dehn- und Atemübungen.

Kombiniert ergeben diese Übungen ein revolutionäres Workout, das in nur 10 Minuten den ganzen Körper trainiert – etwas Vergleichbares hat es noch nie zuvor gegeben. Damit können endlich auch Menschen, die sehr wenig Zeit haben, ihre Fitness effektiv verbessern.

Mir war aber auch klar, dass alles nichts helfen würde, wenn die Leute nicht auch ihre Essgewohnheiten verändern würden. Wir sind täglich den unterschiedlichsten Ratschlägen zu Ernährung und Diäten ausgesetzt; woher sollten meine Klienten wissen, was brauchbar war und was nicht? *LEAN* Kids beinhaltete eine »Ernährungsampel«, die auf der von Dr. Leonard Epstein in den 1970er Jahren an der University of Buffalo entwickelten Ampeldiät basierte. Bei dieser Methode werden Nahrungsmittel in drei Kategorien eingeteilt: »grün« (Nur zu! Dieses Essen ist gesund), »gelb« (Vorsicht! Nicht zu viel davon) und »rot« (Stop! Lieber noch mal nachdenken). Das ist ein einfaches, für jede Altersgruppe geeignetes System. Damit konnten meine Klienten aufs Kalorienzählen und Diäthalten verzichten, das so leicht in den bekannten Kreislauf aus Abnehmen und Zunehmen, aus Kasteiung und Schuldgefühlen mündet. Sie bekamen stattdessen einen einfachen Ernährungsratgeber an die Hand.

Die hier vorgestellte *10-Minuten-Lösung* verbindet die 4•3•2•1-Trainingsmethode mit Methoden zur gesunden Ernährung. Die Klienten, für die ich es ursprünglich entwickelt habe, waren begeistert – nun halten Sie es in Händen und können sich überzeugen, dass es einfach und schnell zum Ziel führt.

Ein Erfolg führt zum nächsten

Ich gehe gern morgens zur Arbeit, weil ich weiß, dass ich den Menschen helfen kann. Ich fühle mich wirklich privilegiert, mit Menschen über ihre individuellen Fitnessziele sprechen zu können und sie auf jedem Schritt ihres Weges bis zum Erreichen ihrer Ziele zu unterstützen. Dabei zusehen zu können, wie Menschen ihren Körper und ihr gesamtes Leben zum Besseren verändern, ist immer wieder eine große Befriedigung.

Ein Beispiel: Michelle begann mit den 4•3•2•1-Workouts, um als Mutter mehr Energie zu haben und mit drei quirligen Kindern Schritt halten zu können. Inzwischen ist sie viel seltener müde, braucht weniger Schlaf und hat mehr Spaß mit den Kids als früher. Sie kann ihren Fünfjährigen ohne Anstrengung hochheben und umhertragen, und auf einer Rollschuhparty gehörte sie zu den wenigen Müttern, die selbst laufen gingen. Dabei hat sie noch einen weiteren Grund gefunden, um gesünder zu leben: Ihre Kinder orientieren sich an ihrem Verhalten, was sie selbst immer wieder motiviert, sich anzustrengen. Michelle sagt: »Meine Kinder sind begeistert von meiner neuen Lebensweise und haben sogar Lust, mitzumachen. Wenn ich mein Workout mache, sagen sie: ›Warte, Mami, ich will auch!‹ Sie gewöhnen sich damit jetzt schon eine gesunde Lebensweise an. Als ich mit dem Training begann, habe ich mir selbst und ihnen wirklich etwas Gutes getan.«

Oft denken die Menschen, dass es zum Älterwerden einfach dazugehört, nicht mehr in Form zu sein. Ganz falsch! Bevor Carol die 4•3•2•1-Workouts für sich entdeckte, hatte sie das Gefühl, dass ihr Leben aus der Spur geraten war; manchmal fürchtete sie, dass sie zu alt sei, um es zu ändern. Nun hat sie ihr Gleichgewicht wiedererlangt und dazu viel mehr Energie als früher. »Wissen Sie was«? sagt sie heute. »Man kann in jedem Alter anfangen – auch mit über 40!«

Als Jacki die 4•3•2•1-Workouts ausprobierte, war es ihr zunächst darum gegangen, Gewicht zu verlieren und besser auszusehen. Nach neun Wochen hatte sie zwei Kleidergrößen verloren: »Wenn ich in den Spiegel sah, konnte ich endlich wieder zufrieden mit mir sein!« Aber die neue Fitness veränderte ihr Leben auch auf unerwartete Weise. »Ich fühle mich einfach so viel besser. Und die gewonnene Selbstdisziplin kann ich auch in anderen Lebensbereichen gut brauchen. Ich erledige Dinge, die ich mir vornehme, halte mich an meine eigene Planung und setze Prioritäten. Denn ich habe gelernt, dass mir bestimmte Dinge in meinem Leben wichtig sind. Von den scheinbar so dringlichen täglichen Anforderungen lasse ich mich nicht mehr irritieren. Ich lerne dabei ganz neue Seiten an mir kennen.«

Greg gehört zu jenen Teilnehmern des Programms, die den Zusammenhang zwischen Fitness und geschäftlichem Erfolg zu schätzen wissen. »Mein Leben hat sich total verändert«, sagte er mir vor einiger Zeit. »Manchmal hatte ich mich so steif gefühlt, ich konnte mich kaum mehr bewegen. Jetzt kann ich nach Lust und Laune Tennis oder Basketball mit meiner Familie spielen. Ich fühle mich einfach viel besser, und das wirkt sich auch im geschäftlichen Bereich aus. Seit ich wieder fit bin, verdiene ich mehr Geld.«

4•3•2•1-Erfolgsgeschichten

Tausende von Menschen überall, von den USA bis in Australien, haben in den letzten sechs Jahren vom 4•3•2•1-Programm profitiert. Sie zu treffen und mit ihnen arbeiten zu dürfen, war mir immer eine besondere Freude, und ich möchte Ihnen nun einige davon vorstellen. Es sind Leute, die Arbeit, Familie, manchmal ein eigenes Unternehmen und Hobbys haben und das alles unter einen Hut bringen müssen – und die es trotzdem geschafft haben, ihre Fitness und Gesundheit stark zu verbessern.

Dinahs Geschichte:
Fitness mit der Familie

Dinah arbeitete als Unternehmensberaterin und war durchschnittlich jede zweite Woche auf Reisen. Sie war immer sportlich gewesen und hatte auf ihren Körper geachtet; irgendwann merkte sie aber, dass sie jedes Jahr ein bis zwei Pfund pro Jahr zunahm. Das zusätzliche Gewicht, das auf diese Weise zusammenkam, begann sie allmählich zu stören; als sie mit den 4•3•2•1-Workouts begann, hatte sie sich bereits daran gewöhnt, ihre Kleider gleich eine Nummer größer zu kaufen.

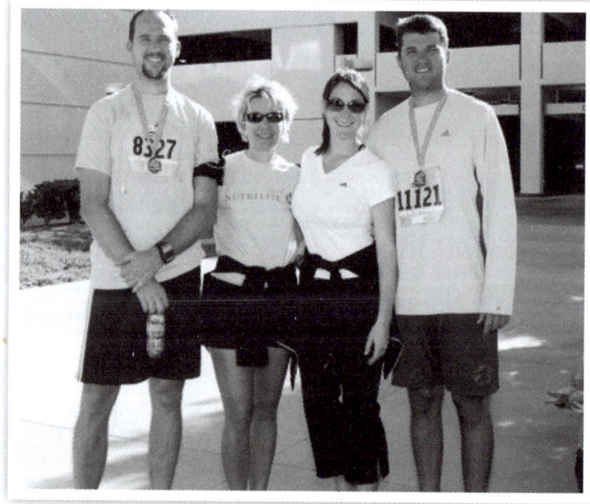

Dinah (zweite von links) nahm zehn Kilo ab und lief zur Feier einen Halbmarathon

Ihr gefiel an dem 10-Minuten-Programm, dass sie dafür nicht ins Fitnessstudio gehen musste. Dadurch konnte sie auch während ihrer Reisen trainieren. Sie hatte zwar auch schon immer gesund gegessen, setzte aber jetzt öfter Gemüse und Fisch auf den Speiseplan, reduzierte kohlenhydratreiche Nahrung und achtete mehr auf die Portionsgrößen. Vor allem aber nahm sie sich ab jetzt Zeit für Frühstück; sie versicherte mir, allein schon dies gebe ihr zusätzliche Energie und sie könne außerdem später am Tag auf kalorienreiche Süßigkeiten verzichten. Auf diese Weise verlor sie mehr als zehn Kilo. Einige Monate später lief sie sogar bei einem Halbmarathon mit – und wunderte sich, dass sie am nächsten Tag nicht einmal Muskelkater hatte!

Mittlerweile trainiert sie seit mehreren Jahren nach dem Programm und ist nach wie vor beruflich und privat hoch motiviert. Ihr Mann macht regelmäßig Sport, ihre drei Söhne samt Ehefrauen sind Fitnessfanatiker, sogar ihre Enkel achten bei Snacks darauf, dass sie gesund sind. Dinah ist eine Großmutter voller Kraft und Energie, und ihre ganze Familie strotzt nur so vor Gesundheit.

Franks Geschichte:
Diabetes besiegen

Sieht man den Frank von heute, kann man sich kaum vorstellen, in welchem Zustand er war, als ich ihn kennenlernte. Heute ist er sportlich und voller Energie, läuft bei Langstreckenrennen mit, hat mit dem Fahrradfahren begonnen und überlegt sich mittlerweile, ob er nicht mit dem Fahrrad zur Arbeit fahren sollte – immerhin 20 Kilometer! Kaum vorstellbar, dass der Frank von damals jeden Tag erschöpft war und mit massiven Rückenproblemen kämpfte.

Frank ist Verpackungsingenieur; sein Arbeitstag beginnt jeden Tag um halb fünf Uhr morgens und endet oft erst um fünf oder sechs Uhr nachmittags. Frank aß spät zu Abend und wachte am Morgen zerschlagen auf; er konnte sich nicht vorstellen, wann er Zeit für Sport finden sollte. Er trank den ganzen Tag Limonade, ohne zu verstehen, dass er seinen Körper mangelhaft ernährte. Crash-Diäten, die er immer wieder probierte, hatten keinen Erfolg.

Frank bekam einen heilsamen Schock, als sein Arzt ihm mitteilte, er habe Diabetes; sein Blutzucker war bei 300 und damit deutlich zu hoch. Der Arzt verordnete ihm zwei verschiedene Medikamente und warnte ihn, seine Gesundheit werde sich verschlechtern, wenn er sein Gewicht und seinen Blutzuckerspiegel nicht unter Kontrolle bekäme. Frank bekam Angst. Zufälligerweise bot sein Arbeitgeber die 4•3•2•1-Workouts an. Frank wusste, dass das Training ihm beim Kampf gegen den Diabetes helfen würde, und war daher extrem motiviert: In zehn Wochen verlor er fast neun Kilo und 10 % Körperfett!

Frank gefiel am 4•3•2•1-Programm besonders, dass es nur wenig Zeit benötigte, aber dennoch rasch Ergebnisse brachte. Nach und nach veränderte er sei-

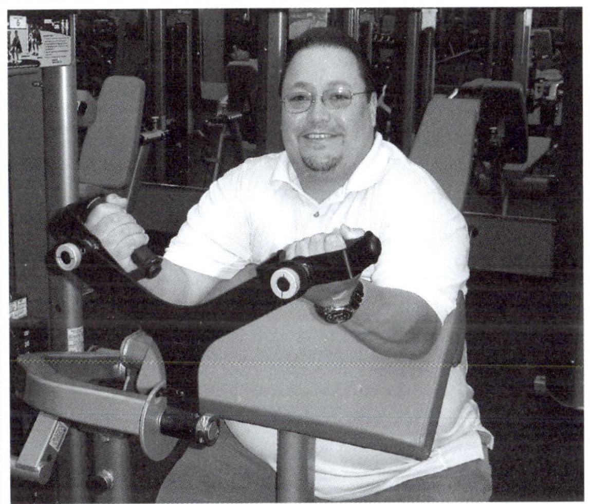

Frank bekam mit Diät und Übungen seine Diabetes in den Griff

nen Lebensstil gründlich. Er gab Limonade und Alkohol auf und begann, viel Wasser zu trinken. Er reduzierte »weiße Nahrungsmittel« – Pasta, Kartoffeln, Weißbrot usw. – und ersetzte sie durch Obst und Gemüse. Er isst nicht mehr so spät wie früher, und wenn er noch einmal Hunger bekommt, macht er sich einen Salat. Seine Rückenschmerzen gehören der Vergangenheit an; jeden Abend macht er einen Spaziergang; aber das Wichtigste ist wohl, dass er den Diabetes besiegt hat, was nur wenigen gelingt. »Es war eine riesige Erleichterung, als ich es erfuhr«, sagt Frank. »Mein Arzt war begeistert, als mein Blutzuckerspiegel auf 100 runterging, aber noch mehr hat ihn beeindruckt, dass ich diesen Wert nur mit Hilfe von Sport und gesunder Ernährung halten konnte; ich nehme inzwischen gar keine Medikamente mehr.«

Zenaidas Geschichte:
Wer zuletzt lacht …

Zenaida ist leitende Pharmaingenieurin; für ihre Arbeit muss sie oft schwere Säcke oder Kisten mit Zutaten heben und Bestandteile für pharmazeutische Produkte abwiegen. Sie arbeitet in Zwölf-Stunden-Schichten und macht diesen Job seit 19 Jahren. Ihr Ehemann ist Lastwagenfahrer und oft auf Reisen, dann muss sie sich allein um ihre beiden Kinder kümmern.

Bevor sie mit dem 4•3•2•1-Programm begann, war Zenaida oft den ganzen Tag müde. Sie hatte keine Zeit für Sport, und ihre Essgewohnheiten – traditionelles, selbstgemachtes lateinamerikanisches Essen, sehr stärkehaltige und fettreiche gebratene Gerichte – taten ein Übriges. Ihr Arzt empfahl ihr Medikamente, um ihren erhöhten Cholesterinspiegel zu senken. An diesem Punkt verstand Zenaida, dass sie nicht jünger wurde und es um ihre Gesundheit nicht zum Besten stand. Wenn mir etwas passiert, fragte sie sich, was wird aus meinen Kindern?

Zenaida begann, am 4·3·2·1-Programm teilzunehmen, das ihr Arbeitgeber anbot. Anfangs schaffte sie kein einziges Workout – wenn ihre Kinder in den Raum kamen, mussten sie kichern. Aber sie hielt durch, und ihre Kinder begannen sich bald für die Übungen zu interessieren.

Zum ersten Mal verstand Zenaida, dass Essen wirklich schädlich sein kann. Daraufhin änderte sie ihre Koch- und Essgewohnheiten grundlegend. Nach und nach verzichtete sie auf Junkfood und brachte dafür Huhn oder auch Lachs auf den Tisch. Statt Tortillas gab es jetzt öfter mal Salat, und Zenaida achtete auf die Größe der Portionen.

Sie erkannte außerdem, dass die Zahlen auf der Badezimmerwaage nicht der Maßstab für Fitness sind. Anfangs war sie frustriert, weil sie kaum Gewicht verlor, und hatte schon fast aufgegeben, als sie erkannte, dass neu aufgebaute Muskelmasse den Verlust an Fett ausgeglichen hatte. Heute sagt Zenaida: »Die Waage bedeutet nichts mehr für mich. Dass ich fitter bin als früher, merke ich daran, dass mir alte Kleidung wieder wie

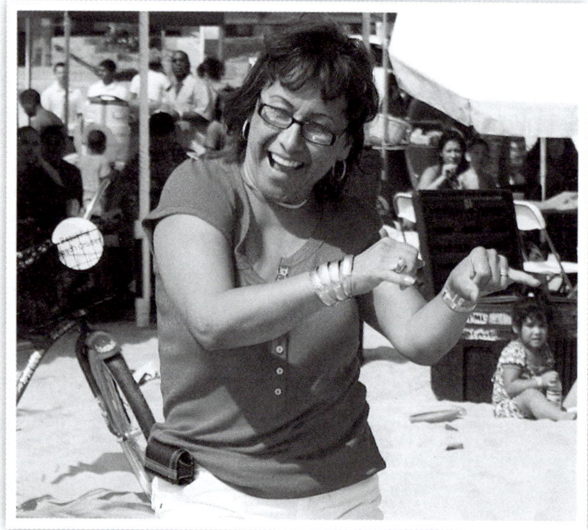

Zenaida freut sich, weil sie 14 Kilo abgenommen hat; die schönsten Komplimente dazu kamen von ihrem Mann

angegossen sitzt. Man könnte glauben, ich hätte mir die Arbeitsuniform erst gestern gekauft!«

In nur fünf Monaten hat Zenaida 14 Kilo verloren und ihr Blutdruck, Cholesterinspiegel und Körperfettanteil sind niedriger als früher. Mittlerweile geht sie ins Fitnessstudio, wo sie Kickboxen und Yoga macht, läuft, schwimmt und steppt; sie macht sogar anstrengende »boot camp«-Kurse mit, weil es ihr Spaß macht. Noch besser: Ihre Kinder gehen jetzt mit ihr zusammen ins Fitnessstudio. Zenaida geht mit ihren Nichten und Neffen laufen und gewinnt gegen junge Menschen, die gerade halb so alt sind wie sie.

Zenaida sagt: »Das Leben ist heute sehr stressig. Wir müssen wirklich auf uns aufpassen, und dabei hat mir das 4·3·2·1-Programm geholfen.« Sie fühlt sich jetzt stärker und zuversichtlicher als früher und sie hat ihre fröhliche Art wiedergewonnen. Sie bringt so viel Energie und gute Laune zur Arbeit mit, dass man sie vermisst, wenn sie einmal nicht da ist. Aber das Beste sind die Komplimente ihres Ehemanns: »Das Gefühl lässt sich nicht mit Gold aufwiegen!«

Berts Geschichte:
Nasenbluten bringt Glück

Bert wurde von einem tagelangen Nasebluten geplagt; nachdem er es zunächst ignoriert hatte, ging er schließlich doch in die Notaufnahme einer Klinik und wunderte sich, als sich plötzlich mehrere Ärzte um ihn bemühten. Er wurde mit Drähten verbunden und an Maschinen und Monitore angeschlossen. Es stellte sich heraus, dass sein Blutdruck mit 230 zu 185 völlig außer Kontrolle war und er jeden Moment einen Herzinfarkt riskierte.

Abgesehen von einem geröteten Gesicht hatte es für Bert keine Warnzeichen gegeben. Bluthochdruck wird auch als »leiser Killer« bezeichnet, weil er sich oft nicht durch Symptome verrät. Bert war früher aktiver Surfer und Skifahrer gewesen; inzwischen hatte er an Gewicht zugelegt. Jetzt hatte er einen anstrengenden Bürojob als Aufseher der Wartungsabteilung zweier Fabrikgebäude, er hatte einfach keine Energie mehr für zusätzliche Aktivitäten. Da er allein lebte, war es viel einfacher, sich irgendwo Fastfood mitzunehmen, als aufwendig zu kochen. Bert trank außerdem jeden Tag zweimal sein Lieblingsgetränk, die 1¼ Liter große *Super Big Gulp-Limonade* von 7-Eleven.

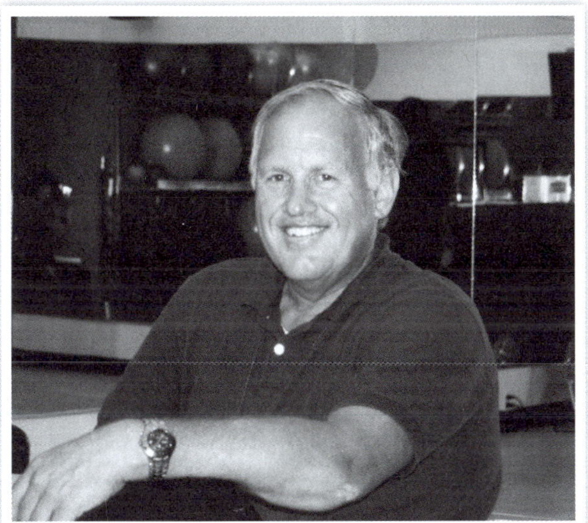

Bert hat 42 Kilo abgenommen ... und wird bald heiraten!

Am Tag nach seiner Entlassung aus dem Krankenhaus meldete sich Bert für das 4•3•2•1-Programm an. »Wenn mir damals jemand erklärt hätte, dass ich in zwei Jahren Marathon laufen werde, hätte ich ihn für verrückt erklärt«, sagt Bert. Inzwischen ist er ein Vorbild an Fitness. Zum Zeitpunkt, an dem ich dies schreibe, hat er 42 Kilo abgenommen und sein Blutdruck ist auf 135 zu 80 gefallen. Die neugewonnene Energie und Kontrolle über seinen Bluthochdruck haben Bert zu einer positiven Lebenshaltung verholfen. Seine Kollegen sagen alle, dass er sich verändert hat. Er hat am Arbeitsplatz mehr Verantwortung übernommen, ist offener und vergnügter als früher. Er lebt nicht mehr so isoliert wie zuvor und genießt die Atmosphäre bei Sportveranstaltungen. Und ... er heiratet bald. Sein nächstes Ziel besteht darin, den New York-Marathon mitzulaufen; ich bin überzeugt, dass er es erreichen wird. Wenn jemand erst einmal den inneren Sportler entdeckt, weiß man nie, was passiert!

Jeans Geschichte:
Mehr Zeit als Mama

Als Verfahrenstechnikerin muss Jean bis zu zwölf Stunden täglich arbeiten. Daneben ist sie alleinerziehende Mutter zweier Teenager, die nicht nur Hilfe beim Einkauf von Schulkleidung, bei den Hausaufgaben und bei Last-Minute-Projekten für die Schule brauchen, sondern auch Tanzstunden und Zeichenunterricht neh-

men, im Orchester spielen, Musik-, Cross-Country- und Chinesisch-Stunden besuchen und – o ja – sich bei der Obdachlosenhilfe engagieren.

Jean wollte schon lange Gewicht verlieren, aber da sie sowieso nur 61 Kilo wiegt, war das nicht einfach. Sie macht nicht gerne Sport und für Fitnesstraining fehlten ihr Zeit und Energie. Mit der 4•3•2•1-Methode fand sie schließlich das ideale Trainingsprogramm, um ihren Körperfettanteil zu senken. Sie zwang sich, die von ihrem Arbeitgeber angebotenen 4•3•2•1-Termine zu besuchen, und reduzierte ihre geliebten selbstgemachten Desserts. In ihren Worten: »Wer etwas gewinnen will, muss auch etwas aufgeben.«

Jean verlor sieben Pfund Körperfett, legte dafür an Muskelmasse zu und gewann nebenbei eine Energie, die ihre Arbeitskollegen und Kinder verblüffte. Heute erzählt sie anderen vom 4•3•2•1-Programm und motiviert ihre Kollegen, zum Training mitzukommen. »Probier's doch mal«, sagt sie, »man fühlt sich danach so viel besser!«

Inzwischen hat Jean, wenn sie nach Hause kommt, noch genug Energie für ihre Kinder übrig. Wenn sie sie irgendwohin fährt oder etwas für sie erledigt, fragen ihre Kinder oft: »Bist du nicht zu müde?« Ihre Noten haben sich verbessert, und Jeans Beziehung zu ihnen hat sich grundlegend verändert. Früher war sie oft zu müde, um sich ihre täglichen Abenteuer anzuhören – sie musste gleich ins Bett gehen, um den nächsten Tag durchhalten zu können. Ihre Kinder sagten ihr kürzlich, sie hätten nicht gedacht, dass sie sich dafür interessiere – jetzt wissen sie es!

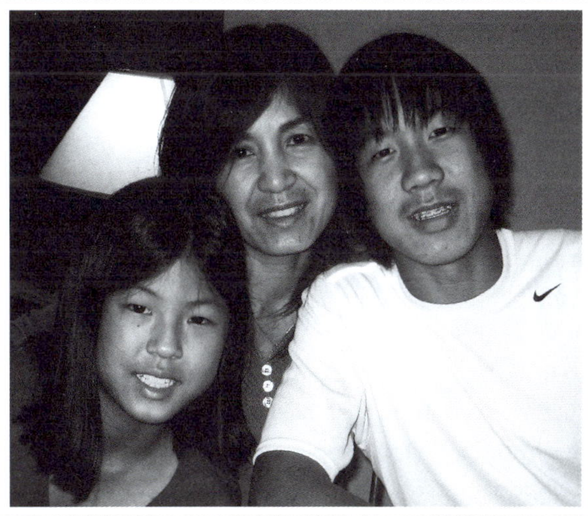

Jean (Mitte) hat nun mehr Zeit für ihre beiden aktiven Kinder im Teenageralter

Angels Geschichte:
Vom Skeptiker zum Fan

Angel, der schon seit Jahren begeistert Sport machte, stand dem 4•3•2•1-Programm anfangs sehr skeptisch gegenüber. Da er aber mit den Ergebnissen seines eigenen Trainings nicht zufrieden war, wollte er es einmal damit versuchen. Inzwischen ist er froh, dass er über seinen Schatten gesprungen ist und die ungewohnte Trainingsmethode probiert hat: »Mit den 4•3•2•1-Workouts habe ich Erfolge erzielt, die mit meinen früheren Trainingsmethoden nicht möglich waren.«

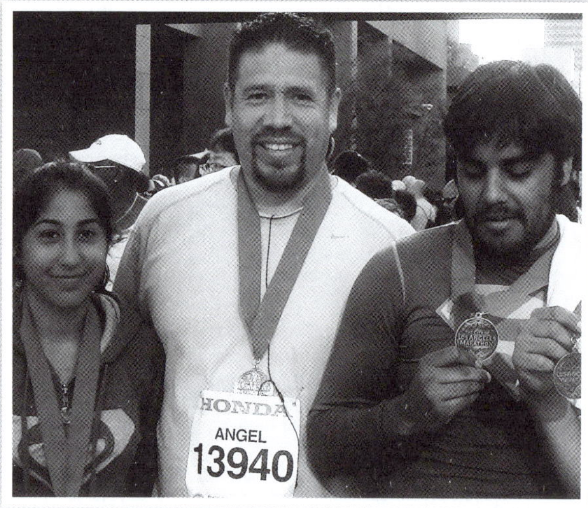

Angel hat seine Marathonzeit um 35 Minuten verbessert

Vor allem kann Angel nun auf die blutdrucksenkenden Medikamente verzichten, die er seit Jahren nehmen musste; seine Werte liegen inzwischen deutlich unter dem Durchschnitt. Sein Ruhepuls sank von 90 auf 56 Schläge pro Minute. Und seine Schilddrüsen- und Leberwerte, die vorher erhöht waren, normalisierten sich.

Obwohl Angel Fitnesstraining gemacht hatte, kämpfte er mit Mattigkeit und fehlender Ausdauer. Heute berichtet er, wesentlich längeren Dauerbelastungen standzuhalten als früher und nicht mehr so schnell außer Atem zu sein. Kürzlich lief er beim Los Angeles-Marathon mit und verbesserte seine Zeit vom vorigen Jahr um satte 35 Minuten. Nach seinem ersten Marathon konnte er wochenlang kaum laufen; diesmal dauerte der Muskelkater gerade einen Tag. Angel führt dies auf das 4•3•2•1-Training zurück.

Toms Geschichte:
Ein Schritt nach dem anderen – ein Staat nach dem anderen

Bevor er mit dem 4•3•2•1-Training begann, war Tom nie in einem Fitnessstudio gewesen. Er war nicht fett, aber auch nicht gerade fit; einige Extrapfunde hatte er wohl, aber die fielen nicht besonders auf. Früher hatte er Tennis gespielt, doch inzwischen verbrachte er die Zeit, die er nicht dem Job widmen musste, lieber mit seiner Familie.

Als das 4•3•2•1-Training in seinem Unternehmen angeboten wurde, entschied sich Tom, etwas für seine Fitness zu tun. Er begann mit Walking, dann Jogging, dann Laufen; bald darauf absolvierte er seinen ersten Marathon. Er reduzierte sein Gewicht und seinen Körperfettanteil und senkte seinen Cholesterinspiegel um 20 %. Inzwischen hat er so viel Energie, dass er seinen Schreibtischjob gegen einen mit mehr Bewegung eintauschte.

Früher hatte Tom grundsätzlich das Frühstück ausgelassen und ein paar Mal pro Woche bei McDonalds vorbeigeschaut. Wenn er heute etwas isst, das nach der Ampelkennzeichnung »rot« markiert ist, weiß er, dass er dafür einige Runden zusätzlich laufen muss, und hält sich entsprechend zurück.

Toms neue Fitness hat sich auch auf seine Beziehungen ausgewirkt. Für seine Kollegen ist er eine Quelle von Inspiration und guter Laune. Er baut beim Laufen seinen Stress ab und ist daher positiver eingestellt und kann die

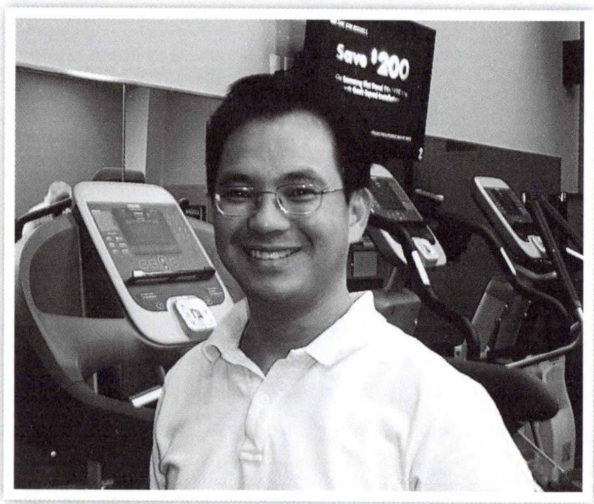

Tom war nie fett, aber jetzt ist er *fit*

Zeit mit seiner Familie nach der Arbeit mehr genießen. Sein persönliches Ziel ist es, in jedem der 50 Bundesstaaten der USA einmal einen Marathon zu laufen. »Auf diese Weise bekomme ich das ganze Land zu sehen«! sagt er.

Meine persönlichen 4•3•2•1-Superstars

Ich kann mir nicht verkneifen, zwei weitere Geschichten mit meinen Lesern zu teilen. Es handelt sich um zwei Menschen, die für mich persönlich und beruflich von Bedeutung sind. Beide sind mit dem 4•3•2•1-Programm auf ein Niveau gelangt, das nur wenige erreichen. Sie sind beide in der Lage, Menschen locker zu schlagen, die nur halb so alt sind wie sie. Für mich sind sie eine wahre Inspiration.

Dianes Geschichte:
Besser und besser

Ich habe mit Diane seit über 15 Jahren gearbeitet. Sie hat einen Ehemann, Rick, und drei Töchter, die ihre Universitäten als Sportlerinnen vertreten. Diane ist ein talentierter Fitnesscoach und vielseitig tätig: Sie ist »Master Fitness Instructor« der International Fitness Association (IFA), arbeitet als Personal Trainer und als Wellness Manager für Unternehmen; sie gibt viele verschiedene Kurse in Fitnessstudios und gehörte auch zu den

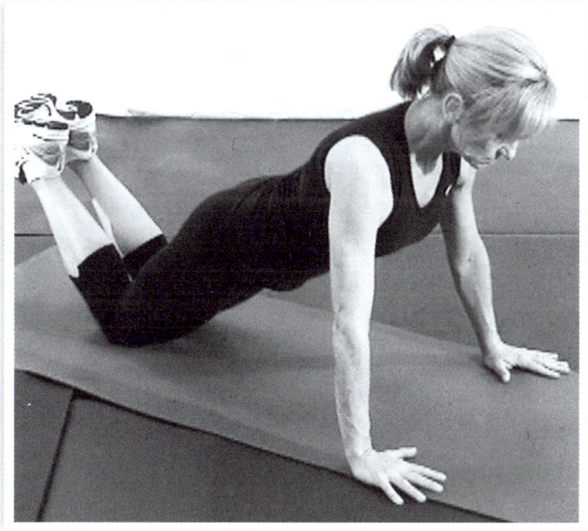

Seit Diane das 4•3•2•1-Programm unterrichtet, hat sie eine Kleidergröße weniger

ersten, die Kurse zum 4•3•2•1-Programm anboten. Heute zertifiziert sie 4•3•2•1-Trainer, betreut die Teilnehmer im Programm »A New Way to a New You« (siehe Kapitel 11) und ist viel auf Reisen, um Seminare zu geben.

Diane hatte früher einen Bürojob und kämpfte durchaus mit ihrem Gewicht. Doch als vor Jahren Aerobic-Kurse, Stulpen und Fitness-Training für Frauen in Mode kamen, sprang sie sofort auf den Zug auf. Sie verlor Gewicht und merkte, dass es ihr Spaß machte, anderen beim Trainieren zu helfen; seit nunmehr 30 Jahren ist dies zu ihrer Berufung geworden.

Man kann sich vorstellen, dass Diane bereits gut in Form war, als sie meine 10-Minuten-Workouts zu unterrichten begann. Sie hat seitdem zwar nicht abgenommen, aber ihr Körperfettanteil sank um 3 % und sie verlor eine Kleidergröße. Man sagte ihr, sie sehe schlanker aus, und sie selbst merkte, dass sich ihre Ausdauer und Kraftreserven weiter verbessert hatten und das Unterrichten von Fitnesskursen sie weniger anstrengte.

Diane, die mit Menschen unterschiedlichsten Alters arbeitet, weiß, dass es nie zu spät für ein Fitnessprogramm ist. Wenn jemand schlechte Entscheidungen getroffen und sein Fitnessprogramm abgebrochen hat, sagt sie ihm einfach: »Die Vergangenheit ist vorbei. Du fängst jeden Tag von Neuem an und entscheidest dich jeden Tag wieder für deine Gesundheit.« Diane berichtet, dass sie Menschen dabei hilft, den inneren Sportler zu entdecken, den es bei jedem von uns gibt. Besonders gerne unterstützt sie Menschen, die in einer Sackgasse stecken und neuen Anschub brauchen. Wenn einer ihrer Klienten die Möglichkeiten von Fitnesstraining entdeckt, ist sie stolz wie auf ein eigenes Kind: »Es fühlt sich toll an, jemandem wirklich helfen zu können.«

Bills Geschichte:
Jahr für Jahr jünger

Es macht Bill nichts aus, wenn ihn jemand nach seinem Alter fragt, denn er hat den Körper eines 30-Jährigen. Genauso wenig stört es ihn, Klassentreffen seiner High-School-Abschlussklasse von 1969 zu besuchen, denn während seine Klassenkameraden altern, scheint er jedes Jahr jünger zu werden.

Bill ist erfolgreicher Unternehmer mit scheinbar endloser Energie, und er hat einen Touch von

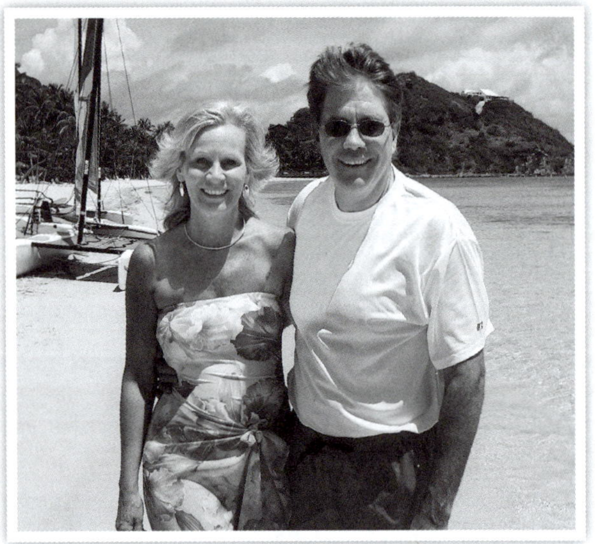

Bill (hier mit seiner Frau Sandy) weigert sich einfach, alt zu werden

Hyperaktivität an sich, der ansteckend wirkt. Er lebt nach dem Prinzip, dass man für Dinge, die sich lohnen, 150 % geben sollte. Bill ist ein Beispiel dafür, was passiert, wenn man 4•3•2•1 bis zum Äußersten treibt: Er trainiert wie ein Berufssportler, der sich ständig verbessern möchte. Dabei kämpft er gegen zwei Dinge an, die viele für unvermeidlich halten: den Bauchansatz – und das Altern. Dank seiner außerordentlichen Leidenschaft für das Fitnesstraining ist ihm beides gelungen.

Bevor Bill von seiner Frau Sandy auf das 4•3•2•1-Programm aufmerksam gemacht wurde, war er mit der Effektivität seiner langen Trainingssessions nicht zufrieden. Er war tagsüber oft müde und musste dann ein Nickerchen einlegen, was natürlich seine Arbeitsleistung beeinträchtigte. Er war frustriert, wusste aber nicht, was er ändern sollte. Heute absolviert er mehrere 4•3•2•1-Trainingseinheiten hintereinander, die er mit zusätzlichem Core-Training ergänzt. Aufgrund einer alten Knöchelverletzung kommt Laufen für ihn nicht in Frage, also benutzt er Rudermaschinen und andere Möglichkeiten, um in Topform zu bleiben. Inzwischen schläft er tagsüber nicht mehr, braucht nachts weniger Schlaf und hat seine Ausdauer extrem verbessert; er kann sich Hoffnungen machen, noch lange seinen Lieblingshobbys frönen zu können: Beispielsweise schwingt er sich gern auf sein Snowmobil und fährt 200 Meilen in die Wildnis hinaus. Und es hatte sicher mit seiner körperlichen und geistigen Fitness zu tun, dass er nach einem schweren Snowmobilunfall, bei dem er 20 Meter durch die Luft geschleudert wurde, wieder aufstehen und einfach nach Hause fahren konnte.

Bill ist ein Beispiel dafür, was bei maximalem Einsatz mit dem 10-Minuten-Programm erreicht werden kann. Inzwischen trainiert er weniger als früher, hat aber mehr Kraft und kann sein Leben in vollen Zügen genießen. Man könnte sagen: Früher war er eine solide und zuverlässige Familienkutsche; heute hat er sich zum Rennauto entwickelt.

Und jetzt sind Sie dran ...

Auch Sie haben einen Personal Trainer verdient, und das ist mein Anspruch mit diesem Buch. Es zeigt Ihnen, was Sie tun müssen, um in die Form Ihres Lebens zu kommen und damit Ihre Zukunft nachhaltig zu beeinflussen. Ich garantiere, dass Sie nicht nur körperliche Veränderungen spüren werden, sondern dass Ihre Fitness Ihr gesamtes Lebensgefühl positiv beeinflussen wird.

Dieses Buch zeigt Ihnen, wie Sie mehr aus Ihrem Leben machen!

Kapitel 2

Fitness – so schnell wie unser Leben

Was 10 Minuten täglich verändern können

Möchten Sie schon bald in der Form Ihres Lebens sein? Dafür müssen Sie nicht den Wecker früher stellen. Sie müssen auch nicht eineinhalb Stunden im Fitnessstudio verbringen oder nach einem langen Tag im Büro, wenn Sie sich müde nach Hause geschleppt haben und nur noch entspannen möchten, zu den Hanteln greifen. Alles, was nötig ist, sind 10 Minuten, die Sie irgendwann und irgendwo ihrem Körper widmen.

Sicher verbringen Sie 10 Minuten täglich damit, sich vorzustellen, wie Ihr Leben sich verbessern könnte. Ab jetzt können Sie dieselbe Zeit dazu benutzen, um die Träume wahr zu machen. Ich habe immer wieder gesehen, wie meine Klienten ihre Fitnessziele Schritt für Schritt erreichten – und dabei veränderte sich viel mehr als nur ihr Bauchumfang. Sie gewannen an Energie, Selbstbewusstsein und innerer Kraft; ein Zugewinn, den sie benutzten, um sich ihre persönlichen Träume zu erfüllen.

Und Sie können genauso erfolgreich sein! Ob Sie nun zu Hause trainieren möchten, im Fitnessstudio oder mit einer Gruppe von Freunden oder Kollegen: Mit dem hier vorgestellten Programm erreichen Sie in jedem Fall ihre selbstgesteckten Ziele.

Wie beschäftigt sind Sie?

Kommen Sie mit Ihrer Tagesplanung oft nicht durch? Gibt es Dinge, die Sie sich schon seit Wochen vornehmen? Jeden Tag strengen wir uns mehr an, werden etwas schneller, teilen uns die Zeit besser ein und gewöhnen uns ans Multitasking – und doch scheint es nie genug zu sein.

Hier sind sechs Gründe dafür aufgelistet, warum wir heute mehr zu tun haben als irgendeine Generation vor uns – so viel, dass für die Gesundheit oft keine Zeit mehr bleibt.

Viele unterschiedliche Rollen. Wir haben uns von den Geschlechter-Klischees befreit, Väter wechseln Windeln, Mütter gehen ins Büro, und beide können Soldaten werden. Da wir immer mehr Rollen auszufüllen haben – Partner, Eltern, Geschwister, Freund, Kollege, Gremienmitglied, Fußballtrainer, Mitglied bei der Freiwilligen Feuerwehr oder im Gemeinderat, Vereinsvorsitzender, Nachbarschaftshelfer –, müssen wir uns immer mehr anstrengen, um alles das gut zu machen. Viele von uns gehören außerdem zur »Sandwich-Generation«, die sich gleichzeitig um Eltern und Kinder kümmern muss. Mittendrin zu sein heißt, Verantwortung nach allen Seiten übernehmen zu müssen.

Überarbeitung. Unternehmen versuchen, mit weniger Angestellten auszukommen, und das bedeutet erhöhte Arbeitsbelastung für alle. Viele von uns arbeiten ganz oder teilweise zu Hause; dadurch wird die Trennung zwischen »Arbeit« und »Leben« zusehends verwischt. Früher fühlte man sich schuldig, wenn man einmal einen privaten Anruf vom Büro aus erledigte. Heute erledigen wir berufliche Gespräche von zu Hause aus, ohne groß darüber nachzudenken.

Informationsflut. Nachrichten, ständige »breaking news«, Werbung, Telefon zu Hause und mobil, E-Mail, SMS und seit neuestem Twitter und Co. konkurrieren den ganzen Tag um unsere Aufmerksamkeit. Entziehen wir uns der Nachrichtenflut für einen Moment, scheinen wir sofort den Anschluss zu verlieren. Wenn Sie zu denjenigen gehören, die immer gut informiert sein wollen oder mit den neuesten Entwicklungen in Ihrem Berufsfeld Schritt halten müssen, könnten Sie im Prinzip den ganzen Tag damit verbringen, Zeitungen, Fachzeitschriften oder das Internet zu durchforsten.

Erreichbarkeit rund um die Uhr. Um »einmal rauszukommen«, muss man heutzutage schon irgendwo hin reisen, wo man keinen Handyempfang hat. Es gehört mittlerweile zur normalen Höflichkeit, dass man auf Anrufe am besten gleich und spätestens am darauffolgenden Tag reagiert. Obwohl es sicherlich unhöflich ist, beim Abendessen SMS zu schreiben oder in einer Lehrerkonferenz einen Anruf am Handy entgegenzunehmen, tun viele Leute es trotzdem.

Sofortige Veraltung. Wenn man einen Computer, ein Auto, ein Handy oder sonst etwas Elektronisches kauft, ist es praktisch mit dem Kauf auch schon wieder veraltet. Sind Sie ein gewöhnlicher »Angestellter 1.0«? Dann müssen Sie damit rechnen, dass der »Angestellte 1.1« an Ihnen vorbeizieht oder Ihr Unternehmen gleich den »Angestellten 2.0« verlangt. Anders ausgedrückt: Wenn Sie nicht ständig an sich arbeiten, nimmt die nächste Generation Ihren Platz ein. Wir alle müssen rennen, um nicht zurückzufallen.

Überzogene Erwartungen. Wir sollen toll aussehen, viel Geld verdienen und erfolgreich sein. Ganz automatisch werden Selbstvertrauen, Geist und Humor von uns erwartet. Obwohl niemand mehr Zeit übrig hat, sind zeitaufwendige Aktivitäten wie Gäste einladen, sich schön einrichten, Plätzchen backen und Geschenke selber basteln in Mode. In Talkshows wird uns gezeigt, wie wir unseren Gästen das perfekte Frühstück servieren – nach nur vier Stunden Schlaf. Und all das braucht viel Zeit; deshalb stellen sich Stars auch Menschen an, die für sie einkaufen, die Wohnung einrichten, sie frisieren und schminken und ihre Geschenke besorgen.

Wenn wir versuchen, allen diesen Verpflichtungen und Rollen gleichzeitig gerecht zu werden, kommen unbefriedigende Kompromisse heraus: Wir erscheinen erst zur zweiten Hälfte der Theateraufführung unseres Kindes oder unterschreiben auf der Karte für ein Geschenk, das jemand anders ausgesucht hat. Schlimmer ist, dass wir ständig mehrere Dinge im Kopf haben und daher nie hundertprozentig »anwesend« sind. Für dieses Tempo bezahlen wir einen hohen Preis: Unsere Beziehungen zu anderen Menschen leiden darunter, ebenso wie unser geistiges, emotionales und seelisches Wohlbefinden. Nicht zuletzt ist es aber unser Körper, der die Zeche zahlt.

10 Minuten können einen Unterschied machen

Die meisten Fitnessgurus wiederholen immer noch den alten Ratschlag, man müsse schon drei- bis fünfmal pro Woche 30 bis 60 Minuten Konditionstraining machen, um fit zu sein. So viel Zeit haben Sie aber nicht – und mittlerweile hat die Forschung gezeigt, dass sie auch gar nicht nötig ist. Wohlgemerkt: Das Training muss nicht lange dauern oder schmerzhaft sein, um Muskeln aufzubauen und den Stoffwechsel zu aktivieren. Wir werden in Kapitel 4 sehen, dass kurze, intensive Anstrengungen hochgradig effektiv sind.

Selbst wenn Sie Zeit für das zeitaufwendige Herz-Kreislauf-Training hätten, das traditionell empfohlen wird, wäre ihr Fitnessprogramm unvollständig: es fehlten noch immer Krafttraining, Training der Rumpfmuskulatur und Dehnübungen. Menschen, die sich auf Herz-Kreislauf-Training konzentrieren – beispielsweise Läufer –, übersehen oft das Krafttraining. Umgekehrt vernachlässigen die auf Krafttraining spezialisierten Sportler oft die Notwendigkeit von Herz-Kreislauf-Training und Dehnübungen. Das 4•3•2•1-Programm bietet Ihnen ein Workout für den ganzen Körper, der Herz-Kreislauf-Training, Krafttraining, Dehnung und Atemübungen umfasst – all das in nur 10 intensiven Minuten. Mit jedem Workout werden Sie

- den Stoffwechsel ankurbeln und Energie gewinnen,

- überschüssiges Fett verbrennen,

- Muskeln erhalten und stärken,

- Beweglichkeit und Koordination verbessern,

- Festigkeit der Knochen erhalten und aufbauen,

- Ausdauer und Belastbarkeit verbessern,

- den Kreislauf in Schwung bringen,

- Blutdruck und Cholesterinspiegel verbessern.

Der Schlüssel zur Fitness

Das 4•3•2•1-System umfasst alle Bestandteile eines Workouts, der den ganzen Körper trainiert, und das in nur 10 Minuten. Ich nenne diesen Ansatz die »Fitness-Fusion«:

4 Minuten H.E.A.T. (high-energy aerobic training =, hochintensives Ausdauertraining)

+

3 Minuten Krafttraining

+

2 Minuten Core-Training (Bauch, unterer Rücken und Hüftmuskulatur)

+

1 Minute Dehn- und Atemübungen

---

10 Minuten Fitness-Fusion

Diese Liste der Vorteile ist bei weitem nicht vollständig, beispielsweise lässt sie die nicht körperlichen Verbesserungen beiseite, die ebenfalls eine Folge besserer Fitness sind. Ich habe in den vielen Jahren meiner Tätigkeit als Fitnesscoach und Personal Trainer immer wieder gesehen, dass Bewegung grundlegenden Einfluss auf Emotionen hat. Beginnt man erst einmal, sich um sich selbst zu kümmern, ergibt sich alles andere oft von allein. Man hat mehr Energie, Kraft, Durchhalte- und Konzentrationsvermögen zur Verfügung; das verringert den Alltagsstress und wirkt sich positiv im zwischenmenschlichen Bereich aus. Man arbeitet effektiver und konzentrierter. Irgendwann kommt der Punkt, an dem Bekannte fragen, was eigentlich diese Veränderung bewirkt hat. Dann dauert es nicht mehr lange, und man wird zum Vorbild für seine Umgebung, zu jemandem, der anderen sagt: »Wenn ich es schaffe, schaffst du das auch!«

Für jeden das Richtige

Es gehört zu den Stärken dieses Programms, dass es jeden dort abholt, wo er gerade steht, und von dort zur maximalen Fitness führt. Ich habe mit unterschiedlichsten Leuten gearbeitet, von Menschen mit Rückenproblemen und Angestellten mit »sitzender Lebensweise« bis zu Aerobic-Lehrern und Spitzensportlern, die in der Nationalmannschaft spielen. Egal, ob Sie seit Schulzeiten keinen Sport mehr gemacht haben oder ob Sie ein Fitnessfanatiker sind – dieses Buch ist in jedem Fall für Sie geeignet!

- **Anfänger.** Wenn Sie seit längerer Zeit keinen Sport mehr gemacht haben oder derzeit nicht besonders in Form sind, können Sie sich ein 10-Minuten-Workout nach dem anderen vornehmen und dabei langsam den Schwierigkeitsgrad der Trainingseinheiten steigern. Für den Fall, dass bestimmte Übungen am Anfang zu schwierig sind, gibt es Tipps zur Erleichterung.

- **Mittlerer Level.** Zu meinen besonders zufriedenen Kunden gehören nicht wenige, die zuvor jahrelang trainiert hatten und erkannten, dass sie in weniger Zeit mehr erreichen können. Wenn Sie bereits in guter Form sind, können Sie den Schwierigkeitsgrad der 10-Minuten-Workouts nach Belieben hochschrauben. Zusätzlich habe ich den Übungen Tipps hinzugefügt, mit denen man sie schwerer machen kann. Falls Sie mehr als 10 Minuten zur Verfügung haben, können Sie bestimmte Teile eines Workouts oder sogar das ganze Workout wiederholen.

- **Fortgeschrittene.** Wenn Sie bereits hervorragend durchtrainiert sind, können Sie sich auf die schwierigsten Varianten der Übungen konzentrieren. Wenn Sie mehr als 10 Minuten Zeit haben, können Sie bestimmte Teile einer Übung wiederholen, oder sogar die ganze Übung mehrmals hintereinander ausführen. Ich habe mit Spitzensportlern gearbeitet, die bis zu sechs vollständige Workouts in einer Trainingssession absolvieren – und das ist ganz schön hart!

Ein Beispiel für die letzte Kategorie ist Pete. Er war früher Profisportler und kannte sich daher mit anspruchsvollem Training aus. »Ich bin immer gut in Form gewesen«, sagt er, »aber mit Hilfe der 4•3•2•1-Workouts sehe ich jetzt schlanker aus und fühle mich auch so.« Pete hat eine weitere Veränderung an sich festgestellt, von der er begeistert ist: »Meine Persönlichkeit ist ausgeprägter sichtbar als früher. Ich kann nun besser zeigen, wer ich bin. Ich habe viel mehr Schwung und stecke die anderen mit meinem Enthusiasmus an, wenn mich etwas begeistert. Meine ganze Lebenseinstellung hat sich grundlegend verändert; meine Frau hat es auch bemerkt.«

Drei Levels + 12 Wochen = Fitness für den ganzen Körper

Das 4•3•2•1-Programm macht jeden vom Anfänger zum Experten, indem es Schritt für Schritt durch drei Fitnesslevels führt:

- Level I. Die Übungen auf Level I arbeiten nur mit dem Körpergewicht. Man braucht daher keine spezielle Ausrüstung und muss nicht ins Fitnessstudio gehen.

- Level II. Die Übungen auf Level II verwenden einfache Hilfsmittel wie ein Sprungseil, Fitnessbänder oder Trainingsbälle, die günstig erhältlich sind.

- Level III. Die Übungen auf Level III werden an professionellen Geräten in einem Fitnessstudio oder an entsprechenden Trainingsgeräten zu Hause durchgeführt.

Auf jedem Level werden Sie vier verschiedene Workouts lernen, also jede Woche einen. Keine Sorge: Falls Sie nicht wissen, wie man beispielsweise einen »Umgekehrten Crunch« macht, gibt es ausführliche Anleitungen einschließlich Abbildungen, die es Ihnen genau erklären. Sie brauchen sich nur an die Anleitungen zu halten, die jeweils in 28 Tagen durch ein Level führen, um stets genau zu wissen, was Sie tun sollen. Dadurch werden Unsicherheit vermieden und der Erfolg ist garantiert. Meine Klienten erzählen mir immer wieder, dass diese drei Monate schnell vorbeigehen. Sie sind so ermutigt durch die positiven Wirkungen, die sich einstellen, dass die Zeit bald zu rasen beginnt.

Um das Maximum aus dem Programm herauszuholen, empfehle ich jedem, mit Level I anzufangen und alle drei Levels zu absolvieren. Einige außerordentlich fitte

Täglich etwas Neues

Die Kombination von Übungsbestandteilen ist nicht nur gut gegen Langeweile. Der englische Psychologe Ben Fletcher hat herausgefunden, dass Menschen überdurchschnittlich häufig Gewicht verlieren, wenn sie Neues probieren. Die Teilnehmer seiner Studie wurden aufgefordert, jeden Tag eine neue Sache auszuprobieren. Sie wurden dabei nicht auf Ernährung oder Training hingewiesen, und auch der Einsatz von Willenskraft zum Gewichtsverlust wurde nicht von ihnen verlangt. Es sollten nur die übliche tägliche Routine durchbrochen werden – und siehe da, die Teilnehmer nahmen in vier Monaten durchschnittlich über fünf Kilo ab, ohne auch nur über Gewichtsverlust nachzudenken!

Menschen werden vielleicht das Gefühl haben, dass Level I zu einfach für sie ist; für die große Mehrheit der Menschen hat es sich gezeigt, dass es am besten funktioniert, vorne anzufangen. Wenn Sie sich nicht sicher sind, zeigt Ihnen der Fitnesstest in Kapitel 6, wo Sie beginnen sollten.

Übungen mischen vertreibt die Langeweile

Wer will schon sein Leben auf dem Laufband in einem Fitnessstudio verbringen und dabei stets dieselben Wände anstarren? Oder jahrelang dieselben drögen Fitness-DVDs nachturnen? Mit dem vorliegenden Programm sind die Zeiten vorbei, in denen man immer wieder dieselben Übungen machen musste. Das ist wichtig, denn bei den meisten Fitnessprogrammen gehörte Überdruss zu den größten Problemen. Die Leute hatten es satt, immer wieder dieselben Übungen zu machen, und verloren die Motivation zum Weitermachen. Langeweile führt außerdem zu Nachlässigkeit beim Training, was die Verletzungsgefahr erhöht. Daher habe ich Abwechslung direkt ins 4•3•2•1-Programm eingebaut, und zwar auf verschiedene Weise:

- *In jedem 10-Minuten-Workout wechselt man in rascher Folge zwischen mehreren verschiedenen Übungen.* Man kommt gar nicht dazu, sich zu langweilen. Der rasche Wechsel der Übungen fördert die Konzentration und sorgt für eine hohe Intensität des Trainings.

- *Sie haben die Auswahl zwischen zwölf verschiedenen 10-Minuten-Workouts.* Wenn Sie sich erst einmal mit den Übungen aller drei Level vertraut gemacht haben, können Sie an einem beliebigen Tag jede davon verwenden.

- *Sie können Ihre eigenen Workouts entwerfen.* Nachdem Sie alle Übungen gelernt haben, können Sie Abschnitte aus verschiedenen Workouts vertauschen. Da jedes der zwölf Workouts aus vier Abschnitten besteht, lassen sich durch Kombination Hunderte von Varianten erzeugen, die je nach Stimmung oder äußeren Umständen flexibel eingesetzt werden können. Verwenden Sie dazu einfach die Übungskärtchen am Ende des Buches. Kein anderes Übungsprogramm gibt Ihnen dieses Maß an Flexibilität.

Noch mehr Abwechslung: Fünf verschiedene Orte

Sie können die 10-Minuten-Workouts überall machen. Kleine Symbole auf den Übungskärtchen zeigen an, für welche Orte die Übung geeignet ist.

Zu Hause trainieren. Beim Training in den eigenen vier Wänden gehe ich davon aus, dass Sie einen Trainingsanzug tragen und sich hinsetzen und hinlegen können. Wählen Sie Übungen mit diesem Symbol, um ein Workout zusammenzustellen, das Sie zu Hause nur mit Hilfe Ihres Körpergewichts bzw. mit einfachen Geräten wie Sprungseil, Gymnastikball oder Fitnessband durchführen können.

Draußen trainieren. An schönen Tagen können Sie Übungen mit diesem Symbol wählen und Ihr Training ins Grüne verlegen. Für diese Übungen sind keine Hilfsmittel nötig, abgesehen davon, dass in einigen Fällen Stufen, Parkbänke und Ähnliches in die Übungen eingebaut werden.

Am Arbeitsplatz trainieren. Sie sitzen auf der Arbeit fest? Trotzdem können Sie ein komplettes 10-Minuten-Workout machen, indem Sie Übungen mit diesem Symbol auswählen. Solche Übungen sind ohne spezielle Kleidung oder Hilfsmittel ausführbar. 10 Minuten Training am Schreibtisch können anstrengender sein, als Sie denken – und auf diese Weise gehen Sie fitter nach Hause, als Sie morgens gekommen sind.

Auf Reisen trainieren. Wenn Sie unterwegs sind, finden Sie unter diesem Symbol jene Übungen, die Sie in Ihrem Hotelzimmer ausführen können. Für diese Übungen brauchen Sie keine größeren Geräte und können sie praktisch überall ausführen.

Im Fitnessstudio trainieren. Diese Übungen erfordern spezielle Trainingsgeräte; probieren Sie sie aus, wenn Sie Mitglied eines Fitnessstudios sind oder die entsprechenden Trainingsgeräte zu Hause haben. Ich zeige Ihnen, wie Sie das Maximum aus dem Gerätetraining herausholen, so dass wenige Minuten für ein effektives Training ausreichen.

Für viele meiner Klienten gehört es zu den wichtigsten Stärken des 4•3•2•1-Programms, dass es fast überall ausgeführt werden kann. Chip, der sehr viel unterwegs ist, packt stets seine Fitnessbänder in den Koffer: »Ich mache die Workouts in meinem Hotelzimmer«, sagt er, »und wenn nötig, könnte ich sogar eines auf dem Flughafen machen.« Mit seinem typischen Humor beschreibt er seine Erfahrungen: »Das 4•3•2•1-Programm hat mich mit Muskeln bekannt gemacht, die ich seit der Zeit der Nixon-Regierung nicht mehr benutzt hatte!«

So verwenden Sie dieses Buch

Jedes Kapitel dieses Buchs beschäftigt sich mit einem anderen Aspekt Ihres Fitnessprogramms. Kapitel 3 hilft Ihnen, Ihre wirkliche Motivation fürs Fitwerden herauszufinden. Kapitel 4 erläutert die wissenschaftlichen Grundlagen des 4•3•2•1-Programms. Weil gesunde Ernährung ein zentraler Bestandteil der Fitness ist, wird in Kapitel 5 das System der »Ernährungsampel« vorgestellt und gezeigt, wie man Nahrung gezielt als Kraftstoff für den Körper einsetzt. In Kapitel 6 nehmen wir unter die Lupe, was Sie bisher vom Training abgehalten hat und wie der künftige Erfolg gesichert werden kann.

Kapitel 7, 8 und 9 enthalten jeweils ein vollständiges Trainingsprogramm für die Level I, II und III. Kapitel 10 enthält tägliche Anleitungen für drei Monate, die Sie Tag

---

Workouts, die jedes konventionelle Training schlagen

Was haben die 4•3•2•1-Workouts anderen Trainingsmethoden voraus? Die wichtigsten Vorteile:

- Sie sind machbar. 10 Minuten sind für jeden möglich!
- Sie können jederzeit und überall ausgeführt werden.
- Sie passen in jeden Terminkalender.
- Sie erzielen den maximalen Effekt in minimaler Zeit.
- Sie enthalten alle wesentlichen Trainingsarten und machen den Körper damit rundum fit.
- Sie können an jedes Fitnessniveau angepasst werden.
- Sie können beliebig ausgedehnt werden, je nachdem wie lange Sie trainieren wollen.
- Sie können mit und ohne Hilfsmittel durchgeführt werden.
- Sie werden nie langweilig.

---

für Tag umfassend anleiten und Ihren Erfolg garantieren. Schließlich stellen wir Ihnen in Kapitel 11 das Challenge-Programm unseres Unternehmens vor, das es Ihnen ermöglicht, Ihre eigene »Auf dem Weg zum neuen Ich«-Fitnessgruppe zu gründen.

Lesen Sie das Buch bitte ganz bis zum Ende durch. Die Kapitel 7 bis 9 können Sie schnell überfliegen, da sie später sowieso im Rahmen des Trainings durchgearbeitet werden. Sobald Sie startbereit sind, können Sie sich an den täglichen Anleitungen in Kapitel 10 orientieren, während Sie die drei Fitnesslevel durchlaufen und alle zwölf 10-Minuten-Workouts erlernen.

Die täglichen Anleitungen

Zur Sicherung des Erfolgs gibt es Schritt-für-Schritt-Anleitungen für jeden Tag des Programms. Auf jedem Level erhalten Sie spezifische Anleitungen für 28 Tage. Jede Woche erlernen Sie ein neues Workout, insgesamt also vier Workouts pro Level.

Es hat sich gezeigt, dass für die Herausbildung einer neuen Gewohnheit drei bis vier Wochen erforderlich sind; das war einer der Gründe dafür, jedes Level genau 28 Tage dauern zu lassen. Wir können schlechte Angewohnheiten nicht einfach auslöschen, schließlich sind sie durch die häufige Wiederholung in die neuronale Struktur unseres Gehirns eingeschrieben; aber wir können neue Gewohnheiten bilden und damit die alten überschreiben. Jedes Mal, wenn Sie ein neues positives Verhalten ausprobieren, entstehen neue und aufregende Verbindungen in Ihrem Gehirn. Wenn Sie es öfter wiederholen, wird die neue Verhaltensweise gewissermaßen im Gehirn »fest verdrahtet«.

Die täglichen Anleitungen helfen außerdem, Geist, Körper und Seele auf das Training einzustellen. Jeder Tag ist dabei in fünf Abschnitte unterteilt:

■ **1. Bewegung.** Die wichtigste Grundvoraussetzung von Fitness ist Bewegung. Sport verändert Denken und Fühlen ebenso wie Aussehen und Verhalten. Ideal ist es, wenn Sie jeden zweiten Tag ein 4•3•2•1-Workout machen (z.B. Montag, Mittwoch und Freitag). An den Tagen dazwischen bleiben Sie bei Ihrem gesunden Lebensstil und machen 10 Minuten lang Herz-Kreislauf-Training oder irgendeine andere Art von Sport, worauf immer Sie Lust haben. Das kann Seilspringen sein, Laufen auf dem Laufband,

---

Einen Tag nach dem anderen: Das Programm umsetzen

Die *10-Minuten-Lösung* umfasst drei aufeinander aufbauende Fitnesslevels. Das Buch enthält alle Workouts und Trainingsanleitungen, die Sie dafür benötigen, und darüber hinaus 28 Tage detaillierte Anleitungen für jeden Level, insgesamt also 84 Tage (siehe Kapitel 10).

Dank dieser täglichen Anleitungen müssen Sie beim Training nichts mehr dem Zufall überlassen. Sie brauchen es nur Schritt für Schritt durchzuführen und werden dabei immer fitter werden. Zudem enthalten die Anleitungen besondere Tipps und Aufgaben, die dafür sorgen, dass Motivation und Spaß nicht verloren gehen und Seele und Geist nicht zu kurz kommen. Es soll Sie auf der Reise zur Fitness, die Ihr Leben verändern wird, begleiten und unterstützen.

Damit Sie ein Gefühl dafür bekommen, wie diese Anleitungen aussehen, sind hier der erste und der 28. Tag des ersten Levels abgedruckt. Sie können jeden Tag ein paar Notizen aufschreiben, aber auch Ihr eigenes *10-Minuten-Lösungs*-Tagebuch schreiben.

Level I: Tag 1

Bewegung:

Absolvieren Sie heute Level I, Workout 1 (S. 102)

Ernährung:

Kaufen Sie sich Proteinpulver, Obst und Milch. Machen Sie sich Ihren ersten 4•3•2•1-Proteindrink zum Frühstück oder als gesunden Snack zwischendurch. (Siehe Rezepte S. 75-76)

Erholung:

Gönnen Sie sich heute Ihren Schönheitsschlaf! Voller, tiefer, erholsamer Schlaf hilft, den Stress eines langen Tages abzubauen und mit Schwung für einen neuen Tag wieder aufzuwachen. Während des Schlafs verarbeitet das Unterbewusstsein die Ereignisse des Tages. Nicht selten finden Menschen mitten in der Nacht Lösungen – deshalb sagt man zu jemandem, der mit einem verzwickten Problem konfrontiert ist: »Schlaf erst einmal drüber!«

Austausch:

Wenn Sie eine einzige Sache an sich ändern könnten, was würden Sie wählen? Stellen Sie sich die beste Version Ihrer selbst vor. Was wäre anders, wenn Sie so gesund und fit wären wie nur denkbar? Was würde sich dadurch in Ihrem Leben ändern? Welche Auswirkungen würden sich für andere Menschen ergeben?

Tagebuch:

Level I: Tag 28

Bewegung:

Nehmen Sie sich heute 10 Minuten Zeit für Dehnübungen, kombiniert mit Tiefenatmung. Und klopfen Sie sich selbst auf die Schulter: Sie haben vier Wochen lang täglich trainiert!

Ernährung:

Sie haben vier Wochen lang mehr Wasser getrunken und auf Ihre Ernährung geachtet. Wie fühlen sich diese Veränderungen an? Falls Sie oft aus emotionalen Gründen etwas essen, versuchen Sie, die Auslöser zu finden. Achten Sie den Tag über auf negative, selbstzerstörerische Gedanken, und notieren Sie sie ins Tagebuch. (Mehr über Stress und Ernährung finden Sie auf S. 63-64)

Erholung:

Gönnen Sie sich heute eine Auszeit. Hängen Sie einen Zettel »Erhole mich – bitte nicht stören« an Ihre Tür und lassen Sie niemanden herein.

Austausch:

Formulieren Sie eine Botschaft der Liebe und Zuneigung. Egal, ob Ihrem Partner, einem Freund oder Familienmitglied, schreiben Sie eine SMS und drücken Sie darin aus, wie wichtig Ihnen diese Person ist.

Tagebuch:

Basketball mit den Kindern, Kickboxen, Tennis oder Schwimmen – die Möglichkeiten sind unbegrenzt. Hauptsache Bewegung!

- **2. Ernährung.** Dieser Abschnitt liefert Tipps für gesundes Essen, die die allgemeinen Hinweise in Kapitel 5 detailliert erklären und ergänzen. Das Ziel ist dabei keine Diät, sondern das Einüben gesunder Ernährungsgewohnheiten fürs ganze Leben. Kein Kalorienzählen, kein Verzicht, keine unnötigen Schuldgefühle, sondern stattdessen erprobte Strategien, die Ihnen helfen, das optimale Gewicht zu erreichen und zu behalten.

- **3. Erholung.** Außer Training und Ernährung benötigt der Körper auch Ruhe und Erholung. Dieser Abschnitt liefert Tipps für körperliche und geistige Verjüngung, sei es einmal ausschlafen oder gezieltes Stress-Management.

- **4. Austausch.** Wir sind besonders glücklich und erfolgreich, wenn wir mit uns selbst, mit unseren Freunden und unserer Familie, unserer Gemeinschaft und unserer Religion in Verbindung und Austausch stehen. Wenn wir mit unseren Zielen und Kraftquellen in Verbindung stehen, fühlen wir uns hoffnungsvoll, stark und gestützt. Dann fällt es uns auch leichter, Entscheidungen zu treffen, die für uns und für andere positiv sind. Jeden Morgen sollten Sie sich fragen: »Was möchte ich heute ändern?«, dann: »Warum möchte ich etwas ändern?« und schließlich »Wie kann ich meinem Ziel ein bisschen näher kommen?« Jeden Morgen sollten Sie Ihre guten und schlechten Gefühle mit jemandem teilen. Und bevor Sie ins Bett gehen, sollten Sie sich fragen: »Was habe ich heute richtig gemacht?« Dieser Abschnitt enthält zusätzliche Vorschläge, die dazu gedacht sind, die Verbindung zu den Kraftquellen Ihres Lebens herzustellen. Ich möchte eine kleine Geschichte erzählen, die verdeutlicht, worum es mir geht. Bei jedem Abendessen spielt meine Familie ein Spiel, das wir »Höhepunkte und Tiefpunkte« nennen. Jeder von uns hat dabei die Möglichkeit, die schönsten Aspekte des Tages (die Höhepunkte) mit den anderen zu teilen, aber auch von den schwierigsten und unangenehmsten Erlebnissen (den Tiefpunkten) zu erzählen. Das führt immer zu lebhaften Diskussionen. Und auf diese Weise nehmen wir uns Zeit, füreinander da zu sein. Sogar, wenn wir alle in Eile sind, helfen ein paar Minuten, in denen wir uns gegenseitig das Herz ausschütten und Höhe- und Tiefpunkte miteinander teilen, um uns stärker und verbundener zu fühlen. Dasselbe sollten auch Sie tun, entweder mit Ihrer Familie oder einem guten Freund. Leben Sie allein, dann gibt es sicherlich am Wochenende eine Möglichkeit, die Erfahrungen der Woche mit jemandem zu teilen. Das macht einen erstaunlichen Unterschied für das emotionale und auch das körperliche Wohlbefinden!

- **5. Tagebuch.** Wenn Sie bereits einmal Tagebuch geführt haben, wissen Sie sicher, wie wichtig es sein kann, Gedanken und Gefühle über die Ereignisse jedes Tags aufzuschreiben. Um etwas schriftlich zu formulieren, muss man zunächst seine Ideen und Erfahrungen in eine Form bringen. Manchmal wird beim Aufschreiben die versteckte Bedeutung eines Gedankens oder Ereignisses klar oder erinnert einen an etwas, was man sonst übersehen hätte. Zudem können Sie hier Ihre Ziele notieren. Jeden Tag können Sie Ihren Zielen etwas näher kommen. Im Abschnitt Tagebuch können Sie notieren, was Sie erreichen wollen, und sich überlegen, welche Schritte nötig sind, um Sie dorthin zu bringen. Ich möchte Sie ermutigen, über Ihren Fortschritt zu schreiben, zumindest aber besondere Erfolge zu notieren, damit Sie am nächsten Tag darauf aufbauen können.

Die Übungskärtchen

Wenn Sie alle drei Levels des Programms einmal absolviert haben, können Sie die Übungskärtchen am Ende des Buchs verwenden, um Trainingssessions nach Belieben zusammenzustellen. Pro Workout gibt es vier Übungskärtchen, eines für jeden Abschnitt. Sie können die Bestandteile damit nach Belieben zu neuen Übungsreihen kombinieren. Das 4•3•2•1-Programm ist das erste Trainingsprogramm, das ein solches Maß an Flexibilität ermöglicht. Wenn Sie eine Übung noch einmal detailliert nachlesen wollen, können Sie einfach in den ausführlichen Beschreibungen in Kapitel 7 bis 9 nachschlagen. Wie an der besonderen Bindung und den Übungskärtchen erkennbar, ist dieses Buch zum häufigen Nachschlagen gedacht. Es sollte beim Training stets griffbereit sein.

Den Sportler in sich entdecken

Mit einem Fitnessprogramm anzufangen ist für viele Menschen nicht einfach. Betrachtet man all diese gestählten, durchtrainierten Körper in Film und Fernsehen oder aus der Werbung, könnte man meinen, Fitnesstraining sei etwas für die Jungen und Schönen. Aber man muss keinen perfekten Körper haben, um fit zu sein; versuchen Sie, nicht mehr darüber nachzudenken, wie andere aussehen, und nutzen Sie Ihre Zeit! Sie können am Rand sitzen und davon träumen, fit zu sein ... oder Sie können aktiv werden und jeden Tag einen kleinen Fortschritt erzielen. Denn aus Tagen werden Wochen und schließlich Monate, und eines Tages werden Sie erkennen, dass Sie auf diese Weise große Veränderungen erzielt haben.

Mit den 4•3•2•1-Workouts werden Sie sich so viel besser fühlen, dass Sie etwas vermissen werden, wenn Sie einmal nicht zum Training kommen. Sie werden irgendwann auch nicht mehr aus Pflichtgefühl trainieren, sondern weil Sie wirklich Lust darauf haben. Und indem Sie auf diese Weise an Kraft und Kondition zulegen, werden Sie bald auch andere Wege finden, Ihren Tag aktiver zu gestalten. Statt mit dem Auto dreimal um den Block zu fahren, um einen Parkplatz zu suchen, werden Sie einfach mal Fahrrad fahren oder zu Fuß gehen. Statt ewig auf den Aufzug zu warten, werden Sie die Treppe nehmen. Sich mit Freunden für einen Spaziergang statt zum Essen verabreden. Einen Fahrradausflug machen oder mit den Kindern draußen spielen. Einen langen Museumsbesuch oder eine Fahrradrundfahrt im Urlaub einplanen. Es gibt so viele Möglichkeiten!

Ich glaube fest daran, dass wir alle einen Sportler in uns haben. Mein Job macht mir gerade deshalb so viel Spaß, weil ich Menschen immer wieder dabei zusehen kann, wie sie den Antrieb zu Bewegung, Fitness und Gesundheit in sich entdecken. Dieser Antrieb ist wie ein Stern an unserem inneren Firmament. Manchmal ist er von Wolken (Krankheit, Unglück, Passivität) verdeckt, aber dennoch ist er da und wartet nur darauf, dass Sie ihn finden.

Kapitel 3

Was sind Ihre Gründe?

Die Motivation für Veränderung finden

Nehmen wir an, eines Tages nehmen Sie die Zeitung zur Hand und lesen groß auf der Titelseite: »ZAUBERPILLE ERFUNDEN!« Die Nachricht ist wirklich spektakulär: Wissenschaftler haben ein Wundermittel erfunden, das das Risiko für Diabetes, Fettsucht, Herzkrankheiten, Schlaganfall und eine Reihe von Krebserkrankungen erheblich senkt. Außerdem regt es den Stoffwechsel an, baut überschüssiges Körperfett ab und verschafft einem mehr Energie. Doch das ist noch nicht alles: Es stärkt und strafft die Muskeln, erhält die Knochenfestigkeit, reduziert Ängste und Depression, verhindert Alzheimer, lässt einen um Jahre jünger aussehen und verbessert das Sexualleben. Das Beste ist, dass dieses Wundermittel wenig Nebenwirkungen hat, billig und überall erhältlich ist. Würden Sie nicht sofort zu diesem Mittel greifen?

Natürlich ist das Wundermittel nichts anderes als Sport, und Sie können jederzeit seine Vorteile genießen. Die körperlichen Vorteile von Sport sind vielfältig und umfassend dokumentiert, ebenso seine positiven Auswirkungen auf die Stimmung und auf Stress. Dank des 4•3•2•1-Programms wissen wir außerdem, dass Fitness das gesamte Leben verändern kann.

Als wir über die Jahre das 4•3•2•1-Programm testeten, bemerkten wir bald interessante Nebeneffekte. Die Teilnehmer machten nicht nur mehr Sport, sondern veränderten auch andere Aspekte ihres Lebens. Sie berichteten über größeres Selbstbewusstsein, bessere Selbstbeherrschung, gestiegene Zufriedenheit, positive Veränderungen der Lebensweise und Beziehungen sowie das Gefühl, sich geistig und seelisch weiterentwickelt zu haben.

Den Körper regelmäßig zu bewegen, verändert das ganze Leben, weil ein Erfolg zum nächsten führt. Sport, auch in geringen Dosen, verändert alle Bereiche des Lebens: Nicht nur das Aussehen und die Selbstwahrnehmung, sondern auch das Denken und letztendlich die ganze Lebensführung.

Mir geht es darum, Sie sofort in Bewegung zu bringen. Manchmal reicht schon ein kurzfristiges Ziel, um mit etwas anzufangen; aber ein Bild von sich selbst im Badeanzug an den Kühlschrank zu kleben, reicht auf Dauer nicht aus. Im Übrigen neigen wir alle dazu, Ausflüchte zu machen, wenn wir in Versuchung geraten oder wenn wir in Eile, müde oder traurig sind. Es ist einfacher, hohe Ansprüche an sich zu stellen, wenn man zuvor ein Ziel für sich gefunden hat, das die Mühe wirklich wert ist.

Welche Ziele möchten Sie erreichen?

Worin besteht Ihr großes Ziel – was sind Ihre geheimsten Wünsche, wonach steht Ihnen der Sinn? Möchten Sie sich gerne selbständig machen, ein Kind bekommen, die perfekte Pastete zuwege bringen, Akkordeon spielen lernen, einen Alterswohnsitz für sich bauen, nach Venedig reisen oder ins All fliegen? Oder was tun Sie schon jetzt, was Ihr neues Ich noch viel besser könnte? Vielleicht ist es ja Ihre erste Priorität, genau dort zu sein, wo Sie jetzt sind, aber Ihr Unternehmen zu vergrößern, Ihre Ehe zu verbessern oder Ihren Kindern mehr Aufmerksamkeit zu widmen.

Zu meinen wichtigsten Grundsätzen gehört eine Erkenntnis, die ich in Jahren des Footballspielens entdeckt habe und die besagt: Was wert ist, getan zu werden, ist auch wert, gut getan zu werden. Hat man allerdings keine Energie und fühlt sich müde und schlapp, kann man nicht die Leistung bringen, die einem den Erfolg sichert. Welche Ziele auch immer man sich vornimmt, in jedem Fall sind Kraft und Durchhaltevermögen nötig, um sie zu erreichen.

Visualisieren Sie Ihren künftigen Erfolg

Zu allen Zeiten und in unterschiedlichsten Kulturen haben die Menschen an die Kraft der Gedanken geglaubt.

Manche Menschen glauben, dass unsere Gedanken unmittelbar unser Schicksal bestimmen; andere glauben an die Macht des positiven Denkens. Im Bereich der Sportpsychologie ist gut bekannt, dass Spitzensportler viele Techniken oder Übungen im Kopf durchgehen – ob es sich dabei nun um eine schwierige Barrenübung oder um die Abfahrt auf einem vereisten Slalomkurs handelt – und dass es sich positiv auf ihre Leistungen auswirkt, wenn sie ihren eigenen Erfolg visualisieren. Gedanken sind mächtig, also nutzen Sie sie für Ihren Erfolg!

Stellen Sie sich zunächst vor, was passieren wird, wenn Sie so weitermachen wie bisher, ohne Veränderungen an Ihrem Lebensstil vorzunehmen. In welcher Form werden Sie voraussichtlich nächstes Jahr sein? In fünf Jahren? Können Sie alles erreichen, was Sie sich für Ihr Leben vorgenommen hatten, oder werden Sie aus Gesundheitsgründen einige Ziele opfern müssen?

Nun stellen Sie sich vor, Sie sind fit und gesund. Denken Sie an eine Lebensphase zurück, als Sie sich gesund und voller Energie fühlten; erinnern Sie sich an das Gefühl von Kraft und Vitalität. Ihr Körper hat das Gefühl noch in jeder Zelle! Wenn Sie sich an keinen entsprechenden Zeitraum erinnern können, gehen Sie vorwärts und stellen Sie sich vor, Sie wären so fit wie nur möglich. Wie sieht Ihr Gesicht aus? Wie Ihr Körper? Sind Sie dünner, stärker, gespannter? Sehen Sie jünger, hübscher, attraktiver aus? Wie nehmen Sie sich selbst wahr? Sind Sie glücklicher und zuversichtlicher? Was verändert sich in Ihren Beziehungen zu anderen Menschen?

Was sind Ihre Träume?

Stellen Sie sich vor, Sie hätten die gewünschte körperliche Fitness und jeden Tag Energie im Überfluss – könnten Sie dann nicht auch ein besserer Lebenspartner, Vater oder Mutter, Freund, Kollege oder Ehrenamtlicher sein? Wie würden diese Veränderungen sich auf Karriere, Geist und Lebensqualität auswirken? Was würden Sie besser machen können als bisher? Wie könnten Sie erfolgreicher sein, ein erfüllteres Leben führen? Was könnten Sie mit dem Schwung und der Begeisterung erreichen? Gibt es Dinge in Ihrem Leben, die Sie haben liegen lassen und die Sie gerne wieder aufnehmen würden? Und was würden Sie an Neuem versuchen?

Haben Sie erst einmal das Beste aus sich gemacht, haben Sie die Kraft und Energie, um mehr zu leben. Indem Sie Ihre Fitness maximieren, vergrößern Sie Ihren Beitrag für die Welt: Sie verbessern Ihre Beziehungen, vergrößern Ihre Arbeitsproduktivität und können ein besserer Ehepartner, Freund oder Kollege sein. Mit mehr Beweglichkeit und Widerstandsfähigkeit werden Sie sogar bei der Erholung mehr Spaß haben. Wenn mir meine Arbeit zu viel wird, berufe ich schon mal ein Boardmeeting ein – ein Treffen mit meinem Surfboard!

Sind Sie mit Ihrem Gewicht oder Aussehen unzufrieden?

Falls Sie im Moment mit Ihrem Gewicht oder Aussehen nicht zufrieden sind, lassen Sie sich nicht entmutigen! Betrachten Sie sich als »Work in Progress«, als Meisterwerk, das noch auf seine Enthüllung wartet. Konzentrieren Sie sich auf den sportlichen und gesunden Körper, der beim Training nach und nach entstehen wird, und denken Sie daran, dass jeder kleine Schritt – beispielsweise einige Minuten Bewegung oder eine richtige Entscheidung bei der Essensauswahl – Sie Ihrem Ziel ein Stückchen näher bringt.

Und denken Sie bitte daran, dass die Zahlen auf der Badezimmerwaage nicht die Fitness anzeigen. Dünne Menschen können schwach und bei schlechter

---

Kreuzen Sie die Vorteile von Sport an, die Sie zum Training motivieren

☐ **Sport hält körperlich fit.** Er erzeugt einen leistungsfähigen Körper, der aufrecht, kraftvoll und beweglich ist.

☐ **Sport bekämpft die Müdigkeit und gibt zusätzliche Energie.** Er verbessert Ausdauer und Widerstandskraft und macht es damit einfacher, tägliche Aufgaben und langfristige Ziele zu erreichen.

☐ **Sport bereitet den weiblichen Körper auf Schwangerschaft, Geburt und postnatale Regeneration vor.** Moderates Krafttraining drei- bis fünfmal die Woche hat zur Folge, dass Ihr Baby größer und kräftiger zur Welt kommt. (Konsultieren Sie jedoch einen Arzt, bevor Sie während der Schwangerschaft ein Trainingsprogramm beginnen.)

Kreuzen Sie die Vorteile an, die Sie motivieren, Gewicht und Aussehen zu verbessern

☐ **Sport verbrennt Körperfett.** In Kombination mit vernünftiger Ernährung hilft Sport beim Abnehmen.

☐ **Sport kurbelt den Stoffwechsel an.** Nach einem intensiven zehnminütigen Workout bleibt der Stoffwechsel für mehrere Stunden auf erhöhtem Niveau. Damit verbrennt man Kalorien, was auch immer man in dieser Zeit tut, sogar während des Schlafs. Je mehr man sich beim Training anstrengt, umso mehr wird der Stoffwechsel angeregt und umso mehr Kalorien werden hinterher verbrannt.

☐ **Sport baut Muskeln auf, die wiederum Kalorien verbrauchen.** Ein Pfund Körperfett verbraucht zwei Kalorien pro Tag, ein Pfund Muskeln dagegen sechs Kalorien. Das klingt vielleicht nicht nach viel, aber es bedeutet eine Steigerung um 200 %! Durch regelmäßiges Training mit der *10-Minuten-Lösung* verbrennt der Körper mit wachsender Muskelmasse bald mehr Kalorien als früher, sogar im Ruhezustand.

☐ **Sport hält Sie schön.** Durch körperliche Betätigung verbessert sich die Durchblutung von Haut und Kopfhaut; das Ergebnis ist ein klarer Teint und gesundes, kräftiges Haar.

Gesundheit sein, während schwergewichtige Menschen, die viel trainieren, manchmal in erstaunlich guter Form sind. Wenn das Gewicht gleich bleibt, während sich der Anteil an Körperfett verringert und die Muskelmasse gleichzeitig vergrößert, wird man fitter, sieht sportlicher aus und fühlt sich besser. Auch die Kleidung passt dann wieder, obwohl man kein Gewicht verloren hat.

Altern Sie?

Wenn man ein bestimmtes Alter erreicht und es schwieriger wird, alltägliche Dinge zu tun – morgens aufzustehen, eine Treppe hochzulaufen, sich zu bücken und die Schuhe zu binden –, sagt man sich oft: »Ich werde alt.« Wie fit man ist, hängt aber nicht davon ab, wie oft man Geburtstag gehabt hat. Wir sollten grundlegend hinterfragen, was wir über »älter werden« zu wissen glauben, weil das leicht darauf hinausläuft, sich mit Schmerzen und abnehmender Mobilität abzufinden, statt sich Kraft und Beweglichkeit auf die Fahnen zu schreiben. Es ist ohne Weiteres möglich, körperlich bis ins hohe Alter fit zu bleiben. Eines meiner Lieblingsbilder – vielleicht kennen Sie es sogar – ist das jener weißhaarigen Großmutter, die im Badeanzug neben ihrem Surfbrett steht. Ist das nicht eine deutliche Botschaft?

Ich drücke es häufig so aus: Es gibt zwei Arten von Alter,

das Alter in Jahren und das körperliche Alter. Das Alter in Jahren bestimmt sich nach dem Geburtsdatum, das körperliche Alter dagegen nach körperlicher Gesundheit und Fitness, bestimmbar unter anderem durch Belastbarkeit des Herz-Kreislauf-Systems, Muskelkraft, Beweglichkeit, Blutdruck, Blutwerte und Körperfettanteil. Ich habe Zwanzigjährige untersucht, die körperlich die Fitness eines Fünfzigjährigen hatten. Ich habe aber auch Siebzigjährige unter meinen Klienten, die von der körperlichen Fitness her in den Dreißigern oder Vierzigern sein könnten. Sie können Ihre körperliche Uhr so zurückstellen, dass Sie sich zehn, 20 oder sogar 30 Jahre jünger fühlen und auch so aussehen.

 **Sport verringert erwiesenermaßen das Risiko für Demenzerkrankungen**

Seit 1967 werden in Schweden 100 Zwillingspaare in der Langzeitstudie Harmony untersucht. 30 Jahre später fragten sich die Wissenschaftler, warum in 90 Fällen einer der Zwillinge Demenz entwickelt hatte, der andere jedoch nicht. Da es sich um eineiige Zwillinge handelte, konnten genetische Unterschiede nicht die Ursache sein: Es bot sich die einmalige Chance, die Auswirkungen von Lebensstil und sozialem Umfeld auf altersbezogenen geistigen Abbau zu untersuchen. Die Studie ergab, dass bereits leichte körperliche Anstrengung wie Gartenarbeit oder regelmäßiges Zu-Fuß-Gehen sowie regelmäßiger Sport das Risiko für Demenz sinken lassen. Bei größeren körperlichen Anstrengungen verstärkt sich dieser Effekt offenbar noch weiter.

Möchten Sie sich das klare Denken erhalten?

Immer mehr Studien weisen darauf hin, dass körperliche Aktivität gut fürs Gehirn ist. Wenn wir etwas Neues lernen, beispielsweise eine Fitnessübung, werden im Gehirn zusätzliche neuronale Verbindungen geschaffen; daher ist es auch gut, sein Training jeden Tag zu verändern. Probieren Sie ruhig auch mal, die Zähne mit der anderen Hand zu putzen, das Telefon ans andere Ohr zu halten, eine andere Route zur Arbeit zu nehmen oder beim Abwaschen auf einem Bein zu stehen!

Die Forschungsergebnisse weisen darauf hin, dass das Gehirn umso mehr profitiert, je mehr Sport man

> **Sport hilft, altersbedingte körperliche Veränderungen umzukehren. Kreuzen Sie die Vorteile an, die für Sie relevant sind.**
>
> ☐ **Sport bekämpft Sarcopenie, den altersbedingten Muskelschwund.** Gleichzeitig verbessern sich dadurch Balance, Koordination und Beweglichkeit, was das spätere Risiko von Stürzen im Alter reduziert.
>
> ☐ **Sport hilft, Symptome der Wechseljahre zu mildern.** Dazu gehören unter anderem Hitzewallungen, Stimmungsschwankungen und Schlafprobleme.
>
> ☐ **Sport bekämpft Osteoporose.** In den fünf bis sieben Jahren nach den Wechseljahren können Frauen bis zu einem Fünftel ihrer Knochenmasse verlieren. Dünner werdende Knochen sind zudem für Frauen jeden Alters ein Gesundheitsrisiko. Krafttraining hilft, gesunde und kräftige Knochen zu behalten.

Rachels Checkup
Sich der Realität (und den Mythen) des Älterwerdens stellen

Viele Auswirkungen des »Alterns« werden verursacht durch einen Teufelskreis, der mit dem Verlust von Muskelmasse beginnt. Um uns vorstellen zu können, wie dies typischerweise abläuft, nehmen wir das Beispiel von Rachel, einer fünfzigjährigen Mutter dreier Kinder.

Rachel hat ihr Leben lang als Krankenschwester gearbeitet. Von jeder Schwangerschaft hat sie einige Kilos behalten; einige weitere kamen durch die Wechseljahre hinzu. Dazu kommt ein altersbedingter Verlust an Muskelmasse. Am Ende ihres langen Arbeitstags ist Rachel so müde, dass sie kaum genug Energie hat, um noch ein Abendessen zu kochen. Sie lacht dann und sagt, sie sei eben »ein alter Sack«. Tatsächlich ist Rachel nur erschöpft, weil sie in einem Teufelskreis gefangen ist. Wenn es ihr nicht gelingt, daraus auszubrechen, muss sie damit rechnen, noch schwächer und damit anfälliger für Krankheiten und Unfälle zu werden.

Ab dem Alter von 45 verlieren die meisten Menschen zwischen 0,5 und 1 % Muskelgewebe pro Jahr; dieser Prozess wird als »Sarkopenie« bezeichnet. Dadurch werden viele Tätigkeiten allmählich schwerer, was die Aktivität verringert und weiteren Muskelschwund nach sich zieht, so dass man bald noch mehr eingeschränkt ist ... Außerdem verliert man mit geringerer Aktivität zunehmend die Energie, um sich wieder stärker zu fordern. Zu allem Überfluss geht der Verlust an Muskelmasse auch noch mit einem Rückgang der Stoffwechselaktivität um bis zu 5 % in zehn Jahren einher. Isst man weiterhin wie zuvor, nimmt man nun allmählich zu. Der Körper wird weicher, das Gewebe beginnt an manchen Stellen »zu hängen«.

Aufgrund all dessen hat Rachels Arzt ihr empfohlen, mit Fitnesstraining anzufangen. Er erklärte ihr, dass ein trägerer Stoffwechsel nicht ein notwendiger Bestandteil des Älterwerdens ist; wer regelmäßiges Konditionstraining macht, ist davon nicht betroffen. Außerdem wies er sie auf das verringerte Osteoporose-Risiko hin. Schließlich empfahl er ihr, fünf Mal pro Woche mindestens 30 Minuten zu trainieren; Rachel nickte dazu, aber dachte sich nur: »Er hat eben keine Ahnung, wie mein Tagesablauf aussieht.«

Genau hier setzt das 4•3•2•1-Programm an.

---

macht, und zwar gerade die höheren Gehirnfunktionen wie Planung, Organisieren, Arbeitsgedächtnis und die

Sport hilft nachweislich, die geistige Klarheit zu erhalten. Welche der folgenden Vorteile interessieren Sie?

☐ **Sport steigert die kognitiven Fähigkeiten.**
Forschungen haben gezeigt, dass Sport in jedem Alter positive Auswirkungen auf die geistige Leistungsfähigkeit hat, vor allem wenn Konditions- und Krafttraining miteinander verbunden werden.

☐ **Sport verringert die Gefahr, an Alzheimer zu erkranken.**
Ein in der New York Times erschienener Artikel von Sandra Aamodt und Sam Wang mit dem Titel »Exercise on the brain« (,Training fürs Gehirn') hob hervor, dass Menschen, die im mittleren Alter Sport betrieben, mit siebzig nur ein Drittel so häufig an Alzheimer erkrankt waren wie diejenigen, die keinen Sport machten. Selbst wer erst in seinen Sechzigern mit dem Sport beginnt, halbiert noch immer das Risiko einer Erkrankung.

Verhaltenskontrolle – Funktionen, die mit wachsendem Alter nachzulassen pflegen. Besonders relevant für unsere Überlegungen ist, dass Übungsprogramme, die Konditionstraining mit Krafttraining verbinden, bessere Auswirkungen auf die kognitive Leistungsfähigkeit haben als eine dieser beiden Trainingsarten allein.

Überdies haben Wissenschaftler herausgefunden, dass bei körperlich fitten Menschen der präfrontale Kortex im Alter weniger schrumpft. Sollte es in Ihrer Familie Alzheimer geben, ist es für Sie relevant, dass das Demenzrisiko durch Sport gesenkt werden kann. Laboruntersuchungen zeigen, dass Sport zu messbaren Veränderungen im Gehirn führt, darunter eine Erhöhung der Blutgefäße mit großem Durchmesser und ein höherer Blutdurchfluss in den drei großen Gehirnarterien. Außerdem wird die Bildung neuer Zellen im Gehirn angeregt.

Probleme, die durch Dauerstress auftreten können

Sind die Werte für Stresshormone über lange Zeit erhöht, kann dies zu verschiedenen körperlichen Problemen führen, unter anderem:

- Verlust von Muskelmasse
- Erhöhte Herzfrequenz
- geschwächtes Immunsystem
- Übergewicht und Fettsucht
- erhöhter Blutdruck

- erhöhter Cholesterinspiegel
- Herzkrankheiten
- Erhöhter Blutzuckerspiegel; Diabetes
- eingeschränkte Schilddrüsenfunktion

- Verdauungsprobleme und Magengeschwüre
- Knochenverlust, abnehmende Knochendichte
- Unfruchtbarkeit

Ist Ihr Leben zu stressig?

Wenn man oft unter Stress steht, schüttet der Körper bestimmte Hormone wie Adrenalin und Cortisol aus. Adrenalin erhöht die Pulsfrequenz, steigert den Blutdruck und stellt Energie zur Verfügung: Es bereitet den Körper auf die Anstrengung von Flucht oder Kampf vor. Cortisol steigert den Blutzuckerspiegel und erhöht den Glucoseverbrauch des Gehirns; es unterdrückt zudem bestimmte Körperfunktionen wie Verdauung, Fortpflanzungstrieb und Wachstum.

Die Aktivierung dieser Hormone ist wichtig, wenn man angegriffen wird; in Zeiten geistiger oder emotionaler Belastung bringt sie jedoch keinen Nutzen. Wachsende Arbeitsbelastung, die Pflege eines kranken Kindes, finanzielle Schwierigkeiten oder andere Ursachen für Dauerstress können den Cortisolspiegel über Monate oder Jahre erhöhen. Zu den Situationen, die den Körper belasten und zu einer erhöhten Ausschüttung von Cortisol führen können, gehören Krankheit, Trauma, Kontakt mit toxischen Stoffen, zu niedrige Kalorienzufuhr, körperliche Anstrengung, extreme sportliche Belastungen, Dehydrierung, Schlafmangel oder starker Alkoholkonsum.

In gewissem Ausmaß braucht unser Körper Cortisol; ein zu hoher Cortisolspiegel ruft jedoch eine ganze Reihe körperlicher Probleme hervor. Dazu gehört der Verlust von Muskelmasse, wodurch man geschwächt wird; dies wiederum führt zu Inaktivität, langsamerem Stoffwechsel, Gewichtszunahme und langfristig zu Übergewicht und Herzkrankheiten. Alles Dinge, die Sie garantiert nicht haben wollen. Und nicht haben müssen!

Mit Stress richtig umzugehen gehört zu den wichtigsten Voraussetzungen für körperliche Gesundheit. Schon 10 Minuten Training pro Tag helfen, Stress abzubauen und den Cortisolspiegel zu senken. In Verbindung mit weiteren Möglichkeiten des Stressabbaus, zu denen die Unterstützung durch das soziale Umfeld, Entspannungstechniken und gute Ernährung gehören, können Sie auf diese Weise Ihre Gelassenheit steigern, Ihre Gesundheit verbessern und wahrscheinlich Ihr Leben verlängern. Die *10-Minuten-Lösung* zeigt Ihnen, wie Sie solche Techniken des Stressmanagements in Ihrem vollen Terminkalender unterbringen können.

Sport hilft beim Umgang mit alltäglichen Belastungen

☐ **Sport baut Stress ab.** Wer sportlich aktiv ist, fühlt sich entspannter und weniger ängstlich. Der Abbau von Stresshormonen wie Cortisol kann nachhaltig die Gesundheit verbessern.

☐ **Sport lässt uns besser schlafen.** Untersuchungen haben gezeigt, dass regelmäßiges Konditionstraining gegen Schlaflosigkeit hilft und Schlafmittel ersetzen kann.

Leiden Sie unter Depression?

Würden Sie lieber ein Antidepressivum einnehmen oder Sport machen? Das ist keine müßige Frage. Viele Menschen bestätigen, dass Sport ihre Stimmung verbessert. Viele erleben ein »runner's high« nach intensiver körperlicher Anstrengung. Forschungen haben gezeigt, dass Sport manchmal ebenso gut gegen Depression hilft wie Medikamente.

Möchten Sie Ihre Stimmung verbessern?

- ☐ **Sport hat eine antidepressive Wirkung.** Auf lange Sicht kann Sport die Stimmung ebenso stark verbessern wie ein Antidepressivum.

- ☐ **Sport hebt die Stimmung.** Auch kurzfristig verbessert Sport die Stimmung, man fühlt sich danach ausgeglichener.

Und natürlich braucht es keine ernsthafte Depression, um sich schlecht zu fühlen. Viele Menschen, die manchmal unter depressiven Verstimmungen oder Anfällen von Traurigkeit leiden, helfen sich mit Essen, bestimmten Drogen oder Alkohol; dadurch wird das Grundproblem aber nicht gelöst, zudem entstehen Gesundheitsrisiken. Ein 10-Minuten-Workout ist gut für die Stimmung *und* die Gesundheit!

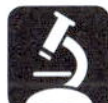 **Sport kann bei Menschen über 50 Depressionen lindern**

Forscher am Duke University Medical Center unter der Leitung von James A. Blumenthal teilten in einer Studie 156 Teilnehmer, die alle unter einer »Major Depression« (schweren Depression, MDD) litten, in drei Gruppen ein: Die Behandlung erfolgte bei der ersten Gruppe nur mit Sport, bei der zweiten mit Medikamenten (Antidepressiva) und bei einer dritten mit einer Kombination von Sport und Medikamenten. Die Patienten in der Trainingsgruppe verbrachten drei Mal die Woche 30 Minuten auf einem Trainingsfahrrad, mit Walking oder Jogging. Die Patienten, die Medikamente erhielten, zeigten eine raschere Verbesserung, doch nach 16 Wochen zeigten alle drei Gruppen ungefähr die gleiche, statistisch signifikante Verbesserung nach den üblichen Messverfahren.

Haben Sie häufig Gesundheitsprobleme oder bekannte Risiken in der Familie?

Bei praktisch allen Gesundheitsproblemen hilft die *10-Minuten-Lösung*, indem sie Ihnen ermöglicht, Ihre individuell maximal mögliche körperliche Fitness zu

Welche der folgenden Vorteile könnten Ihre Gesundheit verbessern oder einem erblich bedingten Krankheitsrisiko vorbeugen?

- ☐ **Sport stärkt das Herz-Kreislauf-System.** Er verringert den Ruhepuls, steigert die Pumpleistung und Effektivität des Herzens und hält den Blutdruck im richtigen Bereich. Wenn Sie außerdem auf Ihre Ernährung achten und aufs Rauchen verzichten, schließen Sie die drei größten Risikofaktoren für Herzinfarkt und Schlaganfall aus, nämlich einen bewegungsarmen Lebensstil, ungesunde Ernährung und Zigaretten.

- ☐ **Sport beeinflusst den Cholesterinspiegel.** Er verändert die Zusammensetzung des Bluts, senkt die Werte für »schlechte« Blutfette und steigert die für »gute« Blutfette. Außerdem senkt er die Triglycerid-Werte.

- ☐ **Sport stärkt das Immunsystem.** Maßvolle körperliche Aktivität hilft dem Immunsystem, verbessert bei älteren Menschen die Wundheilung und kann sich positiv bei einer Krebsbehandlung auswirken.

- ☐ **Sport verbessert die Mobilität und verringert Schmerzen.** Gelenk- oder Rückenschmerzen können durch regelmäßiges gezieltes Training verringert werden.

- ☐ **Sport senkt das Diabetesrisiko.** Regelmäßige körperliche Betätigung senkt die Insulinresistenz (ein Vorläufer für Diabetes) und verzögert nach Aussagen der American Diabetes Association (der amerikanischen Diabetes-Vereinigung) die Entwicklung eines Typ-2-Diabetes effektiver als eine medikamentöse Behandlung.

- ☐ **Sport verringert das Risiko bestimmter Krebserkrankungen.** Körperliche Aktivität wirkt vorbeugend gegen Darm- oder Brustkrebs, möglicherweise auch bei anderen Krebsarten.

- ☐ **Sport verbessert das Sexualleben.** Die sexuelle Leistungsfähigkeit wird durch Sport nachweislich verbessert. Männer, die fettsüchtig sind und sich wenig bewegen, haben ein zweieinhalb Mal höheres Risiko für Impotenz.

- ☐ **Sport hilft gegen Verstopfung.** Lachen Sie nicht! Viele Menschen greifen in diesem Fall zu unterschiedlichen rezeptfreien Mittelchen, dabei ist es mindestens ebenso wirksam, einmal um den Block zu laufen.

einem Knie oder Arthritis in den Handgelenken, können Sie das 10-Minuten-Programm verwenden, um an Stärke und Widerstandsfähigkeit zu gewinnen. Oft hilft ein abgestimmtes Training dabei, bei Bewegungen auftretende Schmerzen zu verringern. Bei chronischen Krankheiten wie beispielsweise Fibromyalgie oder Krebserkrankungen hilft gemäßigtes Training, die Gesundheit und Belastbarkeit zu erhalten.

Wenn Sie eine Herz-Kreislauf-Erkrankung haben, kann ich Ihnen nur versichern, dass Hunderte meiner Klienten mit Hilfe des Trainingsprogramms ihre Cholesterin- und Blutdruckwerte so stark senken konnten, dass sie keine Medikamente mehr brauchten.

Viele meiner Klienten erschrecken, wenn ihnen klar wird, dass es ihnen genauso gehen könnte wie Familienangehörigen, die an Herz-Kreislauf-Erkrankungen, Diabetes oder Krebs erkrankt sind. Doch ist die Gefahr erkannt, kann sie auch gebannt werden. Wenn Sie wissen, dass Sie eine genetische Veranlagung für eine bestimmte Krankheit haben, können Sie vorbeugend aktiv werden. Eine Möglichkeit dazu ist regelmäßiger Sport. So lässt sich das Risiko einer Herz-Kreislauf-Erkrankung mit einer Kombination aus regelmäßiger Bewegung und gesunder Ernährung in den Griff bekommen. Sport ist wichtig für die Diabetesvorbeugung, da er bei der Kontrolle des Blutzuckerspiegels und des Gewichts hilft. Und Forschungen haben gezeigt, dass selbst das Risiko einer Krebserkrankung durch regelmäßiges Training sinkt.

Der Grund hinter allen anderen Gründen: Was Sie im Innersten motiviert

Können Sie sich noch erinnern, wie Sie als Kind so lange weiterfragten, bis es nichts mehr zu fragen gab? Versuchen Sie, noch einmal dieses Kind zu sein. Bei jedem Grund dafür, Sport zu machen, sollten Sie fragen: »Warum ist mir das wichtig?« So gehen Sie der Sache allmählich auf den Grund und landen irgendwann bei Ihrer grundlegenden und stärksten Motivation.

Oft beginnen Menschen aus einem bestimmten Grund mit dem Training und entdecken dahinter irgendwann einen anderen Grund. Ich erinnere mich, wie Denice mit dem 4•3•2•1-Programm begann, nachdem sie jahrelang vergeblich versucht hatte, Gewicht zu verlieren und in Form zu kommen. Diesmal ging sie anders an die Sache heran. Denice erzählt: »Ich hatte nun Enkel, und ich sagte mir: ‚Ich möchte für sie da sein, ich will mit ihnen spielen können. *Ich will eine fitte Großmutter sein!*'« Sie beschloss, Sport zu machen und sich gesünder zu ernähren; der Gedanke an ihre Enkel half ihr beim Erreichen ihrer Ziele. Heute ist sie stärker, gesünder und energetischer als vor 25 Jahren. Am wichtigsten ist ihr, dass sie jeden Tag mit ihren Enkeln aktiv genießen kann.

Wenn Sie nach dem Grund hinter den anderen Gründen fragen, werden Sie merken, dass dieser etwas mit Ihren Gefühlen zu tun hat. Wir alle wollen lieben und geliebt werden, andere verstehen und selbst verstanden werden. Wir wollen das Beste für die Menschen, die uns ans Herz gewachsen sind, und möchten selbst Unterstützung erfahren, um das Beste aus uns zu machen.

Finden Sie Ihre stärkste Motivation.

Stellen Sie sich die folgenden Fragen:

- Was befindet sich im Zentrum meines Lebens?
- Was gibt mir die Kraft, um jeden Morgen aufzustehen?
- Was ist meine Motivation dafür, gesund zu sein und gut zu leben?

Sind wir zu beschäftigt, um auf uns zu achten?

Wir alle arbeiten so viel und rennen so schnell, dass wir oft die Verbindungen verloren haben – zu uns selbst, den für uns wichtigen Menschen, Gemeinschaften und Überzeugungen. Wir stellen unsere Träume und Beziehungen zurück und konzentrieren uns darauf, erst einmal klarzukommen. Wir vergessen, uns selbst gut zu behandeln. Wir nehmen schlechte Gewohnheiten an und gehen faule Kompromisse ein. Wir nehmen vielleicht einen Job wider Willen an oder geben uns mit einem Partner zufrieden, der uns nicht glücklich macht, oder orientieren uns an zweifelhaften Ratschlägen.

Während wir uns dabei von unseren Hoffnungen und Ansprüchen entfernen, beginnen wir, uns zu übernehmen. Wir sind ständig beschäftigt und tun immer mehr – aber glücklich sind wir nicht dabei! Vielleicht versuchen wir, unsere Enttäuschungen durch Fernsehen, Alkohol oder Drogen zu übertönen. Wir haben negative Gefühle und entwickeln daher bald auch negative Gedanken. Statt einem inneren Coach, der uns sagt: »Los! Du schaffst das!«, denken wir regelmäßig: »Vergiss es! Das klappt doch sowieso nicht.« Und am Ende haben wir nicht mehr die Energie, die nötig ist, um mit einem Fitnessprogramm zu beginnen.

Um anderen helfen zu können, muss man sich zuerst selbst helfen

Wir alle kennen die Anweisung im Flugzeug für den Fall einer Sauerstoffknappheit: Wer mit Kindern reist, sollte sich sofort eine Sauerstoffmaske schnappen und sie ... sich selbst aufsetzen. Für Eltern ist das eine Anweisung, die ihren tiefsten Instinkten widerspricht; schließlich will man zuerst seine Kinder beschützen. Allerdings kann man das nur, wenn man dazu noch in der Lage ist, und daher ist die erste Priorität tatsächlich, selbst handlungsfähig zu bleiben.

Genau dasselbe gilt auch im sonstigen Leben. Um sich um andere wirksam kümmern zu können, muss man selbst stark und ausgeruht sein. Ihr Beitrag ist wichtig für das Leben und Schicksal vieler anderer Menschen. Wenn Sie müde oder nicht in Form sind, reizbar, ungeduldig, ängstlich oder gestresst, sind Sie nicht in der Lage, andere zu unterstützen. Sie können nicht klar denken oder vernünftige Entscheidungen treffen, emotional sind Sie ausgelaugt und kraftlos, und geistig fühlen Sie sich leer.

Das Wichtigste beim Jonglieren sind nicht die Bälle, Messer oder Fackeln, sondern der Jongleur selbst. Wer mit verschiedenen Rollen und Verantwortlichkeiten jongliert, muss stark sein. Es ist daher keineswegs »egoistisch«, sich Sport, Ruhe, Erholung und gute Ernährung zu gönnen, um in Topform zu sein. Sie können nur dann das Beste aus sich selbst machen, wenn Sie viel Energie

---

Hier finden Sie einige Gründe, die Menschen genannt haben, sich um ihre Fitness zu kümmern. Welche davon gelten auch für Sie?

☐ »Ich bin in den mittleren Jahren, aber ich habe zwei junge Töchter und möchte bei Ihrer Hochzeit mit Ihnen tanzen können!«

☐ »Wenn ich von der Arbeit nach Hause komme, bin ich müde und reizbar und meine Kinder gehen mir aus dem Weg. Das möchte ich ändern.«

☐ »Ich möchte mit meinen Enkeln spielen können!«

☐ »Mein Vater starb an einem Herzinfarkt, als ich zehn Jahre alt war. Das möchte ich mir und meinen Kindern ersparen.«

☐ »Ich will ein Vorbild für meinen Sohn sein.«

☐ »Andere zählen auf mich. Ich möchte in Topform sein, um mich um sie kümmern zu können.«

☐ »Ich bin alleinerziehend und alles hängt von mir ab. Ich kann es mir nicht leisten, krank zu werden.«

Die eigenen Kraftquellen finden.

Stellen Sie sich die folgenden Fragen:

- Wer oder was bringt Stärke und Kraft in mein Leben?

- Wer oder was hilft mir über Schwierigkeiten hinweg?

- Wer oder was bringt mir Vitalität und Durchhaltevermögen?

- Was gibt meinem Leben Hoffnung, Bedeutung und Ziel?

- Wie oft bin ich in Verbindung mit den Quellen meiner Energie, die mir helfen, das Beste aus mir zu machen?

und Ausdauer, geistige Klarheit, körperliche Stärke, emotionale Widerstandskraft und geistige Zufriedenheit besitzen. Wer auf diese Weise in Topform ist, kann mehr für den Partner oder die Kinder da sein, ein treuerer Freund, leistungsfähiger und erfolgreicher bei der Arbeit, fleißiger bei ehrenamtlichem Engagement und besser darin, sich um pflegebedürftige Eltern zu kümmern.

Ein weiterer Vorteil glänzender Gesundheit besteht darin, sich selbständig und widerstandsfähig und nicht länger verletzlich und ausgeliefert zu fühlen. Ich erinnere mich an die Arbeit mit einem Klienten, der gerade eine Bypass-Operation überstanden hatte. Er hatte Tag und Nacht gearbeitet, um ein erfolgreicher Unternehmer zu sein, und eines Tages einen Herzinfarkt erlitten, an dem er fast gestorben wäre. »Sean«, sagte er zu mir. »Was hilft es meiner Familie, wenn ich zwar geschäftlich meine Ziele erreiche, aber dabei meine Gesundheit ruiniere?« Dass er dem Tod von der Schippe gesprungen war, hatte ihm bewusst gemacht, dass seine tiefste Motivation eigentlich darin bestand, für seine Familie da zu sein – und dafür musste er auf sich selbst aufpassen. Heute hat er Energie, Willenskraft und Schwung wie schon lange nicht mehr. Und sein Unternehmen läuft besser denn je!

Das Wichtigste für Ihr Unternehmen, Ihre Familie oder Ihre selbstgesetzten Ziele sind – *Sie selbst*. Ihre Leidenschaft, Ihre Energie, Ihre Anteilnahme. Betrachten Sie sich daher wenigstens für 10 Minuten täglich als höchste Priorität. Wenn Sie diese kurze Zeit in sich selbst investieren, können Sie Ihre Lebensziele erreichen und eine Bereicherung für das Leben der Menschen in Ihrer Umgebung sein.

Warum es so wichtig ist, sich mit anderen verbunden zu fühlen

Wie aber können wir beginnen, uns um uns selbst zu kümmern? Wie kann man damit anfangen, sich richtig zu ernähren, Sport zu machen und gesund zu leben? Indem wir unsere persönlichen und seelischen Stärken erkennen und die Beziehungen zu anderen Menschen stärken, die für uns am wichtigsten sind.

Wenn wir Beziehungen aufbauen, passiert etwas Erstaunliches. Wir fühlen uns erfüllt, haben plötzlich Hoffnung. Wir glauben wieder an etwas. Wir fühlen uns stark und erkennen Möglichkeiten, die uns zuvor gar nicht bewusst waren. Und aus diesem Gefühl der Stärke heraus beginnen wir von ganz alleine, Entscheidungen zu treffen, die für uns gut sind.

Ein Beispiel dafür ist Linda, die einen weiten Weg hinter sich hat. Nach dem Tod ihres Ehemanns vernachlässigte sie ihr Äußeres. Irgendwann konnte sie es nicht mehr ertragen, in den Spiegel zu schauen. Sie wollte eigentlich nur etwas abnehmen und versuchte es mit den 10-Minuten-Workouts. Aber schon nach einigen Wochen fühlte sie sich so viel besser, dass sie ernsthaft zu trainieren begann. Nach einiger Zeit beschloss sie, wieder mehr unter Leute zu gehen, ohne dass es dabei immer um Essen gehen sollte, und begann, sich mit anderen für Spaziergänge zu verabreden. Sie lud sogar eine Gruppe von Freunden ein, um gemeinsam Hula-Tanzen zu lernen! »Ich bin ein stärkerer Mensch geworden«, sagt sie inzwischen, »und zwar körperlich, geistig und spirituell. Ich bin wirklich begeistert.«

Tatsächlich zeigen viele Untersuchungen, dass die Erfahrung der Verbundenheit – Gefühle von Liebe, Akzeptanz, Unterstützung und Fürsorge – die Gesundheit enorm verbessern kann. Beispielsweise berichtet der Arzt Harold K. Koenig (Duke University) im *Journal of the American Medical Association* über die Auswirkung von Religionsausübung (den regelmäßigen Besuch eines Gotteshauses, etwa einer Kirche, Synagoge oder Moschee) und stellt fest, dies könne »eine Auswirkung auf die Gesundheit – und insbesondere die Lebensdauer – haben, die sich mit dem Verzicht auf das Rauchen vergleichen lässt und eine Lebensverlängerung um sieben bis 14 Jahre bewirkt«.

Was auch immer Ihre religiösen Überzeugungen sein mögen: Indem Sie sich vornehmen, das Beste aus sich selbst zu machen, kümmern Sie sich wieder um sich selbst, entwickeln positive Beziehungen zu anderen und heilen innere Wunden. Mit größerer Kraft und Zuversicht können Sie dann wieder zu all dem in Verbindung treten, was wichtig für Sie ist: jenen Menschen, Aktivitäten und Werten, die Ihrem Leben Bedeutung geben, die es mit Leidenschaft und Abenteuern, mit Freude, Liebe und Vergnügen füllen!

Kapitel 4

Die wissenschaftlichen Grundlagen

Die Geheimnisse des Erfolgs

Das große Ereignis rückte näher: Das Klassentreffen der Abschlussklasse der Amber Ridge High School von 1984 stand bevor, und die Zwillingsschwestern Jill und Laura betrachteten die Bilder im Jahrbuch, wobei jede ihren Gedanken nachhing. Schließlich brach Jill das Schweigen und fragte ihre Schwester: »Sahen wir damals wirklich so gut aus? Was ist, wenn uns die anderen gar nicht mehr wiedererkennen?«

»So ein Unsinn« , sagte Laura. »Die anderen haben sich ja mindestens genau so stark verändert wie wir.« Sie überlegte und fügte hinzu: »Außer Debbie Meyers. Ich wette, sie hat immer noch Größe 32!«

Die Schwestern sahen sich unglücklich an. »Ist noch Zeit, um wieder die South Beach-Diät zu machen?« , murmelte Jill. »Oder ins Fitnessstudio zu gehen?«

»Ist das dein Ernst?« , rief Laura. »Willst du wieder abgezählte gefrorene Rosinen essen? Und vergiss das Fitnessstudio! Mit meinem Job und den drei Kindern bin ich ja schon froh, wenn ich zwischendurch zum Duschen komme. Gibt es nicht ein Programm, das für Leute wie mich gemacht ist, die einfach keine Zeit haben?«

So funktioniert die Fitness-Fusion

Am Ende probierte es Jill mit dem Laufband im Fitnessstudio, während Laura einen Termin mit mir machte, um sich das 10-Minuten-Programm erklären zu lassen. Wie praktisch jeder, der zum ersten Mal davon hört, fragte sich auch Jill, ob 10 Minuten wirklich einen Unterschied machen können. Ich erzählte ihr, dass »mehr« beim Training nicht unbedingt »besser« heißt und dass ich mich durch Berge wissenschaftlicher Veröffentlichungen durchgearbeitet hatte, um ein schnelles Workout zusammenzustellen, das in jeden Terminkalender passen würde. Um den Ansatz der »Fitness-Fusion« verständlich zu machen, erklärte ich die verschiedenen Trainingsansätze, die die 10-Minuten-Workouts so effektiv machen.

Zirkeltraining

In den 1950er Jahren entwickelten R.E. Morgan und G.T. Anderson, die in England an der University of Leeds forschten, das *Zirkeltraining*, in dem verschiedene Übungen nacheinander mit wenig oder gar keinen Pausen absolviert werden. (Der Name leitet sich vom englischen Wort für den elektrischen Kreislauf ab: circuit.) Seitdem wurde das Zirkeltraining im Bereich des Profisports und des Militärs umfangreich genutzt. Nach und nach ging es in den Mainstream über, da viele Menschen feststellten, dass kürzere Workouts mit höherer Intensität bessere Ergebnisse brachten. Zirkeltraining verbraucht mehr Kalorien als herkömmliches Herz-Kreislauf-Training, und es verbessert Spannung und Definiertheit des Muskels.

In meinen 10-Minuten-Workouts folgt eine Übung unmittelbar auf die nächste. Das vergrößert die Effektivität der Übungen. Ein vollständiges 4•3•2•1-Workout wird als ein Durchlauf bezeichnet.

Intervalltraining

Ein weiterer wesentlicher Bestandteil jedes 4•3•2•1-Workouts ist *hochintensives Intervalltraining*. Dieser Teil des Workouts umfasst Herz-Kreislauf-Training zur Pulssteigerung, allerdings mit einer Besonderheit: Die Intensität des Trainings wird zunächst erhöht und dann wieder gesenkt, eine auch als »Burst-Training«

bekannte Technik. Ich nenne sie H.E.A.T., was für high-energy aerobic training steht, also hochintensives Ausdauertraining.

Das H.E.A.T.-Prinzip besteht darin, zwischen 30 Sekunden maximaler Geschwindigkeit und 30 Sekunden mittlerer Intensität abzuwechseln. Jede 30-Sekunden-Phase intensiver Anstrengung steigert den Puls und bringt uns zum Schwitzen. In diesen Abschnitten trainiert man so hart wie möglich, ohne die Kontrolle über die Bewegungsabläufe zu verlieren. In den 30 Sekunden mittlerer Intensität erholt man sich und kommt wieder zu Atem. Durch diesen Wechsel zwischen Schnell und Langsam kann man sich mehr anstrengen, als es bei gleichbleibendem Tempo möglich wäre. Der Schnell/Langsam-Ansatz ist sowohl körperlich als auch mental besser umsetzbar.

Krafttraining

Bei allen Formen des Krafttrainings arbeitet der Körper gegen einen Widerstand, der mit Muskelkraft überwunden wird. Das kann das eigene Körpergewicht sein, einfache Hilfsmittel wie Fitnessbänder oder die Gewichte professioneller Trainingsmaschinen, wie sie in Fitnessstudios stehen.

Die meisten gebräuchlichen Programme zum Krafttraining orientieren sich an Bodybuilding-Programmen, die darauf ausgerichtet sind, die Größe, Stärke oder Definiertheit eines Muskels oder einer Muskelgruppe zu erhöhen. Bezogen auf generelle Fitness hat solches Muskeltraining allerdings mehrere Nachteile. Bei jeder Übung wird nur eine begrenzte Anzahl von Muskeln trainiert, ein Workout umfasst normalerweise acht bis zwölf Übungen und dauert bis zu einer Stunde und der Kalorienverbrauch beim Training wird nicht maximiert.

Für meine 4•3•2•1-Workouts habe ich Übungen gewählt, die die großen Muskelgruppen (Brust, Schultern, Rumpf, Rücken, Beine) und die kleineren, davon abhängigen Muskeln (Bizeps, Unterarm, Trizeps, Wade) gemeinsam aktivieren. Diese *kombinierten Übungen* sind sicherer, schneller, intensiver und effektiver als isoliertes Muskeltraining. Sie regen außerdem den Stoffwechsel an, da die großen Muskelgruppen viel Energie benötigen; trainiert man sie, verbraucht man mehr Kalorien pro Workout. Und sie nutzen die Zeit optimal, da man zwei oder drei Muskelgruppen in einem Bewegungsablauf trainiert und dadurch das Training in einer kurzen Zeitspanne optimiert.

Einige Abläufe jedes 4•3•2•1-Workouts verbinden kombinierte Übungen mit *funktionalem Training*:

Darunter versteht man Übungen für jene Muskelgruppen, die man jeden Tag benutzt, wenn man zieht oder schiebt, etwas hebt, in die Hocke geht oder sich nach etwas streckt.

Wie alles zusammenpasst

Jedes 4•3•2•1-Workout konzentriert die verschiedenen wirksamen Übungen in einer einzigen zehnminütigen Trainingssitzung. Er verbindet Zirkeltraining, hochintensives Intervalltraining und kombiniertes/funktionales Krafttraining, außerdem Core-Übungen und schließlich Dehn- und Atemübungen. Zusammengenommen handelt es sich bei jedem Workout um ein Powerpaket, das in kürzester Zeit eine maximale Wirkung auf den Stoffwechsel und die Fitness hat. Es gibt viele konkurrierende Fitnessprogramme, aber ich kenne keines, das in nur 10 Minuten all diese wichtigen Trainingsansätze in einer einzigen, hocheffizienten Trainingseinheit kombiniert. Mit der Fitness-Fusion des 4•3•2•1-Programms reicht eine einzige Trainingseinheit, um den Stoffwechsel anzuregen, die Muskeln zu kräftigen und überschüssiges Körperfett zu verbrennen – alles in 10 Minuten.

❹ Minuten | Hochintensives Ausdauertraining (H.E.A.T.)

Jedes Workout beginnt mit vier Minuten H.E.A.T. (high-energy aerobic training). Dabei habe ich in den Workouts unterschiedliche Arten von Herz-Kreislauf-Training eingeplant. Sie können auf der Stelle laufen, seilspringen, das Laufband oder einen Stepper verwenden, auf dem Fahrrad oder dem Rudergerät trainieren – worauf Sie gerade Lust haben!

Da zwischen hochintensivem Training und einer ruhigeren Phase abgewechselt wird, läuft das H.E.A.T.-Herz-Kreislauf-Training wie folgt ab:

30 Sekunden mittlere Intensität

+30 Sekunden hohe Intensität

+30 Sekunden mittlere Intensität

+30 Sekunden hohe Intensität

+30 Sekunden mittlere Intensität

+30 Sekunden hohe Intensität

+die letzten 30 Sekunden mittlere Aktivität

– noch einmal Atem holen für die letzte Anstrengung

+die letzten 30 Sekunden hoher Intensität

– geben Sie alles!

=SUMME: ❹ Minuten

eginnen Sie nach dem Abschluss der 4 Minuten H.E.A.T.-Training direkt mit dem nächsten Teil des Workouts, ohne eine Pause zu machen.

Den Stoffwechsel anregen und Kalorien verbrennen

Nach einem Workout verbraucht der Körper noch für einige Zeit mehr Sauerstoff als zuvor. Dieser zusätzliche Verbrauch nach dem Ende der Anstrengung – also die Kalorien, die nach dem Ende des Trainings noch verbraucht werden – wird als EPOC (*excess post-exercise oxygen consumption*) bezeichnet. EPOC ist der zusätzliche Sauerstoffverbrauch oberhalb des gewöhnlichen Niveaus, den der Körper bis zur Rückkehr in den Ruhezustand verbraucht. Er gehört zu den großen Vorteilen von Sport, und doch wissen nur wenige Menschen davon.

Es kann bis zu 48 Stunden dauern, bis der Körper sich nach einem Workout wieder vollständig erholt hat, je nach Intensität und Dauer des Trainings. Der größte Teil der Fettverbrennung durch intensives Training erfolgt tatsächlich nicht während des Trainings selbst, sondern erst *danach*. Für den Rest des Tages und sogar noch während des Schlafs verbraucht der Körper mehr Energie als gewöhnlich.

Wie nicht anders zu erwarten, hängt die Anregung des Stoffwechsels mit der Intensität der absolvierten körperlichen Anstrengung zusammen. Je höher die Intensität, desto größer ist und desto länger dauert der zusätzliche Energieverbrauch durch EPOC. Studien haben immer wieder gezeigt, dass kurze, intensive Workouts mehr Kalorien verbrauchen als längere mittlerer Intensität.

H.E.A.T. verbraucht mehr Energie als konventionelles Training

In einer Studie der University of New South Wales und des Garvan-Instituts wurden 45 übergewichtige Frauen nach dem Zufallsprinzip in zwei Gruppen eingeteilt. Beide Gruppen trainierten dreimal pro Woche auf Trainingsfahrrädern. Die Frauen in Gruppe A trainierten für 20 Minuten, wobei sich acht Sekunden hoher Intensität mit zwölf Sekunden mittlerer Intensität abwechselten. Die Frauen in Gruppe B trainierten 40 Minuten – also doppelt so lange – mit gleichbleibender Geschwindigkeit. Die Teilnehmer aus Gruppe A verloren das dreifache Gewicht. Die Wissenschaftler schlossen daraus, dass kurze, intensive Anstrengung im Wechsel mit kurzen Ruhepausen mehr Energie verbraucht als kontinuierliche Anstrengung über einen längeren Zeitraum.

Verlieren Sie mehr Körperfett

Vielen Fitnesstreibenden ist die Anzahl der Kalorien, die sie während eines Workouts verbrauchen, sehr wichtig. Sie trainieren deshalb lange und freuen sich, wenn der auf elektronischen Geräten angezeigte Kalorienverbrauch steigt. Es macht jedoch einen großen Unterschied, ob man 200 Kalorien beim raschen Gehen oder durch kurze Phasen intensiver Anstrengung verbraucht. Aufgrund von EPOC,

dem Kalorienverbrauch durch Stoffwechselsteigerung nach dem Ende des Trainings, werden durch das intensive Kurzzeittraining weit mehr Kalorien verbraucht.

Tatsächlich ist der Gesamtverbrauch an Kalorien durch eine kurze H.E.A.T.-Sitzung weit größer als der durch eine Stunde konventionelles Training auf dem Laufband, dem Fahrrad oder dem Stepper. Dank EPOC verliert man mehr Körperfett, weil auch nach dem Ende der H.E.A.T.-Trainingssitzung der Kalorienverbrauch erhöht bleibt. Selbst wenn während der herkömmlichen Trainingssitzung mehr Kalorien verbraucht wurden, schneidet das H.E.A.T.-Training immer noch besser ab, wenn man den Verbrauch über 24 Stunden betrachtet.

H.E.A.T. verbrennt Körperfett – noch viele Stunden nach dem Training

Dr. Angelo Tremblay überprüfte mit Kollegen am Physical Activities Sciences Laboratory an der Laval University in Quebec (Kanada), ob traditionelles Herz-Kreislauf-Training tatsächlich, wie oft angenommen wurde, das beste Mittel für den Verbrauch überschüssigen Körperfetts ist. Gruppe A trainierte für 30 bis 45 Minuten mit mittlerer Intensität auf Trainingsfahrrädern, und zwar vier- und fünfmal pro Woche für 20 Wochen. Gruppe B trainierte ebenfalls auf dem Fahrrad, aber mit Sprints im Wechsel mit kurzen Erholungsphasen, und nur für 15 Wochen. Die Trainingszeit variierte innerhalb der Gruppe B, war aber immer geringer als für Gruppe A. Somit trainierte Gruppe B mit kürzeren Sitzungen für einen kürzeren Gesamtzeitraum, erzielte dabei aber das Neunfache an Gewichtsverlust im Vergleich mit Gruppe A! Bei Gruppe B zeigten sich zudem signifikant erhöhte Werte von HADH, einem Enzym, das auf Fettverbrennung hinweist, was den höheren Fettverbrauch während und nach dem Training bestätigte. Die Gruppe A verbrauchte mehr Kalorien während des Trainings, aber weniger danach. Je größer die Intensität des Trainings, desto höher der Energieverbrauch nach dem Ende des Trainings.

Senken Sie Ihre Triglycerid-Werte

Neben den Blutfetten, die als Cholesterin bezeichnet werden, besitzen wir auch solche, die zu den Triglyceriden gehören. Nach dem Essen verwandelt der Körper überschüssige Kalorien in Triglyceride. Dabei handelt es sich um die am häufigsten vorkommende Art von Körperfett und stellt eine wichtige Energiequelle dar. Triglyceride in der richtigen Menge, bis zu einem Wert von etwa 150, sind wichtig für die Gesundheit. Ein Triglyceridspiegel über 200 gilt als erhöht.

Falls Sie regelmäßig mehr Kalorien zu sich nehmen als verbrauchen, haben Sie möglicherweise einen erhöhten Triglyceridspiegel; dies ist häufig auch bei Menschen mit Fettsucht oder Diabetes der Fall. Hohe Triglyceridwerte gehen häufig mit einem hohen Cholesterinspiegel einher, wobei der Wert für LDL (»schlechtes« Cholesterin) hoch und der für HDL (»gutes« Cholesterin) niedrig ist. Ein hoher Triglyceridspiegel zusammen mit einem niedrigen HDL-Wert gilt als Indikator für ein erhöhtes Herzinfarktrisiko. Verschiedene klinische Studien haben einen Zusammenhang zwischen erhöhtem Triglyceridspiegel und erhöhtem Risiko für Herzkrankheiten und Infarkt festgestellt.

Zum Glück können Triglyceridwerte durch Sport und eine Ernährungsumstellung meist unter Kontrolle gebracht werden. Forscher der Southwest Missouri State University und der University of Missouri haben herausgefunden, dass Intervalltraining auf dem Laufband nach der Einnahme einer fettreichen Mahlzeit zu einer größeren Reduktion der Triglyceridwerte führte als Laufen mit gleichbleibender Geschwindigkeit. »Unsere Forschung hat gezeigt, dass regelmäßig wiederholte intensive Anstrengungen, die sich über den Tag addieren, einen positiven Effekt auf den Stoffwechsel haben« , sagt Thomas S. Altena, einer der Autoren der Studie. »Menschen, die aufgrund niedriger Fitness oder aus Zeitgründen nicht für längere Zeit trainieren können, brauchen nicht stillzu sitzen und auf den Herzinfarkt zu warten.«

Steigern Sie Ihre Ausdauer

Ein weiterer Vorteil des Intervalltrainings besteht darin, dass man damit schneller und besser in Form kommt als mit konventionellem Training. Viele meiner Klienten berichten, dass die Umstellung von konventionellem Training zum 4•3•2•1-Programm ihre Ausdauer und ihr Durchhaltevermögen erheblich steigerte, obwohl sie kürzer trainierten als zuvor.

Sportler, die bereits hervorragend in Form sind, staunen immer wieder, dass sich ihre Leistung durch das 4•3•2•1-Programm verbessert. Sogar wenn man nur ab und zu ein Intervalltraining in ein konventionelles Trainingsprogramm einbaut, wird das Herz-Kreislauf-Training dadurch wirksamer. In einer kürzlich veröffentlichten Studie führten acht Frauen innerhalb eines Zeitraums von zwei Wochen sieben Mal intensives Intervalltraining auf dem Fahrrad aus. Als sie danach ihr gewohntes Trainingsprogramm wieder aufnahmen, das in einer Stunde Fahrradfahren mit mäßiger Intensität bestand, verbrannten Sie pro Stunde 36 % mehr Fett als zuvor.

 **Warum H.E.A.T. die Ausdauer um 100 % mehr steigert als gewöhnliches Training**

In einer kanadischen Studie, die an der McMaster University in Hamilton (Ontario) durchgeführt wurde, trainierten zwei Gruppen von Menschen mit recht guter Kondition für zwei Wochen; danach wurde getestet, wie weit sich ihr Ausdauerniveau verändert hatte. Gruppe A bestand aus acht Teilnehmern, die sechs Trainingseinheiten mit intensivem Intervalltraining absolvierten. Ihr Trainingsplan bestand aus 30-sekündigen Sprints mit maximaler Kraft im Wechsel mit Ruhepausen. Bei vier bis sieben Sprints bestand jede Trainingseinheit dieser Gruppe also nur aus zwei bis dreieinhalb Minuten. (Dies wird manchmal als »ultrakurzes Training« bezeichnet.) Zwischen den Trainingseinheiten hatten sie zwei bis drei Tage Pause. Gruppe B absolvierte konventionelles Training ohne Sprints.

Nach zwei Wochen hatte sich die Ausdauerleistung der Gruppe A auf dem Fahrrad um 100 % erhöht; sie hatten also mit etwa 15 Minuten hochintensivem Training verteilt über zwei Wochen ihr Durchhaltevermögen verdoppelt. Der Glykogengehalt ihrer Muskeln im Ruhezustand erhöhte sich dabei um 26 %, was bedeutet, dass ihre Muskeln nun mehr Energie für den Einsatz beim Training speichern konnten. Die Teilnehmer der Gruppe B erreichten dagegen keine Veränderung ihrer Leistung. Die Forscher schlossen daraus, dass kurze Zeiträume intensiver Anstrengung – selbst eine Viertelstunde innerhalb von zwei Wochen – dieselbe Trainingswirkung wie mehrere *Wochen* gewöhnlichen Trainings erzielen.

Wie man die Vorteile von aerobem und anaerobem Training verbindet

Wenn wir sportlich aktiv sind, kann der Körper zwei verschiedene Stoffwechselmechanismen nutzen, um die nötige Energie zu erzeugen. Der eine ist der *aerobe (oxidative) Stoffwechsel*, den der Körper nutzt, wenn Sie aerobes Training wie beispielsweise Tanzen, Joggen oder Fahrradfahren mit mittlerer Intensität ausführen. Dabei atmet man tief, um dem Körper große Mengen an Sauerstoff zuzuführen, und die Muskeln ziehen sich wiederholt zusammen, ohne rasch zu ermüden. Durch aerobes Training lässt sich die Durchblutung verbessern, der Blutdruck senken, die Lungenkapazität vergrößern, das Herz kräftigen, die Anzahl der roten Blutkörperchen steigern und das Risiko für Herz-Kreislauf-Erkrankungen senken.

Bei intensivem Training wie Sprinten, Gewichtheben und Krafttraining reicht der (aerobe) oxidative Stoffwechsel nicht mehr aus, um den Energiebedarf zu stillen. In diesem Fall schaltet der Körper auf den *anaeroben Stoffwechsel* zur Energieerzeugung um.

Kurze, intensive Anstrengungen beanspruchen die Muskeln mehr und machen von beiden Stoffwechselprozessen Gebrauch. Beim Training lernt der Körper, Muskelmasse aufzubauen und den anaeroben Stoffwechsel effektiv einzusetzen, so dass er bei Bedarf mehr Leistung abrufen kann. Beim Wechsel zwischen intensivem Training und Ruhephasen hat der Körper Zeit, das während der intensiven Belastung erzeugte Laktat immer wieder abzubauen, bevor sich eine hohe Konzentration davon in den Muskeln bildet. Diese Vorsichtsmaßnahme ermöglicht es, seine Muskeln stärker zu belasten, ohne es am nächsten Tag schmerzhaft zu spüren.

H.E.A.T. verbessert die aerobe und die anaerobe Fitness

Mitglieder der japanischen Eisschnelllauf-Nationalmannschaft trainieren seit Jahren mit einem Trainingsprogramm, das auch kurze, intensive Workouts mit einbezieht. In einer Studie des japanischen National Institute of Fitness and Sports trainierten sieben männliche Sportstudenten für eine Stunde bei mittlerer Intensität auf dem Fahrrad, und zwar fünf Mal pro Woche für insgesamt sechs Wochen (traditionelles Herz-Kreislauf-Training). Ihre aerobe Fitness verbesserte sich dabei etwas, ihre anaerobe Fitness dagegen nicht signifikant. Zugleich trainierten sieben weitere Probanden mit einem H.E.A.T.-Programm, wiederum fünf Mal wöchentlich für sechs Wochen. Sie wechselten dabei zwischen 20 Sekunden Sprints bei maximaler Intensität und einer Ruhepause von 10 Sekunden ab. Bei jeder Trainingseinheit sprinteten sie maximal vier Minuten. Ihre aerobe Fitness verbesserte sich dabei um bemerkenswerte 14 %. Zugleich konnten sie aber auch ihre anaerobe Fitness um 28 % steigern. Die Wissenschaftler schlossen, dass herkömmliches Herz-Kreislauf-Training die anaerobe Fitness nicht erhöht, während Intervalltraining mit hoher Intensität sowohl die aerobe als auch die anaerobe Fitness verbessert.

Mehr Wachstumshormon bilden

Das Wachstumshormon wird vom Körper natürlicherweise erzeugt, wobei die Produktion mit zunehmendem Alter nachlässt; dadurch kommt es zur Sarkopenie (altersbedingtem Muskelabbau). Daraus wurde manchmal voreilig geschlossen, dass man nur künstlich das Wachstumshormon-Niveau an aufrechterhalten müsse, um jung zu bleiben – ein Jungbrunnen durch Injektionen. Leider ist es aber nicht so einfach.

In einer 1990 durchgeführten Studie wurde einer kleinen Gruppe älterer Männer Wachstumshormon verabreicht, was zum Aufbau von Muskelmasse und zum Abbau von Körperfett führte. Sofort stürzte sich die Öffentlichkeit auf die vermeintlich verjüngenden Eigenschaften des Hormonsn, obwohl die Autoren der Studie nie behauptet hatten, dass der Alterungsprozess umgekehrt worden sei. Bodybuilder und andere Menschen, denen es vor allem um ihre körperliche Erscheinung ging, zeigten besonderes Interesse. Trotz der damit verbundenen Risiken nehmen bis heute viele Menschen künstlich hergestelltes Wachstumshormon, von Injektionen und Sprays bis zu Cremes und »Stimulatoren«, weil sie annehmen, dass dadurch Muskelmasse aufgebaut, Körperfett abgebaut, Gewebe regeneriert, Energie gewonnen, die sexuelle Leistung stimuliert, die Stimmung verbessert oder sogar die Haarfarbe wiederhergestellt werde. Anders ausgedrückt glauben sie, das Wachstumshormon könnte irgendwie die Uhr zurückdrehen und sie jünger machen. Dagegen wurde in einem Artikel des New England Journal of Medicine mit dem Titel »Kann das Wachstumshormon das Altern verhindern?« der Schluss gezogen, dass »eine Anti-Aging-Therapie mit dem Wachstumshormon nach den Kriterien objektiver Überprüfbarkeit sich nicht als wirksam erwiesen hat«.

Tatsache ist: Die Einnahme von künstlichem Wachstumshormon kann die Muskeln größer machen, aber sie werden dadurch nicht unbedingt stärker; der Körper sieht eindrucksvoll aus, ist aber nicht unbedingt fit. Das natürlich auftretende Wachstumshormon ist dagegen gut für Gewebe, Knochen und Muskelwachstum und kann verhindern, dass Muskelgewebe zum Energiegewinn abgebaut wird. H.E.A.T. und Krafttraining werden mit einer erhöhten Wachstumshormonbildung in Verbindung gebracht und können damit der Senkung entgegenwirken, die mit dem Alter gewöhnlich eintritt. Die Produktion des Wachstumshormons setzt einige Minuten nach dem Beginn der körperlichen Anstrengung ein und nimmt mit wachsender Intensität des Trainings stark zu. All jene, die künstliches Wachstumshormon nehmen, sollten stattdessen lieber Sport machen.

Frauen machen sich manchmal Sorgen, das natürliche Wachstumshormon könnte zum Aufbau großer, unansehnlicher Muskeln führen. Das ist definitiv nicht der Fall! Wer wie ein Bodybuilder aussehen will, muss sehr viel mehr tun als ein 10-Minuten-Workout.

 **H.E.A.T. erzeugt natürliches Wachstumshormon sogar nach dem Training**

An der Loughborough University in Leicestershire (England) wurde in einer Studie das Niveau an Wachstumshormon bei 23 durchtrainierten Sportlern beiderlei Geschlechts untersucht, nachdem sie 30 Sekunden mit maximaler Anstrengung auf dem Laufband gelaufen waren. Die sprinttrainierten Sportler, die mit H.E.A.T.-Programmen trainierten, erzielten dabei ein dreifach höheres Niveau an Wachstumshormon als die ausdauertrainierten Sportler, die herkömmliches Konditionstraining absolvierten. Überdies war das Niveau an Wachstumshormon bei der sprinttrainierten Gruppe eine Stunde nach dem Training noch immer zehnfach höher als davor. Das deutet darauf hin, dass H.E.A.T. die Produktion von Wachstumshormon langfristig erhöhen kann, wodurch sich der Fettabbau erhöht und der Abbau von Muskelgewebe verringert wird.

Wie man seine Spitzenleistung erreicht

Die Skelettmuskulatur – die Muskeln, die wir für Bewegung verwenden – besteht aus ungefähr 50 % ST-Fasern (engl. *slow twitch fibers* – »langsam zuckende Fasern« , im Deutschen auch »rote Muskulatur«) und 50 % FT-Fasern (engl. *fast twitch fibers* – »langsam zuckende Fasern« , im Deutschen auch »weiße Muskulatur«) Die beiden Fasertypen kontraktieren unterschiedlich und sprechen auf verschiedene Trainingsarten an. Die ST-Fasern benutzen vor allem aeroben Stoffwechsel zur Energiegewinnung. Sie ermüden nicht schnell und sind für moderate Anstrengungen oder länger andauernde Belastungen zuständig. Marathonläufer haben einen hohen Anteil dieser Fasern in ihrer Muskulatur. FT-Fasern können sowohl aeroben als auch anaeroben Stoffwechsel zur Energiegewinnung verwenden. Sie sind besser darin, kurzzeitig hohe Kraft zur Verfügung zu stellen, ermüden aber auch rascher. Sprinter haben einen höheren Anteil dieser Muskelfasern. Die FT-Fasern gehen mit dem Alter zurück, daher sind ältere Sportler eher im Ausdauersport erfolgreich.

H.E.A.T.-Programme werden seit Jahren erfolgreich eingesetzt, um die Höchstleistungen von Spitzensportlern (Amateuren wie Profis) zu verbessern; für die breite Bevölkerung werden sie jedoch erst seit relativ kurzem empfohlen. Im Jahr 2007 erläuterte Peter Jaret in einem Artikel in der New York Times, dass Intervalltraining optimale Leistungssteigerungen ermögliche und überdies die Mitochondrien anrege, mehr Fett und weniger Kohlenhydrate zu verbrennen, was positiv für die Gewichtskontrolle ist. Anders ausgedrückt: Diese Art des Trainings macht den Körper zu einer »Fettverbrennungsmaschine« , die bei länger andauernden Belastungen, aber auch während des restlichen Tags bevorzugt Fette als Energiequelle nutzt.

❸ Minuten | Krafttraining

Der zweite Teil jedes Workouts besteht aus kombinierten Kraftübungen, um die Muskeln zu kräftigen und zu straffen und den Stoffwechsel anzuregen. Wie wir bereits gesehen haben, hat die Abwechslung zwischen starkem Training und moderatem Training einen starken Effekt auf den Energieverbrauch nach Trainingsende (EPOC). Außerdem wird EPOC durch Krafttraining mehr verstärkt als durch Konditionstraining. Kombiniert man diese beiden effektiven Trainingsarten, erhält man Krafttraining hoher Intensität. Ebenso wie H.E.A.T. steigern kombinierte Kraftübungen die Stoffwechselaktivität, so dass auch nach dem Ende des Trainings noch Kalorien verbrannt werden. Der Stoffwechsel bleibt damit noch für Stunden erhöht, unabhängig davon, ob man weiter aktiv ist oder nicht. Für 3 Minuten trainieren Sie verschiedene Muskeln, wobei Sie als Widerstand das eigene Körpergewicht, einen Trainings- oder Medizinball, Fitnessbänder sowie Kurz- oder Langhanteln verwenden.

Jedes Krafttraining besteht dabei aus drei Übungen, zwei für den unteren Körper und eine für den Oberkörper. Jede Übung wiederholen Sie eine Minute lang. Die Anzahl der Wiederholungen hängt von Ihrer Kraft und dem Schwierigkeitsgrad der Übung ab. Dabei kommt es auf die Schwere des Gewichts oder die Widerstandskraft des Bandes an, das verwendet wird. Wenn Sie mit der Zeit stärker werden (und ich verspreche Ihnen, dass das der Fall sein wird), können Sie mehr Wiederholungen machen oder die Schwierigkeit der Übungen erhöhen. Wahrscheinlich werden Sie beides tun.

Nach jeder Kraftübung brauchen die Muskeln Zeit zur Erholung. Daher absolvieren Sie nur jeden zweiten Tag ein 4•3•2•1-Workout. (Die täglichen Anleitungen in Kapitel 10 berücksichtigen bereits einen sicheren Trainingsrhythmus.) Da es zwölf unterschiedliche 4•3•2•1-Workouts gibt, können Sie aus einer großen Zahl von Übungen wählen. Damit vermeiden Sie mögliche Überlastungen eines Muskels oder einer Muskelgruppe und damit auch Muskelkater. Schritt-

für-Schritt-Anleitungen helfen Ihnen bei der Ausführung jeder einzelnen Übung. Drei Punkte sollten Sie jedoch bei der Ausführung jeder kombinierten Kraftübung im Kopf behalten:

■ 1. Wählen Sie ein Gewicht (oder Fitnessband) aus, das Ihren Muskeln ausreichend Widerstand bietet, mit dem Sie aber den Bewegungsablauf noch korrekt durchführen können.

■ 2. Achten Sie darauf, die Übungen bis zum Schluss sorgfältig auszuführen. Opfern Sie der Geschwindigkeit nicht die Genauigkeit! Nachlässigkeit beim Training kann Verletzungen zur Folge haben.

■ 3. Halten Sie nicht den Atem an!

Der zweite Teil des 4•3•2•1-Workouts ist folgendermaßen zusammengesetzt:

60 Sekunden – so viele Wiederholungen wie möglich von Übung 1

+ 60 Sekunden – so viele Wiederholungen wie möglich von Übung 2

+ 60 Sekunden – so viele Wiederholungen wie möglich von Übung 3

= SUMME: ❸ Minuten

Beginnen Sie nach den 3 Minuten kombinierter Kraftübungen direkt mit dem nächsten Teil des Workouts, ohne eine Pause zu machen.

Krafttraining bringt Sie schnell in Form

Wenn Sie kombinierte Kraftübungen in Ihr Fitnessprogramm integrieren, können Sie auch ohne stundenlange Plackerei im Fitnessstudio Fortschritte machen. Mehr und mehr Forschungsergebnisse weisen darauf hin, dass ein kurzes Workout mit hoher Intensität maximale Ergebnisse liefert. Kurze Trainingseinheiten können genauso viel bringen wie lange, vorausgesetzt man trainiert richtig und bei gleichbleibend hoher Intensität.

Krafttraining kann die erforderliche Trainingszeit um zwei Drittel reduzieren

Dr. Julien Baker, der an der Health and Exercise Science Unit der Glamorgan University in Wales unterrichtet, fragte sich, wie viel Zeit man für wirksames Training mit Gewichten investieren müsse. Als Probanden nahm er 16 männliche Gewichtheber, die acht Wochen lang dreimal wöchentlich unter Aufsicht Übungen für den Oberkörper machten. Dabei führte eine Gruppe ein Set mit acht Wiederholungen, die andere Gruppe drei Sets mit ebenfalls acht Wiederholungen aus. Zwischen beiden Gruppen waren keine Unterschiede feststellbar; die Teilnehmer verloren jeweils Körperfett und kräftigten ihre Muskeln. »Es kommt auf die Qualität und nicht die Quantität an« , schloss Dr. Baker. »Möglicherweise ist es besser, öfter ein kurzes Fitnesstraining zu absolvieren, was beim hektischen Lebensstil vieler Menschen sowieso eher machbar ist. ... Trainings-Anfängern empfehle ich, weniger Zeit im Fitnessstudio zu verbringen und sich auf die Technik zu konzentrieren.«

Krafttraining und Gewichtsabnahme

Wenn Sie abnehmen wollen, hilft Krafttraining dabei. Dieser Teil der 4•3•2•1-Workouts strafft nicht nur die Muskeln, sondern hilft auch auf drei verschiedene Arten bei der Gewichtskontrolle:

- 1. Beim Training werden Kalorien verbraucht.

- 2. Aufgrund des EPOC-Effekts werden auch einige Zeit nach dem Training noch Kalorien verbraucht.

- 3. Sie bauen mehr Muskelmasse auf, die bei jeder Aktivität und selbst beim Schlafen Kalorien verbraucht. Je mehr Muskeln Sie haben, umso leichter verbauchen Sie überschüssige Kalorien und optimieren Ihren Körperaufbau.

Eine Ernährungsumstellung mit Krafttraining verbrennt mehr Fett als eine Diät allein

Dr. Miriam Nelson, Direktorin des renommierten Center for Physical Activity and Nutrition der Tufts University, berichtet in ihrem Buch »Strong Women Stay Slim« , dass 25 bis 30 % des Gewichtsverlusts bei einer Diät durch Verlust an Wasser, Muskelgewebe und anderem fettfreien Gewebe zustande kommt. Je schneller der Gewichtsverlust, desto größer ist der Anteil, der nicht durch Fettverlust entsteht. In einer Pilotstudie ließ sie zehn übergewichtige Frauen dieselbe Diät machen, wobei fünf von ihnen zweimal die Woche Krafttraining durchführten. Am Ende des Untersuchungszeitraums hatten beide Gruppen etwa sechs Kilo Gewicht verloren, aber ihr Körperaufbau hatte sich unterschiedlich entwickelt. Die Frauen, die nur Diät hielten, hatten durchschnittlich 1,4 Kilo fettfreies Gewebe verloren; die Frauen, die zusätzlich Krafttraining machten, hatten dagegen 700 Gramm Muskelmasse gewonnen – und damit tatsächlich sieben Kilo Fett verloren, 44 % mehr als die Frauen der anderen Gruppe. Die Muskelzunahme erhöhte zudem ihren Energieverbrauch, wodurch ihr Stoffwechsel noch zusätzlich angeregt wurde.

Krafttraining und Älterwerden

Lange Zeit war die Ansicht weit verbreitet, Krafttraining sei nur etwas für Profisportler. Heute wird es für gesunde Menschen aller Altersgruppen empfohlen, aber auch für viele Patienten mit chronischen Krankheiten. Krafttraining kann Herz-Kreislauf-Erkrankungen verhindern, hilft aber auch bei der Vorbeugung oder der Kontrolle vieler anderer chronischer Erkrankungen, darunter Schmerzen im unteren Rücken, Osteoporose, Fettsucht und Diabetes.

Krafttraining ist besonders nützlich für ältere Menschen, besonders bei Schwäche und Gebrechlichkeit. Es ist nie zu spät dafür, den altersbedingten Muskelschwund umzukehren. Funktionale Übungen helfen älteren Menschen bei den täglich ausgeführten Bewegungsabläufen und verringern damit die Gefahr von Stürzen und Verletzungen, was eine längere Unabhängigkeit ermöglicht. Eine bahnbrechende Studie von Dr. Maria Fiatarone (Tufts University) zeigte, dass Patienten in Pflegeheimen so gut auf Krafttraining ansprachen, dass einige von ihnen keine Stöcke oder Gehwagen mehr benötigten.

❷ Minuten | Core-Training

Der dritte Teil der 4•3•2•1-Workouts umfasst weitere Kraftübungen, genau genommen handelt es sich also um eine Fortsetzung des Krafttrainings, und die Vorteile sind dieselben. Allerdings konzentriert sich dieser Teil speziell auf Übungen, die die Core-Muskulatur trainieren, dazu gehört die Muskulatur von Bauch, Hüften und unterem Rücken. Diese Übungen führen zu einem flacheren Bauch, stärken die Muskeln des mittleren Körperbereichs und tragen zu einer besseren Haltung bei.

Einige der Übungen arbeiten nur mit dem Körpergewicht (etwa Sit-ups und Crunches), während Sie bei anderen Übungen auf einfache Hilfsmittel wie Trainingsbälle, Fitnessbänder oder Hanteln zurückgreifen.

Jeder Abschnitt Core-Training besteht aus zwei Übungen, die Sie in 60 Sekunden so oft wie möglich ausführen, ohne ungenau zu werden.

Core-Training hilft gegen Schmerzen im unteren Rücken

44 Menschen mit chronischen Beschwerden im Kreuz- und Lendenwirbelbereich wurden in einer Studie der Curtin University of Technology in Perth (Australien) zufällig in zwei Gruppen eingeteilt. Die Probanden in Gruppe A machten Core-Training, und nach zehn Wochen zeigte sich ein signifikanter Rückgang der Schmerzen und Funktionseinschränkungen. Diese Verbesserungen waren auch bei einer Folgeuntersuchung 30 Monate später noch feststellbar. Dagegen erhielten die Teilnehmer aus Gruppe B verschiedene herkömmliche Behandlungen für dieselben Probleme unter ärztlicher Aufsicht. Bei ihnen zeigte sich weder unmittelbar nach der Behandlung noch bei der Folgeuntersuchung eine signifikante Verbesserung bei Schmerzen oder Funktionseinschränkungen.

Der Abschnitt mit Core-Training gliedert sich folgendermaßen:

60 Sekunden – so viele Wiederholungen wie möglich von Übung 1 (für den Bauchbereich)

+ 60 Sekunden – so viele Wiederholungen wie möglich von Übung 2 (für Hüfte und/oder Rücken)

____

= SUMME: ❷ Minuten

Beginnen Sie nach diesen zwei Minuten Core-Training unmittelbar mit dem nächsten Teil des Workouts, ohne eine Pause einzulegen.

Denken Sie daran: Je stärker die Core-Muskulatur, desto mehr Kraft steht Ihnen bei allen Arten von Aktivitäten zur Verfügung, vom Aufstehen über den Gang zum Einkaufen bis hin zu Sport oder Tangotanzen. Ein positiver Nebeneffekt besteht darin, dass die Kräftigung der Bauch-, Hüft- und unteren Rückenmuskulatur eine gute Vorbeugung gegen Rückenprobleme ist. Vier von fünf Erwachsenen leiden irgendwann einmal unter Rückenschmerzen. Ich möchte, dass Sie zu den anderen 20 % gehören. Überdies hilft eine kräftige Core-Muskulatur, aufrecht zu stehen, schwungvoller zu gehen und insgesamt eine bessere Figur zu machen.

❶ Minute | Dehn- und Atemübungen

Die 4•3•2•1-Workouts schließen jeweils mit 1 Minute Dehn- und Atemübungen – ideal, um das Gehirn mit Sauerstoff zu versorgen und die Muskeln zu regenerieren. Diese Übungen sind das perfekte Gegenmittel für Stress und Müdigkeit. Sie helfen, Körper und Geist zu erfrischen und zu verjüngen, bevor man zum gewohnten

Tagesablauf zurückkehrt. Möglicherweise gefallen Ihnen diese Übungen so gut, dass Sie sie auch unabhängig vom übrigen Workout zwischendurch einmal anwenden.

Dehnung nach dem Trainieren beschleunigt die Regeneration

Dehnübungen scheint eine simple Sache zu sein, tatsächlich gibt es jedoch mehr dazu zu sagen, als man denken könnte. Verschiedene Studien haben gezeigt, dass statische Dehnübungen direkt vor dem Training in manchen Fällen die Leistung senken und sogar zu Verletzungen führen können, besonders wenn die Muskeln überdehnt (oder bis in den schmerzenden Bereich gedehnt) werden. Die beste Vorbereitung für intensives Training ist ein leichtes Warm-up, beispielsweise Laufen in lockerem Tempo.

Die neueste Forschung zeigt, dass Dehnübungen immer nach dem Aufwärmen oder dem Training durchgeführt werden sollten. Hinterher beugt es Muskelkater vor, indem es die in den Muskeln aufgebaute Laktatkonzentration verringert, so dass man sich am nächsten Tag weniger steif fühlt. Zusammen mit Atemübungen helfen sie bei der Erholung nach dem Training und bereiten körperlich und geistig auf den nächsten Trainingsdurchgang vor.

Dehnung nach dem Training verbessert die Performance

Der Experte für Sportmedizin Dr. Ian Shrier führte eine Metaanalyse von 23 Artikeln durch, die sich mit der Auswirkung von Dehnübungen auf die Leistung beschäftigten. Die Ergebnisse zeigten, dass Dehnung unmittelbar vor dem Training die Kraft oder Sprunghöhe nicht beeinflusste. Werden dagegen regelmäßig Dehnübungen gemacht – nicht unmittelbar vor dem Training –, verbessern sich Kraft, Sprunghöhe und Geschwindigkeit. Dr. Shrier schloss daraus: »Wenn man Dehnübungen macht, sollte dies nach dem Training oder unabhängig vom Training erfolgen.«

Dehnung ist selbst eine Art von Training

Werden sie regelmäßig ausgeführt, haben Dehnübungen eine Reihe von positiven Auswirkungen auf die Gesundheit. Sie helfen beim Stressabbau, lindern Schmerzen und erhalten die Beweglichkeit, wodurch tägliche Verrichtungen wie das Aufheben von Dingen oder das Strecken beim Auswechseln einer Glühbirne leichter werden. Sie verbessern Körperhaltung, Balance und Koordination und verhindern Verletzungen, indem sie Krämpfe oder Verspannungen in der Muskulatur lösen. Sie verbessern außerdem die Durchblutung, erhöhen die Sauerstoffversorgung der Zellen und helfen dadurch bei vielen Prozessen im Körper.

Indem Sie die 4•3•2•1-Workouts ungefähr jeden zweiten Tag machen, profitieren Sie von den kurzfristigen Vorteilen des Dehnens nach dem Training ebenso wie von den langfristigen Verbesserungen, die Dehnübungen bewirken.

Atemübungen vergrößern die Sauerstoffaufnahme und senken den Blutdruck

Bei jedem 10-minütigen Workout machen Sie Atemübungen und profitieren von den Vorteilen.

Manche Menschen reagieren auf die Aufforderung, tief zu atmen, indem sie die Schultern hochziehen, den Brustkorb herausdrücken und scharf einatmen. Doch einen tiefen Atemzug in gewöhnlicher Brustatmung auszuführen ist nicht dasselbe wie tiefe Bauchatmung, bei der der Bauch sich hebt und senkt. Wenn Sie noch keine Erfahrung mit dieser Art des Atmens haben, legen Sie die Hand auf den Bauch und stellen Sie sich vor, sie beim Einatmen wegzudrücken. (Denken Sie daran, zuvor auszuatmen – die Lungen lassen sich nur füllen, wenn man ausgeatmet hat!)

Tiefenatmung verbessert die Sauerstoffversorgung der Zellen, damit hilft sie bei der Fettverbrennung und verschafft dem Körper Energie. Sie regt außerdem den Flüssigkeitstransport im Lymphatischen System an, das wesentlich für den Abtransport von Giftstoffen und zellulären Abfallprodukten ist. Überdies kann Tiefenatmung den Blutdruck senken. Bei hohem Blutdruck kann schon eine geringfügige Senkung auf die Dauer einen Unterschied machen. Manche Menschen möchten lieber keine Medikamente nehmen; bei anderen werden auch mit Medikamenten nicht die angestrebten Werte erreicht. In diesem Fall kann Tiefenatmung einen erheblichen Gesundheitsvorteil bringen.

 **Tiefenatmung hilft, den Blutdruck unter Kontrolle zu bringen**

In einer Studie an der Chicagoer Rush University erhielten 89 Probanden mit hohem Blutdruck ein computergesteuertes Gerät, das ihnen mit Hilfe von Musik beim richtigen und tiefen Atmen half. Die Probanden, die es am meisten benutzten – etwa 15 Minuten pro Tag für acht Wochen –, konnten ihren Blutdruck um 15 Punkte senken!

Tiefenatmung beruhigt

Wissenschaftliche Studien haben gezeigt, dass Tiefenatmung eine Entspannungsreaktion auslöst und das Nervensystem beruhigt. Kurzfristig kann sie dabei helfen, sich zu konzentrieren, nicht die Beherrschung zu verlieren oder besser einzuschlafen. Über längere Zeiten erhält sie die Gesundheit, indem sie Stress und Ängste reduziert.

In der Medizin wird langsames, tiefes Atmen manchmal auch als »paced respiration« (Atmung mit kontrolliertem Tempo) bezeichnet. Da Tiefenatmung zur Ausschüttung von Endorphinen führt, Neurotransmittern mit einer natürlichen schmerzlindernden Wirkung, werden Patienten oft ermutigt, Ängsten im Zusammenhang mit Zahnbehandlungen oder medizinischen Untersuchungen durch kontrollierte Atmung entgegenzuwirken. Herzpatienten wird empfohlen, mit dieser Methode ihre Herzfrequenz zu senken, und Frauen in den Wechseljahren können sie zur Linderung von Hitzewallungen anwenden. Auch gegen Reisekrankheit (Kinetose) kann sie angewandt werden.

Gewinnen und Verlieren: Warum Diäten nicht funktionieren

Am Beginn dieses Kapitels sind wir den Zwillingsschwestern Jill und Laura begegnet, die vor einem Klassentreffen noch etwas abnehmen wollten. Wie Sie sich sicher erinnern, entschied sich Jill für eine Diät und Training auf dem Laufband, während Laura sich mit mir verabredete, um mehr über die *10-Minuten-Lösung* zu erfahren. Da ich viel Erfahrung mit Kunden in Lauras Situation habe, wollte ich sie vor dem absehbaren Schicksal ihrer Schwester bewahren. Sie war motiviert, etwas zu erreichen, hatte aber noch viel über die Mechanismen beim Zunehmen und Abnehmen zu lernen.

Leben und Tod von Fettzellen

Wenn Sie sich eine Fettzelle vor Augen führen wollen, können Sie sich einen kleinen, mit Butter gefüllten Plastikballon vorstellen. Ob Sie es glauben oder nicht, jeder von uns hat 40 Milliarden solcher Fettzellen im Körper; Menschen, die unter Fettsucht leiden, haben sogar das Zwei- oder Dreifache. Die Milliarden ballonförmiger Fettzellen haben zwei Funktionen: Energie zu speichern und bei Bedarf wieder abzugeben. Nimmt der Körper mehr Kalorien auf, als er benötigt, wird die überschüssige Energie in den Fettzellen für den späteren Bedarf gespeichert. Nimmt man weniger Kalorien als nötig auf, geben die Fettzellen Fettsäuren in die Blutbahn ab. Auf diese Weise können die Körperfunktionen zwischen Phasen der Nahrungsaufnahme ohne Unterbrechung weiterlaufen, bis man wieder Gelegenheit zum Essen hat.

Fettzellen können sich ausdehnen oder zusammenziehen, je nach Kaloriennachschub. Zusammengenommen können unsere Fettzellen Hunderte Kilo Energie speichern. Ist Nahrung im Überfluss vorhanden, dehnen die Fettzellen sich aus. Isst man dauerhaft mehr als notwendig, werden sie größer und größer, bis sie aussehen, als würden sie gleich platzen. Erreichen sie ihr Limit, teilen sie sich jedoch nicht wie andere Körperzellen, sondern senden Signale an nahegelegene unreife Zellen, weitere Fettzellen herzustellen.

Außerdem sind Fettzellen sehr langlebig. Möglicherweise haben Sie sogar schon einmal gehört, Fettzellen würden ewig leben. Ein 2008 in der New York Times erschienener Artikel von Gina Kolata untersuchte diesen Mythos; tatsächlich sterben jedes Jahr 10 % unserer Fettzellen ab, die aber durch neue ersetzt werden, so dass die Anzahl an Fettzellen tatsächlich gleich bleibt. Beim Abnehmen schrumpfen die Fettzellen, verschwinden aber nicht. Fettabsaugung reduziert die Menge der Fettzellen, aber man kann dennoch jederzeit wieder zunehmen, indem sich anderswo im Körper die Fettzellen ausdehnen.

Der Lebenszyklus der Fettzellen ist zu kompliziert, um ihn hier im Detail darzustellen; entscheidend ist, dass Fettzellen unter bestimmten Umständen ihre Energie abgeben und kleiner werden.

Unabhängig von Ihrem derzeitigen Gewicht können Sie die *10-Minuten-Lösung* an Ihre Bedürfnisse anpassen:

- Wenn Sie sich als zu mager empfinden, können Sie Muskelmasse gewinnen.

- Wenn Sie das richtige Gewicht haben, aber nicht den richtigen Prozentsatz an Körperfett, können Sie den Fettanteil reduzieren und durch Muskelmasse ersetzen und auf diese Weise Gesundheit und Aussehen verbessern, ohne abzunehmen.

- Hat sich mit der Zeit überschüssiges Gewicht angesammelt, können Sie nach der »Ampelmethode« essen und dies mit den 10-Minuten-Workouts kombinieren, so dass Sie langsam und kontrolliert abnehmen.

Den Stoffwechsel für sich arbeiten lassen

Die meisten Menschen denken bei »Stoffwechsel« gleich an den Kalorienumsatz, insbesondere an ihren täglichen Kalorienbedarf. Manche Menschen scheinen mit einem »glücklichen« Stoffwechsel gesegnet zu sein, der es ihnen erlaubt, Milchshakes zu trinken und Schokoladenkuchen

zu essen. Aber der Stoffwechsel ist keine feste Zahl. Falls Sie nicht zu denen gehören, die nach Belieben essen können, fassen Sie Mut! Es gibt eine ganze Reihe von Möglichkeiten, seinen Stoffwechsel für sich arbeiten zu lassen.

Der Stoffwechsel ist unter anderem ein Gleichgewichtsprozess zwischen Aufbau- und Abbauprozessen. Die Tausenden chemischen Prozesse, die in unserem Körper gleichzeitig ablaufen, können in zwei Kategorien eingeteilt werden: Anabolismus (Aufbau) und Katabolismus (Abbau) von Molekülen. Energie wird gespeichert durch den Aufbau von Molekülen und beim Abbau wieder freigesetzt. Zellen, Gewebe und Proteine werden aufgebaut; Nährstoffe werden abgebaut.

Drei verschiedene Prozesse bestimmen, wie viele Kalorien Ihr Körper täglich benötigt:

- 1. **Die Stoffwechselrate im Ruhezustand (resting metabolism rate; RMR).** Sie gibt die Anzahl an Kalorien an, die der Körper für Grundfunktionen wie etwa Atmung benötigt, und wird durch die Muskelmasse beeinflusst. Männer haben in der Regel mehr fettfreie Körpermasse (Muskeln) als Frauen, daher verbrennen sie meist mehr Kalorien, selbst

Mehr trainieren und mehr essen

In den Hinweisen auf abgepackten Nahrungsmitteln wird der »Prozentsatz des Tagesbedarfs« ausgehend von einem durchschnittlichen Tagesverbrauch von 2000 Kalorien angegeben. Ob man bei einer täglichen Aufnahme von 2000 Kalorien täglich zu- oder abnimmt, hängt davon ab, wie viele Kalorien der Körper tatsächlich braucht. Und hier macht Sport einen Unterschied. Nimmt man mehr Kalorien auf als benötigt, kann man sie mit Sport verbrauchen, bevor sie in Fett umgesetzt werden. Sportler können 6000 Kalorien am Tag essen, ohne dick zu werden, einerseits weil sie sich viel bewegen, andererseits weil sie mehr Muskeln haben, die auch mehr Energie verbrauchen. Der Schwimmer und olympische Goldmedaillengewinner Michael Phelps nahm 12.000 Kalorien während des Trainings zu sich, ohne Genussmittel wie Schokolade und Wein. Allerdings schwamm er auch bis zu 80 Kilometer in der Woche!

während des Schlafs. Bei Sarkopenie, altersbedingtem Muskelabbau, kommt es zum Absinken der RER – *es sei denn,* es wird Krafttraining angewandt, um die Muskeln zu erhalten. Die RER ist für ungefähr 70 % der Kalorien verantwortlich, die der Körper täglich verbraucht.

- 2. **Der thermische Effekt des Essens, auch Thermogenese (thermic effect of food, TEF).** Damit ist, simpel ausgedrückt, nichts weiter als die Anzahl an Kalorien gemeint, die der Körper benötigt, um das aufgenommene Essen zu verdauen, aufzunehmen und abzubauen. Der TEF umfasst ungefähr 10 % des gesamten Kalorienbedarfs. Sie ist der Grund dafür, dass Sellerie streng genommen ein Nahrungsmittel mit negativer Energiebilanz ist – beim Kauen, der Verdauung und Aufnahme der Nährstoffe werden hier mehr Kalorien verbraucht als gewonnen. Dasselbe gilt für Eiswasser, das keine Kalorien enthält, aber vom Körper aufgewärmt werden muss. Allerdings ist das Trinken von Eiswasser keine realistische Strategie zum Abnehmen, da der Kalorienverbrauch minimal ist!

- 3. **Körperliche Aktivität und Sport.** Die Bewegung von Muskeln verbraucht Energie. Je mehr man sich bewegt, desto mehr Kalorien werden verbraucht. Körperliche Aktivität ist für etwa 20 % der insgesamt verbrauchten Kalorien verantwortlich – aber diese Zahl variiert beträchtlich. Deshalb ist körperliche Bewegung so wichtig!

Wenn man mehr Kalorien zu sich nimmt, als man verbraucht – wenn man zu viel isst –, nimmt man zu. Überschüssiges Fett ist ungesund, wobei ein gewisses Maß für den Körper eine Notreserve darstellt. Bei Frauen wird das Hormon Östrogen von den Fettzellen hergestellt. Frauen, deren Östrogenspiegel aufgrund der Wechseljahre zu sinken beginnt, entwickeln manchmal ein kleines Fettpolster am Bauch, das dafür sorgt, dass ihr Körper immer noch etwas Östrogen zur Verfügung hat. Zu viel Fett kann allerdings dazu führen, dass überschüssiges Östrogen produziert wird, wodurch es zu hormonellen Problemen kommt.

Wer überschüssiges Fett mit sich herumträgt, kann es durch Sport reduzieren – allerdings nur dann, wenn die Kalorienaufnahme kleiner ist als der Bedarf, so dass der Körper auf seine Energiereserven zurückgreifen muss. Zum Unglück aller Abnehmwilligen muss man ganz schön trainieren, um auch nur die Kalorien eines Schokoladenplätzchens zu verbrauchen. Verfolgt man auf dem Laufband den Kalorienzähler, ist man rasch entmutigt. (Ich könnte hier eine Tabelle einfügen, die die Anzahl von Trainingsminuten für den Verbrauch einer bestimmten Kalorienanzahl angibt. Bei diesem Buch geht es jedoch um lebenslange Fitness, und eine ungesunde Fixierung aufs Kalorienzählen hilft nicht weiter.)

Manche Sportler gewöhnen sich in ihren jungen und aktiven Jahren daran, viel zu essen – gerade Footballspieler, die groß und schwer sein dürfen. Wenn diese Sportler älter werden und sich nicht mehr so viel bewegen, nehmen sie manchmal weiterhin dieselbe Anzahl an Kalorien zu sich. Wir alle kennen Beispiele dafür, was dann passiert. Die nicht benötigten Kalorien werden in Form von Fett gespeichert. Ich erinnere mich an einen Sportlehrer, den ich als Kind hatte. Er war in seiner Jugend ein herausragender Spieler gewesen, aber als er an unsere Schule kam, hatte er an Muskelmasse verloren und dafür Fett angesetzt. Er konnte immer noch gut einen Football werfen, aber während des Unterrichts stand er nur in der Mitte der Turnhalle und blies in seine Trillerpfeife, während wir Sport machten.

Zwar stimmt es, dass überschüssige Kalorien dick machen, aber deshalb wird man noch lange nicht automatisch dünner, nur weil man weniger Kalorien zu sich nimmt. Merkwürdig, oder? Es lohnt sich jedenfalls, sich genauer damit zu beschäftigen, wie der Stoffwechsel beeinflusst werden kann.

Warum Diäthalten allein nicht funktionieren kann

Der Körper bemüht sich stets um Gleichgewicht und Stabilität. Wird er mit einer Bedrohung konfrontiert, ob dies ein Virus, extreme Temperaturen oder eine Verletzung ist, betreibt der Körper enormen Aufwand, um

Die Keys-Studie: Der psychologische Preis extremer Diäten

Im Jahr 1950 veröffentlichten Ancel Keys und mehrere Mitarbeiter eine zuvor durchgeführte Studie, bei der 36 junge, körperlich fitte und psychologisch unauffällige Männer untersucht wurden. Zunächst ernährten sich die Probanden für drei Monate normal. Daraufhin wurde ihre Kalorienaufnahme für sechs Monate halbiert (genau wie bei vielen heutigen Diäten). In dieser Zeit entwickelten sie eine Fixierung auf Nahrung, entwickelten Rituale rund ums Essen und begannen, seltsame Dinge anzuhäufen. Überdies zeigten sie bald psychologische Probleme, etwa Stimmungsschwankungen und Depression, und verloren die Lust auf Sex. Sie verloren durchschnittlich etwa 25 % ihres früheren Gewichts. Ihre Stoffwechselrate im Ruhezustand sank um 40 %.

Die letzten drei Monate der einjährigen Studie waren der Nachsorge gewidmet. Die Probanden konnten wieder nach Belieben essen, aber ihre Ernährungsgewohnheiten und psychologische Gesundheit normalisierten sich nicht sofort. Sie waren stets hungrig, aßen unkontrolliert und fühlten sich hinterher schuldig. Viele entwickelten bulimische Essstörungen (Wechsel von Fresssucht und Erbrechen). Emotional fühlten sie sich noch längere Zeit unausgeglichen, und es dauerte acht Monate, bis alle das Interesse an Sex wiedererlangt hatten.

wieder in einen stabilen Zustand zu gelangen. Ungesunde Diäten haben genau diesen hohen Preis. Wer die Anzahl an aufgenommenen Kalorien stark einschränkt, sendet seinen Zellen die Botschaft, dass er verhungert. Und diesen Hinweis nimmt der Körper ganz und gar nicht locker. Eine Warnleuchte blinkt und in den Fettzellen und überall sonst im Körper vollziehen sich biochemische Veränderungen.

Folgendes passiert bei einer Diät:

- **Der Stoffwechsel wird verlangsamt.** Der Körper betrachtet den Mangel an Nährstoffen als Bedrohung und beginnt, Energie zu sparen, indem er den Stoffwechsel um bis zu 40 % herunterfährt.

- **Der Körper aktiviert spezielle Enzyme zur Fettspeicherung.** Der Körper versucht, durch zusätzliche Fettspeicherung das Überleben zu sichern. Wissenschaftler haben die Produktion der fettspeichernden Enzyme gemessen und festgestellt, dass sich ihre Anzahl bei einer sehr kalorienarmen Diät verdoppelt. Der Körper arbeitet nun also doppelt so hart daran, Fett zu speichern, und kann unter vergleichbaren Bedingungen doppelt so viel Fett speichern wie vor Beginn der Diät!

- **Der Körper reduziert die fettabbauenden Enzyme.** Forschungsergebnisse haben gezeigt, dass bei einer kalorienarmen Diät das Niveau der fettabbauenden Enzyme um bis zu 50 % sinkt.

Das vergrößert zusätzlich die Wahrscheinlichkeit, während oder nach der Diät Fett anzusetzen. Es wird zu einem großen Problem, wenn man in Zukunft erneut abnehmen will.

- **Man verliert Muskelgewebe.** Eine extreme Diät ist der schnellstmögliche Weg, um Muskeln zu verlieren. Fährt man die Kalorienaufnahme zurück, sucht der Körper nach Energiereserven. Er gewinnt Energie aus den Muskeln, wodurch sie kleiner und schwächer werden und selbst weniger Energie verbrauchen, sowohl während als auch nach der Diät. Ein niedriger Glukosespiegel führt dazu, dass der Körper das Protein der Muskeln als Energie verwendet. Während man abnimmt, verliert man also eine Kombination aus Fett, Wasser und Muskelgewebe. Die Verringerung des stoffwechselaktiven Gewebes erschwert es, Kalorien zu verbrauchen.

Die 1950 publizierte »Semi Starvation Study« (semi = engl. halb, starvation = engl. Verhungern), die unter der Leitung von Ancel Keys an der University of Minnesota durchgeführt wurde, zeigte zum ersten Mal, dass extreme Diäten auch eine verheerende Wirkung auf die Psyche haben. Diese aufwendige Studie setzte den bis heute gültigen Standard für die Forschung zu psychologischen Folgen verminderter Kalorienzufuhr, spätere Studien kommen aber zu ähnlichen Ergebnissen. Ein Artikel in den *Annals of*

Vergleich von Jills und Lauras Erfahrungen mit
konventionellem Fitnesstraining und dem 4•3•2•1-Programm

Nach 12 Wochen	Jills Ergebnisse Konventionelle Methode	Lauras Ergebnisse 4•3•2•1 Methode
Wöchentlich mit Training verbrachte Stunden	Mindestens 4 Stunden wöchentlich im Fitnessstudio	70 Minuten pro Woche, zu Hause oder im Freien
Veränderung des Fitnesslevels	Fühlt sich gleich	6 cm weniger Taillenumfang, 10,5 cm weniger Hüftumfang, 6 % weniger Körperfett, verbesserte Ausdauer, höhere Körperkraft.
Gewichtsverlust	2,5 Kilo	7 Kilo (tatsächlich mehr, wenn man den Gewinn an Muskelmasse berücksichtigt)
Energieniveau	Fühlt sich meist müde.	Fühlt sich fantastisch.
Persönlicher Zustand	Kann ihre »schlanken« Kleider nicht tragen. Kämpft mit dem Selbstvertrauen. Überlegt, nicht zum Klassentreffen zu gehen.	Trägt kleinere Größen. Fühlt sich so gut wie vor 20 Jahren. Freut sich auf das Klassentreffen und was das Leben sonst bringt.
Ernährungsstatus	Unterernährt, reizbar. Hat das Gefühl, dass ihr etwas fehlt.	Nicht hungrig. Isst, was sie möchte.

Internal Medicine von 1993 mit dem Titel »Relation of Dieting and Voluntary Weight Loss to Psychological Functioning and Binge Eating« (Das Verhältnis von Diät und absichtlichem Gewichtsverlust zur psychologischen Gesundheit und Esssucht) stellt fest, dass »auch gewöhnliches Diäthalten aus eigenem Entschluss bei jungen Frauen mit normalem Gewicht ungünstige psychologische Auswirkungen hat« . Während fettleibige Patienten sich beim Beginn einer Diät meist weniger niedergeschlagen fühlen, gehen »Diäten bei Menschen mit Normalgewicht mit niedrigem Selbstbewusstsein und depressiven Symptomen« einher und »stehen in Verbindung zur Entwicklung und Aufrechterhaltung von Essstörungen wie anorexia nervosa und bulimia nervosa«.

Ergebnis all dessen ist, dass verminderte Kalorienaufnahme allein *nicht* der richtige Weg ist, um fit zu werden. Die *10-Minuten-Lösung* gibt Ihnen die Möglichkeit, abzunehmen, ohne dabei Muskelmasse zu verlieren oder einen der anderen Nachteile von Schlankheitskuren zu spüren.

Dünn ist nicht gleich fit

Um Ihre persönliche Bestform zu erreichen, müssen Sie Sport treiben – und die gute Nachricht ist, dass Sie dafür nicht stundenlang ins Fitnessstudio gehen müssen. Kommen wir noch ein letztes Mal auf Jill und Laura zurück, die beiden Schwestern, die auf zwei ganz unterschiedliche Arten für ein anstehendes Klassentreffen abnehmen und in Form kommen wollten. Drei Monate lang arbeiteten beide hart an ihrem jeweiligen Fitnessprogramm, mit ganz unterschiedlichem Ergebnis.

Jill ging viermal pro Woche in ein Fitnessstudio und stellte sich für bis zu eine Stunde aufs Laufband, zusätzlich trainierte sie einmal pro Woche 45 Minuten an Fitnessgeräten. Eigentlich wollte sie eine Stunde auf dem Laufband trainieren, aber es wurde ihr langweilig und sie hielt es oft nicht bis zum Ende durch. Außerdem begann sie wieder mit der South Beach-Diät. Sie bemerkte bald, dass sie haufig über Essen nachdachte oder sich schuldig fühlte, weil sie das Falsche gegessen hatte. Nach drei Monaten fühlte sie sich nicht mehr

motiviert – vielleicht lohnte sich der ganze Aufwand gar nicht, nur um so gut auszusehen wie Debbie Meyers? Sie konnte es gar nicht erwarten, das Klassentreffen hinter sich zu bringen.

Laura trainierte mit der 4•3•2•1-Methode. Jeden Tag war sie mindestens 10 Minuten körperlich aktiv. Montags, mittwochs und freitags absolvierte sie eines der 4•3•2•1-Workouts. An den anderen Tagen wählte sie 10 Minuten unterschiedlicher Sport- und Bewegungsarten. Sie machte keine Diät, achtete aber auf die richtige Ernährung und aß mehr Obst und Gemüse. Drei Monate später war Laura schlank, fit und gesund. Sie konnte Kleider anziehen, in die sie seit Jahren nicht mehr gepasst hatte, sogar die Jeans ihrer Tochter passten ihr. Viele Freunde und Familienmitglieder machten ihr Komplimente, aber vor allem gefiel ihr, wie sie sich fühlte. Sie hat nicht vor, mit den 10-Minuten-Workouts wieder aufzuhören!

Kapitel 5

Eine neue Sicht auf Ernährung

Nahrung als Kraftstoff mit hoher Oktanzahl

Waren Sie schon einmal bei einem aufwendigen Abendessen und haben sich gefragt: »Was *ist* das eigentlich alles?« Ich war einmal bei einer Thanksgiving-Feier in New Orleans, bei dem es »turducken« (ein Hühnchen – chicken – in einer Ente – duck – in einem Truthahn – turkey) gab, außerdem Austernfüllung, Auberginen-Shrimps-Auflauf und Süßkartoffelkuchen. Es hätte nicht besser schmecken können, aber ohne den Cranberrypudding meiner Mutter fühlte es sich doch nicht wie Thanksgiving an.

Wir alle lieben Gerichte, mit denen wir aufgewachsen sind – ihren Geschmack sind wir gewöhnt und sie geben uns ein Gefühl der Vertrautheit. Allerdings gewöhnen wir uns daher auch, dieselben Gerichte immer wieder auf dieselbe Art zuzubereiten, schließlich ist es einfacher, Bekanntes zu wiederholen, als Neues auszuprobieren. Daher braucht man eine gewisse Entschlossenheit, um seine Essgewohnheiten zu ändern. Man muss es wirklich ernst nehmen. Aber es dauert gar nicht so lange, Geschmack an gesundem Essen zu finden – und sobald die Komplimente kommen, wird es leichter, einen Teller Makkaroni mit Käse abzulehnen und sich stattdessen für einen Salat zu entscheiden.

Nahrung als Kraftstoff: Es geht um Energie

Essen ist Energie. Wir mögen Essen, weil es gut schmeckt, aber wir brauchen es wegen seines Energiegehalts. Daher möchte ich Sie ermutigen, sich Essen als Kraftstoff vorzustellen – als das, was Ihren Motor den ganzen Tag am Laufen hält.

Wir kennen wahrscheinlich alle die Erfahrung, mit unserem Auto im Verkehr festzusitzen und plötzlich zu bemerken, dass die Tankanzeige auf dem Armaturenbrett kurz über Null steht. So bald wie möglich fahren wir dann zur nächsten Tankstelle und hoffen solange inständig, dass der Motor nicht plötzlich ausgeht und wir am Straßenrand stehen bleiben. An der Tankstelle angekommen, füllen wir den Tank mit der einzigen Energiequelle, die für das Auto in Frage kommt: Benzin. (Für dieses Beispiel können wir darauf verzichten, Elektro- und Hybridantriebe einzubeziehen.) Wir würden nicht Frostschutzmittel oder Spülmittel in den Tank füllen und annehmen, dass das Auto damit normal fahren kann. Würden Sie den Tank Ihres Autos mit 40 Litern Diät-Limonade oder Schokoladensauce füllen und annehmen, dass es sie damit 150 Kilometer weit zum Haus Ihrer Schwiegereltern bringt?

Genau wie ein Auto braucht auch unser Körper den richtigen Kraftstoff, um reibungslos zu funktionieren, und das bedeutet die optimale Kombination aus Proteinen, Kohlenhydraten und Fetten. Diese Nährstoffe ermöglichen es Ihnen, sich optimal zu bewegen, zu denken, zu fühlen und zu handeln.

Es ist leichter, die richtigen Entscheidungen zu treffen, wenn man sich Essen als Kraftstoff vorstellt. Sobald Sie sich etwas in den Mund stecken möchten, sollten Sie sich fragen: »Esse ich das als Energie und zum Vergnügen?« Haben Sie beispielsweise ein leckeres Abendessen hinter sich und überlegen jetzt, sich im Kino noch eine Packung Popcorn zu kaufen, geht es offensichtlich um ein Bedürfnis, zum Vergnügen zu essen, nicht der Energie wegen. Wenn Sie sich mit einem Freund gestritten haben und plötzlich Verlangen nach einem Eisbecher verspüren, handelt es sich um emotional gesteuertes Essen, nicht um Energiebedarf. (Mehr über emotionales Essen auf S. 54) Wenn Sie Konzentrationsprobleme haben und

sich müde, benommen und/oder reizbar fühlen, können Sie zum Vergnügen essen (etwa einen fettreichen Snack zusammen mit einem zuckerhaltigen Getränk), wobei Sie ein paar Stunden später abstürzen werden. Sie können aber auch energieorientiert essen (beispielsweise Obst oder einen fettarmen, proteinreichen Snack), so dass Sie Kraft zum Weitermachen haben.

Haben wir erst einmal gelernt, Nahrung als Energie zu betrachten, können wir auf eine Weise essen, die uns geistig, körperlich und emotional den ganzen Tag die Balance halten lässt. Konzentrationsfähigkeit und Energieniveau des Körpers sind dann keinen wilden Schwankungen und Abstürzen unterworfen, wie wir sie von den Aktienmärkten kennen. Überdies verlieren wir überschüssiges Fett, bringen emotionales Essen unter Kontrolle und helfen unserem Stoffwechsel, für uns anstatt gegen uns zu arbeiten.

Obwohl das Essen ungewohnter Dinge zunächst eine große Anpassung erfordert, fühlen sich meine Klienten rasch so viel besser und haben so viel zusätzliche Energie zur Verfügung, dass es ihnen nicht schwerfällt, die neuen Essgewohnheiten beizubehalten. Gewöhnlich sagt man, dauerhafte Verhaltensänderungen erforderten 21 Tage Training; es kann also einige Wochen dauern, bis Sie sich mit den veränderten Essgewohnheiten gut fühlen. Ich kann Ihnen aber versprechen, dass Sie sich so viel besser fühlen werden, dass Sie nie zur früheren Ernährungsweise zurückkehren werden.

Mein Ziel ist, Sie fit, energiegeladen und stark zu machen. Dafür reicht es nicht aus, Sie zur täglichen Bewegung zu motivieren; entscheidend ist auch, dass Sie für den Rest Ihres Lebens auf eine gesunde Ernährung umsteigen – und nicht nur für einige Monate, bis irgendein Zielgewicht erreicht ist und sich die früheren Gewohnheiten wieder Bahn brechen.

Der Rest dieses Kapitels ist den drei Kraftstoff-Strategien gewidmet, die ich mir als vergnügliche und einfache Leitsätze zur gesunden Ernährung ausgedacht habe. Sie sind einfach zu merken:

- 1. Leben Sie richtig!
- 2. Essen Sie richtig!
- 3. Entscheiden Sie richtig!

1. Leben Sie richtig!

Ihr Ziel besteht nicht darin, für einen begrenzten Zeitraum nach bestimmten Vorschriften zu essen – also eine »Diät« zu machen –, sondern in der Veränderung Ihrer Essgewohnheiten fürs ganze Leben. Gesunde Ernährung hat weitreichende Konsequenzen, darunter Gewichtsverlust und Zugewinn an Energie. Gute Ernährung stärkt das Immunsystem, hält die Knochen stark und stabilisiert die Stimmung. Menschen, die schlechte Essensentscheidungen treffen, sehen häufig müde und ausgelaugt aus, haben Augenringe und blasse Haut. Demgegenüber kann man gesunde Essgewohnheiten meist an glänzenden Augen, klarer Haut, leuchtenden Zähnen, starken Fingernägeln und dickem, glänzendem Haar erkennen.

Die Grundprinzipien beim »Essen als Kraftstoff«-Ansatz sind davon unabhängig, ob Sie zunehmen, abnehmen oder das Gewicht halten möchten. Wollen Sie einige Pfunde gewinnen, können Sie denselben Ansatz verwenden, aber mehr essen; wenn es Ihnen um Gewichtsverlust geht, essen Sie einfach etwas weniger. Ich mag diesen Ansatz aus vielen Gründen, nicht zuletzt deshalb, weil er all die negativen Seiten des Diäthaltens vermeidet. Wer abnehmen möchte, kann das 4·3·2·1-Programm mit den Kraftstoff-Strategien dieses Kapitels verbinden und damit Gewicht verlieren, ohne sich hungrig zu fühlen, Mangel zu empfinden oder gereizt zu sein.

Wie wohl jeder, der Kinder hat, mache ich mir Gedanken darüber, welche Einstellungen die Medien meinen Kindern vermitteln, vor allem meiner Tochter.

Die Diät-Mentalität

Eine Diät macht man meist, um ein Problem rasch in Ordnung zu bringen, das sich über längere Zeit entwickelt hat. Ungesunde Diäten ermöglichen es nicht, richtig mit Essen umzugehen, und bergen daher eine Reihe von Gefahren. Neben dem Verlust von Muskelgewebe, dem Herunterfahren des Stoffwechsels, der vermehrten Produktion fettspeichernder Enzyme und dem schädlichen »Jojo-Effekt« (der unvermeidlichen Gewichtszunahme nach dem Abnehmen) haben Diäten auch eine Reihe von negativen Effekten auf das Denken:

- Diäten machen hungrig und führen zum ständigen Nachdenken über Essen.
- Diäten bringen einen dazu, ständig über das Gewicht nachzudenken, das nur eine Zahl auf einer Waage ist, anstatt die eigene Gesundheit und Fitness im Blick zu behalten.

- Mit Diäten geht ein negatives Selbstbild einher.
- Diäten führen zu einem unnatürlichen Verhältnis zum Essen; Nahrungsmittel erscheinen wie ein Feind, gegen den man ständig wachsam sein muss.
- Diäten rauben einem die Kontrolle

über seine Essensentscheidungen. Indem sie einem bestimmte Nahrungsmittel verbieten, verursachen sie Gefühle des Entzugs und Mangels.

- Diäten verursachen selbstzerstörerische Gefühle von Schuld und Scham, wenn man das »Falsche« isst.

Wird sie im Glauben aufwachsen, Sie verdiene keine Liebe und Bewunderung, wenn sie nicht Größe 32 trägt? Dass schwergewichtige Menschen keine Willenskraft haben und es verdienen, verächtlich behandelt zu werden? Dass es besser ist, dünn zu sein als fit und gesund?

Das ist nicht die richtige Sichtweise aufs Leben. Ich habe erwachsene Frauen (und auch manche Männer) gesehen, die sich wirklich zum Hungern zwangen, nach Mahlzeiten erbrachen, Diätpillen einwarfen, ja sogar mit dem Rauchen anfingen, nur um Gewicht zu verlieren. Wenn die Anzeige der Badezimmerwaage steigt, sagt ihr innerer Kritiker: »Du hast's versaut! Du taugst nichts! Jetzt darfst du eine Woche nichts essen!« Wenn Sie eine solche Stimme hören, sollten Sie die Waage wegstellen und beginnen, einmal richtig über Essen nachzudenken.

Hier ist ein Vorschlag: Statt auf die Waage zu gehen, könnten Sie jeden Abend überlegen, was Sie diesen Tag alles richtig gemacht haben. Konzentrieren Sie sich dabei auf die Aktivitäten und Essensentscheidungen, die Ihnen wirklich gutgetan haben. Überlegen Sie sich noch gesündere Aktivitäten und Essensentscheidungen für den nächsten Tag. Indem Sie auf diese Weise stetig auf Erfolge aufbauen, werden Sie bald schlanker, stärker, glücklicher und energetischer sein, als Sie je für möglich gehalten hätten.

Vor- und Nachteile des Kalorienzählens

Vielleicht kennen Sie auch jemanden, der für Hunderte unterschiedlicher Nahrungsmittel genau den Kaloriengehalt angeben kann. Allerdings hilft das Wissen über die Kalorienanzahl einer Zwergorange wenig dabei, gesund zu bleiben. Kalorien besagen nichts über den Nährwert oder die Verarbeitungsweise im Körper.

Das soll nicht heißen, dass Kalorien keine Rolle spielen; das tun sie durchaus. Zum Beispiel sollten Sie wissen, dass eine 1/3-Liter-Flasche Limonade 150 völlig nutzlose Kalorien hat. Dieselbe Menge könnten Sie auch mit echten Nahrungsmitteln zu sich nehmen, die reale Nährstoffe enthalten: mit zwei Tassen frischem Ananassaft mit 160 mg Vitamin C, einer großen Banane mit 420 mg Kalium, oder fünf großen Karotten mit 60.140 I.E. (Internationale Einheiten) Vitamin A.

Zudem können Kalorienangaben irreführend sein. Es ist durchaus möglich, dass die Wahl von Nahrungsmitteln mit weniger Kalorien zu Gewichtszunahme führt. Zwei Scheiben Diät-Weißbrot haben weniger Kalorien als zwei Scheiben Vollkornbrot. Aber das Weißbrot, das mit weißem Mehl gebacken ist, wird durch den Körper schnell in Zucker umgesetzt, der, wenn er aktuell nicht benötigt werden, als Fett abgespeichert wird. Das Vollkornbrot wird dagegen langsamer verdaut und verleiht Energie über einen längeren Zeitraum.

Wenn Sie lernen, richtig zu essen, führen Sie dem Körper stetig den benötigten Kraftstoff zu, anstatt abwechselnd zu viel zu essen und zu hungern. Sie treffen im Lauf des Tages eine Reihe von vernünftigen Entscheidungen, so dass Sie zu keinem Zeitpunkt ausgehungert im Supermarkt stehen und sich überlegen, was als schnelles Abendessen

---

Wie Sie Kraftstoff *und* Vergnügen aus 150 Kalorien gewinnen

Es gehört viel mehr dazu, Ihren Körper zu versorgen, als nur die Kalorienzahl zu beachten. Wer beim Diäthalten nur Kalorien zählt und nicht auf die enthaltenen Nährstoffe achtet, tut seiner Gesundheit nichts Gutes. Statt eine Limonade oder einen Mocchaccino zu trinken, probieren Sie es doch mal mit einem Snack, der 150 Kalorien enthält und Ihnen gleichzeitig Nährstoffe und Vergnügen bietet:

3 große Pfirsiche	1 kleine Maistortilla (Durchschnitt 15 cm) mit 2 Esslöffeln Bohnen-Dip und einem Spritzer Salsa
5 Erdbeeren getaucht in dunkle Schokolade	
1 mittelgroßer Apfel mit 1 Esslöffel Erdnussbutter	1 kleines Vollkorn-Fladenbrot (Durchschnitt 15 cm) mit 50 Gramm eingelegtem Thunfisch und 1 Esslöffel leichtem Dressing
½ Tasse Edamame (geschälte Sojabohnen)	
2 Scheiben Vollkornbrot	
1 Vollkornmuffin	½ Tasse gekochte Pasta mit ½ Tasse Gemüse, 1 Esslöffel Feta und 2 Esslöffeln leichtem Dressing
½ Hühnchenbrust	
1 Erdbeerjoghurt	

Ihre Tankanzeige: Essen für die Energie

Stellen Sie sich Ihren Magen als Tank vor, der eine Tankanzeige hat. Was würde sie jetzt gerade anzeigen? Wie wichtig ist es für Sie in diesem Moment, etwas zu essen?

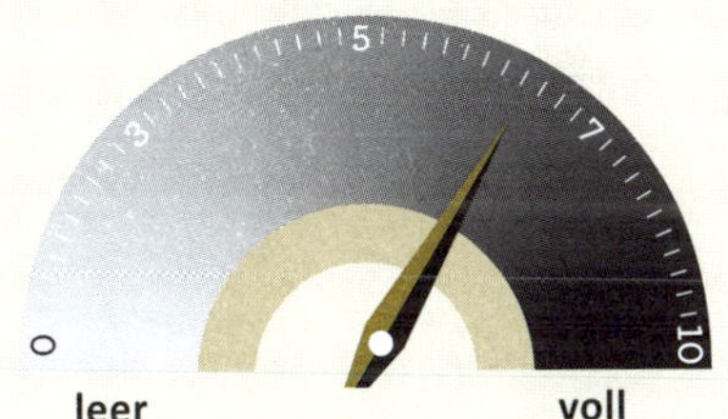

0	leerer Magen, quälendes Kopfweh; muss dringend etwas essen!
3	Magen knurrt, nagender Hunger; Zeit zum Nachtanken.
5	Zufrieden; Kraftstoff ist vorhanden, der Körper rundum versorgt.
7	Unangenehm voll; hätte nicht so viel essen müssen.
10	Vollgestopft – Gürtel lockerer schnallen, war das ein Fest!

in Frage kommt und was Sie auf der Fahrt nach Hause vorher noch schnell essen können. Sie merken, wann der Körper Hunger hat und »aufgetankt« werden muss.

Indem Sie das Konzept der »Tankanzeige« (siehe oben) verwenden, können Sie sich daran gewöhnen, auf Ihren Energiebedarf zu achten und Ihrem Körper den benötigten Kraftstoff zuzuführen. Das klingt vielleicht selbstverständlich; aber viele Menschen tanken nicht auf, wenn es nötig wäre. Viele lassen Frühstück und sogar noch das Mittagessen aus, bis sie so hungrig sind, dass sie schließlich mehr als nötig essen. Manche Diäthaltende ignorieren den Hunger so lange, bis sie ohnmächtig werden oder so hungrig sind, dass sie das Essen nicht mehr unter Kontrolle haben. Andere Menschen essen beim ersten Anzeichen von Hunger oder noch bevor sie sich hungrig fühlen. Viele essen gewohnheitsmäßig weiter, wenn sie eigentlich schon gesättigt sind.

Als Kind waren Sie von anderen abhängig, um Essen zu bekommen. Möglicherweise haben Sie stets zu wenig oder zu viel erhalten. Vielleicht hat man Ihnen befohlen, den Teller leerzuessen und an die hungernden Kinder in Afrika (oder China, oder welches Land sonst Ihrer Familie gerade einfiel) zu denken. Wann, was oder wie viel Sie aßen, hing nicht von Ihnen ab. Jetzt sollten Sie sich umgewöhnen und den eigenen Körper je nach Bedarf mit Kraftstoff versorgen – und auch wieder aufhören, wenn Sie sich wohlfühlen (Level 5 auf der Tankanzeige).

Mäßigung statt Verzicht

Wir alle wissen intuitiv, dass süße Desserts viele Kalorien haben und nicht viel Nährwert besitzen – dass solches Essen zum Vergnügen da ist und nicht als Energiequelle taugt. Das heißt aber nicht, dass Sie ganz darauf verzichten müssen. Solange Sie Essen als Kraftstoff betrachten

TOP 10: Zeichen für die Diät-Mentalität

1. »Wie viele Kalorien sind in dieser Platte mit Meeresfrüchten?«
2. »Das sieht gut aus, aber ich kann nichts davon essen.«
3. »Heute darf ich mal essen, was ich will!«
4. »Bis zum Abendessen gibt es für mich nur noch Wasser.«
5. »Ich habe in meinem Schrank Hosen in allen Größen von 50 bis hoch zu 60.«
6. »Nach dem Klassentreffen gönne ich mir ein Luxuseis, mit Schokostreuseln und allem!«
7. »Hey, ich habe mein Zielgewicht erreicht! Endlich Schluss mit dem Training!«
8. »Ich habe seit einer Woche kein Gewicht mehr verloren. Morgen mache ich zwei Stunden zusätzlich Konditionstraining.«
9. »Ich war gerade auf der Waage. Ich fühle mich wertlos.«
10. »Ich bin so *hungrig*.«

(als Auffüllen des Energiebedarfs des Körpers), ist es völlig okay, wenn Sie sich zwischendurch mal etwas Gutes tun. Wenn Sie zum Familienessen eingeladen sind und Tante Eloise ihre berühmte Schoko-Sahne-Torte gemacht hat, dann ehren Sie ruhig ihre Kochkunst und nehmen Sie sich ein Stück. Aber da Sie langfristig richtig leben wollen, sollten Sie am nächsten Tag Zucker ver-

Stressbedingte Ernährungsprobleme

Drei Probleme können auftreten, wenn man sich gestresst fühlt:

- 1. Man verliert das Interesse am Essen. Kann man sich dann endlich entspannen, kommt der Appetit zurück und man ist so hungrig, dass man nicht mehr die Kontrolle darüber hat, was und in welcher Menge man isst.

- 2. Man konzentriert sich aufs Essen, um nicht über seine Probleme nachdenken zu müssen. Oder man isst sogar, um etwas hinauszuzögern. (Muss man seine Einkommenssteuererklärung machen, merkt man vielleicht, dass man vorher noch einen Muffin braucht.)

- 3. Man isst zur Entspannung. Ein voller Magen wirkt beruhigend. Isst man Kohlenhydrate, steigt außerdem der Insulinspiegel an, um den Zuwachs an Blutzucker wieder abzubauen. Das wiederum lässt die Konzentration der Aminosäure Tryptophan im Blut ansteigen, dem Ausgangsstoff für Serotonin, so dass nun im Gehirn mehr Serotonin gebildet wird. Viele von uns bekommen Lust auf Süßigkeiten, wenn sie ängstlich oder gestresst sind, was möglicherweise auf eine körperliche Reaktion zur Steigerung des Serotoninspiegels zurückzuführen ist. Nach einer Dosis an Kohlenhydraten, sei es nun eine Schüssel Eis oder ein Teller Kartoffelbrei, fühlt man sich daher wirklich besser – achten Sie jedoch auf die Portionsgröße!

meiden und Ihre Ernährung wieder ins Gleichgewicht bringen.

Essen sollte man bewusst erleben und genießen. Im Leben geht es immer um Schwankungen und um Veränderung, daher ist eine rigide Herangehensweise beim Essen genauso verkehrt, wie einen Apfel mit dem Lineal zu beurteilen oder durch einen See zu schwimmen, anstatt den Spaziergang ums Seeufer zu genießen. Wenn Sie richtig mit dem Thema Essen umgehen, können Sie Ihre Ernährung stets an das reale Leben und seine wechselnden Anforderungen anpassen. Wenn jemand Sie in ein 3-Sterne-Restaurant mitnimmt, werden Sie dann auf die kulinarischen Genüsse Ihres Lebens verzichten? Ich hoffe nicht. Wenn jemand Ihren Lieblingskuchen zum Geburtstag backt, essen Sie ihn an einem Tag komplett auf und hungern dafür die nächsten Tage? Bitte nicht!

Viele Menschen haben mir das gleiche Geheimnis anvertraut: Dass sie manchmal eine ganze Schale Eiscreme zu Abend essen – und sonst gar nichts. Ich verstehe die Logik durchaus: Wenn man ein »schlechtes« Nahrungsmittel isst und dafür auf anderes verzichtet, ist die Kalorienzahl dieselbe und es ist nichts passiert. Aber Vorsicht – das ist ein Fehlschluss! Für Ihren Körper sind 200 Kalorien Eiscreme nicht dasselbe wie 200 Kalorien an nahrhaftem Gemüse, Obst, Vollkorn und Proteinen. Sich bei gesunden Nahrungsmitteln einzuschränken kann niemals den Ausgleich für eine große Menge einer reinen Genussspeise bilden.

Ob Sie es glauben oder nicht, die meisten Amerikaner essen zwar zu viel, sind aber unterernährt. Sie führen sich nicht die nötigen Nährstoffe zu und suchen daher immer wieder in der Speisekammer nach irgendwas Leckerem. Wir sollten zuerst einmal die Grundbedürfnisse unseres Körpers befriedigen, bevor wir zum Vergnügen essen. Wenn Sie das Bedürfnis nach Eis haben, essen Sie zunächst einmal ein nahrhaftes Mahl – und gönnen Sie sich dann den Nachtisch. So haben Sie das Beste aus beiden Welten.

Die Hochs und Tiefs des emotionalen Essens

Emotionales Essen kann alle Versuche, abzunehmen oder sein Idealgewicht zu halten, ruinieren – das Schlimmste dabei ist, dass Sie es vielleicht nicht einmal bemerken. Wenn ich meine Klienten frage, was sie gegessen haben, erzählen sie von ihren Mahlzeiten und Snacks, aber vergessen die Chipstüte im Auto, die Bonbonschale bei der Arbeit oder die Popcorntüte beim Horrorfilm. Dabei wollen sie mich durchaus nicht täuschen. Vielmehr fällt uns dieses emotional bedingte Essen meist gar nicht auf.

Wir alle essen manchmal emotional, aber manche von uns haben dies schlechter unter Kontrolle als andere. Hier finden Sie einige hilfreiche Vorschläge, wie Sie dem Problem des emotionalen Essens beikommen können:

- **Halten Sie den Stress in Grenzen.** Stress kann zum emotionalen Essen führen, das wiederum Gefühle von Schuld oder Kontrollverlust nach sich zieht – mehr Stress! Üben Sie die Stressmanagement-Techniken in den täglichen Anleitungen in Kapitel 10. Wiederholen Sie gegebenenfalls die Dehn- und Atemübungen am Ende jedes 10-Minuten-Workouts. Jeden Tag einmal körperlich aktiv zu sein, hilft gegen Stress. Es ist auch hilfreich, seine emotionalen Hoch- und Tiefpunkte mit Freunden oder Familienmitgliedern zu teilen. Anstatt kalorienreiche Trostmahlzeiten zu essen, sollten Sie herausfinden, was an Ihnen nagt. Führen Sie ein Tagebuch oder verwenden Sie ein Diktiergerät, um Ihre Gefühle den Tag über festzuhalten.

- **Denken Sie an die Tankanzeige.** Fragen Sie sich, bevor Sie etwas essen: »Was brauche ich jetzt wirklich?« Wenn es um Energie geht, nur zu. Wenn Ihr Körper aber gar keine Energie braucht, was suchen Sie dann? Nehmen Sie sich Zeit, Ihre Gefühle wahrzunehmen und festzustellen, was Sie gerade brauchen.

- **Essen Sie bewusst.** Essen aktiv zu genießen, macht einen großen Unterschied. Essen Sie nicht, während Sie gerade etwas anderes tun, etwa beim Arbeiten, Autofahren oder Fernsehen. Unbewusstes Essen kann alle Anstrengungen unterminieren, fit zu werden.

- **Führen Sie drei Tage lang ein Essenstagebuch.** Notieren Sie alles, was Sie essen, zusammen mit dem Niveau der Tankanzeige (0 bis 10) vor und nach dem Essen sowie allen wahrgenommenen Gefühlen. Halten Sie selbstzerstörerische Gedanken fest; tragen Sie vor allem ein, wenn der innere Kritiker besonders laut ist. Wenn man seine Gefühle und Essgewohnheiten niederschreibt, zeigen sich oft Zusammenhänge.

Essen Sie wenig und oft

Machen Sie Termine mit sich selbst, um fünf- bis sechsmal am Tag Kraftstoff zu tanken: Drei richtige Mahlzeiten und zwei bis drei Snacks in regelmäßigen Abständen (Frühstück, Snack, Mittagessen, Snack, Abendessen … optional ein später Snack). Forschungen sprechen für häufige kleine Mahlzeiten während des Tages, die den Blutzuckerspiegel stabil halten. Selbst wenn dies die einzige Änderung ist, die Sie vornehmen, wäre es ein erheblicher Fortschritt gegenüber wenigen großen Mahlzeiten, die Schwankungen des Blutzuckerspiegels verursachen und den Körper zwingen, abwechselnd Fett zu speichern und zu verbrennen.

Wenn Sie darauf achten, Dinge zu essen, die langsam verdaut werden und über Stunden Energie freisetzen, vermeiden Sie die durch Zucker entstehenden Hochs und Tiefs, halten den Stoffwechsel in Schwung und erhöhen Energieniveau und Wachheit. Einige Studien sind sogar zu dem Ergebnis gekommen, dass Menschen, die häufig kleine Mahlzeiten und Snacks zu sich nehmen (etwa alle drei Stunden), weniger Körperfett haben als diejenigen, die wenige große Mahlzeiten essen.

Sehr viele Menschen sagen mir, dass sie das Frühstück auslassen, weil ihr Magen morgens einfach noch nicht »wach« sei. Das liegt daran, dass der Körper nachts, während man schläft, die Nahrung des Vortags verdaut und dann in den Fettverbrennungs-Modus übergeht. Wacht man nun auf und beginnt seinen anstrengenden Tag, braucht man Kraftstoff. Falls Sie der Meinung sind, Sie würden ohne Frühstück doch wunderbar klarkommen, möchte ich Sie auffordern, einmal eine Woche Frühstück zu essen und dann noch einmal zu überlegen, ob das einen Unterschied macht. Ich garantiere Ihnen, dass kleine Mahlzeiten und Snacks während des ganzen Tags, einschließlich des Frühstücks, Ihnen mehr Energie verschaffen, und dass Sie seltener hungrig und gereizt sein werden.

Falls Sie sehr gut organisiert sind, können Sie Mahlzeiten und Snacks für die ganze Woche vorausplanen. Denken Sie an schwierige Situationen, die Ihren Terminplan durcheinanderbringen könnten, und überlegen Sie sich Lösungen, um nicht längere Zeit ohne Essen auskommen zu müssen. Planen Sie Ihren Erfolg, sonst müssen Sie die Niederlage einplanen.

- **Halten Sie einige »Notfall«-Snacks bereit.**
Einige gesunde Snacks, die Ihnen schmecken, sollten
jederzeit verfügbar sein, falls der Heißhunger Sie
überkommt und Sie sich etwas gönnen müssen.
Portionieren Sie sie in kleine Plastiktüten, die Sie
ohne Schuldgefühle essen dürfen. Wenn die Tüte leer
ist, hören Sie auf.

- **Nähren Sie sich mit anderen Vergnügungen
als Essen.** Falls Ihnen gerade keine kalorienfreien
Begierden einfallen, können Sie sich an die Liste auf
S. 69 halten.

- **Werden Sie Mitglied in einer
Selbsthilfegruppe.** Professionelles Coaching hilft
Ihnen, emotionale Essgewohnheiten zu überwinden.
Gehen Sie auf www.4321fitness.com (englisch),
auf www.oa.org (Overeaters Anonymous, englisch,
verweist aber auch auf Treffen in Deutschland) oder
www.overeatersanonymous.de (die deutsche Website
der O.A.).

2. Essen Sie richtig!

Kürzlich sah ich ein Produkt im Supermarktregal, das mich wirklich zum Kopfschütteln brachte. Es war ein »Fruchtaufstrich« mit einer verführerischen Abbildung von Obst auf dem Etikett, und es wurde als kalorienfrei, kohlenhydratfrei, fettfrei und zuckerfrei angepriesen. Ich fragte mich, wie es möglich war, dass dieses Produkt praktisch nichts für den Körper Nützliches enthielt, und schaute mir die Liste der Inhaltsstoffe an. Es bestand vor allem aus Wasser (okay, das hat theoretisch einen Nutzwert), gefolgt von künstlichen Geschmacksstoffen, einem Süßungsmittel, Zellulosegel, Verdickungsmittel, Farb- und Konservierungsstoffe. Es wurde als »ideal für den gesundheitsbewussten Konsumenten« beworben.

Wie bitte?

Wir sollten unserem Körper richtiges Essen zuführen, mit dem er etwas anfangen kann: Kohlenhydratverbindungen, die er zur Energiegewinnung abbauen kann; gesunde Fette zum Aufbau von Zellmembranen; hochwertiges Protein für den Gewebeaufbau und so weiter. Der »gesundheitsbewusste Konsument« sollte mehr Nährstoffe essen, weniger Zucker und weniger chemische Zusatzstoffe. Dabei machen sich schon kleine Veränderungen bemerkbar und wirken sich im Lauf der Zeit auf Ihr Energieniveau und Ihren Bauchumfang aus.

Ich fragte einmal eine bekannte Diät- und Gesundheitsspezialistin: »Wenn Sie den Menschen nur einen einzigen Rat geben könnten, wie sie ihre Gesundheit durch die Ernährung verbessern können, was würden Sie sagen?« Ohne zu zögern, sagte sie: »Essen Sie Richtiges – nehmen Sie richtige Nahrung zu sich!« Sie erläuterte, dass wir uns mit imitierten, zigfach behandelten, verarbeiteten und abgepackten Produkten zufriedengeben, mit wenig Nährstoffen, aber umso mehr chemischen Zusatzstoffen und sinnlosen Kalorien. Diese »falschen« Nahrungsmittel haben ihre Nährstoffe verloren und sind so umgebaut worden, dass sie monatelang auf Supermarktregalen lagern können, ohne sich zu verändern.

Wenn Sie *richtige* Nahrung essen, essen Sie das ursprüngliche, komplette Lebensmittel so nah an seinem Naturzustand wie möglich. Meine erste Wahl sind immer nährstoffreiche natürliche Nahrungsmittel, alles, was angebaut, geerntet, gesammelt, gemolken oder gefangen wird und direkt auf den Tisch kommt, ohne stark behandelt oder abgepackt worden zu sein. Wählen Sie nährstoffreiches Essen, das in jeder Kalorie der Gesundheit guttut, statt Produkte mit vielen Kalorien und wenig Nährstoffen. Greifen Sie zu Nahrung mit hochwertigem Protein, gesunden Kohlenhydraten und den richtigen Fetten, reich an Vitaminen und Mineralstoffen, Enzymen, Antioxidantien und sekundären Pflanzenstoffen, die die Zellen erfrischen, verjüngen und erneuern, das Immunsystem stärken, Krankheiten vorbeugen, die Stimmung verbessern, Energie geben, klares Denken fördern und einen rundherum strahlend gesund halten.

Richtiges Essen

Halten Sie sich für den Anfang an Nahrungsmittel, die Sie wirklich mögen – Gerichte, die Ihnen Befriedigung und Vergnügen verschaffen. Achten Sie jedoch darauf, gesunde Varianten zu wählen. Wählen Sie Nahrungsmittel mit folgenden Eigenschaften:

- *Unraffiniert, unbehandelt und ungebleicht.* Je stärker ein Lebensmittel behandelt wurde, desto weniger Nährstoffe besitzt es.

- *Frisch,* möglichst aus lokalem Anbau. Beim Transport über größere Strecken oder bei längerer Aufbewahrung gehen Spurenelemente verloren.

- *Ballaststoffreich.* Ballaststoffe helfen gegen den Hunger, liefern dem Verdauungstrakt das nötige Füllmaterial, halten den Blutzuckerspiegel stabil und helfen bei der Vorbeugung von Herz- und anderen Krankheiten.

- *Mager, fettarm oder fettfrei.* Sie können leicht die Menge an gesättigten Fettsäuren reduzieren, indem Sie magere Fleischstücke, Huhn ohne Haut und fettarme Milchprodukte kaufen. (Mehr zu »guten« und »schlechten« Fetten finden Sie auf der nächsten Seite.)

- *Niedriger GI-Wert (Glyx; Glykämischer Index),* das heißt, es kommt zu keinem raschen Anstieg des Blutzuckerspiegels nach dem Essen.

- *Aus biologischem Anbau,* soweit möglich. In manchen Fällen sind Bio-Lebensmittel nicht verfügbar oder zu teuer. Lokal biologisch angebaute Produkte sind meistens bezahlbar, wenn sie gerade in Saison und reichlich verfügbar sind. Denken Sie aber daran, dass nicht alles, was als »natürlich« oder selbst als »Bio-« bezeichnet wird, tatsächlich aus biologischem Anbau stammt.

- *Frei von Zusatzstoffen.* Suchen Sie nach natürlichen Produkten, die ohne Konservierungsstoffe, Pestizide, Antibiotika, künstliche Farbstoffe, Süßstoffe und so weiter auskommen. Lesen Sie die Etiketten!

Es ist gut, eine Anzahl verschiedener Lebensmittel zu essen, um einen Querschnitt von Nährstoffen aus verschiedenen Quellen aufzunehmen. Forschungen weisen jedoch darauf hin, dass die meisten Menschen dieselben Dinge wieder und wieder essen – und als Strategie, um nicht zu viel zu essen, ist dies sicherlich auch brauchbar. Wenn Sie Gewicht verlieren wollen, dann essen Sie vielfältig, aber ohne den Ehrgeiz, jeden Tag ein neues Rezept auszuprobieren. Eine Studie hat ergeben, dass Menschen, die Pasta in zwei verschiedenen Formen vorgesetzt bekamen, mehr aßen als diejenigen, die nur eine Form erhielt. Abwechslung gibt dem Leben seine Würze, aber sie kann einen auch in Versuchung führen.

Proteine

Wir brauchen regelmäßigen Nachschub an Proteinen, da diese die Grundbausteine unserer Zellen sind und ständig neu gebildet werden. Muskeln, Knochen, Gewebe und Antikörper brauchen Proteine für Wachstumsprozesse und Reparaturen. Während der Körper Energie speichern kann, hat er keine Möglichkeit zur Speicherung von Proteinen für knappe Zeiten. Er braucht daher beständig Nachschub an hochwertigem Protein zum Erhalt der Zellen.

Proteine bestehen aus Aminosäuren. »Vollständige« Proteinlieferanten wie beispielsweise Steak und Eier enthalten alle Aminosäuren, die wir brauchen. »Unvollständige«, wie beispielsweise Nüsse, enthalten wichtige Aminosäuren, aber nicht alle, die der Körper nicht synthetisieren kann. Veganer und Vegetarier nehmen mehr Proteine in Form von Gemüse zu sich, also unvollständigen Proteinlieferanten, und müssen daher darauf achten, dass sie alle benötigten Aminosäuren erhalten.

Gute Proteinquellen sind unter anderem mageres Fleisch, Fisch, Schalentiere, Geflügel, Milchprodukte, Eier, Gemüse, Nüsse und Körner. Um gesättigte Fettsäuren zu

Diäten mit sehr hohem Proteinanteil können gesundheitsschädlich sein

Vermutlich kennen Sie jemanden, der eine Diät gemacht hat, bei der er viel Protein und Fett, aber wenig Kohlenhydrate essen musste. Leider haben solche Diäten teilweise zu seltsamen Vorstellungen über den Proteinbedarf unseres Körpers geführt. Eine Diät mit sehr hohem Proteinanteil führt zu einem hohen Fettgehalt des Blutes, was den Cholesterinspiegel und damit das Risiko für Herzkrankheiten erhöhen kann. Außerdem ist ein Nebeneffekt von sehr hoher Proteinaufnahme eine verminderte Kalziumaufnahme durch die Nieren, was zum Frühstadium von Osteoporose führen kann. Außerdem zeigten Forschungen an der University of Kentucky, dass extrem proteinreiche Diäten das Risiko von Krebs und anderen schweren Krankheiten erhöhen können. Zwar kann man mit solchen Diäten Gewicht verlieren, aber sie sind sicherlich keine gesunde Art des Umgangs mit Proteinen!

reduzieren, sollten Sie Fisch, mageres Geflügel, Gemüse, mageres Fleisch und fettarme Milchprodukte wählen – behandelte Lebensmittel wie Hot dogs, Salami oder alles Gebratene dagegen vermeiden.

Fette

Es stimmt zwar, dass Nahrungsmittelfette viele Kalorien enthalten; das heißt jedoch nicht, dass man alle Fette vermeiden sollte. Es gibt gesunde und ungesunde Fette. Der Körper braucht gesunde Fette, um Zellen aufzubauen, Hormone herzustellen und die schützende Fettschicht der Haut aufrechtzuerhalten (die unter anderem Keime außen und Wasser innen hält). »Gute« Fette helfen dabei, den Blutzuckerspiegel stabil zu halten, schützen uns vor Herzkrankheiten und befriedigen unseren Hunger. Fette ermöglichen dem Körper außerdem, fettlösliche Vitamine aufzunehmen wie etwa die Vitamine A, D, E, und K.

Gesättigte Fettsäuren, die sich in Butter, Käse, Sahne, der Haut von Hühnern, marmoriertem Fleisch, Kakaobutter sowie Kokosnuss-, Palm- und Palmkernöl finden, sind bei Raumtemperatur fest. Sie sind nicht gut für das Immunsystem und tragen zum Risiko von Herzinfarkten und Gehirnschlag bei, da sie den Anteil von »schlechtem« Cholesterin im Blut steigern. Isst man gesät-

tigte Fettsäuren, baut der Körper sie in die Zellmembranen ein, die dadurch weniger flexibel werden.

Einfach ungesättigte Fettsäuren kommen beispielsweise in Oliven-, Raps-, Erdnuss- und Avocadoöl vor sowie in den meisten ölhaltigen Nüssen; sie sind bei Raumtemperatur flüssig, werden aber im Kühlschrank fest. Im Allgemeinen sind sie weder »gut« noch »schlecht«, gelten aber als gesund, wenn sie anstelle von gesättigten Fettsäuren gegessen werden.

Mehrfach ungesättigte Fettsäuren (Distel-, Sesam-, Sonnenblumen-, Maiskeim- und Sojaöl) sind sowohl bei Raumtemperatur als auch im Kühlschrank flüssig. Diese Kategorie hat ihre guten und ihre schlechten Seiten: Sie enthält Omega-6-Fettsäuren, die unterschiedlich gesund sind, sowie Omega-3-Fettsäuren, die sehr gesund sind.

Transfette werden erzeugt, indem flüssige Öle in gehärtete Fette umgewandelt werden, etwa feste Margarine

Olivenöl: Die beste Wahl

Am besten für die Gesundheit ist Olivenöl. Reines, kaltgepresstes Olivenöl »extra vergine« (natives Olivenöl Extra) gehört zu den wenigen Ölen, die ohne chemische Behandlung gegessen werden können. Es schmeckt hervorragend und ist ein Naturprodukt, daher enthält es nicht nur den Geschmack und Geruch von Oliven, sondern auch ihre Vitamine und Polyphenole (Antioxidantien).

oder pflanzliche Fette, um sie haltbarer zu machen. Diese Fette erhöhen das »schlechte« Cholesterin und senken das »gute« Cholesterin. Wenn Sie Backprodukte aus dem Supermarkt mit Transfetten essen oder auch gebratene Nahrungsmittel (Bratfett enthält gehärtete Fette), baut der Körper sie in Zellmembranen ein, wo sie den Ablauf der Zellfunktionen stören.

Proteine und Fette zusammen

Protein und Fett treten oft zusammen auf. Dies kann problematisch sein, je nachdem, um welche Art von Fett es sich handelt. Der »Baconator«-Burger der Fastfoodkette Wendy's hat 51 Gramm Fett, darunter 22 Gramm saturierte Fette und 2,5 Gramm Transfette – ausgesprochen ungesund. Andererseits enthalten 100 Gramm gekochter gefangener (nicht gezüchteter) Lachs

2,218 Gramm Omega-3-Fettsäuren – ausgesprochen gesund.

Als ich überlegte, wie ich das in Nahrungsmitteln versteckte Fett bei Vorträgen anschaulich machen könnte, stieß ich auf ein für medizinische Zwecke entwickeltes Modell von fünf Pfund Fett, das sich gummiartig anfühlt und sehr abstoßend aussieht. Meine Zuhörer waren fasziniert! Trotzdem war mir klar, dass ich ein besseres Beispiel finden musste, und so wählte ich einen Behälter mit Schmalz. Ein Teelöffel Schmalz (gesättigtes Schweinefett) entspricht vier Gramm Fett. Zuerst zeige ich dem Publikum einen »Double Quarter Pounder with Cheese« (In Deutschland wird der »Quarter Pounder« als »Hamburger Royal TS« verkauft, allerdings nur in der einfachen Variante. (Anm. des Übersetzers) von McDonalds. Danach bitte ich alle aufzustehen, während ich einen Teelöffel Schmalz nach dem anderen abzähle, und sich wieder hinzusetzen, wenn sie glauben, der Gehalt des Burgers an saturierten Fetten sei erreicht. Ein Teelöffel … zwei Teelöffel … fünf … zehn … inzwischen sitzt das ganze Publikum, aber ich zähle immer noch! Ein »Double Quarter Pounder with Cheese« enthält 48 Gramm Fett (das entspricht zwölf Teelöffeln Schmalz), eine große Portion Pommes frites weitere 26 Gramm (noch einmal sechseinhalb Teelöffel). Trinkt man einen extragroßen Schoko-Shake (0,9 Liter) dazu, nimmt man zusätzlich 33 Gramm (oder acht Teelöffel) Fett zu sich. Burger, Pommes frites und Shake zusammen enthalten 107 Gramm Fett, entsprechend 26 Teelöffeln Schmalz!

Spätestens jetzt ist mein Publikum wirklich schockiert. Ich erinnere sie daran, dass 107 Gramm beinahe ein halbes Päckchen Butter ist. Können Sie sich vorstellen, ein halbes Päckchen Butter zum Mittagessen zu sich zu nehmen?

Kürzlich las ich, dass die Zeitschrift *Men's Health* die »Aussie Cheese Fries« der Kette Outback Steakhouse zum schlechtesten Nahrungsmittel Amerikas gewählt hatte. Diese Fritten enthalten Speckstückchen und werden mit Käsesauce und einer Extraportion Dressing serviert. Sie enthalten unvorstellbare 2900 Kalorien und 182 Gramm Fett – das entspricht einem Dreiviertelpäckchen Butter!

Essentielle Fettsäuren

Wir brauchen eine Reihe von Fettsäuren, die unser Körper nicht synthetisieren kann. Dazu gehört *Linolsäure*, die zu den Omega-6-Fettsäuren gehört,

und *Docosahexaensäure*, eine Omega-3-Fettsäure. (Die übrigen Omega-3- und Omega-6-Fettsäuren sind streng genomen nicht »essentiell«, da der Körper sie selbst herstellen kann; dieser Vorgang ist allerdings ineffizient und manchmal unvorhersehbar.)

Im Allgemeinen nehmen wir ausreichend Omega-6-Fettsäuren auf, da sie in verschiedenen Lebensmitteln vorkommen, aber nicht genug Omega-3-Fettsäuren, was einen Mangel an gesundem Fett bedeutet. Dem lässt sich entgegenwirken, indem man ausreichend Kaltwasssserfisch isst. Überdies sind auch Nahrungsergänzungsmittel mit Omega-3-Fettsäuren erhältlich. (Mehr Informationen zu Quellen von Omega-3-Fettsäuren finden Sie auf S. 252)

Wenn man mehr Omega-3-Fettsäuren zu sich nimmt, ersetzen diese die alten Omega-6-Fettsäuren in den Zellmembranen. Ein Experte bezeichnet diesen Prozess als »Ölwechsel«. Studien haben gezeigt, dass eine an Omega-3-Fettsäuren reiche Ernährung den Cholesterinspiegel und das Risiko von Herz-Kreislauf-Erkrankungen senkt, den Stoffwechsel anregt, den Blutzuckerspiegel stabilisiert, die Funktion des Nervensystems verbessert sowie Heilungsprozesse beschleunigt. Schönheitsexperten betonen, dass Omega-3-Fettsäuren gut für die Haut sind. Eine vermehrte Aufnahme von Omega-3-Fettsäuren wirkt sich auch bei Arthritis und Diabetes positiv aus und ist zudem gut fürs Gehirn. Aus all diesen Gründen beinhaltet mein persönlicher Ernährungsplan oft eine große Portion des Supernahrungsmittels Lachs.

Kohlenhydrate

Kohlenhydrate sind einfach miteinander verbundene Zucker. Sie bilden die wichtigste Kraftstoffquelle für Muskeln und Gehirn. Bei der Verdauung werden Kohlenhydrate in Glukose zerlegt, in das Blut aufgenommen und an die Zellen geliefert – wie Holz, das den Nachschub für einen brennenden Kamin liefert.

Wenn man Diätbücher liest, kann man leicht zu falschen Vorstellungen über Kohlenhydrate kommen. Es ist nichts »Falsches« an Kohlenhydraten, man muss nur wissen, welche gut für einen sind und welche nicht. Gesunde Kohlenhydrate, darunter Zitrusfrüchte und ganze Körner, sind reich an Vitaminen, Mineralien und Ballaststoffen. Dagegen sind raffinierte Kohlenhydrate stark behandelt; daher sind die meisten ursprünglichen Nähr- und Ballaststoffe verschwunden. Weißer Zucker, weißes Mehl, Softdrinks, abgepackte Fruchtsäfte und andere raffinierte Kohlenhydrate führen dem Körper nicht nur »leere Kalorien« ohne Nährwert zu, sondern nehmen auch den Platz von gesunden Dingen ein, die man stattdessen essen könnte.

Kohlenhydrate und Blutzucker

Es ist wichtig, das Verhältnis zwischen Kohlenhydraten und Blutzucker zu verstehen. Nehmen wir an, Sie gehen zum Abendessen aus. Sie bestellen einen Cocktail mit Fruchtsaft, gönnen sich einen Appetizer, genießen ein Pastagericht als Hauptspeise und essen als Dessert einen Brownie mit Eis. Dieses Menü führt Ihrem Körper eine Riesenmenge an raffiniertem Zucker zu. Fruchtsaft, Brownie und Eis, die einen hohen Wert auf dem glykämischen Index haben, lassen den Blutzuckerspiegel rasch ansteigen, so dass Ihr Körper sich anstrengen muss, um ihn zu normalisieren. Er wird zusätzliches Insulin ausschütten, dass den Zucker zu den Zellen transportiert, und überschüssige Glukose wird in Form von Glykogen in Leber und Muskeln gespeichert; falls die Glykogenspeicher dort bereits gefüllt sind, werden alle zusätzlichen Kohlenhydrate in Fett umgewandelt und in

dieser Form gespeichert. Wenn später Energie benötigt wird, wird das gespeicherte Glykogen und Fett (in dieser Reihenfolge!) wieder in Glukose umgewandelt.

Die Glukosemenge im Blut kann auch Einfluss auf die Stimmung nehmen. Wenn wir raffinierten Zucker essen, spüren wir einen Energieschub und fühlen uns aufgedreht, bis die Glukose aufgebraucht oder gespeichert ist. Dann kann der Blutzuckerspiegel abfallen und uns müde werden lassen. Eine Absenkung des Blutzuckerspiegels tritt auch dann auf, wenn wir sehr viel zu tun haben und keine Zeit zum Essen finden.

Sie können lernen, Ihren Körper regelmäßig aufzutanken und damit diese Hochs und Tiefs zu verhindern. Sie können starke Schwankungen des Blutzuckerspiegels vermeiden – und damit auch die Gefahr, Fett anzusetzen –, indem Sie Nahrungsmitteln aus dem Weg gehen, die einen hohen Wert auf dem glykämischen Index haben (etwa weißer Reis, Kartoffeln, Brot, Getreide) und den Blutzuckerspiegel daher rasch ansteigen lassen. Essen Sie öfter Nahrungsmittel mit einem niedrigen GI-Wert (etwa Äpfel, Linsen, Spargel), die langsam und gleichmäßig in Zucker umgesetzt werden.

Unterscheiden Sie richtige von »gefälschter« Nahrung

Sie haben nun beschlossen, *richtig* zu essen, also natürliche Substanzen statt chemischer Zusätze und künstlich hergestellter Stoffe, die Nahrungsmittel zu imitieren versuchen. Für Ihren Körper macht es einen riesigen Unterschied, ob Sie eine Tüte verarbeitete Kartoffelchips oder frisch gestampften Kartoffelbrei essen, überbackene Käsestäbchen aus der Packung oder ein Stück frischen Käse, eine Scheibe frisches Vollkornbrot oder eine Scheibe behandeltes und abgepacktes Weißbrot. Wenn Sie die Wahl haben, sollten Sie sich immer für natürliche Lebensmittel entscheiden und behandelte oder imitierte Lebensmittel meiden. Die echte Nahrung ist besser für den Körper.

Für echte Nahrungsmittel spricht zudem, dass wir leicht übergroße Portionen der salzigen oder verzuckerten Imitate essen, weil sie so wenig Ballast- und Nährstoffe enthalten. Sie sind gehaltlos und wir fühlen uns nicht gesättigt, bis es längst zu spät ist.

Kohlenhydrate, die Sie essen sollten

Lassen Sie sich nichts einreden: Kohlenhydratreiche Lebensmittel sind nicht falsch, man muss nur die richtigen auswählen. Im Idealfall sind sie unbehandelt und reich an natürlichen Ballaststoffen. Wenn Sie sie essen, bekommen Sie einen Schub an Nährstoffen und Energie.

- Früchte: Apfel, Aprikose, Avocado, Banane, Beeren, Zitrusfrüchte, Cantaloupe-Melone, Pfirsich
- Vollkornprodukte: brauner Reis, Vollkorn-Haferflocken, -brot oder Cracker
- Gemüse: Blumenkohl, Brokkoli, Kürbis, Mais, Spargel, Spinat, Süßkartoffeln, Weißkohl, Zuckererbsen
- Hülsenfrüchte: Bohnen, Erbsen, Linsen
- Nüsse und Kerne: Leinsamen, Mandeln, Sonnenblumenkerne

3. Entscheiden Sie richtig!

Unsere dritte Kraftstoff-Strategie basiert auf dem »Ampelsystem« für gesunde Ernährung. Dabei werden Nahrungsmittel in drei Kategorien eingeteilt: grün, gelb und rot. Ich habe dieses Ernährungssystem für die *10-Minuten-Lösung* adaptiert. Es ist sehr effektiv, weil es so leicht zu merken ist.

Beim Autofahren zeigt Ihnen die Ampel, was zu tun ist:

- Grün heißt: »Los!«

- Gelb heißt: »Vorsicht!«

- Rot heißt: »Anhalten!«

Hat man sich erst einmal mit allen drei Kategorien ausreichend vertraut gemacht, kann man bald selbständig entscheiden, welche Nahrungsmittel Energie geben und der Gesundheit guttun.

Lebensmittel der Kategorie »grün«: Langen Sie zu!

Zu dieser Kategorie gehören gesunde Obst- und Gemüsesorten. Das sind pflanzliche Produkte, die aus der Erde kommen oder auf Bäumen wachsen, unverarbeitet und möglichst naturbelassen, nährstoffreich (mit Vitaminen, Mineralien und sekundären Pflanzenstoffen) und kalorienarm. Oft haben diese Lebensmittel auffällige Farben – denken Sie an roten Pfeffer, grünen Salat, lila Weintrauben, rosa Wassermelonen – und sie können in vielen Fällen roh gegessen werden.

Beim Essen von Obst und Gemüse geht es eher darum, jeden Tag ausreichend zu essen; man muss sich keine Gedanken über Portionsgröße oder über die genaue Auswahl der Nahrungsmittel (lieber Spinat oder Rosenkohl?) machen. Meines Wissens hat noch nie jemand ein Gewichtsproblem entwickelt, weil er zu viel Obst und Gemüse gegessen hat!

Obst der Kategorie »grün«

Apfel	1 (klein)
Apfelsaft	80 ml ½ cup
Apfelmus (ungesüßt)	½ Tasse
Aprikosen (frisch oder aus der Dose, ungesüßt)	½ Tasse
Avocado	1/8 (2 Esslöffel)
Backpflaumen	2
Banane	1 (mittel)
Birne	½ klein
Birnenhälften (aus der Dose, ungesüßt)	2
Boysenbeeren (frisch oder gefroren)	½ Tasse
Brombeeren (frisch oder gefroren)	½ Tasse
Cantaloupe-Melone (gewürfelt)	½ Tasse
Cranberry-Saft	80 ml
Erdbeeren	1 Tasse
Grapefruit	½ Frucht
Heidelbeeren (frisch oder gefroren)	½ Tasse
Himbeeren (frisch oder gefroren)	½ Tasse
Honigmelone (gewürfelt)	½ Tasse
Kirschen (frisch)	½ Tasse
Kirschen (aus der Dose, ungesüßt)	½ Tasse
Kiwi	1 (mittel)
Limone	nach Belieben
Mandarine	1/3 Tasse
Mango (frisch)	1/3 Frucht
Mango (gefroren, gewürfelt)	½ Tasse
Nektarine	1
Orange	1 (klein)
Orangensaft	1/3 Tasse
Papaya	1 (klein)
Papaya (gefroren, gewürfelt)	½ Tasse
Pfirsich	½
Pfirsichhälften (aus der Dose, ungesüßt)	30 ml
Pflaumen	1 (klein)
Rosinen	1 kleine Tüte (25 Stück)
Trauben	½ Tasse
Wassermelone (gewürfelt)	1 Tasse
Zitrone	nach Belieben

Gemüse der Kategorie »grün«

Aubergine	2 Tassen (gekocht)
Blumenkohl	1 Tasse (gekocht)
Brokkoli	1 Tasse (gekocht)
Erbsen	½ Tasse (roh)
Karotten	1 Tasse (gekocht)
Kohl	2 Tassen (gekocht)
Kopfsalat	nach Belieben
Paprika	2 Tassen (roh)
	1 Tasse (gekocht)
Pilze	2 Tassen (roh)
Radieschen	2 Tassen (gekocht)
Rosenkohl	1 Tasse (gekocht)
Spinat	1 ½ Tassen (gekocht)
Spargel	1 ½ Tassen (gekocht)
Tomaten	2 Tassen (frisch)
	1 ½ Tassen (aus der Dose)
	¼ Tasse (Tomatenmark)
Zuckererbsen	1 ½ Tassen (roh)
Zwiebeln	1 Tasse (roh)
	¾ Tasse (gekocht)

Nahrungsmittel der Kategorie »gelb«: Hier ist Vorsicht geboten

Nahrungsmittel, die in die Kategorie »gelb« der Ernährungsampel fallen, haben mehr Kalorien (in Form von Proteinen, Kohlenhydraten oder Fett) als die der Kategorie »grün«, daher muss man hier genauer auf die Portionsgröße achten. Sie brauchen keine Kalorien zu zählen, sollten aber im Auge behalten, wie viel Sie essen. Zu dieser Kategorie gehören komplexe Kohlenhydrate (darunter Vollkorngetreide, stärkehaltige Nahrungsmittel und Hülsenfrüchte) und Proteine. Je höher der Gehalt an Kohlenhydraten, desto kleiner sollten die Portionen sein. Beispielsweise sollte eine mittelgroße gebackene Kartoffel als eine Portion gezählt werden. Für Protein ist in den meisten Fällen das, was gut auf die Handfläche passt, eine angemessene Portionsgröße. Ausnahmen sind Käse (aufgrund des Gehalts an gesättigten Fettsäuren sollte man davon weniger essen) und Lachs (davon kann man unbesorgt mehr essen).

Nüsse

Nüsse sind etwas aus der Mode gekommen, weil gelegentlich vor ihrem Fettgehalt gewarnt wurde. Glücklicherweise

Kohlenhydratreiche Nahrungsmittel der Kategorie »gelb«

Bagel (Vollkorn)	½
brauner Reis	1/3 Tasse (gekocht)
Brot (Vollkorn)	1 Scheibe
Vollkornflocken	½ Tasse
Cracker (aus Vollkornweizen)	4
Haferflocken	¾ Tasse
Kartoffel	1 (klein)
Linsen	½ Tasse (gekocht)
Pasta (Vollkorn)	½ Tasse
Reiskuchen / Reiswaffeln	3
Süßkartoffel	½ Tasse (gekocht)
Tortilla (Vollkorn)	1 (Durchschnitt 15 cm)

ist inzwischen viel über ihre Gesundheitsvorteile bekannt und sie werden wieder mehr gegessen.

Nüsse kann man roh essen oder sie in Mahlzeiten verwenden. Ich empfehle, sich einige Nüsse ins Müsli oder Joghurt zu rühren oder eine Handvoll in Salate oder Pfannengerichte zu streuen. Nussbutter ist köstlich, und die enthaltenen gesunden Fette kön-

Erdnüsse und das »Französische Paradox«

Genau genommen sind Erdnüsse gar keine Nüsse, sondern Hülsenfrüchte. 30 Gramm Erdnüsse enthalten etwa 165 Kalorien und sieben Gramm Protein, außerdem Mangan und Folat. Erdnüsse sind ein guter Lieferant für einfach ungesättigte Fettsäuren, die gut für das Herz sind. Überdies enthalten sie auch noch kleine Mengen an Resveratrol, einem Pflanzenstoff, der sich auch in Rotwein, Trauben, Heidelbeeren und Cranberries (Moosbeeren) findet. Im Labor wurde nachgewiesen, dass Resveratrol den Blutfluss zum Gehirn steigert sowie entzündungs- und krebshemmende Wirkung zeigt. Es wird angenommen, dass es bei Hefe, Würmern, Fruchtfliegen und Fisch die Lebensdauer verlängert. Ob es diese Wirkung auch bei Menschen hat, ist nicht bekannt; einige Leute glauben jedoch, dass Resveratrol das »Französische Paradox« erklären könne – die Tatsache, dass Franzosen offenbar rauchen und köstliche Lebensmittel voller gesättigter Fettsäuren (etwa Brie oder Pastete) essen können, ohne dick zu werden oder Herzkrankheiten zu entwickeln.

Protein- oder fetthaltige Lebensmittel der Kategorie »gelb«

Cashewnüsse	30 Gramm
Dorsch (Atlantik)	100 Gramm
Eier	2 (oder 1½ Tassen Eiweiß)
Erdnussbutter (naturbelassen)	1 ½ Esslöffel
Erdnüsse (nicht gesüßt)	30 Gramm
Forelle	100 Gramm
Heilbutt	100 Gramm
Hühnchenbrust (ohne Haut)	80 Gramm (½ Brust) (gekocht)
Hüttenkäse (fettarm)	1 Tasse
Joghurt (fettarm)	1 Tasse
Käse (fettfrei)	80 Gramm
Lachs	100 – 150 Gramm (gekocht)
Leinsamen	2 Eßlöffel
Mandeln (ganze)	30 Gramm (roh)
Milch (fettarm oder fettfrei)	2 Tassen
Rindfleisch (mager)	80 Gramm (gekocht)
Schellfisch	100 Gramm
Thunfisch (eingelegt)	¾ Dose
Truthahn (in Scheiben)	4 Scheiben
Walnüsse	30 Gramm

nen den hohen Wert, den Brot oder Cracker auf dem glykämischen Index haben, senken, wenn man sie kombiniert. Nussbutter kann auch zum Backen (probieren Sie einmal Erdnussbutter-Cookies!) oder für die Gourmetküche verwendet werden (etwa gegrillter Lachs mit asiatischer Erdnusssauce). Ich mache meinen eigenen Humus, mit einer Dose Kichererbsen, frischem Knoblauch, nativem Olivenöl, Zitronensaft und ein paar Esslöffeln Erdnussbutter oder Tahina (Sesampaste).

Insgesamt gesehen sind Nüsse gute Proteinlieferanten und gut für das Herz – sie enthalten kein Cholesterin und sind reich an einfach ungesättigten Fettsäuren. Forschungen haben gezeigt, dass Menschen, die mindestens zweimal die Woche Nüsse essen, seltener zunehmen als Menschen, die keine Nüsse essen. Eine Meta-Analyse mehrerer Studien ergab, dass Menschen, die mindestens viermal wöchentlich Nüsse essen, ein um 37 % geringeres Risiko für die koronare Herzkrankheit haben. Werden öfter Nüsse gegessen, sinkt das Risiko sogar noch mehr.

Mandeln. Diese Nussart enthält besonders viel Vitamin E und zudem eine relevante Menge des Spurenelements Mangan, das für die Knochenbildung und die Verdauung von Proteinen, Fetten und Kohlenhydraten eine Rolle spielt; sowie Magnesium, das für gesunde Knochen und ein stabiles Nervensystem wichtig ist. Zwanzig verschiedene Antioxidantien sind in der dunklen Haut von Mandeln festgestellt worden, und die Flavonoide darin erhöhen zusammen mit dem Vitamin E im Mandelkern die Widerstandskraft des Cholesterins LDL gegenüber der Oxidation. Es wurde gezeigt, dass Mandeln zusammen mit einer auf die Gesundheit des Herzens abgestimmten Ernährung den Cholesterinspiegel ähnlich stark senken können wie manche der einschlägigen Medikamente und zudem das Risiko von Gewichtszunahme verringern; als Teil einer kalorienarmen Ernährung können sie beim Abnehmen helfen. 30 Gramm Mandeln enthalten etwa 170 Kalorien und sechs Gramm Protein.

Cashewnüsse. Diese Nüsse haben einen niedrigeren Fettgehalt als die meisten Nüsse. Etwa 75 % der nicht gesättigten Fettsäuren in Cashewnüssen ist Ölsäure (auch Oleinsäure genannt), die gut für das Herz ist und auch in Olivenöl vorkommt. 30 Gramm roher Cashewnüsse enthalten etwa 160 Kalorien und fünf Gramm Protein, außerdem Anteile von Mangan und Magnesium. Cashews sollten zusammen mit anderen Nüssen Bestandteil jeder Diät sein, die auf Gewichtsreduktion oder Halten des Gewichts ausgerichtet ist.

Walnüsse. 30 Gramm Walnüsse haben etwa 190 Kalorien, vier Gramm Protein und einiges Mangan. Walnüsse sind zudem eine gute Quelle für Omega-3-Fettsäuren, die eine ganze Reihe von positiven Effekten auf die Gesundheit haben: Unter anderem wirken sie entzündungshemmend und bekämpfen chronische Krankheiten wie Asthma und Arthritis, verbessern die Durchblutung und schützen vor Herzkrankheiten, fördern das Denken und bekämpfen Depression, schützen vor Knochenverlust und stärken das Immunsystem.

Walnüsse enthalten außerdem L-Arginin, eine Aminosäure, die der Körper in Stickoxid (SO) umwandelt, das den Gefäßwiderstand herabsetzt. Daher sind Walnüsse für Menschen, die mit hohem Blutdruck zu kämpfen haben, von besonderem Nutzen. Forschungen haben ergeben, dass durch eine fettreiche Mahlzeit mit

Walnüssen die Blutzirkulation angeregt wurde, während dieselbe Mahlzeit ohne Walnüsse sie herabsetzte. Die für die Lebensmittelüberwachung in den USA zuständige FDA (Food and Drug Administration) hat offiziell bestätigt, dass 40 Gramm Walnüsse pro Tag im Rahmen einer fett- und cholesterinarmen Ernährung das Risiko von Herzkrankheiten senkt. Zu allem Überfluss senken Walnüsse auch noch den Cholesterinspiegel und enthalten Antioxidantien, darunter auch Melatonin, das im menschlichen Körper als »Schlafhormon« produziert wird.

Lebensmittel der Kategorie »rot«: Stopp!

Bei diesen Lebensmitteln sollten Sie »anhalten« – und erst einmal überlegen, ob Sie sie wirklich essen wollen. Fragen Sie sich: »Brauche ich das jetzt gerade?« »Kann mein Körper das auf gesunde Weise verarbeiten?« »Bereue ich es später, wenn ich das jetzt esse?« »Gibt es eine bessere Alternative?« »Kann ich eine kleine Menge essen – und dann aufhören?«

Nahrungsmittel dieser Kategorie haben viele Kalorien, aber wenig Nährstoffe (beispielsweise Alkohol, Kekse, Donuts), einen hohen Anteil gesättigter Fettsäuren oder Transfette (Margarine, Salatdressing, Hot Dogs, Gebratenes) oder viel Zucker (Süßigkeiten, Limonade, Eis). Sie können auch künstliche Süßungsmittel, Zusatz- und Konservierungsstoffe enthalten.

Meiner Erfahrung nach wollen die meisten Menschen nicht gerne hören, dass sie bestimmte Dinge nicht essen sollten. Daher verbiete ich meinen Kunden nie, irgendetwas zu essen, weil viele Menschen darauf wie Zweijährige reagieren. Wenn sie sich vorstellen, nie wieder einen Big Mac zu essen, ist die übliche Reaktion »Wer kann mir das verbieten?«. Außerdem macht der Versuch, bestimmte Nahrungsmittel zu tabuisieren, Niederlagen unvermeidlich. Kann man sich doch nicht zurückhalten (und das passiert uns allen einmal), fühlt man sich schuldig. Anstatt wieder aufzustehen und weiterzumachen, geben die Menschen dann auf. Wenn man doch nicht perfekt sein kann, warum sollte man es dann überhaupt versuchen?

Untersuchungen haben gezeigt, dass das menschliche Gehirn mit positiven Reizen arbeitet. Eine »das geht«-Botschaft gibt dem Gehirn etwas, womit es arbeiten kann, während eine negative Botschaft ihm nichts an die Hand gibt. Beispielsweise gab es die alte Kampagne »Don't drink and drive« (»Nicht trinken und Auto fahren«). Das Gehirn konnte mit dieser Nicht-Botschaft, etwas solle nicht getan werden, nichts anfangen. Das Gehirn blieb mit der Botschaft »Drink and drive« zurück. Die neue Botschaft heißt »Drink responsibly« (»Trinken Sie verantwortungsvoll«), was dem Gehirn eine Handlungsweise vorgibt, so dass die Menschen eine positive Richtschnur für ihr Verhalten haben.

Bezogen auf Essen: Wenn Ihnen jemand erzählt, Sie sollten auf gar keinen Fall je wieder einen Keks essen, was möchten Sie dann als Erstes? Ihr Gehirn sucht nach etwas Konkretem an dieser Botschaft, also rückt genau das, was Sie vergessen sollen, in den Fokus der Aufmerksamkeit. Mit solchen Einschränkungen wird Essen in »gut« und »schlecht« eingeteilt. Am Ende fühlen wir uns dann sogar noch »gut« oder »schlecht« mit uns selbst – je nachdem, was wir essen.

Wenn es darum geht, wie wir für unser Leben auftanken sollten, erkläre ich den Leuten, was sie genießen

Bei Richtigem bleiben

Kleine Mengen von Nahrungsmitteln der Kategorie »rot«, die natürlichen Ursprungs und möglichst »Bio« sein sollten, sind besser für Sie als billige Imitationen voller Zuckerkonzentrat, Bleichmittel und chemischer Zusatzstoffe. Streichen Sie lieber eine kleine Menge natürlicher, zuckerfreier Marmelade auf Ihr Brot als jenen »Fruchtaufstrich«, den ich oben erwähnt habe.

Essen Sie besser eine kleine Menge an:	als vom Imitat:
100 % Ahornsirup	billiger imitierter Ahornsirup
echte Sahne	Schlagsahne aus der Sprühdose
Milch	milchfreie Imitate (z.B. Kaffeeweißer)
echtes Speiseeis	Softeis
frisch gekochte Pasta mit Parmesan bestreut	Pasta-Fertiggerichte
Mandeln, Rosinen, etwas echte Schokolade	kommerzielles »Studentenfutter«

können. Mit anderen Worten, wenn ein Löffel Sahne, einige Würfel Speck oder eine Handvoll Parmesan für Sie den Unterschied zwischen »essbar« und »nicht essbar« bedeutet, ist es mir lieber, wenn Sie diese kleinen Mengen an »roten« Lebensmitteln essen, als wenn Sie das gesunde Essen ganz aufgeben. Wer sein ganzes Leben Ketchup über sein Essen verteilt hat, sollte immer kleinere Mengen davon verwenden – eines schönen Tages wird er schon merken, dass Ketchup gar nichts zum Geschmack der guten Dinge beiträgt, die er auf dem Teller hat. Mein Motto ist daher: »Konzentrieren Sie sich auf das Beste – verringern Sie den Rest.«

Ein Keks dann und wann ist keine Katastrophe. Meine Kunden können essen, was sie wollen; sie haben die volle Wahlfreiheit. Mein Ziel ist es, ihnen zu erklären, wie sie eine gute Wahl treffen können. Wenn der Hunger befriedigt und das Bedürfnis nach lebenswichtigen Nährstoffen mit »grünen« und »gelben« Lebensmitteln befriedigt ist, wird es einfacher, bezüglich der »roten« Lebensmittel richtige Entscheidungen zu treffen.

So stellen Sie eine gesunde Mahlzeit zusammen

Jetzt kommen wir zum vergnüglichen Teil: Auftanken mit der Schnelligkeit unseres Lebens! Ich habe ein *richtiges* 4•3•2•1-System für die Zusammenstellung von Mahlzeiten entwickelt, das schnell und flexibel ist. Es hilft, sich auf gesunde Ernährung und die richtigen Portionsgrößen zu konzentrieren, ohne jedes Detail nachschauen oder Kalorien zählen zu müssen. Es ist einfacher zu Hause anwendbar, wo man seine bevorzugten Nahrungsmittel griffbereit hat, lässt sich aber prinzipiell überall einsetzen. Ob Sie sich morgens rasch zu Hause Frühstück machen oder zum »All you can eat«-Abendessen ins Restaurant gehen: Dieses System sagt Ihnen stets, worauf Sie achten sollten.

In jedem Fall sollten Sie überwiegend Nahrungsmittel der Kategorie »grün« essen; im Idealfall sollte jede Mahlzeit, einschließlich Frühstück, Obst und Gemüse enthalten. Kohlenhydratreiche Nahrung der Kategorie »gelb« liefert wertvolle Ballast- und Nährstoffe und hilft bei der Regulation des Blutzuckerspiegels. Am geringsten sollte der Anteil an Proteinen und Fett sein.

Zeit für einen Snack

1. Option

Kombinieren Sie eine Portion »grünes« Obst oder Gemüse mit einer Portion »gelber« protein- und fetthaltiger Nahrung. Hier einige Ideen:

Apfel *mit* naturbelassener Erdnussbutter

Banane *mit* Naturjoghurt oder fettarmem Joghurt

Blaubeeren *mit* fettarmem oder fettfreiem Hüttenkäse

Pfirsich *mit* Mandeln

Karotten *mit* Truthahn

2. Option

Kombinieren Sie eine Portion »gelber« kohlenhydratreicher Nahrung mit einer kleinen Portion »gelber« Poteine/Fette. Einige Ideen:

Reiskuchen / Reiswaffeln *mit* Edamame (Sojabohnen)

½ Vollkornbagel *mit* eingelegtem Thunfisch

1 Scheibe Vollkornbrot *mit* hartgekochtem Ei

Vollkornflocken *mit* fettarmer oder fettfreier Milch

Vollkorncracker *mit* Käse

Vollkorn- oder Maistortilla *mit* Hühnchen

Eine 4•3•2•1-Zwischenmahlzeit zusammenstellen

Um eine gesunde Zwischenmahlzeit zusammenzustellen, kombinieren Sie eine Portion proteinreicher Nahrungsmittel der Kategorie »gelb« *entweder* mit einer Portion von Obst und Gemüse (Kategorie »grün«) *oder* einer Portion »gelber« Kohlenhydrate. Zwischenmahlzeiten enthalten weniger Portionen als Hauptmahlzeiten, die Portionsgröße bleibt jedoch dieselbe. So kann man sich die Snack-Portionen leichter merken.

Auswärts essen

Amerikaner lieben Fastfood, und viele meiner Klienten holen sich unterwegs gerne einmal etwas zu essen. Da Sie jetzt auf den Nährstoffgehalt der Mahlzeiten achten wollen, müssen wir einen Weg finden, auch schnelle Mahlzeiten gesünder zu machen. Anstatt einen Cheeseburger mit Spezialsauce zu essen, wählen Sie einen vegetarischen Burger oder einen kleinen Vollkornburger mit Salat, Tomaten und Gurke. Verzichten Sie auf Pizza mit Salami, Schinken oder

Eine einfache Portionierungshilfe

Um die Bestandteile einer Mahlzeit richtig zu portionieren, stellen Sie sich Ihren Teller als einen Kuchen vor, der halbiert und dessen eine Hälfte nochmals in drei Teile geschnitten wurde. Nun können Sie eine einfache Regel anwenden:

120 ml Wasser vor und nach dem Essen

Wasser ist der ultimative Energiedrink. Wenn Sie 120 ml Wasser (eine halbe Tasse) *vor* jeder Haupt- und Zwischenmahlzeit trinken, zügeln Sie den Appetit. Es hat sich außerdem gezeigt, dass Wassertrinken *nach* dem Essen es ermöglicht, sich *während* des Essens ganz aufs Kauen zu konzentrieren; das hilft der Verdauung. Aber beschränken Sie sich nicht auf diese Mengen – je mehr Wasser man während des Tages trinkt, umso besser.

3 Portionen »grünes« Obst und Gemüse

Nach Möglichkeit sollten Sie die Hälfte des Tellers mit Obst und Gemüse der Kategorie »grün« füllen. Falls Sie Gewicht verlieren wollen, halten Sie sich mit den Früchten zurück, da diese

mehr Zucker enthalten. Aber dies ist keine Diät! Es geht nicht darum, in einer Kalorientabelle den Unterschied zwischen Apfel und Zucchini nachzuschauen; beide sind gesund und tun Ihnen gut.

2 Portionen »gelbe« gesunde Kohlenhydrate

Füllen Sie zwei Drittel der anderen Tellerseite mit zwei Portionen von Nahrungsmitteln aus Stärke oder Vollkorn. Denken Sie daran, eine Portion Kohlenhydrate kann aus zwei Scheiben Knäcke- oder Diätbrot

(sofern Sie nichts anderes dahaben) oder einer Scheibe herzhaftem Vollkornbrot (gesünder, aber auch schwerer) bestehen.

1 Portion »gelbe« Proteine und Fett

Das letzte Sechstel Ihres Tellers ist für proteinreiche Lebensmittel, die gewöhnlich auch Fett enthalten. Eine angemessene Portion von Proteinen der Kategorie »gelb«, etwa mageres Rindfleisch oder eine halbe Hühnchenbrust ohne Haut, sind 80 bis 100 Gramm.

So sollte Ihr Teller aussehen:*

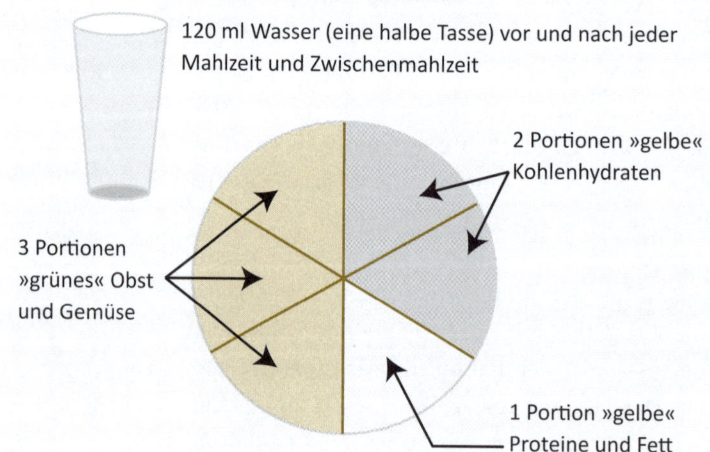

** In naher Zukunft werden wir vermutlich mehr über unsere individuellen genetischen Veranlagungen und den Stoffwechsel wissen. In diesem Fall werden sicher angepasste Ernährungsempfehlungen entwickelt werden, die individuelle Bedürfnisse und Ziele berücksichtigen.*

Peperoni – eine Pizza mit Vollkornteig und weniger Käse oder eine vegetarische Pizza tut's auch.

Viele Websites haben Listen mit den »am wenigsten schädlichen« Angeboten verschiedener Fastfoodketten. Um genau zu wissen, was Sie Ihrem Körper eigentlich zuführen, schauen Sie ruhig einmal auf einer jener Websites nach, die Kalorien, Fettanteil, Protein- und Kohlenhydratgehalt für verschiedene Gerichte angeben.

Viele Restaurants haben Gerichte auf der Speisekarte, die gut für das Herz sind; achtet man darauf, kann man sich also auch beim Ausgehen gesund ernähren. Und falls ein bestimmtes Restaurant ausschließlich gebratene, in Butter gekochte oder mit Käse überbackene Vorspeisen anbietet, dann suchen Sie sich eben ein anderes! Mehr über die richtige Auswahl finden Sie auf www.4321fitness. com.

Ernährung im Tempo unseres Lebens

Um auf gesunde Weise überschüssiges Körperfett loszuwerden und in Topform zu kommen, sollten Sie die 10-Minuten-Workouts absolvieren und fünf- bis sechsmal pro Tag essen, wobei auf hohen Nährwert bei möglichst geringer Kalorienzahl zu achten ist. Allerdings kann es abschreckend erscheinen, jeden Tag fünf- oder sechsmal eine Mahlzeit richtig zusammenstellen zu müssen. Man findet beim besten Willen nicht immer die Zeit und Energie, um sich ein ausgewogenes Essen mit gesunden und nahrhaften Zutaten zu überlegen und zuzubereiten.

Vitaminpräparate

Vitamine, Mineralien, sekundäre Pflanzenstoffe und andere Spurenelemente sind von zentraler Bedeutung für die Neubildung von Gewebe, für den Ablauf chemischer Reaktionen und für die Funktion von Augen, Haut, Haar, Zähnen, Knochen sowie der Billionen von Zellen, aus denen unser Körper besteht. Man kann zusätzlich etwas für seine Gesundheit tun, indem man ausreichend Antioxidantien zu sich nimmt, die dem Körper helfen, freie Radikale unschädlich zu machen. Freie Radikale entstehen unvermeidlich bei Sport, bei Kontakt mit Toxinen, durch Sonnenstrahlung und aus anderen Ursachen; sie verursachen Zellschäden, die langfristig zu größeren Problemen führen können. Sie werden mit einer ganzen Anzahl von altersbedingten Krankheiten in Verbindung gebracht, darunter Krebs, Makuladegeneration, Herzkrankheiten und Parkinson; überdies verursachen sie Alterserscheinungen der Haut wie Faltenbildung und hängende Hautpartien. Glücklicherweise helfen wasser- und fettlösliche Antioxidantien gut gegen diese Gefahren.

Um alle Vitamine, Mineralien, Antioxidantien und sekundären Pflanzenstoffe aufzunehmen, die der Körper täglich benötigt, ist es am besten, eine große Auswahl möglichst unverarbeiteter Nahrungsmittel zu sich zu nehmen. Leider essen die meisten von uns nicht all das, was unser Körper täglich benötigt. Außerdem ist jeder von uns biochemisch verschieden, manche Menschen haben daher von Natur aus einen größeren Bedarf an bestimmten Nährstoffen als andere.

Aufgrund dieser biochemischen Unterschiede, unseres hektischen Lebensstils, schlechter Essgewohnheiten, suboptimaler Nahrungsquellen und der anderen Risiken des heutigen Lebens leiden viele Menschen unter irgendeiner Art von Nährstoffmangel, der unser Energieniveau, unsere Vitalität, Fitness und Gesundheit beeinträchtigen kann. Zudem muss man keinen wirklichen Mangel leiden; bereits bei einem niedrigen Niveau eines dieser wichtigen Stoffe können negative Auswirkungen auftreten.

Man kann seinem Körper helfen, indem man ein natürliches Vitamin- und Mineralienpräparat eines anerkannten Unternehmens als Nahrungsergänzungsmittel verwendet. Ein gutes Präparat sollte eine Anzahl unterschiedlicher Nährstoffe in den erforderlichen Dosen enthalten. Achten Sie bei der Auswahl darauf, dass es Antioxidantien wie Vitamin A, C und E enthält. Wichtig sind außerdem die Vitamine D, K, B6 und B12, Vitamin B1 (Thiamin), Vitamin B2 (Riboflavin), Vitamin B5 (Pantothensäure), Nicotinsäure (Niacin), Folsäure, Biotin, Calcium, Magnesium, Phosphor, Iod, Eisen, Kupfer, Molybdän, Chrom, Mangan, Zink und Selen.

Vitamin- und Mineralienpräparate kann man in Apotheken, Supermärkten, Reformhäusern, Bioläden oder im Internet kaufen. Machen Sie sich jedoch klar, dass Vitamin nicht gleich Vitamin ist. Nehmen Sie am besten einen Anbieter, der Zutaten aus biologischem Anbau verwendet sowie Forschung und anspruchsvolle Produktionsmethoden vorweisen kann.

Proteinriegel, Milch- und Fruchtshakes

Erfreulicherweise vertreibt eine Anzahl von angesehenen Herstellern von Nahrungsmitteln und Gesundheitsprodukten hochwertige Hightech-Proteinriegel sowie -drinks, die die richtige Zusammensetzung von Nährstoffen enthalten, um Körper und Geist den Tag über fit zu halten. Ich verwende so etwas gern zwischendurch als Snack oder auch anstelle einer Mahlzeit, wenn ich unterwegs bin und schnell auftanken will. Sie können überall mitgenommen werden und nehmen einem die Mühe ab, über richtiges Essen nachzudenken.

Viele unserer Superstar-Klienten verwenden solche Nahrungsmittel, um alle drei Stunden zu essen und dabei die Kalorienaufnahme zu kontrollieren. Allerdings sind Proteinriegel und -drinks als Ergänzung und nicht als Ersatz für eine gesunde Ernährung gedacht. Zusätzlich muss man seinen Körper mit einer Anzahl natürlicher, möglichst unbehandelter Lebensmittel versorgen. Sie sind jedoch gut für folgende Gelegenheiten geeignet:

- Sie haben es morgens eilig und keine Zeit, sich Frühstück zu machen.

- Sie sind in Versuchung, eine Mahlzeit zu überspringen, weil Sie zu viel zu tun haben.

- Ihr Hunger ist so groß, dass Sie nach einem Nahrungsmittel der Kategorie »rot« greifen wollen.

Rezept für die Basisvariante des 4•3•2•1-Protein-Fruchtshakes

Dieser Fruchtshake kann am Abend vorbereitet werden und nach einer Nacht im Kühlschrank morgens getrunken werden. Sie können auch die Zutaten am Abend zuvor in den Glasbehälter Ihres Mixers tun, diesen in den Kühlschrank stellen und den Shake am Morgen mixen.

- 120 ml (eine halbe Tasse) fettfreie Milch
- 85 ml (6 Teelöffel) Proteinpulver
- 2 Portionen frische oder gefrorene Früchte (siehe S. 69)
- 30 Gramm rohe ungeschälte Mandeln (nicht geröstet oder gesalzen)

Zubereitung

- Milch und Mandeln im Mixer gleichmäßig cremig schlagen, bis keine Nussstückchen mehr sichtbar sind.
- Früchte in kleine Stückchen schneiden, hinzufügen und erneut mischen.
- Proteinpulver hinzufügen und gleichmäßig vermischen.
- Guten Appetit!

Varianten des Fruchtshakes

- 120 ml Orangensaft können statt der Milch verwendet werden.
- Wenn frische Früchte verwendet werden: drei bis vier Eiswürfel zusätzlich in den Mixer geben, um einen kühlen und erfrischenden Drink zu erhalten.
- Falls Sie die Fruchtdrinks lieber süß mögen, fügen Sie Honig hinzu. (Denken Sie daran, dass dies den Kaloriengehalt erhöht.)
- Einige Tropfen Vanille-, Mandel- oder Kokosnussextrakt sorgen für zusätzliche Geschmacksnuancen.
- Für einen besonders cremigen Fruchtdrink können Sie eine halbe Tasse Frucht- oder Vanillejoghurt hinzufügen, am besten zucker- und fettarm. (Dies bedeutet ca. 50 Kalorien mehr – aber wir zählen ja nicht!)
- Eine andere Nusssorte bringt Abwechslung. Rohe gehackte Cashewnüsse lassen sich gut untermischen und haben denselben Nährwert wie Mandeln.

- Sie wollen demnächst sportlich aktiv sein und Ihre Muskeln brauchen Energie.

- Sie haben gerade Sport getrieben und Ihre Muskeln benötigen Protein, um sich zu regenerieren.

Es stehen Hunderte von Produkten zur Auswahl; für Ihr neues Fitnessprogramm brauchen Sie jedoch nur etwas Proteinpulver, um nahrhafte Proteindrinks selbst zu machen, und eventuell einige Proteinriegel oder fertig gekaufte Shakes für den Fall, dass Sie es sehr eilig haben. Ich empfehle Molkenproteine, die in Pulverform erhältlich sind (gehen Sie auf die Seite www.4321fitness.com, um mehr über hochwertige Proteinpräparate zu erfahren).

Der 4•3•2•1-Protein-Fruchtshake

Ob Sie nun wenig Zeit fürs Frühstück haben, Protein zum Muskelaufbau nach einem Workout benötigen oder einen Nachmittagssnack brauchen (und schon drauf und dran sind, zum Dessert von gestern Abend zu greifen): Machen Sie sich schnell einen Fruchtshake, bevor etwas passiert, das Sie hinterher bereuen! Mit dem 4•3•2•1-Fruchtshake können Sie in jeder Situation gesundheitsbewusst auftanken. Dieser selbstgemachte Super-Fruchtshake ist eine kleine Mahlzeit im Glas, die Ihnen in null Komma nichts wieder Energie gibt.

Dieser köstliche und nahrhafte Drink mit nur 390 Kalorien gibt Ihnen eine gute Dosis Proteine (30,5 Gramm) für Aufbau und Reparatur von Gewebe, außerdem gesunde Fette (14 Gramm) für die Zellmembranen, Kohlenhydrate (etwa 35 Gramm, je nach Obstsorte) als Energie und Ballaststoffe (6,25 Gramm) für den Verdauungstrakt. Dazu kommen noch Calcium für die Knochen und Vitamine, Mineralien und Antioxidantien (je nach verwendeten Früchten). Falls der Fruchtshake zu viele Kalorien für Ihren Ernährungsplan hat, können Sie weniger Proteinpulver und/oder weniger Nüsse verwenden, oder den Basis-Fruchtshake in zwei Portionen teilen.

Es gibt nicht den perfekten Proteindrink für alle. Experimentieren Sie daher ruhig mit verschiedenen Zutaten und Portionsgrößen, bis Sie das Richtige gefunden haben. Rezepte für weitere köstliche Fruchtshakes finden Sie auf www.4321fitness.com.

Sind Sie bereit, Ihr Leben zu verändern?

Das 10-Minuten-Programm liefert Ihnen alles, was Sie zum Erfolg brauchen. Jetzt ist es an Ihnen, den Anleitungen zu folgen, die 10-Minuten-Workouts zu erlernen und Ihren Körper gesund zu ernähren. Und wundern Sie sich nicht: Die verbesserte Fitness wird sich auf alle Bereiche Ihres Lebens auswirken.

Mittlerweile sagen Sie wahrscheinlich: »Okay Sean, ich hab's verstanden!« Glauben Sie mir: Genau wie Sie möchte ich auch, dass Sie mit dem 4•3•2•1-Programm beginnen – jetzt gleich. Wichtig ist, dass Sie mich als Ihren Trainer betrachten. Meine Aufgabe ist es, Sie bei demselben Prozess zu begleiten, den auch meine per-

Der Beeren-Powershake

- 120 ml fettfreie Milch
- 120 ml Naturjoghurt
- 85 ml Proteinpulver mit Vanillegeschmack
- 2 Portionen gemischte Beeren (jeweils eine Tasse Erdbeeren, Heidelbeeren, Himbeeren und/oder Brombeeren)
- 30 Gramm rohe Mandeln

Variante: Verwenden Sie eine halbe Tasse Beeren und eine halbe Banane.

Der Mandel-Apfel-Shake

- 120 ml fettfreie Milch
- 85 ml Proteinpulver mit Vanillegeschmack
- 2 Portionen Früchte: 1 kleiner Apfel, 80 ml Apfelsaft
- 30 Gramm rohe Mandeln
- einen Teelöffel Zimt und eine Prise Muskatnuss hinzufügen

Nach Geschmack süßen.
Variante: Fügen Sie 120 ml Vanillejoghurt hinzu.

Der Himbeer-Schoko-Shake

- 120 ml fettfreie Milch
- 85 ml Proteinpulver mit Schokoladengeschmack
- 2 Portionen Früchte: 1 Tasse frische oder gefrorene Himbeeren
- 30 Gramm rohe Mandeln
- Nach Geschmack süßen.

Variante: Verwenden Sie Kirschen statt Himbeeren.

Der Orangen-Pfirsich-Mango-Shake

- 120 ml Orangensaft
- 85 ml Proteinpulver mit Vanillegeschmack
- 2 Portionen Früchte: ½ Tasse Pfirsich und ½ Tasse Mango
- 30 Gramm rohe Mandeln

Nach Geschmack süßen.
Variante: Verwenden Sie rohe gehackte Cashewnüsse statt der Mandeln.

Der Melonen-Milchshake

- 120 ml fettfreie Milch
- 85 ml Proteinpulver mit Vanillegeschmack
- 2 Portionen Früchte: 2 Tassen Wassermelone
- 30 Gramm rohe Mandeln

Nach Geschmack süßen.
Variante: Verwenden Sie Honigmelone oder Cantaloupe-Melone.

sönlich betreuten Klienten durchlaufen. Wenn Sie dem Programm folgen – indem Sie zunächst Ihre Motivation für Veränderung identifizieren, Ihre persönlichen Hindernisse bestimmen, sich eigene Ziele setzen, Ihr Fitnesslevel einschätzen –, werden Sie Erfolg haben. Falls Sie noch nicht überzeugt sind, werfen Sie schon einmal einen Blick in Kapitel 11; dort finden sich weitere 4•3•2•1-Erfolgsgeschichten.

Kapitel 6

Auf die Plätze ... fertig ... los!

Zeit zu Handeln

Einmal saß ich im Flugzeug neben einer Psychotherapeutin; wir führten ein Gespräch über Gesundheit und Fitness, in dem sie einen Ausdruck benutzte, den ich mir gemerkt habe. Sie sagte: »Die Gefühle müssen als Letztes über den Zaun.« Damit meinte sie, dass man zunächst sein Verhalten ändern müsse, die Gefühle folgten dann schon nach. Verhält man sich furchtlos, verliert man schließlich die Furcht. Geht man liebevoll mit jemandem um, kann sich wirkliche Liebe entwickeln. Wenn man Sport macht, gesund isst und sich Zeit für Erholung und Nachdenken nimmt, entwickelt man allmählich dauerhaftes Interesse an gesunder Lebensweise. Anders ausgedrückt: Sie müssen Ihr neues Fitnessprogramm nicht immer und sofort mögen, aber geben Sie ihm eine Chance – nach einiger Zeit wird es Ihnen gefallen!

Und lassen Sie sich nicht von früheren Niederlagen abhalten. Es handelt sich um einen völlig neuen Ansatz des Fitnesstrainings, der schnell wirkt und Spaß macht. Und da es sich um ein wissenschaftlich überprüftes Programm handelt, das die neuesten Forschungsergebnisse berücksichtigt, können Sie auf seine Wirksamkeit vertrauen.

Die Stadien der Veränderung

Selbst die erfreulichste Veränderung nimmt uns Vertrautes und Gewohntes und reißt uns aus dem gemütlichen Trott des gewohnten Lebens heraus. James Prochaska, der Autor des Buchs *Changing for Good* (auf Deutsch erschienen als *Jetzt fange ich neu an*), hat eine Wissenschaft daraus gemacht, Menschen zu untersuchen, die erfolgreich wesentliche Veränderungen vornehmen. Er hat sechs »Stadien der Veränderung« identifiziert, die ich hier darstellen möchte, angewandt auf die »Reise zur Fitness«, die Sie sich vorgenommen haben:

Stadium 1: Vor dem Nachdenken
»Ich brauche nichts zu verändern«

Im ersten Stadium hat man das Gefühl, keine Kontrolle über das Problem zu haben, und denkt nicht einmal darüber nach, etwas zu ändern. Dieses Stadium ist durch abwehrendes, kontraproduktives Verhalten gekennzeichnet, etwa Schuldzuschreibungen, Verleugnung und Rationalisierungen. Durch Ignorieren oder Verkleinern des Problems kann man seine derzeitige Lebensweise aufrechterhalten und erspart sich selbst die Anstrengung und Unbequemlichkeit von Veränderungen. Die meisten Menschen in diesem Stadium machen sich nicht die Mühe, ein Fitnessbuch zu lesen.

Man kann dieses Stadium sinnvoll nutzen, indem man die üblichen Abwehrreaktionen identifiziert, mit denen man sich das Problem vom Leib hält. Dadurch nähern Sie sich dem nächsten Stadium.

Stadium 2: Nachdenken
»Ich überlege, ob ich etwas verändern sollte«

In diesem Stadium denkt man über die Möglichkeit nach, etwas zum Besseren zu verändern. Dieses Stadium ist geprägt durch Problembewusstsein, gepaart allerdings mit wenig zielführendem Verhalten, etwa Wunschdenken, der Hoffnung auf ein Wundermittel und dem Sammeln von Informationen. Man weiß nun, dass man etwas tun sollte, möchte aber seine Gewohnheiten nicht ändern und zögert daher Entscheidungen hinaus. Vielleicht setzt

man sich sogar einen Termin, verschiebt ihn aber immer wieder.

Dieses Stadium kann man nutzen, um sich die Konsequenzen der jetzigen Lebensweise genau anzuschauen, über die Vorteile von Veränderungen nachzudenken und sich ehrlich vor Augen zu führen, was einen davon abhält. Konzentrieren Sie sich auf die Zukunft, dann werden Sie vom »Problemwälzer« zum Problemlöser.

Da Sie dieses Buch lesen, sind Sie vermutlich jetzt bereits in Stadium 2. Sie wissen, dass Sie sich verändern müssen, und suchen nach der besten Möglichkeit, Ihre Fitnessträume umzusetzen. Nun, Sie müssen nicht länger suchen: Die *10-Minuten-Lösung* bietet Ihnen alles, was Sie brauchen – nur die Übungen müssen Sie selber machen!

Stadium 3: Vorbereitung
»Ich habe vor, etwas zu verändern«

Sind Sie an diesem Punkt angelangt, haben Sie sich bereits vorgenommen, etwas zu verändern. In dieser Phase geht es nun um die Vorbereitung, wie bei den Proben für eine Theateraufführung; man kündigt seine Absichten anderen an, reflektiert seine Motivation (die tieferen Gründe, vgl. Kapitel 3), wägt verschiedene Möglichkeiten ab, setzt sich angemessene Ziele und bestimmt die einzelnen Schritte, um die angestrebte Veränderung zu verwirklichen. Man stellt sich nun Fragen wie: Wo und wann kann ich trainieren? Was muss ich organisieren, bevor ich anfange? Welche gesunden Nahrungsmittel kann ich mir besorgen? Welche gesunden Snacks könnten mir schmecken? Muss ich mir Trainingskleidung, eine Kühlbox, einen Mixer oder ein Buch für meine täglichen Notizen kaufen? Dieses Buch bietet eine einfache Lösung für Stadium 3 an – jedes Detail Ihres Fitnessprogramms wird in den täglichen Anleitungen in Kapitel 10 (ab Seite 246) berücksichtigt.

Stadium 4: Handeln
»Ich verändere mich!«

Jetzt ist es Zeit, um loszulegen. Setzen Sie sich einen Termin und fangen Sie an. Sie haben schon einen guten Plan; jetzt brauchen Sie nur noch eine Dosis Selbstvertrauen,

Optimismus, Willenskraft, Zielorientierung und harte Arbeit. Wichtig ist, die eigene Motivation aufrechtzuerhalten. Schreiben Sie sich selbst Erinnerungen; stellen Sie ein Bild von sich selbst oder Ihrer Familie auf den Kühlschrank; und vergessen Sie nicht, sich selbst positive Rückmeldungen zu geben. Unterstützung durch das soziale Umfeld ist sehr wichtig, also lassen Sie andere an Ihren Erfolgen teilhaben. Denken Sie an Ihre Verbindungen zu anderen!

Manche Menschen springen direkt zu Stadium 4, ohne vorher die anderen Stadien durchlaufen zu haben, aber das funktioniert meist nicht. Trotz großem Enthusiasmus fallen sie wahrscheinlich wieder in alte Gewohnheiten zurück, so lange, bis sie die nötigen Entwicklungen vollzogen haben, die vor dem Handeln kommen.

Dieses Stadium ist durch neue Denk- und Verhaltensweisen gekennzeichnet. Nach einiger Zeit werden die neuen Workout-Termine und Ernährungsweisen zur Gewohnheit. Denken Sie in diesem Stadium des Lernens daran, dass es nicht um kurzfristige Befriedigung geht, sondern um lebenslangen Erfolg. Dieses Buch hilft dabei, das Ziel nicht aus den Augen zu verlieren und gibt Anregungen für Aktivitäten, die geistig, körperlich, seelisch und im Bereich der zwischenmenschlichen Beziehungen rasche Veränderungen bringen.

Stadium 5: Beibehaltung
»So möchte ich bleiben«

Meist kommt dieses Stadium nach etwa drei bis sechs Monaten veränderten Verhaltens in Phase 4. Die gute Nachricht in diesem Stadium besteht darin, dass Sie nun wissen, dass Sie zu allen nötigen Veränderungen und zu einer gesunden Lebensweise in der Lage sind. Die schlechte Nachricht ist, dass Versuchungen und Schwierigkeiten unvermeidlich sind. Es mag sein, dass Sie eine Plateauphase erreichen und scheinbar nicht mehr vorwärtskommen; möglich ist auch, dass Sie anfällig für Versuchungen werden oder durch Krankheit vom Weg abkommen. Sie können dieses Stadium nutzen, indem Sie Ihre Technik verbessern, neue Übungen lernen oder sich selbst mit neuen Fitnesszielen herausfordern. Erhalten Sie sich die Unterstützung, auch wenn der Neuigkeitswert für Ihr Umfeld nun abgeklungen ist, und bleiben Sie positiv!

Welche der untenstehenden Hindernisse haben bei Ihnen positive Veränderungen verhindert?

❑ »Ich habe keine Zeit.« Lösung: Das 4•3•2•1-Programm ermöglicht es Ihnen, Ihre Fitness mit schnellen Workouts zu verbessern, die nur 10 Minuten dauern.

❑ »Fitnesstraining ist langweilig.« Lösung: Indem Sie zwischen verschiedenen 10-Minuten-Workouts abwechseln, werden Sie fit, ohne Stunden auf dem Laufband zu verbringen. Die Kombinierbarkeit der Bestandteile ermöglicht es Ihnen, Hunderte von Workouts zusammenzustellen.

❑ »Nach der Arbeit bin ich einfach zu müde.« Lösung: Da die Workouts nur 10 Minuten dauern, müssen Sie nicht bis zum Abend warten. Sobald Sie mit regelmäßigem Training begonnen haben, werden Sie mehr Energie haben, für den ganzen Tag.

❑ »Ich bin zu alt.« Lösung: Sport ist gut für Menschen jeden Alters, jeder Größe und jedes Fitnessniveaus. In einer Studie zu Krafttraining lag das durchschnittliche Alter der Probanden bei 92!

❑ »Ich bin krank.« Lösung: Gemäßigtes Training ist auch für Menschen mit chronischen Erkrankungen geeignet, es verbessert die Durchblutung, kräftigt den Körper und stärkt das Immunsystem.

❑ »Ich habe einen kaputten Rücken (Knie, Ellenbogen).« Lösung: Ich habe Hunderten von Menschen mit solchen Problemen dabei geholfen, fit und beweglich zu werden.

❑ »Fitnesstraining ist einfach zu teuer.« Lösung: Sie können einige Hilfsmittel bereits für unter 50 € kaufen und sich damit zu Hause eine kleine Fitnessecke einrichten. Falls Sie sowieso ins Fitnessstudio gehen, können Sie mit Hilfe der 10-Minuten-Workouts mehr für Ihr Geld bekommen.

❑ »Krafttraining ist nichts für Frauen.« Lösung: Frauen jeden Alters und Fitnessgrads halten sich mit Krafttraining fit. Mit den 10-Minuten-Workouts entwickeln Sie garantiert nicht die überdimensionierten Muskeln eines Bodybuilders.

❑ »Ich mache nicht gern zusammen mit anderen Leuten Fitnessübungen.« Lösung: Trainieren Sie zu Hause oder irgendwo im Grünen.

❑ »Ich trainiere nicht gerne alleine.« Lösung: Animieren Sie jemand Ihren Freundeskreis, gründen Sie eine Trainingsgruppe oder gehen Sie ins Fitnessstudio.

❑ »Ich komme bald dazu, ich verspreche es!« Lösung: Schluss mit der Verzögerungstaktik! Setzen Sie sich ein Datum, wann Sie anfangen wollen.

Stadium 6: Abschluss

»Ich hab's geschafft! Was jetzt?«

Der Name dieses Stadiums ist erklärungsbedürftig. Er bedeutet, dass Sie nun diesen speziellen Veränderungsprozess als abgeschlossen betrachten können. Sie brauchen keine Anstrengung mehr zu unternehmen, um erfolgreich zu sein, da Sie sich eine neue und gesunde Lebensweise angewöhnt haben.

Indem Sie weiterhin neue Dinge tun, schaffen Sie immer wieder zusätzliche neuronale Verbindungen in Ihrem Gehirn. Mehr neuronale Verbindungen bedeuten ungeahnte Denk- und Handlungsmöglichkeiten. Manchmal werden Sie aber auch einen oder zwei Schritte zurückfallen. Denken Sie aber daran, dass Rückschritte nur möglich sind, wenn man vorher Fortschritte gemacht hat! Prochaska sagt: »Der einzige wirkliche Fehler ist, sich selbst aufzugeben.«

Wo liegen Ihre Hindernisse?

Während Sie sich auf Ihr neues Fitnessprogramm vorbereiten, sollten Sie sich die Blockaden klarmachen, die bislang Fortschritte verhindert haben. Das Programm ist als Lösung für diese störrischen Barrieren gedacht – und ich kenne sie inzwischen alle!

Setzen Sie sich S.M.A.R.T.-Ziele

Manche Leute sagen, sie könnten nur dann mit einem Fitnessprogramm beginnen, wenn sie einen Ansporn dafür haben. Falls Sie bereits enthusiastisch sind, umso besser; das erleichtert den Anfang. Aber Sie können es auch wie der berühmte Baseballspieler »Yogi« Berra machen, der für seine humoristischen Zitate (»Yogiisms«) berühmt ist: »Wer nicht weiß, wohin er geht, muss genau aufpassen«, sagte er einmal, »sonst landet er am Ende noch ganz woanders.« Damit meinte er wohl: Sein Ziel zu kennen ist die beste Methode, um sichere Fortschritte zu machen.

S.M.A.R.T.-Ziele (engl. smart = schlau) sind ein Konzept aus dem Projektmanagement, das leicht auf Ihr Fitnessvorhaben angewandt werden kann. Setzen Sie sich Ziele mit den folgenden Eigenschaften:

Spezifisch. Was genau wollen Sie erreichen? Gewichtsverlust? Straffere Muskeln? Stressreduktion? Verbesserte sportliche Leistungen? Was genau soll sich verändern? Welche Veränderungen zeigen Ihnen, dass Sie erfolgreich waren?

Messbar. Sie wissen nur, ob Sie etwas erreicht haben, wenn Sie sich ein messbares Ziel setzen. Möchten Sie Ihren Bauchumfang um einige Zentimeter reduzieren? Ihre Bundweite um ein oder zwei Größen? Oder Ihr Gewicht um eine bestimmte Anzahl an Kilos? Eine bestimmte Anzahl an Wiederholungen einer Übung schaffen? Entscheiden Sie über den Grad der Veränderung, der Ihnen wünschenswert und machbar erscheint.

Aktionsorientiert. Wählen Sie ein Ziel, das sich mit bestimmten Schritten erreichen lässt. Das sollte ein positives und präzises Ziel sein. Ein negatives oder vages Ziel – etwa »ich möchte mich nicht mehr schlecht fühlen« – sagt Ihnen nicht, wie Sie das Problem lösen können.

Realistisch. Ein allzu hohes Ziel führt nur zu Enttäuschungen. Falls Sie ein großes langfristiges Ziel haben, sollten Sie es in übersichtliche Etappenziele unterteilen, die Sie erreichen und feiern können. Das gibt Ihnen das dringend benötigte Gefühl von Befriedigung und hilft Ihnen dabei, Tag für Tag weiterzumachen. Achten Sie außerdem darauf, dass Ihre Pläne nicht von unrealistischen Annahmen abhängen. Wenn Sie nicht am Meer leben, planen Sie keinen Wassersport ein; wenn Sie Joggen hassen, kaufen Sie sich kein Laufband.

Terminiert. Setzen Sie sich für jedes Ziel ein Datum, wann es erreicht sein soll. Seien Sie ruhig ehrgeizig dabei, aber bleiben Sie realistisch. Ein richtig gewähltes Zieldatum kann ein starker Motivationsfaktor sein. Nutzen Sie dies, um Ihre Ziele nicht aus den Augen zu verlieren.

Die Umsetzung des Programms: Sie schaffen es!

Wenn ich ein 10-Minuten-Workout zum ersten Mal erkläre, sagen die Menschen meist: »Okay, das schaffe ich.« Die benötigte Zeit ist kurz, und die Übungen können an jeden Fitnesslevel angepasst werden. Der Ablauf wird in kleine Schritte zerlegt, die problemlos nachvollziehbar sind, so dass der Fortschritt täglich messbar ist.

Es ist erwiesen, dass Menschen erfolgreicher sind, wenn sie ihre Erfolgschancen optimistisch einschätzen. Das hört sich vielleicht banal an, aber die Konsequenzen dieser Tatsache werden oft nicht bedacht, zumal ihr Gegenteil auch zutrifft: Wenn Menschen glauben, nicht erfolgreich sein zu können, sind sie es auch nicht – unabhängig davon, ob dieser Glauben begründet war oder nicht. Dr. Albert Bandura hat diesen Effekt »Selbstwirksamkeit« genannt; er betonte, dass die Selbstwirksamkeit eines Menschen eine größere Vorhersagekraft über den Erfolg hat als die Frage, ob ein Erfolg objektiv wahrscheinlich erscheint. Willenskraft ist nicht der wichtigste Faktor, und das Gehirn garantiert nicht den Erfolg. Entscheidend ist Zuversicht.

Manche Tage sind besser als andere. Konzentrieren Sie sich immer auf das, was geklappt hat, dann werden Sie bald mehr Zuversicht haben und Ihre Fortschritte werden eine Eigendynamik entwickeln. Geben Sie sich etwas Zeit. Vielleicht dauert es etwas, aber am Ende werden Sie, wenn Sie nicht aufgeben, das Ziel erreichen. Konzentrieren Sie sich auf den Prozess, die Ergebnisse stellen sich dann schon ein.

Kleine Schritte

Eine gute Methode zur Verbesserung der Selbstwirksamkeit besteht darin, sich kleine, machbare Schritte vorzunehmen und gezielt Situationen zu schaffen, in denen man erfolgreich sein kann. Dies hilft auch bei der Erklärung, warum die *10-Minuten-Lösung* so erfolgreich ist: Ein Erfolg führt zum nächsten.

Schauen Sie sich erfolgreiche Sportler, Musiker oder Geschäftsleute an. Wie erklären sie ihren Erfolg oder ihre Meisterschaft? Kam das über Nacht? Manchmal erscheint das so, doch vermutlich verbrachten sie in Wirklichkeit jahrelang jeden Tag mit Üben, Training oder Arbeit und näherten sich zentimeterweise ihrem Ziel, bis sie »plötzlich« berühmt wurden. Ebenso investieren Menschen, die finanziell erfolgreich sind, gewöhnlich über längere Zeit regelmäßig und profitieren von den kumulativen Effekten, die sich über die Zeit ergeben.

Die Japaner haben den Begriff *kaizen*, der sich ungefähr als »kontinuierliche schrittweise Verbesserung« übersetzen lässt. Sie wenden dieses Konzept auf verschiedene Situationen an, darunter auch auf die Arbeitseffizienz. Bei uns gibt es dafür die Geschichte von dem Hasen und dem Igel, und neuerdings auch zwei Bücher zum Thema: Eines von John Trent mit dem Titel *The 2-Degree Difference: How Little Things Can Change Everything*, und ein wei-

Konzentrieren Sie sich auf den Moment

Über die vielen Dinge nachzudenken, die für Fitness und gesunde Ernährung relevant sind, kann entmutigend sein. Denken Sie daher stets in kleinen Schritten! Eine gute Technik gegen Stress ist es, tief zu atmen und sich bewusst zu machen, dass es einem in diesem speziellen Moment gut geht. Sie sind unversehrt; Sie atmen; das ist im Moment alles, was Sie wissen müssen. Sie können dabei die Augen geschlossen halten. Wenn die Ängste, die man sich über das große Ganze zu machen pflegt, abgeklungen sind, können Sie die Augen wieder öffnen und werden die gegenwärtige Herausforderung mit neuer Klarheit erkennen können.

teres von Dr. Robert Maurer, *One Small Step Can Change Your Life*. In allen Beispielen wird deutlich, dass der Schlüssel zum Erfolg nicht in der Geschwindigkeit, sondern in der Beharrlichkeit liegt. Indem wir »Zentimeter für Zentimeter« in unseren Körper, unsere Beziehungen oder unsere geistige Entwicklung investieren, gelingen uns schließlich wesentliche Verbesserungen. Dieser Ansatz mag es in einer schnelllebigen Gesellschaft, in der plötzlicher und einschneidender Wandel die Regel zu sein scheint, ungewöhnlich und frustrierend erscheinen; tatsächlich ist »ein Schritt nach dem anderen« aber eine bewährte Methode, die Erfolg garantiert. Ich sage meinen Kindern oft »gut Ding will Weile haben« – schließlich waren auch neun Monate für jedes von ihnen nötig!

Planen Sie den Erfolg – jeden Tag

Die nächsten beiden Abschnitte, »Planen Sie den Erfolg« und »Protokollieren Sie Ihren Fortschritt«, hängen eng zusammen. Sie sind wie eine beidhändige Kombination im Boxen, die Ihre alten Gewohnheiten k.o. schlägt und Platz für neue, gesunde Verhaltensweisen schafft. Die nachfolgenden Tipps helfen Ihnen, den Erfolg zu planen.

■ **Planen Sie Ihre Trainingseinheiten.** Nehmen Sie sich am Anfang der Woche den Terminkalender und notieren Sie die Zeiten, zu denen Sie Sport machen wollen. Planen Sie mindestens drei zehnminütige 4•3•2•1-Workouts und drei zehnminütige Einheiten anderer sportlicher Betätigung ein. Schauen Sie sich die täglichen Anleitungen für diese Woche an, die detaillierte Empfehlungen für jeden Tag enthalten. Behandeln Sie das Training wie jeden anderen wichtigen Termin. Verlassen Sie sich nicht darauf, die Workouts »irgendwie noch unterzubringen«, und lassen Sie nicht zu, dass Ihre Trainingseinheiten von unerwarteten Ereignissen verdrängt werden. Erwarten Sie von sich bedingungslosen Einsatz für das Training!

■ **Planen Sie, möglichst am Morgen zu trainieren.** Training am Morgen hat den zusätzlichen Vorteil, dass der Stoffwechsel für den ganzen Tag aktiviert wird. Zudem scheint es die Einhaltung des Trainingsplans zu erleichtern. Viele meiner Klienten berichten, sie trainierten morgens, um auch wirklich dazu zu kommen. Wenn man nicht gleich nach dem Aufstehen trainiert, kann immer etwas dazwischenkommen, das selbst die 10 Minuten fürs Training zum Problem werden lässt.

■ **Planen Sie Ihre Mahlzeiten und Snacks.** Man sollte sich überlegen, was man zu welcher Zeit essen möchte, und nicht darauf hoffen, dass das richtige Essen schon griffbereit sein wird. Dieser einfache Schritt ist von zentraler Bedeutung für Ihren Erfolg. Wenn Sie für eine Woche Ihre Mahlzeiten vorausplanen, können Sie die richtigen Einkäufe machen und es vermeiden, das Falsche zu essen, weil Sie vor Hunger sterben und mal wieder nichts im Haus ist. Außerdem ist man weniger anfällig für spontane Abstecher zur Pommesbude oder zum Dönerladen, wenn man etwas Gesundes zu Hause hat. Prüfen Sie zu Wochenbeginn, ob problematische Situationen entstehen könnten, etwa langwierige Besprechungen, eine späte Abendessens-Verabredung, eine Cocktailparty oder ein größeres Fest. Bereiten Sie sich vor, indem Sie gesunde Snacks und Mineralwasser griffbereit halten, oder was Sie sonst brauchen, um auf dem richtigen Weg zu bleiben.

■ **Schreiben Sie Ihre Ziele auf.** Seine Prioritäten zu notieren und sie dann nacheinander abzuhaken, wenn man sie erledigt hat, kann eine starke Motivation sein. Mit jedem abgehakten Punkt traut man sich selbst mehr zu; man kann etwas erreichen und seinen langfristigen Zielen näher kommen. Nehmen Sie sich daher jeden Morgen kurz Zeit, um Ihre Trainingsziele für diesen Tag aufzuschreiben. Ziele festzulegen, bevor man sich ins Getümmel stürzt und seine Prioritäten aus den Augen verliert, ist eine der einfachsten und zugleich effektivsten Maßnahmen für Veränderung.

Protokollieren Sie Ihre Fortschritte

Viele Studien haben gezeigt, dass Menschen, die beim Abnehmen ihr Verhalten protokollieren – wie oft sie trainieren, was sie essen –, mehr Gewicht verlieren.

Belohnen Sie sich selbst

Positive Verstärkung ist eine wunderbare Sache. Sie funktioniert bei Hundewelpen genauso wie bei Menschen – und sie wird auch bei Ihnen funktionieren, auch wenn Sie selbst für die Belohnung sorgen. Am Ende jeder Woche, nachdem Sie eine bestimmte Anzahl an Häkchen hinter Aufgaben gesetzt haben, sollten Sie sich etwas gönnen, was nicht allzu viele Kalorien hat. Worauf haben Sie Lust?

- Ein Film zu Hause
- Ein Film im Kino
- Ein Besuch bei der Maniküre
- Ein Fruchtshake
- Edle Seife
- Frische Gewürze
- Neue Kerzen
- Eine Massage
- Zeit für sich selbst
- Zeit mit einem Freund/ einer Freundin

Entscheiden Sie im Voraus, wann Sie auf eine Einkaufstour gehen wollen, um Ihr neues Ich neu auszustatten. Manchen meiner Klienten macht es großen Spaß, so bald wie möglich Kleidung für ihren veränderten Körper einzukaufen, während andere lieber warten, bis sie ihr Zielgewicht erreicht haben.

Außerdem können jene, die ihr Verhalten langfristig protokollieren, das geringere Gewicht besser halten als andere. Leider haben Forschungen auch ergeben, dass den meisten von uns das Protokollführen sehr schwer fällt. Wir haben einfach keine Lust dazu! In verschiedenen Studien hielten Probanden, die ihre Ernährung oder ihr Training protokollieren sollten, dies weniger als die Hälfte der erforderlichen Zeit durch. Dabei hatten diese Studienteilnehmer sogar Betreuer, die sie regelmäßig daran erinnerten!

Hier haben wir also ein Dilemma: Erfolgsprotokolle sind wichtig für die gewünschten Veränderungen, aber die wenigsten von uns haben Lust dazu. Sie können sich aus diesem Dilemma befreien, indem Sie

1. akzeptieren, dass Erfolgsprotokolle Ihnen langfristig helfen werden, und

2. sich eine Methode überlegen, die für Sie persönlich funktioniert. Menschen, die erfolgreich ihr Verhalten protokollieren, verstehen die Vorteile dieser Überprüfung und betrachten es als eine Fähigkeit, die man erlernen kann. Es gibt keine Standardmethode; das richtige Protokoll-System ist das, das Sie tatsächlich benutzen!

Die täglichen Anleitungen in Kapitel 10 erinnern Sie daran, sich abends etwas Zeit zu nehmen und über den Tag nachzudenken. Zumindest sollten Sie einige Gedanken in den dafür vorgesehenen Zeilen notieren. Den Fortschritt hin zu den gewünschten Veränderungen zu notieren ist eines der effektivsten und wichtigsten Hilfsmittel. Wenn Sie ein separates Tagebuch verwenden, haben Sie mehr Platz für wichtige Informationen zur Verfügung. Falls Ihnen die Idee nicht gefällt, ein Tagebuch zu führen, fassen Sie es als einen Bericht über die erzielten Fortschritte auf. Meine Kunden nutzen erfolgreich die unterschiedlichsten Methoden, von Notizen im Terminkalender über detaillierte handschriftliche Texte in blumenverzierten Tagebüchern bis zu nüchternen Computertabellen und knappen Einträgen auf dem Handy.

Unterschätzen Sie nicht den Einfluss, den ein Tagebuch (oder Erfolgsbericht) auf Ihre Leistung haben wird. Verwenden Sie es, um Ernährung, Aktivitäten, Training und Ihren allgemeinen Fortschritt aufzuschreiben – und zwar in Bezug auf Geist, Körper, Seele und auf Ihre Beziehungen. Protokollieren Sie Ihre Erfolge, und stützen Sie sich jeweils auf das bereits Erreichte. Notieren Sie stets, was Sie gut gemacht haben. Fragen Sie sich jeden Tag: »Habe ich heute etwas verändert?«

Klopfen Sie sich selbst auf die Schulter, wenn Sie Ihrem Ziel ein kleines Stück näher gekommen sind, ob dies nun eine konstruktive Leistung war (Sie haben die 10 Minuten Sport des Tages geschafft) oder Sie auf etwas Kontraproduktives verzichten konnten (beispielweise auf die dreilagige Sahnetorte bei einer Geburtstagsfeier). Notieren Sie unbedingt auch Ihre Gefühle. Sie sagen mehr aus, als man zunächst denkt – wenn nicht sofort, dann erkennt man dies nach einiger Zeit.

Kürzlich verriet mir der Baseballtrainer meines Sohns ein Geheimnis, das er bei Interviews mit Topspielern der Major League erfahren hatte. Es stellte sich heraus, dass diese Spieler sich so gut wie nie Filmaufnahmen ihrer eigenen Fehler anschauten. Stattdessen wurde ihnen beigebracht, immer wieder Aufnahmen von Spielsituationen anzuschauen, die sie erfolgreich gemeistert hatten. Damit konnten sie mental die Verhaltensweisen verstärken, die zum Erfolg führten. Was für eine großartige Idee! Konzentrieren Sie sich auf das Positive und vergessen Sie das Negative. Das ist es! Vielleicht konnte diese einfache Idee meinen Klienten helfen, ihren Fortschritt aufzuzeichnen. Ich schlug ihnen daher vor, das aufzuschreiben, was ihnen geglückt war, und es zu wiederholen. Und stellen Sie sich vor: Das half ihnen sehr!

Um mit der eigenen Erfolgskontrolle zu beginnen, schlage ich vor, dass Sie jede Aktivität aus den täglichen Anleitungen in Kapitel 10 abhaken, ruhig direkt im Buch. Sie können dafür Häkchen, Kreuzchen oder auch Smileys verwenden, die Ihre Erfolge symbolisieren. Auf diese Weise können Sie Ihre täglichen Erfolge sichtbar machen und sehen, wie sie sich mit der Zeit summieren.

Suchen Sie sich Unterstützung

Hier eine kleine Frage nebenbei: Was haben Bill Gates, Tiger Woods und Oprah Winfrey gemeinsam? Die Antwort ist nicht bloß »Erfolg«, sondern auch, dass sie alle diesen Erfolg laut eigener Aussage einem Mentor oder Coach verdanken, einer Person, die sie anleitete, ermutigte, motivierte, trainierte und in jeder Hinsicht das Beste aus ihnen herausholte. Ähnliches gilt für das Erreichen von Gesundheit und Fitness: Forschungen haben gezeigt, dass Coaching, dauerhafte Unterstützung und Verantwortlichkeit entscheidend für den Erfolg sind.

Sie sollten daher nach Möglichkeit Partner finden, die Sie auf dieser Reise begleiten. Wählen Sie eine Person (oder mehrere), mit der Sie persönliche Hochs und Tiefs teilen können. Sagen Sie Ihren Freunden, dass Sie Ihre Hilfe brauchen werden. Sprechen Sie jeden Sonntag mit Ihrer Mutter, fragen Sie, wie es ihr geht, und berichten Sie dann über sich selbst. Bitten Sie Bruder oder Schwester, ein Auge auf Sie zu haben. Beziehen Sie Ihre Kinder in die täglichen Workouts ein.

Freunde, Angehörige oder Trainer können ermutigen und uns zur Ehrlichkeit ermutigen, also tun Sie sich mit jemandem zusammen. Weil gemeinsames Training so viel leichter fällt, enthält dieses Buch einen Abschnitt dazu, wie Sie eine Gesundheits- und Fitnessgruppe gründen können (siehe Kapitel 11).

Nicht aufgeben!

Ehrlich gesagt ist es sehr selten, dass jemand mein 4•3•2•1-Programm abbricht; die 10-Minuten-Workouts sind für jeden machbar. Sobald man einmal damit anfängt, fühlt man sich bald so viel besser, dass man nicht mehr aufhören möchte. Aber wenn man die Anzeige seiner Badezimmerwaage im Auge behält, bleibt es nicht aus, dass man manchmal keine Fortschritte zu machen scheint. Falls Ihnen das passiert, bleiben Sie trotzdem dran – werfen Sie lieber die Waage weg! Ihr Körper verändert und verbessert sich weiter, auch wenn Ihr Gewicht gleich bleibt. Passen Ihnen Ihre Kleider besser? Haben Sie mehr Energie? Die Waage ist nur *ein* Indikator für Ihren Erfolg, und nicht einmal ein besonders guter.

Wenn Ihnen ein Ausrutscher unterläuft und Sie einmal zu viel vom Falschen essen oder ein Workout verpassen, lassen Sie sich davon nicht herunterziehen! Es wäre eine Verschwendung, wenn Sie deshalb die bisherigen Anstrengungen wegwerfen würden. Gehen Sie bei gelegentlichen Verfehlungen nicht zu hart mit sich um. Vergessen Sie's einfach – neuer Tag, neues Glück. Niemand ist perfekt!

Ihr Ausgangspunkt für das 4•3•2•1-Programm

Fitness wird nicht durch einen speziellen Körpertyp, ein bestimmtes Aussehen oder sportliche Leistungen definiert. »Fit sein« heißt, die Stärke und Vitalität zu besitzen, die man täglich braucht: um zur Arbeit zu gehen, ein Geschäft zu führen, sich um die Kinder zu kümmern, seine Lieblingshobbys genießen – all das ohne unnötige Müdigkeit. Fit sein heißt, die Energie zu haben, um seine Lebensziele zu verfolgen. Es ist ein Zustand, der einem hilft, das Leben in vollen Zügen zu genießen.

Ihr derzeitiges Fitnessniveau hat einen Einfluss darauf, wie Sie dieses Buch verwenden sollten. Ich gehe davon aus, dass die große Mehrheit der Leser mit der *10-Minuten-Lösung* ganz am Anfang beginnt: auf Level I. Das ist aus vielen Gründen empfehlenswert:

- Die 4•3•2•1-Workouts sind so konstruiert, dass sie beim Fortschritt durch die drei Levels des Programms zunehmend anspruchsvoller werden.

- Jeder Level enthält Anleitungen für 28 Tage. Der Wechsel zwischen verschiedenen Sport- und Trainingsarten hat einen zusätzlichen Trainingseffekt, der verlorengeht, wenn man in der Mitte beginnt.

- Ebenso sind die auf jedem Level gegebenen Tipps – wie man seinen Körper richtig auftankt, mit Stress umgeht, die benötigte Unterstützung findet – allgemein nutzbar und erhöhen langfristig den Erfolg.

- Wenn Sie am Anfang beginnen, haben Sie zwölf Wochen, um sich die 4•3•2•1-Workouts zur Gewohnheit zu machen. Am Ende dieser Zeit werden Sie Ihr Fitnessprogramm genießen und es wird nahtlos in Ihr Leben passen.

- Und vergessen Sie nicht die Vorteile davon, seine Fortschritte und Erfahrungen über volle zwölf Wochen zu protokollieren. Je länger Sie darauf achten, welche Strategien für Sie funktionieren, desto erfolgreicher werden Sie sein.

Sie sollten auf Level I beginnen, wenn

- es mindestens zwei Monate her ist, dass Sie regelmäßig trainiert haben,

- Sie täglich Liegestütze und Sit-ups machen, nicht aber Herz-Kreislauf-Training, Krafttraining, Core-Training oder Dehnübungen,

- Sie dreimal die Woche 30 Minuten Herz-Kreislauf-Training machen (Gehen, Joggen, Stepper, Rudermaschine oder anderes), aber nur wenig Krafttraining, Core-Training oder Dehnübungen.

Wenn Sie dagegen schon seit Jahren Fitnesstraining machen und Konditionstraining, Krafttraining, Core- und Dehnübungen Teil Ihres Lebens sind, können Sie auf Level II oder Level III beginnen. Machen Sie aber in jedem Fall die Tests zur Einschätzung Ihrer Fitness und Gesundheit auf den folgenden Seiten, bevor Sie sich entscheiden, einen Level zu überspringen.

Die nächsten Seiten helfen Ihnen dabei, Ihr gegenwärtiges Fitnessniveau zu bestimmen, und Sie lernen, das 4•3•2•1-Programm auf Ihren Fitnesslevel und Ihre persönlichen Vorlieben zuzuschneiden.

DIE 4•3•2•1 FITNESSEINSTUFUNG

Die Fragen in der untenstehenden Box helfen Ihnen dabei, Ihr derzeitiges Fitnessniveau zu bestimmen. Die Fitnesstests auf den folgenden Seiten können Ihnen dabei helfen, die Antworten auf die Fragen zu bestimmen.

Jede Antwort mit »Ja« zählt zehn Punkte. Indem Sie die Werte addieren, schätzen Sie Ihr Fitnessniveau ein und erfahren, wie Sie das 4•3•2•1-Programm richtig anwenden.

Ihr gegenwärtiges Fitnessniveau

1. Machen Sie mindestens viermal pro Woche Herz-Kreislauf-Training (beispielsweise Laufen, Fahrradfahren, Joggen, Schwimmen oder Seilspringen)?
❑ Ja ❑ Nein

2. Schätzen Sie Ihre Kondition als gut bis exzellent ein? (Optional: Führen Sie den Ausdauermarsch auf S. 90 aus, um Ihr Ergebnis zu bestimmen.)
❑ Ja ❑ Nein

3. Machen Sie mindestens zweimal pro Woche Krafttraining (beispielsweise Liegestütze oder Hanteltraining)?
❑ Ja ❑ Nein

4. Schätzen Sie die Kraft Ihres Oberkörpers als gut bis exzellent ein? (Optional: Führen Sie den Liegestütz-Test auf S. 90-91 aus, um Ihr Ergebnis zu bestimmen.)
❑ Ja ❑ Nein

5. Machen Sie mindestens viermal pro Woche Core-Übungen (Übungen für die Bauch- und untere Rückenmuskulatur)?
❑ Ja ❑ Nein

6. Schätzen Sie die Stärke Ihrer Bauchmuskulatur als gut bis exzellent ein? (Optional: Führen Sie den Curl-up-Test auf S. 91-92 aus, um Ihr Ergebnis zu bestimmen.)
❑ Ja ❑ Nein

7. Führen Sie mindestens viermal pro Woche Dehnübungen für Ober- und Unterkörper aus (beispielsweise Dehnung der Arme, Schultern, Waden oder Oberschenkel)?
❑ Ja ❑ Nein

8. Schätzen Sie Ihre Beweglichkeit als gut bis exzellent ein? (Optional: Führen Sie den Beweglichkeits-Test auf Seite 92-93 aus, um Ihr Ergebnis zu bestimmen.)
❑ Ja ❑ Nein

9. Schätzen Sie Ihren derzeitigen Body-Mass-Index (BMI) als gut bis exzellent ein? (Zur Bestimmung des BMI siehe Seite 93.)
❑ Ja ❑ Nein

10. Schätzen Sie Ihr gesamtes Fitnessniveau als gut bis exzellent ein? (Vergleichen Sie S. 94 zu den Ergebnissen der Fitnesstests, die Sie gemacht haben.)

Ihr Ergebnis	Ihr Anfangslevel	Empfehlungen
0 bis 50	Level I	Folgen Sie den täglichen Anleitungen für Level I. Führen Sie jeden zweiten Tag ein 4•3•2•1-Workout aus. Machen Sie an den anderen Tagen irgendeine Form von Herz-Kreislauf-Training oder einer anderen körperlichen Aktivität, die Sie mögen.
51 bis 70	Level I	Folgen Sie den täglichen Anleitungen für Level I. Führen Sie jeden zweiten Tag eine bis drei Wiederholungen eines Level I-Workouts aus; verwenden Sie die Tipps zur Erschwerung der Workouts. Sofern Sie bereits Konditionstraining machen, absolvieren Sie dies an den anderen Tagen.
71 bis 90	Level II	Lesen Sie die täglichen Anleitungen für Level I und springen Sie dann zu Level II. Führen Sie jeden zweiten Tag eine bis drei Wiederholungen eines Level II-Workouts aus; wenn Sie möchten, können Sie die Tipps zur Erschwerung der Übungen verwenden. Sofern Sie bereits Konditionstraining machen, absolvieren Sie dies an den anderen Tagen.
91 bis 100	Level III	Lesen Sie die täglichen Anleitungen für Level I und II und springen Sie dann zu Level III. Führen Sie jeden zweiten Tag eine bis vier Wiederholungen eines Level III-Workouts aus; wenn Sie möchten, können Sie die Tipps zur Erschwerung der Übungen verwenden. Sofern Sie bereits Konditionstraining machen, absolvieren Sie dies an den anderen Tagen.

Die Fitnesstests

Die Tests auf den folgenden Seiten dienen zur Einschätzung Ihres aktuellen Fitnesslevels, insbesondere Ihrer aeroben Leistungsfähigkeit, Ihrer Oberkörper- und Bauchmuskelkraft sowie der Beweglichkeit. Sie sind die Grundlage für einen zukünftigen Vergleich. Sollten Ihre Ergebnisse Sie entmutigen, denken Sie an Ihr Steigerungspotenzial. Bis zum nächsten Test werden Sie Fortschritte machen und sich besser fühlen. Die Tests sind auch ein Mittel zur Motivation. Sie helfen Ihnen:

- Stärken und Schwächen zu erkennen,

- persönliche Ziele zu setzen,

- die Entwicklung während des Programms zu beobachten,

- zu erkennen, wann Sie für eine Steigerung der Trainingsintensität bereit sind.

1,6 km Gehen

Dieser Test ermittelt Ihre aerobe Leistungsfähigkeit, das heißt, er bestimmt die Kraft Ihres Herzens anhand der Fähigkeit, Ihre Muskulatur während der Belastung mit Sauerstoff zu versorgen.

Benötigte Ausrüstung: Turnschuhe und eine Uhr mit Sekundenanzeige
Ziel: Eine Strecke von 1,6 km in der schnellstmöglichen Zeit gehen

Anleitung:

- Eine Strecke von genau 1,6 km festlegen.

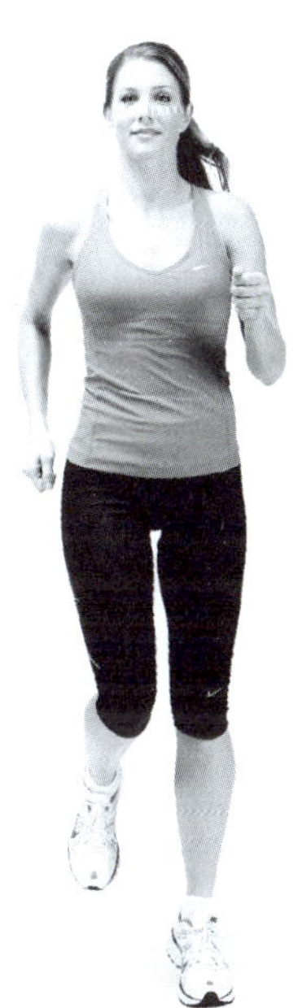

- Zum Aufwärmen 5 bis 10 Minuten locker gehen.

- Nach dem Warm-up auf die Uhr schauen und die 1,6-km-Strecke so schnell wie möglich ohne Unterbrechung gehen. Nicht rennen!

- Bei Schmerzen, Kurzatmigkeit oder sonstigen ungewohnten Beschwerden sofort abbrechen.

- Am Ende der Strecke die Zeit sekundengenau stoppen.

Ergebnisse:

Wenn Sie 16 Minuten oder länger benötigen, bedeutet das eine schwache Herz-Kreislauf-Fitness.

13 bis 15 Minuten bedeuten eine durchschnittliche Herz-Kreislauf-Leistung.

12 Minuten und darunter bedeuten, dass sie über eine gute bis sehr gute Herz-Kreislauf-Fitness verfügen.

Liegestütz-Test

Dieser Test ermittelt die Stärke und Ausdauer Ihrer Oberkörpermuskulatur. Bei Schmerzen in der Schulter oder im unteren Rücken und bei Bluthochdruck sollte dieser Test nicht gemacht werden.

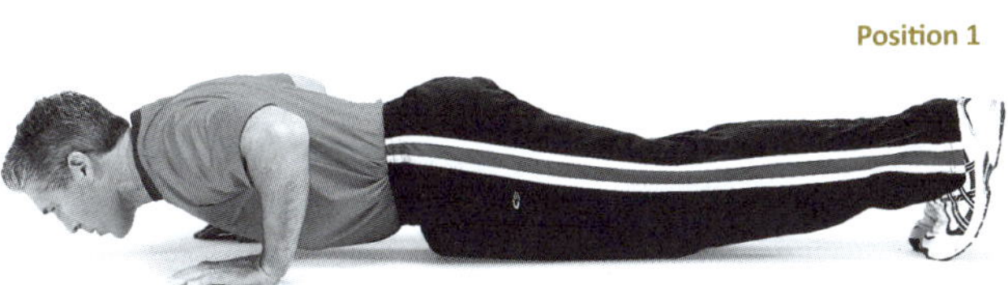

Benötigte Ausrüstung: Übungsmatte (optional)

Ziel: So viele Liegestütze wie möglich ohne Unterbrechung ausführen

Anleitung:

- Zur Vorbereitung auf den Test sollten Sie Ihre Schultern aufwärmen. Beginnen Sie mit 3 bis 5 Minuten leichter aerober Bewegung wie Gehen oder Marschieren auf der Stelle. Anschließend führen Sie eine Abfolge von Schulterbewegungen aus, welche die Blutzirkulation anregen und die Beweglichkeit der Gelenke erhöhen: 1) Schulterrollen vorwärts. Ziehen Sie die Schultern zu den Ohren hoch und lassen Sie sie vorwärts kreisen. 2) Schulterrollen rückwärts. Ziehen Sie die Schultern zu den Ohren hoch und lassen Sie sie rückwärts kreisen. 3) Armkreisen. Führen Sie mit Händen und Armen Kreisbewegungen vorwärts und rückwärts aus.

- Legen Sie sich mit geschlossenen Beinen und geradem Rücken auf den Bauch. Platzieren Sie die Hände unter den Schultern, die Fingerspitzen zeigen nach vorn (Position 1).

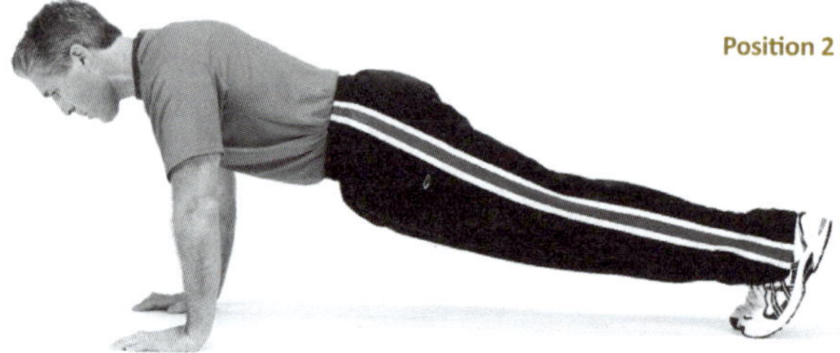

- Drücken Sie Ihren Körper hoch, indem Sie die Arme strecken. Der Rücken bleibt gerade (Position 2). Bei Männern lastet das Gewicht auf den Händen und Zehen, Frauen können zur Unterstützung ihre Knie auf dem Boden ablegen.

- Senken Sie sich in die Ausgangsposition ab, aber nur das Kinn darf den Boden berühren (Brust, Hüften und Beine sollten nicht zum Boden kommen).

- Wiederholen Sie den Liegestütz, sooft Sie können, ohne Pause und ohne sich zu überlasten. Zählen Sie, wie oft Sie es schaffen, mit dem Kinn den Boden zu berühren.

- Es gibt keine zeitliche Begrenzung. Hören Sie erst dann auf, wenn Sie erschöpft sind oder die Liegestütze nicht mehr sauber ausführen können.

Durchschnittliche Ergebnisse für den Liegestütz-Test

für Männer

Alter	20–29	30–39	40–49	50–59	60–69
Ausgezeichnet	36+	30+	25+	21+	18+
Sehr gut	35–29	29–22	24–17	20–13	17–11
Gut	28–22	21–17	16–13	12–10	10–8
Ausreichend	21–17	16–12	12–10	9–7	7–5
Verbesserungswürdig	<16	<11	<9	<6	<4

für Frauen

Alter	20–29	30–39	40–49	50–59	60–69
Ausgezeichnet	30+	27+	24+	21+	17+
Sehr gut	29–21	26–20	23–15	20–11	16–12
Gut	20–15	19–13	14–11	10–7	11–5
Ausreichend	14–10	12–8	10–5	6–2	4–2
Verbesserungswürdig	<9	<7	<4	<1	<1

Viertel-Curl-up (Teilweises Aufrollen)

Für diesen Test brauchen Sie einen Partner, der die Stärke und Ausdauer Ihrer Bauchmuskulatur überprüft.

Benötigte Ausrüstung: Gepolsterte Unterlage oder Matte (optional), Lineal, (Krepp-)Klebeband, Uhr mit Sekundenanzeige

Ziel: So viele Curl-ups wie möglich innerhalb 1 Minute ausführen

Anleitung:

- Wärmen Sie sich 3 bis 5 Minuten mit leichter aerober Bewegung wie Laufen oder Marschieren auf der Stelle auf.

- Um die Bauchmuskeln und den unteren Rücken auf den Test vorzubereiten, legen Sie sich auf den Rücken und machen 8 bis 10 langsame Crunches (siehe S. 118).

- Legen Sie sich auf den Rücken mit den Armen parallel neben dem Körper, die Handflächen zeigen nach unten. Heben Sie den Kopf und rollen Sie das Kinn zur Brust. Ihr Partner markiert am Boden mit Kreppband die Position Ihrer Fingerspitzen. Messen Sie 7,5 cm hinter dieser Markierung ab und platzieren Sie dort ein Objekt – z.B. ein Stück Holz oder ein Buch –, das Sie später beim Aufrollen berühren. (Position 1)

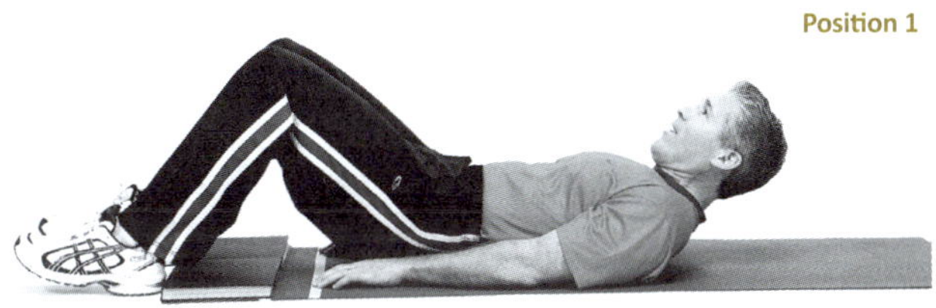
Position 1

- Die Knie sind gebeugt und die Füße schulterbreit aufgestellt. Drücken Sie den unteren Rücken in den Boden. Spannen Sie die Bauchmuskeln an und lösen Sie Kopf und Schultern vom Boden, ohne den unteren Rücken zu bewegen. Während Sie Ihren Oberkörper aufrollen, müssen Ihre Fingerspitzen wenigstens 7,5 cm nach vorne gleiten und den Berührungspunkt erreichen. Passen Sie auf, dass Sie nicht mit dem ganzen Körper nach vorne rutschen (die Distanz zum Berührungspunkt muss gleich bleiben). (Position 2)

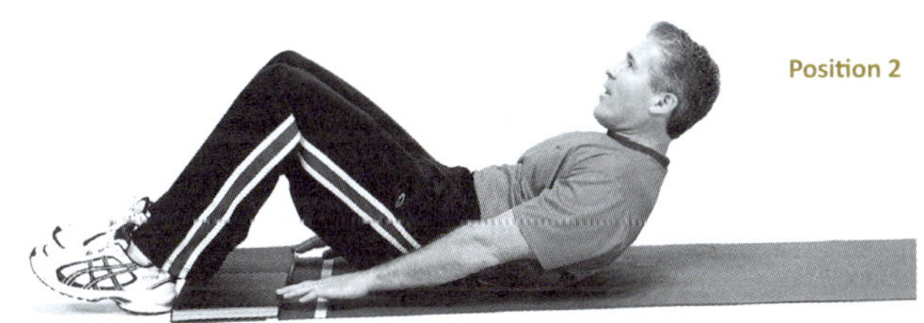
Position 2

- Bringen Sie die Schultern zurück zum Boden und führen Sie dann den nächsten Curl-up aus.

- Zählen Sie, wie oft Sie sich innerhalb einer Minute aufrollen können, ohne dabei eine Pause zu machen.

Durchschnittliche Ergebnisse für Curl-ups

für Männer

Alter	15–19	20–29	30–39	40–49	50–59	60+
Ausgezeichnet	60+	54+	45+	39+	33+	29+
Sehr gut	53	46	39	33	28	21
Gut	48	41	34	28	23	15
Durchschnittlich	41	36	28	21	16	9
Schwach	<41	<36	<28	<21	<16	<9

für Frauen

Alter	15–19	20–29	30–39	40–49	50–59	60+
Ausgezeichnet	53+	45+	36+	31+	24+	20+
Sehr gut	45	39	30	25	15	15
Gut	40	31	25	19	6	5
Durchschnittlich	34	26	19	9	4	2
Schwach	<34	<26	<19	<9	<4	<2

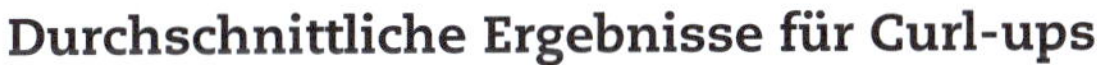

Beweglichkeitstest Sit-and-Reach

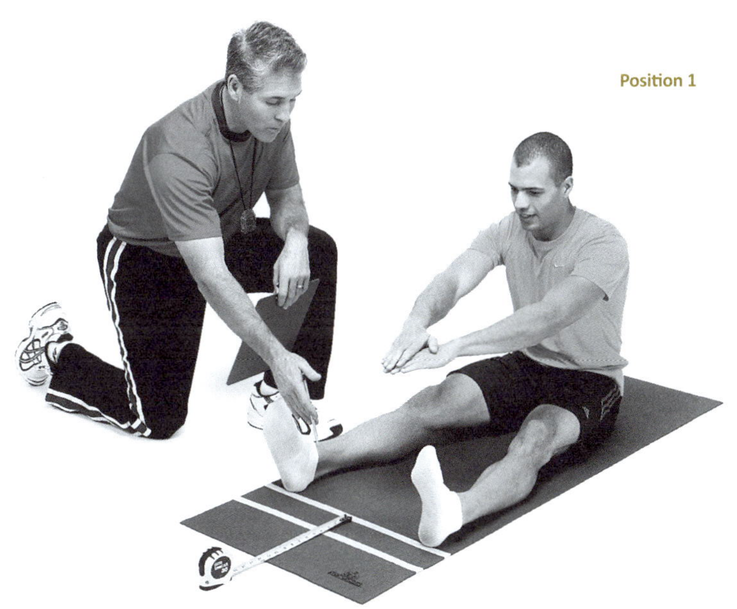
Position 1

Dieser Test bestimmt die Flexibilität Ihres unteren Rückens und der Beinmuskulatur.

Benötigte Ausrüstung: Zollstock oder Maßband, Kreppband

Ziel: Sich mit gestreckten Beinen auf dem Boden sitzend so weit wie möglich nach vorne beugen

Anleitung:

- Setzen Sie sich auf einen bequemen und flachen Untergrund.

- Markieren Sie am Boden bei Ihren Füßen eine ca. 30 cm breite Linie mit dem Kreppband. Dann markieren Sie in 7,5 cm Abstand parallel zur ersten Linie eine zweite.

- Legen Sie eine Hand auf die andere, die Handflächen zeigen nach unten (Position 1). Mit dem Ausatmen strecken Sie sich bis zur zweiten Linie oder darüber hinaus. Die Beine bleiben dabei gestreckt (Position 2).

- Wiederholen Sie dies viermal. Der vierte Versuch wird gemessen.

- Messen Sie, wie weit Sie über die zweite Linie hinauskommen oder dahinter zurückbleiben.

Ergebnisse:

Wenn Sie sich 7,5 oder mehr Zentimeter über die zweite Linie beugen können, ist Ihre Beweglichkeit gut bis hervorragend.

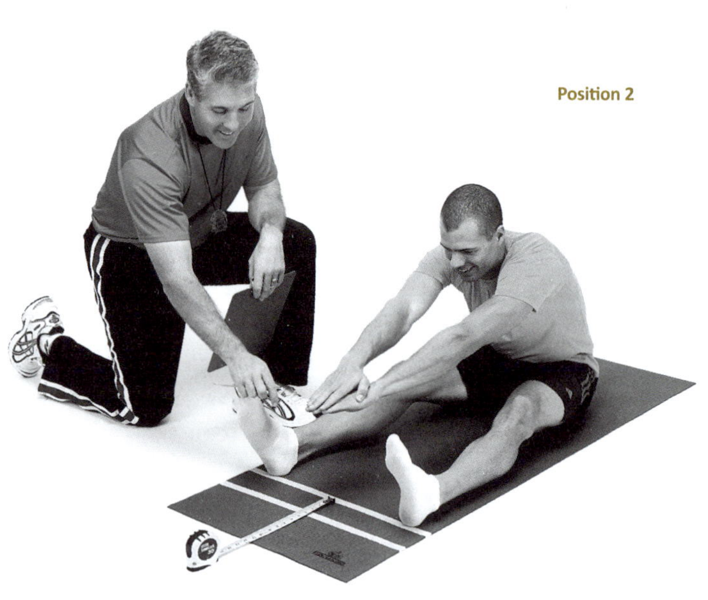

Wie hoch ist Ihr BMI?

BMI steht für Body-Mass-Index, einen Wert zur Einschätzung Ihres Körpergewichts. Das ist hilfreich, um zu erkennen, ob Sie an Übergewicht leiden, das zu gesundheitlichen Problemen führen könnte. Je höher Ihr BMI ist, umso mehr sollten Sie sich um Ihre Gesundheit sorgen. Bei den meisten Menschen lässt sich der allgemeine Gesundheitszustand anhand des BMI besser einschätzen als durch eine Zahl auf der Badezimmerwaage. (Bei Athleten und anderen sehr muskulösen Menschen kann der BMI irreführend sein, da sie aufgrund des höheren Gewichts ihres Muskelgewebes relativ hoch eingestuft werden.)

- Ein gesunder BMI für Erwachsene liegt zwischen 18,5 und 25.

- Ist der BMI höher als 25, ist man übergewichtig.

- Ein BMI über 30 kennzeichnet Fettleibigkeit.

So bestimmen Sie Ihren BMI:

- *Messen Sie Ihre Größe.* Lassen Sie sich ohne Schuhe von einem Freund oder Familienmitglied messen. Auf die Zehenspitzen stellen ist nicht erlaubt. Stehen Sie gerade mit Blick nach vorne.

- *Ermitteln Sie Ihr Gewicht.* Wiegen Sie sich am frühen Morgen, am besten ohne Kleidung. Stellen Sie die Waage auf einer glatten, harten Oberfläche auf. Benutzen Sie während Ihres gesamten 10-Minuten-Programms wenn möglich immer dieselbe Waage, aber schauen Sie nicht zu oft darauf. Ich verspreche Ihnen, dass Sie konstant Fett verlieren und Muskeln aufbauen werden, wenn Sie den täglichen Anweisungen folgen.

- *Finden Sie Ihre BMI-Kategorie heraus* (normal, übergewichtig, fettleibig). In der Tabelle auf der nächsten Seite werden Sie sehen, dass schon der Verlust von 3 oder 5 Kilogramm Sie von der Kategorie »Übergewicht« in die Kategorie »normales Gewicht« bringen kann. Wenn Sie zum Beispiel 1,75 m groß sind

Der Body-Mass-Index

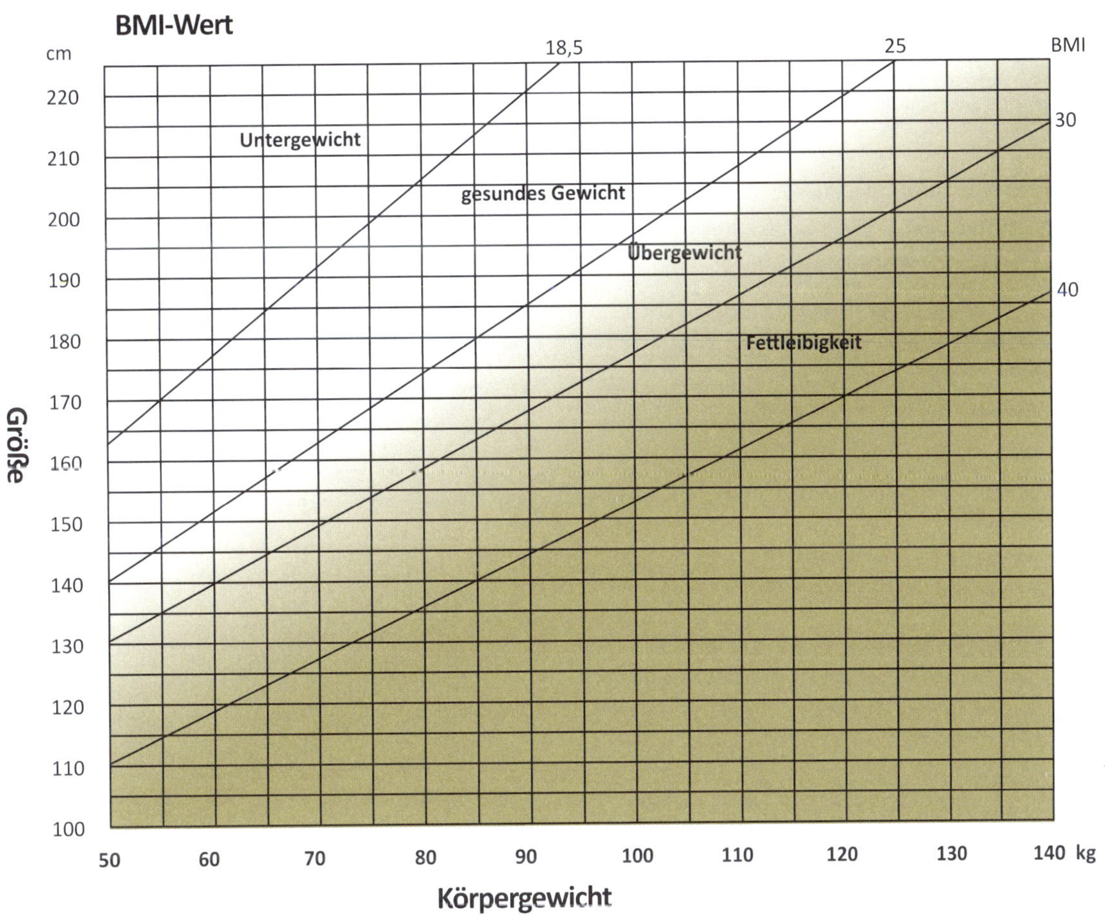

Ihre Fitnesstest-Ergebnisse

und 80 kg wiegen, sind Sie übergewichtig: Nehmen Sie 5 kg ab, sind Sie im gesunden Bereich.

Jedes vernünftige Fitnessprogramm sollte eine Standortbestimmung einschließen. Schreiben Sie die Ergebnisse der Fitnesstests unten auf. Nach Abschluss von Level I (und Level II und III) wiederholen Sie die Tests und tragen die verbesserten Ergebnisse ein. Das gibt Ihnen den unmissverständlichen Beweis, dass Ihre Bemühungen zu wunderbaren Resultaten führen.

1,6 km Gehen

Ich habe die 1,6 km erfolgreich in ___ Minuten zurückgelegt.

Liegestütz-Test

Ich habe erfolgreich ___ Liegestütze gemacht.

Viertel-Curl-up

Ich habe erfolgreich ___ Viertel-Curl-ups geschafft.

Beweglichkeitstest Sit-and-Reach

Ich war in der Lage, ___ cm vor/hinter der Linie den Boden zu erreichen.

Body-Mass-Index (BMI)

Meine Größe ist: ___

Mein Gewicht ist: ___

Meine BMI-Kategorie ist: ___

IHR DERZEITIGER GESUNDHEITSZUSTAND

Herzlichen Glückwunsch, Sie haben jetzt den »Fitnessteil« dieser Auswertung geschafft! Lassen Sie uns jetzt einen kurzen Blick auf Ihren allgemeinen Gesundheitszustand werfen.

Im nächsten Abschnitt haben Sie die Möglichkeit, einige Tests zu machen, die als Gradmesser Ihrer Gesundheit dienen. Regelmäßig ausgeführt, sind diese Tests »Erfolgsmesser«, die Ihnen zeigen, wie sich das 10-Minuten-Programm auf jeden Bereich Ihres Lebens positiv auswirkt. Als Erstes messen Sie Ihren Taillen- und Hüftumfang. Dann messen Sie Ihren Blutdruck. Außerdem können Sie Ihre Cholesterinwerte, den Blutzucker und Ihre Triglyceridwerte überprüfen und optional einige andere Gesundheitstests machen. Schließlich möchte ich Sie noch dazu ermutigen, ein Vorher- und ein Nachher-Foto zu machen und die Verpflichtung auf Seite 103 zu unterschreiben (keine Angst, Sie werden nur versprechen, sich jeden Tag 10 Minuten zu bewegen und Essen als Energielieferant zu betrachten).

Bestimmen Sie Ihren Taillen-Hüft-Quotienten (waist to hip ratio, »whr«)

Mit der Zeit sammeln sich bei den meisten von uns einige Fettpolster um Taille und Hüfte herum an, und wo genau sich diese Fettpolster befinden, ist von entscheidender Bedeutung. Je größer der Taillen-Hüft-Quotient ist, umso größer ist das Risiko, an Bluthochdruck, einer Herzkrankheit oder Diabetes Typ II zu erkranken. Das Verhältnis von Taille zu Hüfte zu messen, ist eine praktische Methode, Ihre Entwicklung auf dem Weg zu mehr Fitness zu beobachten.

Um Ihren Taillen-Hüft-Quotienten genau zu bestimmen:

- Messen Sie Ihre Taille. Stellen Sie sich mit geschlossenen Füßen hin. Strecken sie die Arme schulterhoch zur Seite. Lassen Sie sich von einem Freund das Maßband leicht, aber eng rund um die schmalste Stelle der Taille legen, auf der Höhe des Nabels und parallel zum Boden. Atmen Sie aus – mit der Einatmung dehnt sich der Bauch aus – und notieren Sie Ihren Taillenumfang in der Leerzeile unten.

- Messen Sie Ihre Hüfte. Nun lassen Sie sich von einem Freund das Maßband um die stärkste Stelle Ihrer Hüften legen (die breiteste Stelle des Gesäßes). Notieren Sie Ihren Hüftumfang in der Leerzeile unten.

- Teilen Sie Ihren Taillenumfang durch Ihren Hüftumfang. (Falls sie keinen Taschenrechner haben, besuchen Sie den waist/hip ratio calculator auf www.4321fitness.com.) Tragen Sie das Ergebnis in die Leerzeile unten ein.

- Mein Taillenumfang:

- Mein Hüftumfang:

- Mein Taillen-Hüft-Quotient:

Frauen: Bei einem Taillen-Hüft-Quotienten größer als 0,8 besteht ein erhöhtes Risiko, an einer Herzkrankheit, Diabetes, Bluthochdruck oder einem Schlaganfall zu erkranken.

Männer: Bei einem Taillen-Hüft-Quotienten, der größer als 1,0 ist, besteht eine erhöhtes Risiko an einer Herzkrankheit, Diabetes, Bluthochdruck oder einem Schlaganfall zu erkranken.

Messen Sie Ihren Blutdruck

Der Blutdruck ist der Druck, den das Blut auf die Blutgefäßwände, speziell auf die Arterien, ausübt. Bluthochdruck, der auch durch Ablagerungen an den Gefäßwänden entstehen kann, zwingt das Herz, schwerer zu arbeiten, und erhöht mit der Zeit das Risiko, einen Schlaganfall, Herzinfarkt, Herzversagen, arterielles Aneurysma oder Nierenversagen zu erleiden. Schon leicht erhöhter Blutdruck verkürzt Ihre Lebenserwartung. Extremer Bluthochdruck, der nicht behandelt wird, hat mit der Zeit tödliche Folgen, besonders wenn er in Kombination mit Rauchen, Übergewicht, hohem Cholesterinspiegel oder Diabetes auftritt. Bluthochdruck

Machen Sie ein Vorher-Foto

Nichts ist motivierender als die äußerlich sichtbaren Veränderungen Ihrer Erscheinung, die in den nächsten zwölf Wochen eintreten werden. Bitten Sie einen Freund oder ein Familienmitglied, ein Vorher- und ein Nachher-Bild von Ihnen zu machen. Für ein möglichst deutliches Ergebnis:

- Stehen Sie nicht zu nah an der Kamera. Machen Sie ein Bild von Ihrem gesamten Körper.
- Stehen Sie nicht zu weit von der Kamera entfernt. Das Bild soll auch nicht zu klein sein.
- Tragen Sie körperbetonende Kleidung, z.B. einen Badeanzug oder eng anliegende Sportkleidung.
- Stellen Sie sich vor einen neutralen Hintergrund wie z.B eine weiße Wand.
- Machen Sie sowohl das Vorher- als auch das Nachher-Bild am selben Ort.

Wir wollen mit Ihnen angeben! Wenn Sie wollen, können Sie Ihre Vorher- und Nachher-Bilder bei www.4321fitness.com hochladen. Wir möchten Ihre Bilder und Geschichte anderen mitteilen, um sie mit Ihrem Erfolg zu motivieren.

wird deshalb auch als »leiser Killer« bezeichnet; meist bringt er keine auffälligen Symptome mit sich.

Üblicherweise misst medizinisches Personal den Blutdruck, indem eine Blutdruckmanschette um den Oberarm gelegt wird. Diese wird aufgeblasen, um den Fluss des Blutes zurückzuhalten, dann wird die Manschette wieder gelockert, und mit einem Stethoskop wird der wieder beginnende Fluss des Blutes abgehört. Es gibt auch elektronische Maschinen mit einer aufblasbaren Manschette, die automatisch den Druck ablesen. Manche Apotheken haben Selbstbedienungsgeräte, und Sie können auch Kontrollgeräte für zu Hause bestellen. Nicht alle Geräte arbeiten gleich präzise.

Blutdruckergebnisse können sich je nach Messmethode unterscheiden. Auch wenn die Manschette zu klein oder groß ist, kann das Resultat ungenau sein. Die Ergebnisse können von Arm zu Arm verschieden ausfallen. Ihr Blutdruck kann auch von Ihrem Gemütszustand beeinflusst werden; wenn die Arztpraxis Sie sehr nervös

macht, können Sie den so genannten »Weißer-Kittel«-Blutdruck bekommen, der durch Ihre Stresssituation künstlich erhöht ist.

Der Blutdruck wird mit zwei Werten angegeben: systolisch und diastolisch. Der Messwert, der angezeigt wird, wenn der Blutfluss wieder zu hören ist, ist der systolische Druck. Dieser Wert gibt den maximalen Blutdruck an, der erzeugt wird, wenn das Herz sich kontrahiert. Der zweite Messwert, abzulesen, wenn der Blutfluss nicht mehr gehört wird, ist der diastolische. Dieser entspricht dem Dauerdruck im arteriellen Gefäß, wenn das Herz zwischen zwei Schlägen entspannt. Wenn Ihr systolischer Wert 120 mm Hg ist und Ihr diastolischer Wert 80 mm Hg, dann ist Ihr Blutdruckwert 120/80, »120 zu 80«.

systolisch	diastolisch	Risikoklassifizierung
Unter 120	unter 80	normal
120 bis 139	80-89	leicht erhöhter Blutdruck
140 bis 159	90 bis 99	Bluthochdruck 1. Grades
mehr als 160	mehr als 100	Bluthochdruck 2. Grades

Die American Heart Association schätzt, dass wahrscheinlich einer von drei Erwachsenen an Bluthochdruck leidet – 73 Millionen Menschen in den USA! Wie Bluthochdruck entsteht, ist nicht exakt geklärt. Einige Menschen haben eine genetische Veranlagung; bei anderen wirken sich schlechte Ernährungsgewohnheiten aus, ein übermäßiger Konsum von Salz, Fettleibigkeit und eine sitzende Tätigkeit werden mit Bluthochdruck in Verbindung gebracht. Veränderungen in den Essgewohnheiten und mehr Bewegung helfen, zu hohen Blutdruck zu senken, selbst wenn eine genetische Disposition für diese Krankheit vorliegt.

Mein systolischer Wert ist:

Mein diastolischer Wert ist:

Mein Blutdruck ist:

❏ normal

❏ leicht erhöht, Medikamente werden nicht genommen

❏ zu hoch, wird medikamentös behandelt.

Ausgangsblutbild: Zucker, Cholesterin und Triglyceride

Wir bieten unseren Klienten meist eine umfangreiche Analyse des Blutbildes an, die 40 verschiedene Parameter umfasst. Wenden Sie sich an Ihren Hausarzt oder eine andere medizinische Einrichtung, wenn Sie an einer Untersuchung Ihres Blutes interessiert sind. Sie brauchen eine professionelle Interpretation, es sei denn, Sie sind selbst Mediziner. Für das 10-Minuten-Programm empfehle ich Ihnen, zumindest folgende Werte Ihrer Blutzusammensetzung einzuholen:

- **Blutzuckerspiegel im nüchternen Zustand.** Ein normales Ergebnis liegt zwischen 70 und 99 mg/dl.

- **Gesamtcholesterinspiegel.** Ihre Werte können Sie folgendermaßen interpretieren:

Gesamtcholesterinwert	Risikoklassifizierung
Unter 200 mg/dl	wünschenswert
200 bis 239 mg/dl	grenzwertig
240 mg/dl und darüber	unerwünscht

- **HDL-Cholesterinspiegel oder »gutes« Cholesterin** HDL transportiert »schlechtes« Cholesterin aus dem Blut zur Leber; dort wird es vom Körper ausgeschieden. Je höher der Wert ist, desto besser, da HDL vor Herzkrankheiten schützt.

HDL (»gutes«) Cholesterin	Risikoklassifizierung
60 mg/dl und darüber	wünschenswert
40 bis 60 mg/dl	akzeptabel
unter 40 mg/dl	unerwünscht

- **LDL-Cholesterinspiegel oder »schlechtes« Cholesterin** LDL-Cholesterin neigt dazu, im Blut zu bleiben und kann sich an den Gefäßwänden der Arterien ablagern. Dies erhöht das Risiko eines Herzinfarkts oder Schlaganfalls. Je niedriger der Wert ist, desto besser.

LDL (»schlechtes«) Cholesterol	Risikoklassifizierung
unter 100 mg/dl	wünschenswert
100 bis 129 mg/dl	akzeptabel
130 bis 159 mg/dl	grenzwertig
160 bis 189 mg/dl	unerwünscht
190 mg/dl oder darüber	absolut unerwünscht

Ihr Cholesterinwert kann auch im Verhältnis des Gesamtcholesterinspiegels zum HDL-Cholesterinspiegel dargestellt werden.

Teilt man den Wert des HDL-Cholesterinspiegels durch den Wert des Gesamtcholesterinspiegels, erhält man den Quotienten. Ist zum Beispiel der Wert des Gesamtspiegels 200 mg/dl und der Wert des HDL-Cholesterinspiegels 50 mg/dl, beträgt der Quotient 4:1. Ein gesunder Quotient liegt unter 5:1; der optimale Quotient wäre 3,5:1. Man kann auch den LDL-Cholesterinspiegel im Verhältnis zum HDL-Cholesterinspiegel angeben. In dem Fall sollte der Quotient unter 3,5 liegen.

The American Heart Association empfiehlt, den Cholesterinspiegel in absoluten Werten an Stelle von Quotienten zu betrachten. Absolute Werte geben Ärzten eine bessere Vorstellung, welche Behandlung geeignet ist.

- **Triglyceridwerte** Zirkulieren im Blut hohe Mengen von den sogenannten Triglycerid-Fetten, so besteht ein erhöhtes Risiko, eine Herzkrankheit zu erleiden. So sind folgende Resultate einzuschätzen:

Triglycerid	Risikoklassifizierung
unter 150 mg/dl	erwünscht
150 bis 199 mg/dl	grenzwertig
200 bis 499 mg/dl	unerwünscht
500 oder darüber	absolut unerwünscht

Die Ergebnisse Ihres Blutbildes

Notieren Sie unten die Ergebnisse Ihres ersten Blutbildes. Sie werden sich bei der nächsten Blutanalyse über die verbesserten Ergebnisse freuen.

Mein Blutzuckerspiegel ist:___

Mein Gesamtcholesterinspiegel ist:___

Mein HDL-(gutes Cholesterin) Cholesterinspiegel ist:___

Mein LDL-(schlechtes Cholesterin) Cholesterinspiegel ist:___

Meine Triglyceridwerte betragen:___

Zusätzliche Gesundheitsuntersuchungen

Das Gesamtbild Ihrer Gesundheit kann man wie die Zusammensetzung eines Bildes aus verschiedenen Pixeln betrachten. Die Pixel sind Ihre Testergebnisse. Mit einigen wenigen groben Pixeln erhält man ein allgemeines, leicht verschwommenes Bild. Fügt man mehr Pixel hinzu, wird das Bild schärfer. Wenn Sie Ihr Gesundheitsbild genau analysieren wollen, brauchen Sie ein Bild, das sich aus Dutzenden von Pixeln zusammensetzt. Ihr Arzt, Heilpraktiker oder Ihr Fitnesscenter können zusätzliche Tests durchführen, die Ihnen helfen, das Bild Ihres derzeitigen Gesundheitsstandes zu vervollständigen. Das können sein:

- Zusätzliche Tests der Herz-Kreislauf-Ausdauer

- Zusätzliche Tests der Muskelstärke

- Lungenfunktionstest

- Ruhepulstest

- Messung der Knochendichte

Sind Sie bereit, eine Verpflichtung zu unterschreiben?

Bitte füllen Sie das unten stehende Versprechen an sich selbst aus. Denken Sie daran, das Datum des Beginns einzufügen. Während die Wochen vergehen und Sie immer fitter werden, wird dieses Datum für Sie immer wichtiger.

Vielleicht möchten Sie auch eine Kopie dieses Vertrages an Ihrem Kühlschrank anbringen oder in Ihrer Geldbörse aufbewahren. Schriftliche Vereinbarungen sind sehr mächtig – auch die, die Sie mit sich selbst schließen.

Ich,____________, verspreche, mich für die nächsten 28 Tage jeden Tag 10 Minuten zu bewegen, einschließlich des 4.3.2.1-Workouts drei- bis viermal pro Woche. Außerdem werde ich Essen als Energielieferant betrachten.

Unterschrift___________

Datum_______________

Kapitel 7

Level I: Jetzt geht's los!

Fitness mithilfe des eigenen Körpergewichts

Das war's! Jetzt können Sie anfangen. Auf den nächsten Seiten finden Sie Ihre ersten vier 10-Minuten-Workouts. Jedes Workout besteht aus 4 Minuten H.E.A.T., 3 Minuten Krafttraining, 2 Minuten Core-Training und 1 Minute Dehn- und Atemübungen. Jede Übung hat eine schriftliche Anleitung, »so-geht's« -Fotos, Richtlinien zur perfekten Haltung und Tipps, wie man die Übung einfacher oder schwieriger gestalten kann, abhängig von Ihrem Fitnessniveau. Level I widmet sich Übungen, die ausschließlich mit dem eigenen Körpergewicht ausgeführt werden – Geräte werden nicht benötigt. Das bedeutet auch, dass Sie die Übungen machen können, wann immer und wo immer Sie wollen, drinnen oder draußen. Wenn Sie erst einmal vertraut mit den verschiedenen Übungen sind, fangen Sie vielleicht an, ein paar Dehnungen zu machen, während Sie am Flughafen warten, ein paar Bauchmuskelübungen beim Fernsehen oder einige Ausfallschritte im Büro nach einer langen Sitzung, die Sie buchstäblich hat einrosten lassen!

Benutzen Sie eine Matte für mehr Komfort

Alle Übungen des Trainingslevels 1 arbeiten mit dem Körpergewicht, zusätzliche Geräte werden dafür nicht benötigt, aber vielleicht möchten Sie für mehr Bequemlichkeit und Sicherheit in eine Übungsmatte investieren. Mittlerweile kann man zwischen Pilates-, Aerobic- und/oder Yoga-Matten wählen. Pilates-Matten bieten die beste Polsterung. Die dünneren Yoga-Matten geben mehr Halt und verhindern das Abrutschen. Idealerweise ist die Matte zwischen einem und 5 Zentimetern dick. Sie sollte groß genug sein für Ihren gesamten Körper in Länge und Breite. Viele Übungsmatten bekommt man schon für unter 25€. Erkundigen Sie sich in einem Sportfachgeschäft oder besuchen Sie meine Website, www.4321fitness.com, dort finden Sie verschiedene vertrauenswürdige Anbieter für Fitnessausstattung. Falls Sie Teppichboden haben, genügt auch ein Handtuch.

Die Zeitvorgabe während des Workouts

Inzwischen sind Sie schon vertraut mit den verschiedenen Zeitintervallen der vier Abschnitte des 10-Minuten-Programms:

- Während der 4 Minuten H.E.A.T.-Phase wechseln Sie zwischen 30 Sekunden intensiver Belastung und 30 Sekunden mittlerer Belastung ab. Für einen gleichmäßigen Wechsel müssen Sie folglich wissen, wie lang 30 Sekunden sind.

- In dem Abschnitt, der Widerstand und Core-Muskulatur trainiert, dauert jede Übung eine Minute; Sie müssen jede Übung rechtzeitig beenden und umgehend die folgende beginnen.

- Der Dehnungs-und Atmungsabschnitt wird in zwei 30-Sekunden-Übungen unterteilt, also müssen Sie auch hier die Zeit messen.

Meine Klienten waren sehr erfinderisch, was den Gebrauch verschiedener Zeitmesser angeht. Versuchen Sie es mit einer der folgenden Vorgehensweisen:

Eine große Wanduhr mit Sekundenzeiger Finden Sie eine große, schöne und günstige Uhr und bringen Sie sie an einem gut sichtbaren Platz an. Der Sekundenzeiger gibt Ihnen Orientierung für die Intervalle in der H.E.A.T-Phase und während des übrigen Workouts.

Eine Armbanduhr mit Sekundenzeiger Benutzen Sie eine analoge Armbanduhr genauso wie die Wanduhr.

Eine digitale Sportuhr Armbanduhren dieser Art erlauben Ihnen, auf Knopfdruck verschiedene Aspekte des Workouts zu starten und zu stoppen. Einige haben Sonderfunktionen, wie z.B. Pulsmesser.

Eine Stoppuhr Tragen Sie die Stoppuhr um Ihren Hals. Die meisten Stoppuhren haben Zeitmesser, die Ihnen ermöglichen, das gesamte Programm, und auch die einzelnen Intervalle zu messen.

Ein Handy Die meisten Handys haben eine Stoppuhr-Funktion. Wenn Sie diese in Ihrem Handy gefunden haben, kann es schon losgehen.

Eine Aufnahme Ihrer Stimme Eine der innovativsten Möglichkeiten, Ihr Training zu kontrollieren, ist eine Tonaufnahme (Handy, Aufnahmegerät, Laptop) und eine Stoppuhr. Nehmen Sie selbst Ihre eigenen Instruktionen zu Beginn und Ende der Übung auf. Sie können sogar motivierende Ermutigungen einbauen: »Okay, Sean, los geht's ... das wird heute ein super Training!« Wenn eine Übung sich dem Ende nähert: »Noch 4 Sekunden ... 3 Sekunden ... 2 Sekunden, Stopp. Weiter geht's! Jetzt kommt der nächste Teil.« Sie brauchen nicht mal auf die Uhr zu schauen und folgen einfach Ihrer eigenen Stimme.

MP3-Aufnahme Wenn Sie einen Hang zur Technik haben, können Sie Ihr persönliches Workout mit Musik und Ihrer eigenen Stimme wahlweise auf CD oder MP3 aufnehmen und überallhin mitnehmen.

Bewegung zur Musik

Nichts macht Training unterhaltsamer als etwas Musik im Hintergrund. Drehen Sie die Lautstärke hoch und üben Sie mit Ihrer Lieblingsmusik. Bevor Sie wissen, wie Ihnen geschieht, fühlen Sie sich wieder wie ein Kind.

Einstufung der Intensität in der H.E.A.T.-Phase

Mit Hilfe dieser Skala können Sie die richtige Trainings-Intensität während der H.E.A.T. -Phase einschätzen.

Intensitätsskala

1.leicht
2.leicht/langsam
3.langsam

leichte Atmung, wenig Anstrengung

4. langsam/moderat
5. moderat

Atmung, als ob Sie jemanden einholen wollen

6.moderat/schnell
7.schnell
8.schnell/intensiv
angestrengt

Atmung, als ob Sie einem Taxi hinterher rennen

9.Intensiv
10.Hohe
Anstrengung

Geben Sie alles! So schnell und intensiv Sie können; Wettkampf

Ihr H.E.A.T. - Ausdauertraining sieht so aus:

30 Sekunden moderate Aktivität	Warm-up : Stufe 1-3
30 Sekunden H.E.A.T.	Stufe 4-5
30 Sekunden moderate Aktivität	Stufe 3
30 Sekunden H.E.A.T.	Stufe 6-7
30 Sekunden moderate Aktivität	Stufe 4
30 Sekunden H.E.A.T.	Stufe 7-8
30 Sekunden moderate Aktivität	Stufe 5
30 Sekunden H.E.A.T.	Stufe 9-10

Insgesamt **4** Minuten Aktivität

Aufwärmen für Ihr Workout

Während des H.E.A.T.-Abschnitts wechseln Sie zwischen sehr schneller und moderater Aktivität ab. Idealerweise wärmen Sie vor jedem Workout Ihre Muskeln 3-5 Minuten auf. Richtiges Aufwärmen bereitet Sie gut vor, denn es erhöht den Blutfluss (und die Sauerstoffversorgung) zu den Muskeln, erhöht die Körpertemperatur, bereitet die Muskeln zur effizienten Kontraktion vor, vermindert Steifheit der Muskeln, erhöht den Bewegungsgrad und minimiert das Riskio einer Verletzung. Außerdem bereitet das Aufwärmen Sie mental vor, bringt Sie weg von den Alltagssorgen und legt Ihren Fokus auf das kommende Training.Um sich richtig aufzuwärmen und die Körpertemperatur zu erhöhen, bewegen Sie sich rhythmisch über einige Minuten in mittlerer Geschwindigkeit; z.B. laufen oder auf der Stelle marschieren. Um die Muskeln, die während des 4.3.2.1-Workouts am meisten beansprucht werden, effektiv vorzubereiten, machen Sie dann dynamische Bewegungen wie z.B. Hampelmänner (S. 123), eine Reihe Ausfallschritte (S. 137) oder Flugzeuge (Seite 191). Probieren Sie, was für Sie am besten funktioniert.Wenn Sie keine Zeit fürs Aufwärmen haben, beginnen Sie den H.E.A.T.-Abschnitt mit einer schonenderen Geschwindigkeit und integrieren das Aufwärmen in Ihr 10-Minuten-Programm. Nutzen Sie die ersten 2 Minuten der H.E.A.T.-Phase, um sich körperlich aufzuwärmen und geistig auf das Training einzustellen.

WORKOUT 1

Willkommen zum ersten 4.3.2.1-Workout – Ihrem ersten Schritt auf dem Weg zur Fitness! Dieses 10-minütige Ganzkörper-Workout ist bestens geeignet für alle, die wieder in Form kommen wollen. Es ist auch gut für die Zeit nach einer Verletzung oder Genesung von einer Krankheit. Man kommt nicht ins Schwitzen (okay, vielleicht werden einige unter Ihnen etwas »glühen«), und man kann zu Hause, im Büro, draußen oder in einem Hotelzimmer trainieren und sogar, wenn man allein im Wartezimmer sitzt. Alle Bewegungen arbeiten mit Ihrem Körpergewicht, so dass Sie keine zusätzlichen Fitnessgeräte brauchen. Ein kompletter Durchlauf dieses Workouts trainiert jede große Muskelgruppe in Ihrem Körper und regt den Stoffwechsel über Stunden an.

4 Minuten | Hochintensives Ausdauertraining (H.E.A.T.)

Stuhljogging

GERÄTE: Stabiler Stuhl

BEANSPRUCHTE MUSKELN: Herz, Schultern, Arme, Core und Beine

Für das heutige H.E.A.T.-Workout müssen Sie nicht einmal aufstehen! Stuhl-Jogging ist eine großartige Ausdauerübung, die Ihnen die Vorteile des Joggens bietet, ohne Füße, Hüften und Kniegelenke übermäßig zu belasten.

▶ AUSGANGSPOSITION

Sitzen Sie aufrecht auf der Kante eines stabilen Stuhls, die Füße hüftbreit auseinander. Beugen Sie die Arme im 90°-Winkel (Position 1).

▶ LOS GEHT'S

1. Spannen Sie die Bauchmuskulatur an und fangen Sie an, Beine und Arme sanft zu bewegen, als würden Sie langsam joggen. Linker Arm und rechtes Bein heben sich gleichzeitig, und vice versa. Drücken Sie sich vom Ballen ab – nicht von der Ferse – und heben Sie die Knie so hoch, wie es Ihnen angenehm ist. Halten Sie eine gemächliche Geschwindigkeit über 30 Sekunden (Position 2).

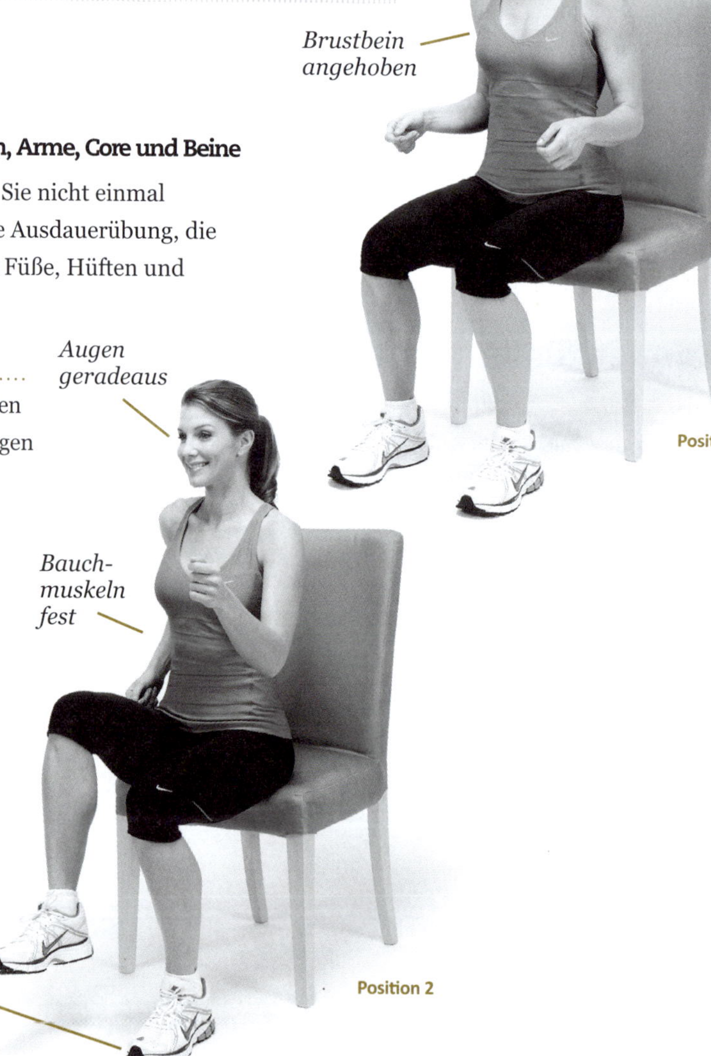

2. Jetzt beugen Sie sich leicht aus der Taille heraus nach vorn, führen dieselbe Bewegung aus, aber schneller. Bewegen Sie Arme und Beine so schnell Sie können und es Ihnen angenehm ist. Halten Sie eine zügige Geschwindigkeit über 30 Sekunden bei.

3. Wechseln Sie schnelles und langsames Tempo alle 30 Sekunden ab, insgesamt 4 Minuten. Versuchen Sie, nach und nach in den langsamen Abschnitten schneller zu werden und in den schnellen Abschnitten noch schneller. Geben Sie in den letzten 30 Sekunden alles!

Zu schwer? Mach's leichter

- Lassen Sie die Hände während der Übung auf den Hüften.
- Bewegen Sie sich langsamer.

Zu leicht? Mach's schwerer

- Bewegen Sie Arme und Beine noch schneller während der langsamen und schnellen Abschnitte.
- Nehmen Sie Wasserflaschen oder andere Gewichte in die Hände.

10-MINUTEN-TIPPS

Auch eine einfache Bewegung sollte mit der korrekten Haltung ausgeführt werden. Und vergessen Sie nicht zu atmen. Die Luft anzuhalten, lässt die 4 Minuten nicht schneller vergehen!

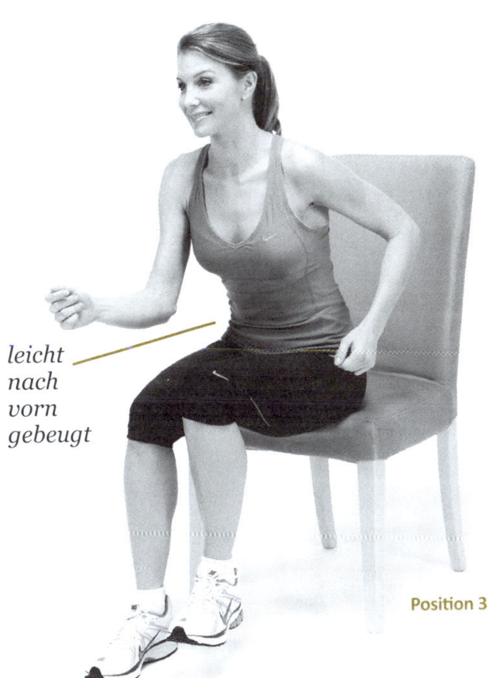

❸ Minuten | Krafttraining

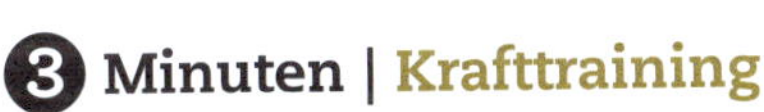

Statische Kniebeuge an der Wand

GERÄTE: Wand oder anderes festes Objekt
BEANSPRUCHTE MUSKELN: Beine, Gesäß und Core

Diese Übung kann überall gemacht werden, wo eine Wand ist – in Ihrem Büro während eines Konferenz-Telefonats, in der Küche beim Kochen, im Badezimmer, wenn die Kinder in der Badewanne sind, oder wenn Sie in der Schlange vorm Kino stehen.

▶ AUSGANGSPOSITION

Lehnen Sie sich an eine glatte Wand, die Füße hüftweit geöffnet, Arme an der Seite. Laufen Sie mit den Füßen 3 oder 4 Schritte nach vorn und beugen Sie die Knie (Position 1).

▶ LOS GEHT'S

1. Lassen Sie den Oberkörper aufrecht und den Rücken gegen die Wand gelehnt, beugen Sie beide Knie und gleiten so tief wie möglich nach unten.

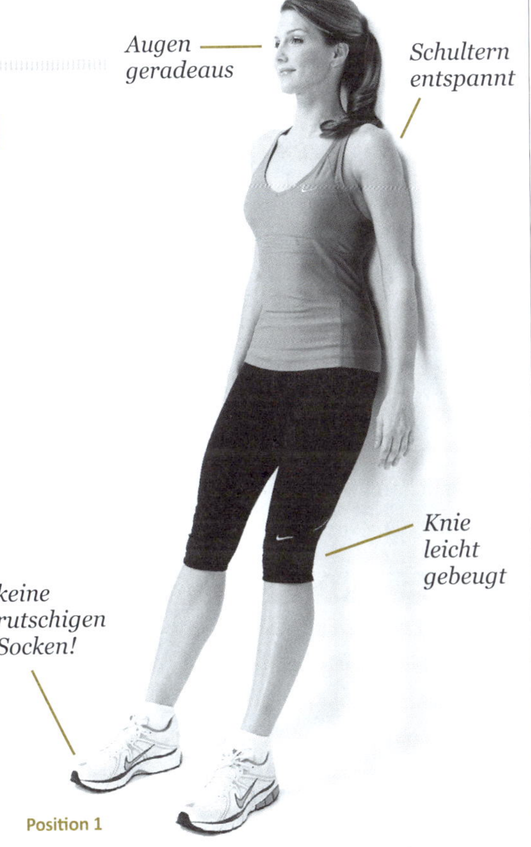

2. In der Kniebeuge angekommen, achten Sie darauf, dass die Knie nicht über die Zehen hinausragen. Von den Knien zur Mitte des Fußes sollten Sie eine vertikale Linie den Unterschenkel entlang ziehen können. Falls nötig, stellen Sie die Füße weiter weg von der Wand auf und beginnen von vorn (Position 2).

3. Halten Sie die Kniebeuge bis zu 1 Minute lang.

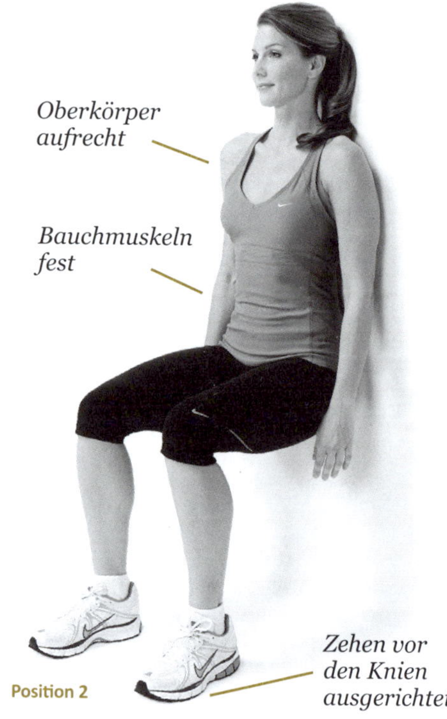

Zu schwer? Mach's leichter

- Gehen Sie nicht so tief in die Kniebeuge. Sie können mit einer Viertel-Kniebeuge beginnen. Mit der Zeit schaffen Sie es tiefer.

- Lassen Sie die Hände auf den Hüften.

- Halten Sie die Position kürzer als 1 Minute.

- Machen Sie eine Pause und wiederholen Sie die Kniebeuge.

Zu leicht? Mach's schwerer

- Gehen Sie tiefer in die Kniebeuge.

- Halten Sie die Arme über den Kopf. Stellen Sie sich vor, Sie machen ein »Touchdown-Signal« (American Football: beide Arme über den Kopf strecken, Handflächen zueinander). Die Daumen zeigen zur Wand, die Schultern bleiben unten.

- Halten Sie ein einzelnes Objekt als Gewicht, z.B. eine Tasche oder Aktentasche oder eine Bratpfanne mit beiden Händen über den Kopf.

- Halten Sie zwei Gegenstände, z.B. Flaschen oder Briefbeschwerer, eins in jeder Hand, über den Kopf.

- In der Kniebeuge heben Sie langsam das linke Knie zur Brust hoch, der linke Fuß hebt sich einige Zentimeter vom Boden. Verlagern Sie Ihr Gewicht auf den rechten Fuß. Die Herausforderung erhöht sich, wenn das linke Knie noch höher gehoben wird. Versuchen Sie, diese Position 30 Sekunden lang zu halten, dann wechseln Sie das Bein und halten nochmals 30 Sekunden.

- Halten Sie die Kniebeuge länger als eine Minute.

> ### 10-MINUTEN-TIPPS
> Achten Sie auf Ihre Haltung; es kann sonst unnötiger Druck auf den Knien und anderen Körperteilen lasten. Denken Sie daran, während der ganzen Übung ruhig zu atmen.

Liegestütz an der Wand

GERÄTE: Wand oder ein anderes feststehendes Objekt
BEANSPRUCHTE MUSKELN: Brust, Schultern, Arme und Core

Ebenso wie die statische Kniebeuge kann der Liegestütz an der Wand an jedem Ort mit einer Wand ausgeführt werden. Diese Übung macht aus dem militärischen Liegestütz eine leichtere Bewegung. Sie bringt Ihnen die Vorteile des klassischen Liegestützes – straffere und stärkere Arme, Brust-, Bauch- und Rückenmuskeln –, ohne sich auf den Boden zu legen.

▶ AUSGANGSPOSITION

Stützen Sie die Hände auf Schulterhöhe und etwas weiter als schulterbreit geöffnet in Liegestütz-Position gegen eine Wand; die Finger sind gespreizt, zeigen nach oben und leicht nach außen. Laufen Sie mit den Füßen ca. 1 Meter zurück und lehnen Sie sich gegen die Wand. Die Ellenbogen sind leicht gebeugt und der Kopf in einer Linie mit dem Körper (Position 1).

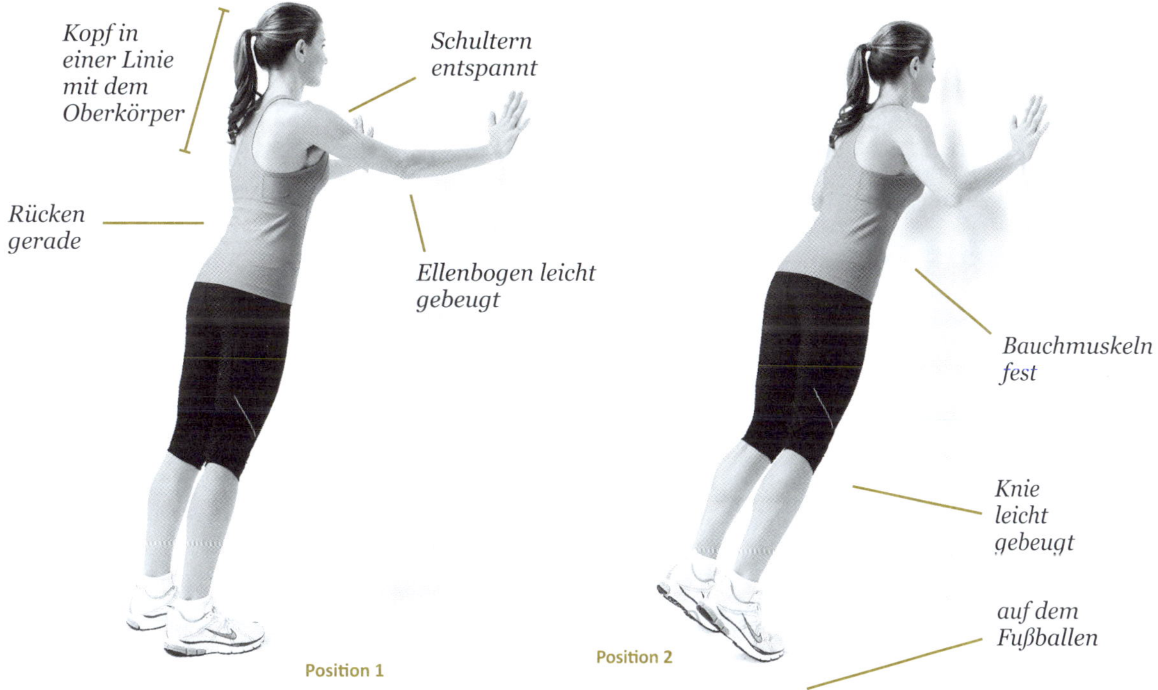

▶ LOS GEHT'S

1. Stellen Sie sich auf den Fußballen, lehnen Sie sich stärker an die Wand. Beugen Sie die Ellenbogen und bringen Sie Gesicht und Brust langsam näher zur Wand; die Knie bleiben leicht gebeugt. Stellen Sie sich vor, dass Nase und Stirn die Wand berühren. Kommen Sie der Wand so nahe, wie Sie können (Position 2).

2. Strecken Sie beide Arme. Atmen Sie aus, drücken sich von der Wand ab und schieben sich wieder in Ihre Startposition.

3. Machen Sie innerhalb einer Minute so viel Liegestütze wie möglich.

10-MINUTEN-TIPPS

Fließend atmen, ausatmen beim Strecken der Arme. Gute Haltung ist das A und O.

Zu schwer? Mach's leichter

- Gehen Sie nur ein Viertel des Weges zur Wand. Die Übung ist auch dann effektiv, wenn Stirn und Brust nicht die Wand berühren.

- Stehen Sie näher an der Wand, lastet weniger Gewicht auf dem Oberkörper.

Zu leicht? Mach's schwerer

- Nehmen Sie die Hände enger zusammen. Diese einfache Anpassung erhöht die Beanspruchung der Rückseite der Arme. Der Trizeps arbeitet schwer, wenn Sie sich wieder hochdrücken. Auf Wiedersehen, Schwabbelarme!

- Einarmiger Liegestütz. Eine Hand liegt auf dem Rücken, das gesamte Gewicht ruht auf der anderen Hand. Vielleicht stellen Sie sich näher an die Wand, da diese Variante sehr herausfordernd ist. Machen Sie 30 Sekunden lang Liegestütze mit einem Arm, dann wechseln Sie den Arm und machen nochmals 30 Sekunden lang Liegestütze.

- Einbeiniger Liegestütz. Ein Knie wird zur Brust gezogen und das Gewicht auf das Standbein verlagert, die Bauchmuskeln sind angespannt. In dieser Position machen Sie Liegestütze, 30 Sekunden auf dem rechten Bein, 30 Sekunden auf dem linken Bein.

- Machen Sie die Liegestütze in rasantem Tempo, so schnell Sie können. Die Anzahl der Liegestütze innerhalb einer Minute steigt und es kommen mehr Muskelfasern der Arme, Brust und Schultern ins Spiel.

Statischer Ausfallschritt

GERÄTE: Stuhl oder Wand für mehr Gleichgewicht

BEANSPRUCHTE MUSKELN: Beine und Gesäß

Der Ausfallschritt ist meine Lieblingsübung für den unteren Körper. Man kann ihn machen, während man telefoniert, in einer Schlange wartet oder während man den Kindern beim Fußballspielen zuschaut. Er strafft und festigt den gesamten Unterkörper und hilft zudem, das Gesäß anzuheben – und wir wissen nur zu gut, dass das lieber nach unten will! Der statische Ausfallschritt minimiert die Belastung der Gelenke und ist für Anfänger besser geeignet als der klassische Ausfallschritt. Für den statischen Ausfallschritt gehen Sie in die Ausfallschritt-Position und halten diese. Beim klassischen Ausfallschritt geht man wiederholt tiefer in die Knie und wieder hoch (dazu kommen wir später).

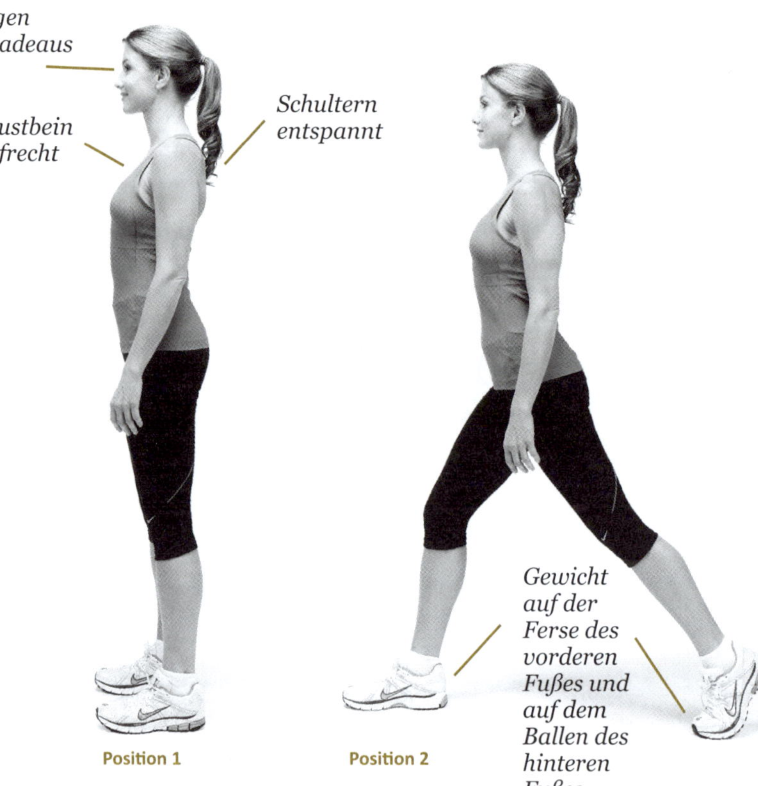

▶ AUSGANGSPOSITION

Für mehr Balance stehen Sie neben einer Wand oder einem Stuhl, sonst bleiben die Arme locker an der Seite (Position 1). Der linke Fuß macht einen großen Schritt zurück. Die Ferse des vorderen rechten Fußes und die Ballen des linken hinteren Fußes drücken in den Boden. Das Gewicht ist gleichmäßig zwischen dem vorderen und hinterem Fuß verteilt; der Rücken bleibt gerade. Das Brustbein ist aufgerichtet und Sie schauen nach vorne (Position 2).

▶ LOS GEHT'S

1. Beugen Sie beide Knie, bis der rechte Oberschenkel parallel zum Boden ist. Nutzen Sie die Gesäßmuskulatur und gehen Sie so tief wie möglich nach unten. Das linke Knie berührt dabei nicht den Boden (Position 3) Die Position möglichst 30 Sekunden lang halten.

2. Es ist sehr wichtig, dass das rechte Knie nicht über die Zehen des rechten Fußes hinausragt. Wenn das passiert, muss der Abstand der Beine größer sein und Sie können den linken Fuß weiter nach hinten setzen und das vordere Knie über die Mitte des Fußes bringen.

3. Beide Beine strecken und zurück zu Position 1.

4. Ausfallschritt mit dem anderen Bein, 30 Sekunden halten.

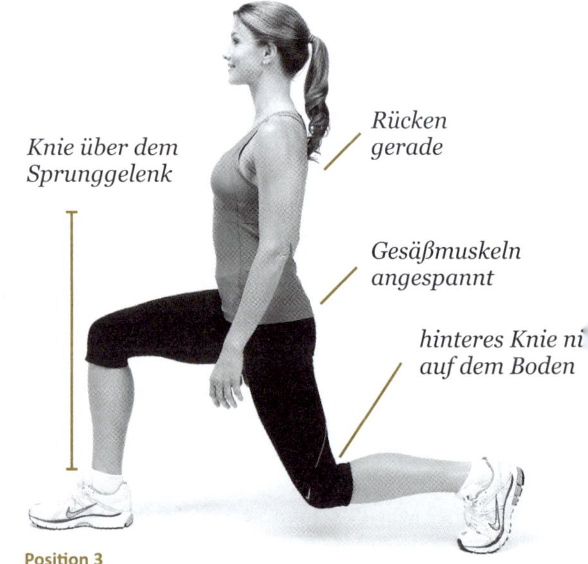

Zu schwer? Mach's leichter

- Ausfallschritt nicht so tief machen. Anstatt den vorderen Oberschenkel parallel zum Boden zu bringen, beide Beine nur leicht beugen.
- Die Hände auf die Hüften stützen.
- Eine Pause machen und dann wiederholen.

Zu leicht? Mach's schwerer

- Tiefer in den Ausfallschritt gehen.
- Arme über den Kopf heben. »Touchdown«-Signal, indem Sie beide Arme nach oben strecken.

Schulterblätter zusammenziehen, aber Schultern unten lassen. Diese Bewegung verstärkt die Dehnung der vorderen Hüfte und belastet Beine und Core mehr.

- Ein einzelnes Gewicht, wie z.B. eine Tasche, Aktentasche oder Bratpfanne mit beiden Händen über den Kopf halten.
- Zwei Gewichte wie z.B. Flaschen oder Briefbeschwerer in jeweils einer Hand über den Kopf halten.
- Den Ausfallschritt länger als 30 Sekunden halten.

> **10-MINUTEN-TIPPS**
>
> Wenn Sie während der Übung die Gesäßmuskulatur anspannen, sieht Ihre Rückseite bald so gut aus wie Ihre Vorderseite.

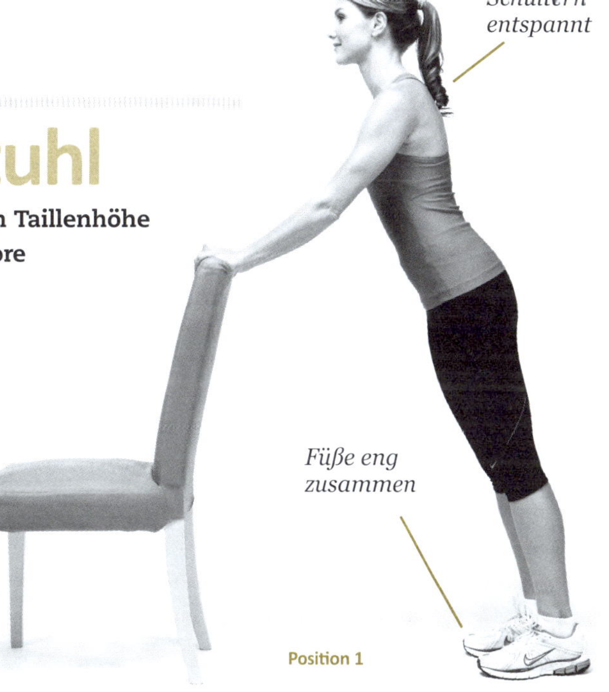

② Minuten | Core-Training

Bretthaltung am Stuhl

GERÄTE: Stuhl, Tisch oder anderes stabiles Objekt in Taillenhöhe
BEANSPRUCHTE MUSKELN: Schultern, Arme und Core

Diese Übung festigt den Bauch, stärkt den unteren Rücken und die Hüften und sorgt für eine starke und gesunde Körpermitte, ohne dass Sie ins schwitzen kommen. Noch besser, Sie müssen nicht mal auf den Boden und hunderte Sit-ups dafür machen. Sie können die Bretthaltung überall machen – zu Hause gegen Waschmaschine oder Tisch gelehnt, im Büro gegen den Fotokopierer, draußen gegen eine Parkbank.

▶ AUSGANGSPOSITION

Handflächen schulterweit gegen ein stabiles taillenhohes Objekt stützen und ca. 1 Meter zurück laufen. Halten Sie die Füße geschlossen, lehnen Sie sich nach vorn (Position 1).

▶ LOS GEHT'S

1. Stellen Sie sich vor, Ihr Körper ist ein Brett, das gegen einen Tisch lehnt. Die Füße stehen zusammen, der Kopf ist über dem Körper ausgerichtet, der Oberkörper ist lang und Sie stellen sich auf die Fußballen. Die Arme bleiben ausgestreckt, die Ellenbogen ganz leicht gebeugt (Position 2).

2. Diese Postion 1 Minute halten.

Zu schwer? Mach's leichter

• Näher am Stuhl stehen, dann lastet weniger Gewicht auf dem Oberkörper.
• Die Fersen am Boden lassen. Die Balance fällt leichter, und damit die gesamte Übung.

Zu leicht? Mach's schwerer

• Beide Beine weiter vom Stuhl entfernt aufstellen, dann lastet mehr Gewicht auf dem Oberkörper.
• Einarmiges Brett. In der Position angekommen, einen Arm von der Stuhllehne lösen und 30 Sekunden halten. Arm wechseln, 30 Sekunden halten.
• Einbeiniges Brett. Bauchmuskeln anspannen, ein Knie zur Brust ziehen und 30 Sekunden halten. Bein wechseln und 30 Sekunden halten.
• Brett länger als 1 Minute halten.

> **10-MINUTEN-TIPPS**
>
> Um die korrekte Haltung einzunehmen, bleibt der Kopf in einer Linie mit dem Körper. Der Körper ist wie ein Brett, lang, gestreckt und die Bauchmuskeln aktiv.

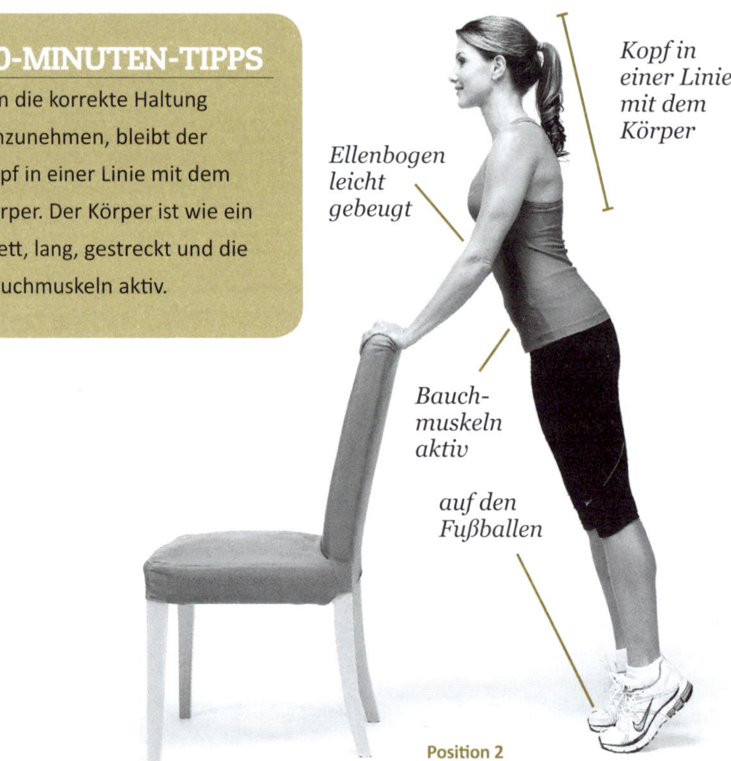

Seitbeuge auf dem Stuhl

GERÄTE: stabiler Stuhl
BEANSPRUCHTE MUSKELN: Core (Bauchmuskeln, unterer Rücken und Taille)

Ja, Sie können die Bauchmuskeln straffen und stärken und an der Taille arbeiten und dabei bequem auf einem Stuhl sitzen, bei der Arbeit oder zu Hause – sogar beim Fernsehen! Die Seitbeuge auf dem Stuhl ist eine leichte Übung, mit der Sie Ihre Körpermitte jederzeit, an jedem Ort trainieren können. Sie ist auch eine sehr gute Dehnübung für den unteren Rücken.

▶ AUSGANGSPOSITION

Sitzen Sie aufrecht auf einem stabilen Stuhl, die Füße sind hüftweit aufgestellt und die Knie im 90°-Winkel gebeugt. Sie sollten fest auf dem Stuhl sitzen und den Rücken gerade halten. Die Arme hängen seitlich neben dem Körper, die Hände sind unterhalb der Taille (Position 1).

▶ LOS GEHT'S

1. Den Oberkörper sanft und langsam nach links lehnen, die linke Hand kommt näher zum Boden, aber beide Sitzknochen bleiben fest auf dem Stuhl. Der Kopf bleibt über dem Oberkörper ausgerichtet. Die Bauchmuskeln anspannen und 2 Sekunden in der Seitbeuge bleiben (Position 2).

2. Kommen Sie zurück zur Ausgangsposition und machen Sie dieselbe Bewegung nach rechts.

3. Führen Sie innerhalb einer Minute so viel Wiederholungen wie möglich aus.

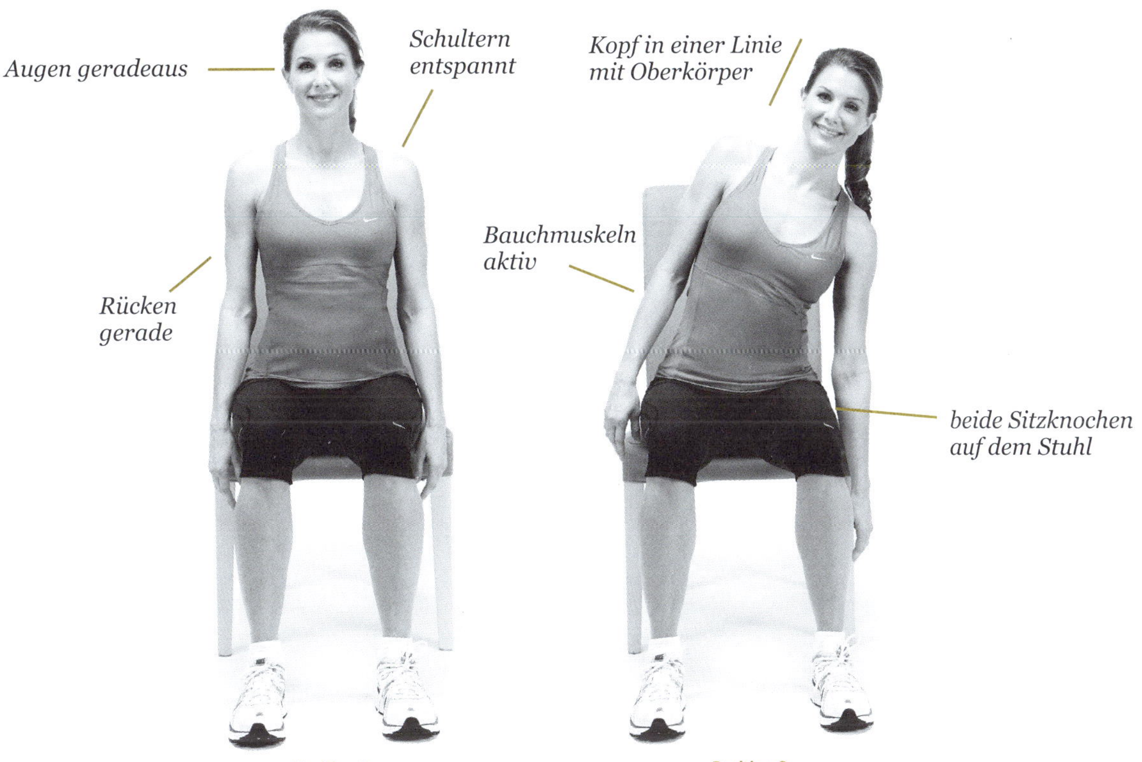

Zu schwer? Mach's leichter

- Den Bewegungsgrad der Seitbeuge verringern. Anstatt sich so tief wie möglich zu beugen, mit einer kleinen Bewegung anfangen und mit der Zeit Zentimeter für Zentimeter vergrößern

- Die Füße weiter vorne aufzustellen erhöht die Stabilität.

- Die Seitbeuge kürzer halten.

Zu leicht? Mach's schwerer

- Die Füße eng nebeneinander aufstellen. Sie können die Seitbeuge dann tiefer machen, aber es müssen mehr Muskeln arbeiten, damit Sie nicht vom Stuhl fallen!

Das gegenüberliegende Bein ausstrecken. Wenn Sie sich nach links lehnen, das rechte Bein heben und gestreckt halten. Der andere Fuß bleibt am Boden. In dieser Position die Seitbeuge machen. Auch so kann man weitere Muskeln aktivieren. Die Seiten (und die Beine) abwechseln, 1 Minute lang wiederholen.

10-MINUTEN-TIPPS

Am besten bleiben die Schultern während der Übung entspannt und gerade. Beide Gesäßhälften bleiben fest auf dem Stuhl. Wenn sich eine Seite doch bewegen sollte, die Seitbeuge verkleinern. Seitlich hin und her zu schaukeln verfehlt den Zweck der Übung. Den Rücken so gerade wie möglich lassen.

❶ Minute | Dehn- und Atemübungen

Vorbeuge auf dem Stuhl

GERÄTE: stabiler Stuhl

BEANSPRUCHTE MUSKELN: oberer und unterer Rücken

Wie würde es Ihnen gefallen, jederzeit eine entspannende Rückenmassage zu bekommen? Die Vorbeuge auf dem Stuhl kommt da ziemlich nah dran.Diese sanfte Dehnung löst Verspannungen im Rücken und ist eine Wohltat für überanstrengte und schmerzende Muskeln. Die tiefe Atmung in der Bewegung sorgt für mehr Sauerstoff im Körper und belebt den Stoffwechsel.

▶ AUSGANGSPOSITION

Sitzen Sie aufrecht auf der Kante eines stabilen Stuhls, beide Füße am Boden und etwas breiter als schulterweit aufgestellt. Die Knie sind im 90°-Winkel gebeugt, so dass die Zehen vor den Knien sind. Die Arme hängen gerade zwischen den Beinen. Die Schultern sind entspannt (Position 1).

▶ LOS GEHT'S

1. Beugen Sie sich aus der Taille nach vorn. Das Kinn Richtung Brust senken. Strecken Sie beide Arme unter den Stuhl und das Gewicht des Oberkörpers zieht Sie Richtung Boden (Position 2).
2. Diese Position 30 Sekunden halten und dabei tief ein- und ausatmen.

Zu schwer? Mach's leichter

- Den Bewegungsgrad der Dehnung verringern.
- Die Hände und Arme zur Unterstützung des Rückens auf die Beine legen, dann langsam aus der Taille nach vorn beugen und dabei die Hände unterstützend benutzen.
- Die Dehnung kürzer halten.

Zu leicht? Mach's schwerer

- Stellen Sie die Füße weiter vorn auf und beugen Sie sich weiter nach vorn in die Dehnung.
- Die Hände an der Außenseite der Beine platzieren und die Brust leicht anheben, wie in einer Hab-Acht-Stellung. Dann langsam nach vorne beugen, so weit Sie können. Der Kopf bleibt in einer Linie mit dem Oberkörper.
- Die Dehnung länger halten.

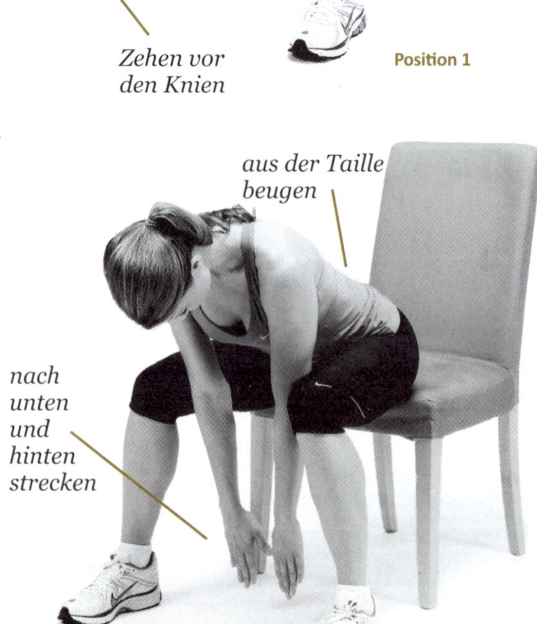

10-MINUTEN-TIPPS

Nicht mit Schwung in die Dehnung gehen (nicht federn) und nicht bis zur Schmerzgrenze hinunterdrücken. Aus der Taille heraus nach vorn beugen und das Gewicht des Oberkörpers und Kopfes dabei nutzen. Tief atmen, dabei in der Vorstellung eine tiefe Verbeugung machen – was Sie gerade tun.

Twist auf dem Stuhl

GERÄTE: stabiler Stuhl

BEANSPRUCHTE MUSKELN: oberer und unterer Rücken
und Seiten der Taille

Wenn jemand »den Dreh raushat« , bedeutet es, dass er etwas
ganz besonders gut kann. Und besonders gut werden Sie sich
nach dieser sanften Dehnung fühlen.

▶ AUSGANGSPOSITION

Sitzen Sie aufrecht auf der Kante eines stabilen Stuhls, mit den
Füßen hüftweit fest aufgestellt. Die Knie bilden einen 90°-
Winkel. Arme und Hände »mumienartig« vor der Brust kreuzen
(Position 1).

▶ LOS GEHT'S

1. Drehen Sie den Oberkörper nach links, die Rotation beginnt
dabei von der Taille. Arme und Schultern bewegen sich zusammen
als eine Einheit. Twisten Sie so weit nach links, wie Sie können
(Position 2). Langsam, entspannt und ohne Schwung bewegen.
2. Die Position 15 Sekunden halten, dann zur rechten Seite wechseln und 15 Sekunden halten.

Zu schwer? Mach's leichter
- Den Bewegungsgrad verkleinern.
- Den Twist kürzer halten.

Zu leicht? Mach's schwerer
- Die Hände in Schulterhöher
  »zombieartig« vor den Körper heben
  und dann in den Twist gehen. Die Arme
  führen den Oberkörper in die Rotation.
  Der Kopf bleibt in einer Linie mit dem
  Oberkörper ausgerichtet.

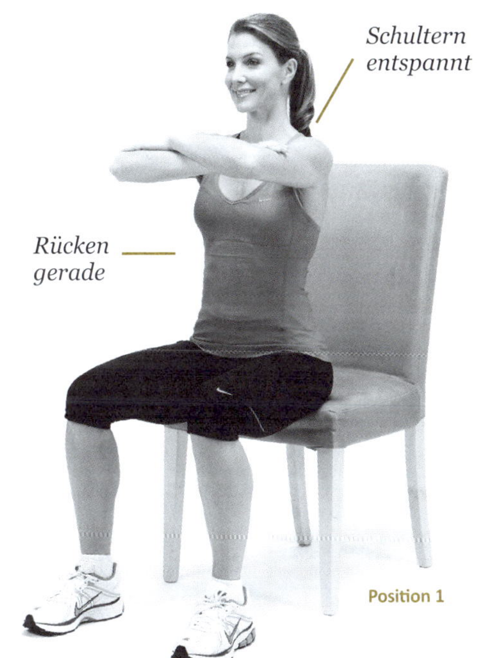

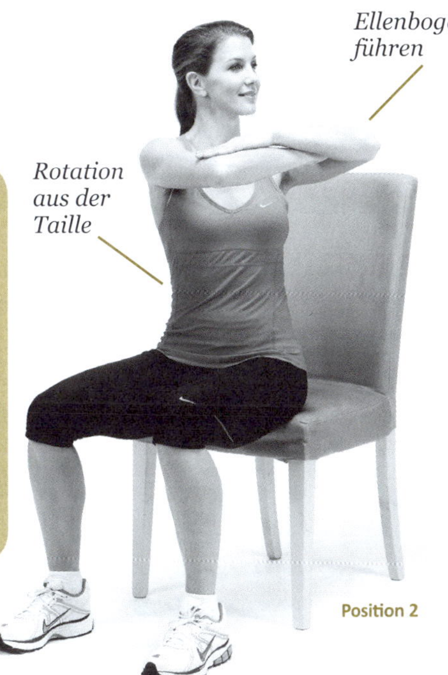

10-MINUTEN-TIPPS

Um effektiver zu dehnen,
stellen Sie sich vor, dass der
Ellenbogen in die Bewegung
führt, wenn Sie sich zur Seite
drehen. Den Kopf mit dem
Körper mit bewegen. Tief
atmen! Das hilft sehr, sich zu
entspannen.

Gut gemacht!
Sie haben's geschafft! Sie haben Ihr erstes 4.3.2.1. Workout
absolviert. Trinken Sie ein Glas Wasser und klopfen Sie sich selbst
auf die Schulter. Oder, als besondere Herausforderung, wiederholen
Sie den kompletten Durchlauf.

WORKOUT 2

Hier kommt noch ein großartiges Workout, das nur mit dem Körpergewicht arbeitet. Wie Workout 1 kann es zu jeder Zeit und an jedem Ort ausgeübt werden. Wärmen Sie sich als Erstes auf; falls dazu die Zeit fehlt, beginnen Sie mit Marschieren auf der Stelle.

4 Minuten | Hochintensives Ausdauertraining (H.E.A.T.)

Schattenboxen und Marschieren auf der Stelle

GERÄTE: keine

BEANSPRUCHTE MUSKELN: Herz, Schultern, Arme, Core und Beine

»Ding, ding! In dieser Ecke …« Die heutige H.E.A.T-Übung macht einen Boxer aus Ihnen. Und Sie profitieren von einem Boxtraining – verbessern Fitness und Ausdauer, verbrennen Kalorien –, ohne Ihr Gesicht zu verletzen.

▶ AUSGANGSPOSITION

Bringen Sie Ihr Gewicht auf die Fußballen, die Knie gebeugt, ein Fuß hinter dem anderen. Machen Sie Fäuste mit beiden Händen, die Daumen außen. Bringen Sie die Fäuste auf Kinnhöhe und stellen Sie sich vor, Sie schützen sich vor einem Schlag (Position 1).

▶ LOS GEHT'S

1. Mit der Ausatmung machen Sie den ersten Schlag. Strecken Sie den rechten Arm in einer stoßenden Bewegung vor den Körper, die Fingerknöchel oben. Der Rücken ist gerade und die Knie leicht gebeugt (Position 2). Dann ziehen Sie die rechte Faust zurück.

2. Sie lehnen sich nach vorne, atmen aus und machen dabei mit der linken Faust einen Aufwärtshaken, die Fingerknöchel unten (Position 2). Dann ziehen Sie die linke Faust zurück.

3. Jetzt machen Sie die gleiche Bewegung mit entgegengesetzten Armen: Mit der linken Faust einen Schlag, mit der rechten Faust einen Aufwärtshaken. Mit jedem Schlag ausatmen.

4. Fahren Sie fort, abwechselnd Schläge und Aufwärtshaken auszuteilen, 30 Sekunden lang. Sanft beginnen und allmählich die Intensität steigern.

5. Bringen Sie beide Arme seitlich neben den Körper. Dann laufen Sie auf der Stelle, das rechte Knie kommt hoch, während der linke Arm hochschwingt und umgekehrt. Halten Sie eine moderate Geschwindigkeit über 30 Sekunden.

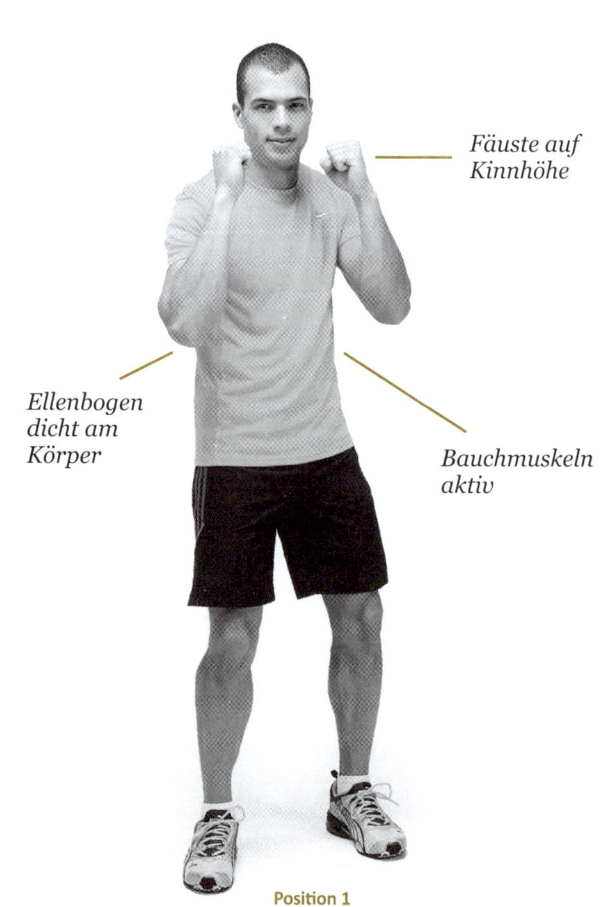

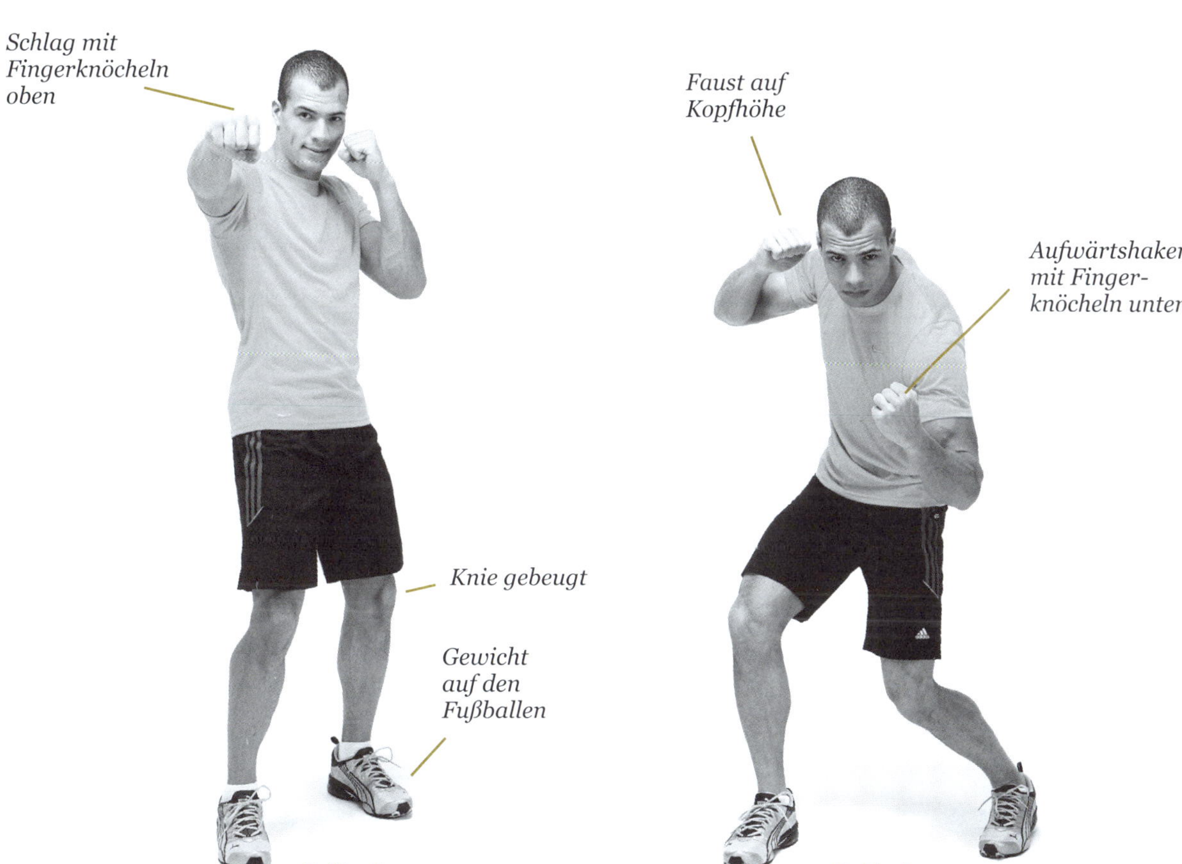

6. Wechseln Sie alle 30 Sekunden zwischen Marschieren in moderatem Tempo und schnellem Schattenboxen ab, insgesamt für 4 Minuten. Versuchen Sie, im »langsamen« Teil allmählich schneller zu werden und auch im schnellen Teil schrittweise das Tempo zu erhöhen.

Zu schwer? Mach's leichter
- Lassen Sie beim Marschieren die Hände auf den Hüften.
- Boxen Sie sitzend auf einem Stuhl.
- Führen Sie die Boxschläge langsamer aus.

Zu leicht? Mach's schwerer
- Wechseln Sie zwischen mehreren Schlägen und Kinnhaken ab (mehr als zwei Schläge gleicher Art hintereinander).

- Mit jedem Schlag einen Schritt mit dem entgegengesetzten Bein ausführen.
- Mit den Schlägen vor und zurück und von Seite zu Seite wippen.
- Zwischen schnellem und langsamem Boxen (anstatt Marschieren) abwechseln.
- Schnell und explosiv boxen.
- In jeder Hand eine Flasche oder ein anderes Gewicht halten.

10-MINUTEN-TIPPS

Beim Boxen das Gewicht vor und zurück verlagern, einen Rhythmus finden. Die Bauchmuskeln anspannen. Schnaufen Sie, während Sie schlagen – das erhöht die Konzentration und erleichtert die korrekte Atmung.

❸ Minuten | Krafttraining

Kniebeuge am Stuhl

GERÄTE: Stuhl
BEANSPRUCHTE MUSKELN: Beine, Gesäß und Core

Die Kniebeuge ist hervorragend geeignet, den unteren Körper zu straffen und zu kräftigen, kann aber falsch ausgeführt übermäßige Belastung für Knie und unteren Rücken bedeuten. Als Trainer greife ich da oft auf einen alten Trick zurück: Ich stelle einen Stuhl hinter meine Klienten und bitte sie, sich zu setzen. Und dann aufzustehen. Und wieder hinsetzen und aufstehen. Die simple Bewegung des Hinsetzens und Aufstehens trainiert die Muskeln, die Bewegung korrekt auszuführen. Dann fordere ich die Klienten auf, den Stuhl nur noch leicht zu berühren, anstatt sich hinzusetzen, und schnell wieder aufzustehen.

▶ AUSGANGSPOSITION

Stellen Sie einen Stuhl hinter sich. Aufrecht mit dem Rücken zum Stuhl stehen, Füße schulterbreit geöffnet. Lassen Sie die Arme an der Seite, den Rücken gerade und das Kinn parallel zum Boden (Position 1).

▶ LOS GEHT'S

1. Bringen Sie Ihr Gewicht langsam nach unten, das Gesäß leicht nach hinten gestreckt, als ob Sie sich auf den Stuhl setzen. Gleichzeitig heben Sie die Arme nach vorne hoch, um bessere Balance in der Kniebeuge zu haben (Position 2). Gehen Sie so tief Sie können. Das Ziel ist, den Stuhl leicht mit dem Hintern zu berühren, ohne sich tatsächlich hinzusetzen.

2. Sie spannen die Pomuskeln an und kommen zurück zum Stand.

3. Führen Sie eine Minute lang Wiederholungen aus, in langsamer und stetiger Bewegung.

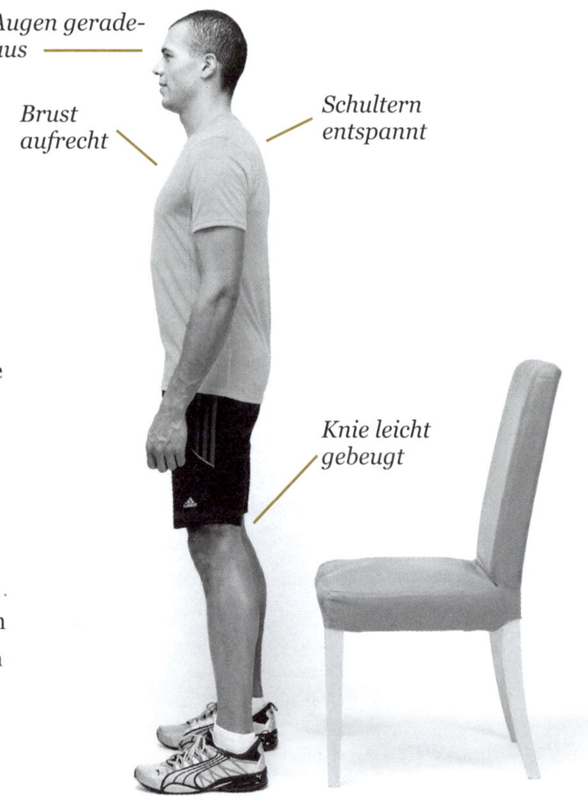

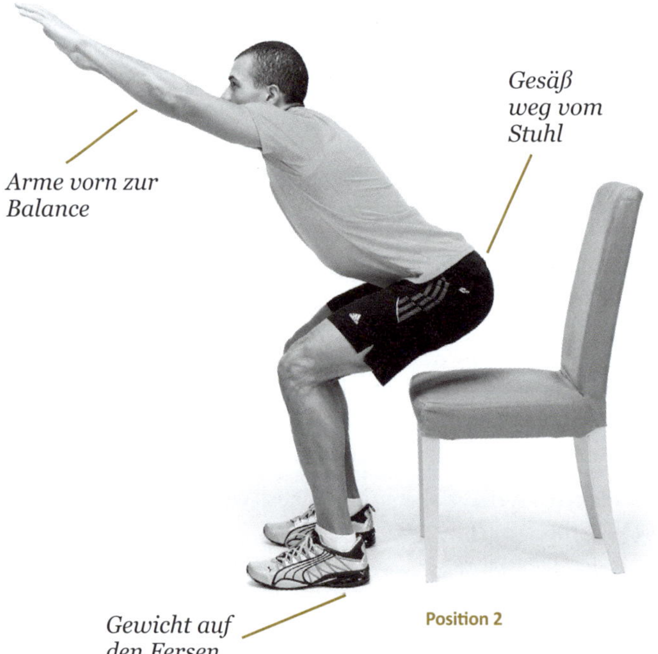

Zu schwer? Mach's leichter

- Fangen Sie mit einer Viertel-Kniebeuge an.
- Lassen Sie die Hände auf den Hüften.
- Machen Sie die Übung weniger als 1 Minute lang. Tief durchatmen und dann wiederholen. Pausen zwischen den einzelnen Wiederholungen einlegen.

Zu leicht? Mach's schwerer

- Führen Sie die Kniebeuge ohne einen Stuhl aus, dann können Sie noch tiefer gehen.

- Nehmen Sie die Arme hoch über den Kopf, wie zum »Touchdown-Signal«.
- Halten sie ein einzelnes Gewicht, wie z.B. eine Tasche, Aktentasche oder Bratpfanne, mit beiden Händen über den Kopf.
- Halten Sie in jeder Hand ein Gewicht, z.B. Wasserflaschen oder Briefbeschwerer, über den Kopf.
- Stehen Sie so schnell wie möglich aus der gebeugten Position wieder auf.
- Halten Sie die Position der Kniebeuge länger, bevor Sie wieder aufstehen.

Wenn die Übung zu schnell ausgeführt wird, hat man die Tendenz, mit Schwung hochzukommen. Keine gute Idee! Es wirkt sich nicht gut auf die Haltung aus und belastet Knie und unteren Rücken.

Liegestütz auf den Knien

GERÄTE: keine

BEANSPRUCHTE MUSKELN: Brust, Schultern, Arme und Core

Waren Liegestütze schon immer Ihr Alptraum im Schulsport? Zurück zur Schule – und diesmal lernen Sie einen Liegestütz, den Sie einfach machen können. Der Liegestütz auf den Knien ist der nächste Schritt auf dem Weg, den klassischen Liegestütz zu beherrschen.

▶ AUSGANGSPOSITION

Liegen Sie mit dem Gesicht zum Boden in Liegestützhaltung, die Ellenbogen gebeugt. Die Hände sollten etwas weiter als schulterbreit aufgesetzt werden und auch ein wenig vor den Schultern. Sie bleiben liegen, die Oberschenkel berühren den Boden und dann beugen Sie die Knie in einem 90°-Winkel, so dass Ihr Körper eine L-Form einnimmt. Kreuzen Sie die Knöchel (Position 1).

▶ LOS GEHT'S

1. Drücken Sie beide Hände in den Boden, so dass sich Ihre Arme strecken. Atmen Sie dabei aus. Lassen Sie den Rücken gerade, wenn Sie hochkommen, den Kopf in einer Linie mit dem Körper und die Knöchel überkreuzt (Position 2).

2. Jetzt spannen Sie die Bauchmuskeln an, beugen die Ellenbogen und

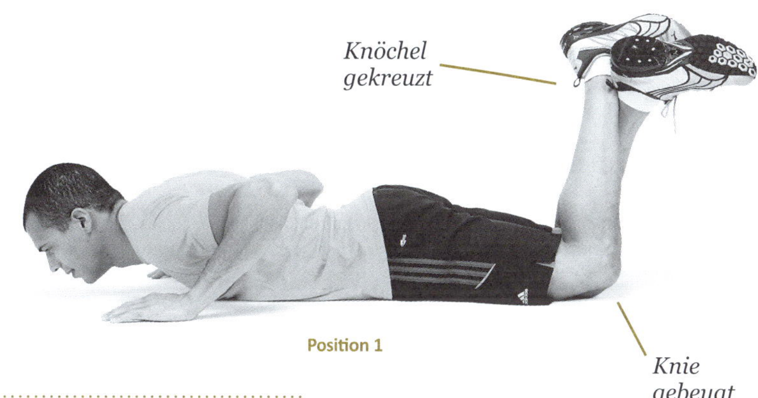

bringen so die Brust langsam zum Boden. Gehen Sie so tief wie Sie können. Während der Übung darauf achten, dass die Oberschenkel nicht den Boden berühren. Die einzigen Berührungspunkte mit dem Boden sind Ihre Hände und Knie. Das Ziel ist, mit dem Kinn den Boden zu berühren, ohne die Oberschenkel abzulegen.

3. Achten Sie sehr auf Ihre Haltung und wiederholen Sie 1 Minute so viele Liegestütze, wie Sie können.

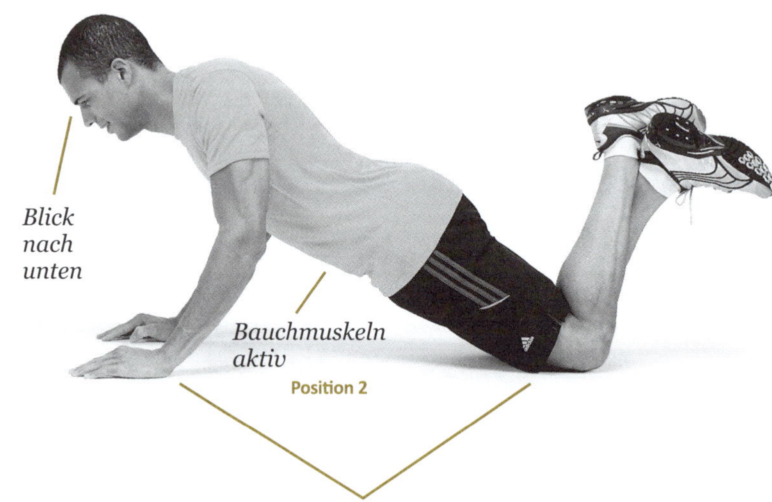

Zu schwer? Mach's leichter

- Gehen Sie nur ein Viertel des Weges zum Boden. Die Übung ist effektiv, auch wenn Sie nicht mit dem Kinn den Boden berühren.

- Legen Sie die Oberschenkel am Boden ab.

- Bewegen Sie sich in Ihrem eigenen Tempo und machen Sie, wenn nötig, eine Pause. Mit der Zeit verbessert sich Ihre Ausdauer und Sie werden mehr Wiederholungen schaffen.

Zu leicht? Mach's schwerer

- Nehmen Sie die Hände in der Ausgangsposition enger zusammen. Das erhöht die Beanspruchung des Trizeps, wenn Sie sich zum Boden senken.

- Einarmige Liegestütze. Eine Hand auf den Rücken legen und so viel Liegestütze wie möglich innerhalb von 30 Sekunden ausführen. Dann wechseln und mit dem anderen Arm üben.

- Einbeinige Liegestütze. Strecken Sie ein Bein hinter sich aus, ohne dass es den Boden berührt. Spannen Sie die Bauchmuskeln an und verlagern Sie Ihr Gewicht auf das andere Knie und Ihre Hände. Innerhalb von 30 Sekunden so viel Wiederholungen wie möglich, dann Wechsel der Beine und wieder 30 Sekunden wiederholen.

- Explosive Liegestütze, so schnell Sie können.

10-MINUTEN-TIPPS

Der Liegestütz auf den Knien scheint eine einfache Bewegung zu sein, doch das täuscht. Haltung ist alles! Halten Sie den Rücken lang, das Gesäß unten und die Körpermitte stark während der gesamten Übung.

Ausfallschritt nach vorn

GERÄTE: keine
BEANSPRUCHTE MUSKELN: Beine, Gesäß und Core

Den statischen Ausfallschritt haben Sie bereits gemeistert. Nun geht es einen Schritt weiter und die wiederholte Bewegung des Ausfallschritts kommt hinzu. Diese Übung strafft und festigt den gesamten unteren Körper. Sie brauchen keine besondere Ausstattung, aber ich empfehle Ihnen, ein paar gute Tennisschuhe zu tragen.

▶ AUSGANGSPOSITION

Für die Starthaltung stehen Sie mit beiden Füßen geschlossen und den Armen an der Seite. Lassen Sie die Brust aufrecht und schauen Sie geradeaus. Wenn Sie einen Stuhl oder eine Wand für mehr Gleichgewicht nutzen möchten, legen Sie eine Hand auf das feststehende Objekt (Position 1).

▶ LOS GEHT'S

1. Machen Sie mit dem rechten Fuß einen großen Schritt (90-120 cm) nach vorn. Beugen Sie beide Knie und bringen Sie den rechten Oberschenkel parallel zum Boden (oder so nah an der Parallele wie für Sie möglich). Das Gewicht verteilt sich zwischen Ihrer rechten Ferse und Ihrem linken Fußballen (Position 2).

2. Es ist sehr wichtig, dass Sie das rechte Knie nicht zu weit nach vorn über die Zehen bringen. Wenn das passiert, vergrößern Sie die Schrittposition und richten das rechte Knie neu aus. Sie sollten vom vorderen Knie zur Mitte des vorderen Fußes eine vertikale Linie ziehen können.

3. Von der Ferse des rechten Fußes abdrücken und in die Ausgangsposition zurückkommen.

4. Die Seiten abwechseln und in 1 Minute so viel Ausfallschritte wie möglich wiederholen.

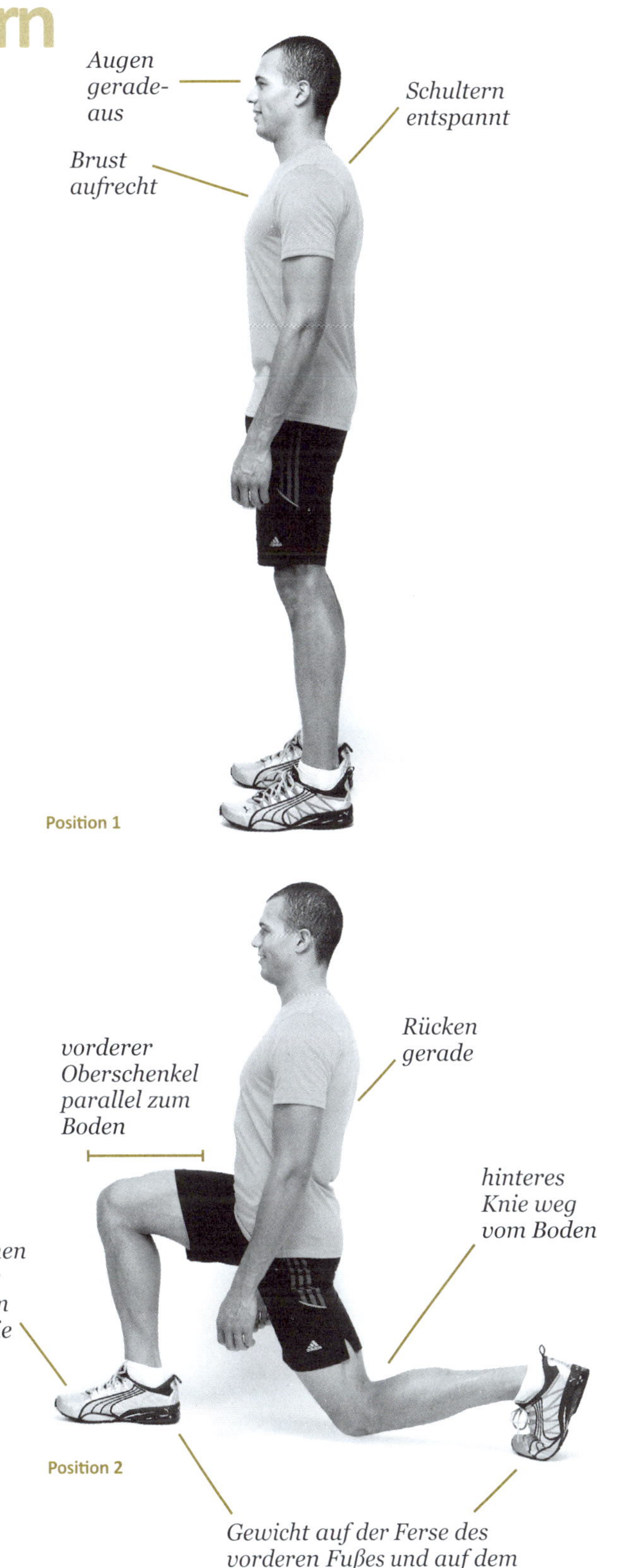

Zu schwer? Mach's leichter

- Gehen Sie nicht so tief in den Ausfallschritt.
- Anstatt den Oberschenkel parallel zum Boden zu bringen, fangen Sie mit einem Viertel-Ausfallschritt an, beide Beine nur leicht beugen.
- Lassen Sie die Hände auf den Hüften.
- Machen Sie eine Pause zwischen den Wiederholungen.

Zu leicht? Mach's schwerer

- Gehen Sie tiefer in den Ausfallschritt.
- Machen Sie den Ausfallschritt 30 Sekunden mit dem gleichen Bein, dann wechseln und 30 Sekunden mit dem anderen Bein.
- Halten Sie die Arme über den Kopf, stellen Sie sich vor, Sie machen ein »Touchdown-Signal« . Die Schultern bleiben entspannt.
- Halten Sie ein einzelnes Gewicht, z.B. eine Tasche, Aktentasche oder eine Bratpfanne, mit beiden Händen über den Kopf.
- Halten Sie in jeder Hand ein Gewicht, z.B. Wasserflaschen oder Briefbeschwerer, über den Kopf.

❷ Minuten | Core-Training

Crunch mit gestreckten Armen

GERÄTE: keine (optional: Matte)
BEANSPRUCHTE MUSKELN: Core

Jahrelang haben Fitnesstrainer ihre Klienten aufgefordert, viele Sit-ups zu machen, um die Bauchmuskeln zu festigen. Nach jahrelanger Erfahrung als Fitnesstrainer kann ich Ihnen verraten: Das geht auch besser! Der Crunch mit gestreckten Armen ist einfach auszuführen und ist ein kraftvolles Training der Bauchmuskulatur, ohne den unteren Rücken zu beanspruchen. Bei dieser Übung spannen Sie die Bauchmuskeln an, während Sie die Hände zu den Knien ausstrecken und die Schultern vom Boden lösen. Wenn Bauchmuskeltraining für Sie eine besondere Priorität hat, denken Sie daran, dass Sie jederzeit Crunches im Sitzen machen können. Sogar jetzt, während Sie diesen Abschnitt lesen, können Sie Mini-Crunches machen. Spannen Sie einfach die Bauchmuskeln an, als ob Sie sich vor einem Schlag in den Bauch schützen. Wiederholen Sie dies wieder und wieder und Ihre Muskeln werden stärker.

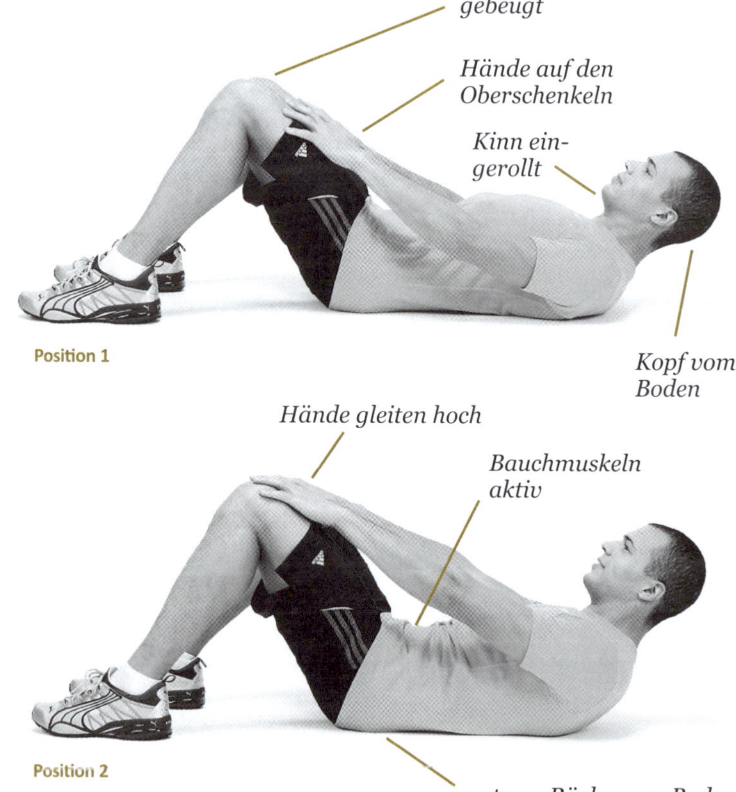

▶ AUSGANGSPOSITION

Liegen Sie auf dem Rücken mit gebeugten Knien, die Füße hüftbreit aufgestellt. Strecken Sie die Arme aus und legen Sie die Hände auf die Oberschenkel. Jetzt lösen Sie den Kopf vom Boden. Ziehen Sie das Kinn zur Brust, als wollten Sie eine Orange unter dem Kinn festklemmen (Position 1).

▶ LOS GEHT'S

1. Spannen Sie die Bauchmuskeln an, atmen Sie aus und lösen Sie die Schultern einige Zentimeter vom Boden. Die Hände gleiten so weit wie möglich die Oberschenkel entlang hoch zu den Knien. Der untere Rücken bleibt flach am Boden (Position 2). Halten Sie diese Position 2 Sekunden.
2. Rollen Sie langsam wieder zurück, dabei nur mit dem oberen Rücken den Boden berühren, um gleich wieder hochzukommen. Wiederholen Sie dies, so oft Sie können, 1 Minute lang.

10-MINUTEN-TIPPS

Bei korrekter Ausführung berührt der Oberkörper nur leicht den Boden und hebt sich dann sofort wieder für die nächste Wiederholung.

Zu schwer? Mach's leichter
- Lassen Sie das Kinn angezogen, spannen Sie die Bauchmuskeln an und lassen Sie die Hände nach oben gleiten – aber die Schultern bleiben am Boden.
- Kommen Sie zwischen den einzelnen Wiederholungen zum Boden zurück.
- Halten Sie die gehobene Position kürzer.

- Verändern Sie die Körperhaltung. Stellen Sie die Füße weiter weg vom Körper auf, dann ist Ihre Haltung stabiler. Wenn Sie die Füße enger zusammenstellen, ist die Position instabiler (und die Muskeln müssen mehr arbeiten).

Zu leicht? Mach's schwerer
- Kreuzen Sie die Arme über der Brust, wenn Sie die Schultern vom Boden haben.

- Legen Sie die Hände hinter den Kopf, am besten, die Fingerspitzen hinter die Ohren. Aber verschränken Sie die Hände nicht hinter dem Kopf, denn dies verführt dazu, den Kopf mit den Händen hochzuziehen, anstatt die Oberkörpermuskulatur einzusetzen.
- Halten Sie die gehobene Position länger als 2 Sekunden.

Bretthaltung auf den Knien

GERÄTE: keine (optional: Matte)
BEANSPRUCHTE MUSKELN: Core, Brust, Schultern, Arme

Eine gute, einfache Übung zur Straffung der Bauchmuskeln. Die Bretthaltung auf den Knien stärkt sowohl die Körpermitte als auch Ihre Schultern, Arme und Brust. Und Sie können Sie überall ausführen!

▶ AUSGANGSPOSITION

Sie liegen auf dem Bauch, Ellenbogen aufgestützt, die Unterarme und Hände zeigen gerade nach vorn, die Beine gerade nach hinten. Die Arme sollten im 90°-Winkel gebeugt sein, so dass die Schultern direkt über den Ellenbogen sind (Position 1).

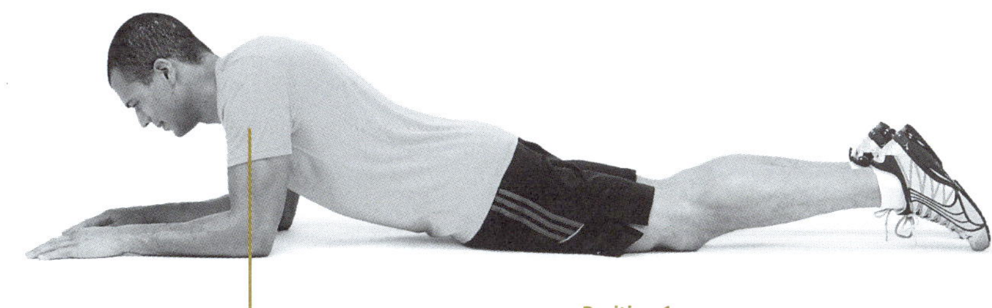

Ellenbogen unter den Schultern

▶ LOS GEHT'S

1. Heben Sie Oberkörper und Bauch vom Boden, die Bauchmuskeln dabei angespannt. Das Gewicht verteilt sich gleichmäßig auf Knie, Zehen, Unterarme und Ellenbogen. Schauen Sie leicht nach unten, der Kopf bleibt in einer Linie mit dem Körper.

2. Dann lösen Sie leicht die Hüften vom Boden (15 – 30 cm). Der Rücken bleibt lang und das Gesäß unten (Position 2). Halten Sie diese Position so lange Sie können, bis zu 1 Minute.

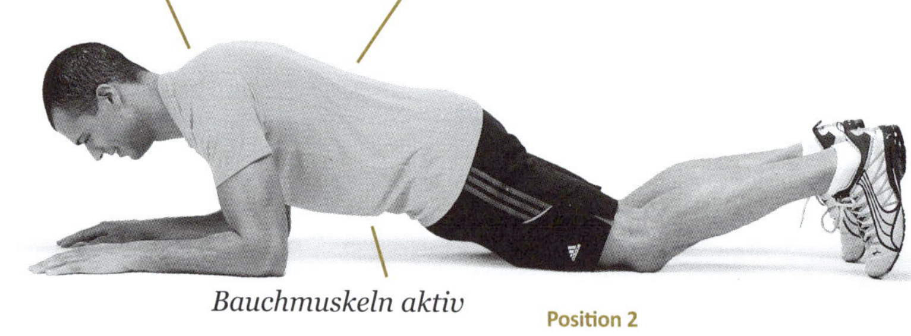

Zu schwer? Mach's leichter

• Nehmen Sie die Haltung (Position 2) nur kurz ein.

Zu leicht? Mach's schwerer

• Verlagern Sie Ihr Gewicht auf die Unterarme und Fußballen anstatt auf Unterarme und Knie.

• Einarmige Bretthaltung auf den Knien. In der Bretthaltung angekommen, heben Sie den rechten Ellenbogen vom Boden und strecken den rechten Arm nach vorn. Balancieren Sie Ihr Gewicht auf dem linken Ellenbogen und den Knien. Nach 30 Sekunden die Seite wechseln.

• Um diese Haltung noch schwerer zu machen, können Sie den Arm auch 30 Sekunden hinter sich ausstrecken, dann wechseln.

• Einbeinige Bretthaltung auf den Knien. In der Bretthaltung angekommen, strecken Sie das rechte Bein auf Höhe Ihres Körpers hinter sich aus. Balancieren Sie Ihr Gewicht auf dem linken Knie und den Unterarmen. Halten Sie diese Position 30 Sekunden, dann wechseln.

• Halten Sie die Position länger als eine Minute.

10-MINUTEN-TIPPS

Denken Sie daran, während der Übung die Bauchmuskeln zu nutzen. Lassen Sie den Rücken lang und atmen Sie fließend.

❶ Minute | Dehn- und Atemübungen

Dehnung der hinteren Oberschenkelmuskulatur

GERÄTE: stabiler Stuhl

BEANSPRUCHTE MUSKELN: unterer Rücken und Beine (Kniesehne und Wade)

Diese Übung zur Dehnung der Rückseite der Beine können Sie jederzeit im Sitzen auf einem stabilen Stuhl ausführen, das kann auf einer Parkbank sein oder sogar auf Ihrem Platz bei einem Konzert.

▶ AUSGANGSPOSITION

Sie sitzen auf der Kante eines stabilen Stuhls. Beugen Sie die Beine im 90°-Winkel. Strecken Sie das linke Bein mit der Ferse am Boden nach vorn aus und ziehen Sie die Zehen hoch Richtung Schienbein. Beide Hände ruhen auf dem linken Oberschenkel (Position 1).

❭ LOS GEHT'S

1. Beugen Sie sich langsam aus der Taille nach vorn, dabei bleibt der Oberkörper aufrecht, der Rücken lang und der Kopf in einer Linie mit dem Oberkörper (Position 2). Lassen Sie nicht das Kinn zur Brust fallen, sonst hängen auch die Schultern. Tief atmen und die Dehnung halten, so lange es angenehm ist, bis zu 15 Sekunden.

2. Wechseln Sie die Seite (strecken Sie das andere Bein aus, beugen das andere Knie, legen die Hände auf das andere Bein) und wiederholen die Dehnung 15 Sekunden.

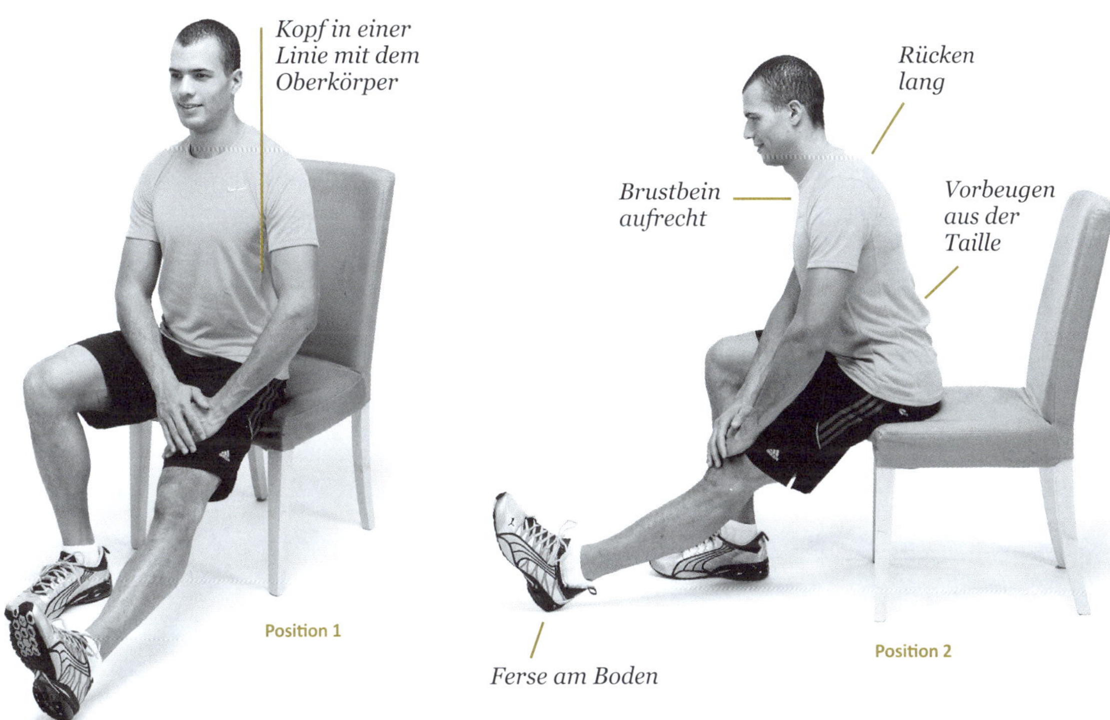

Zu schwer? Mach's leichter
- Verringern Sie die Intensität der Dehnung.
- Halten Sie die Dehnung kürzer.

Zu leicht? Mach's schwerer
- Vertiefen Sie die Dehnung.
- Halten Sie die Position länger.

10-MINUTEN-TIPPS

Denken Sie daran, sich langsam zu bewegen. Aus der Taille vorbeugen und dabei das Gewicht des Oberkörpers nutzen. Nicht wippen oder zu stark dehnen.

Dehnung der Oberschenkelmuskulatur

GERÄTE: einfacher, stabiler Stuhl ohne Armlehnen
BEANSPRUCHTE MUSKELN: Vorderseite der Beine (Quadrizeps) und Hüfte

Es ist Zeit, romantisch zu werden … Wenn ich diese Dehnung meinen Klienten beschreibe, benutze ich oft das Bild des Heiratsantrags. Stellen Sie sich vor, auf ein Knie zu gehen, um Ihre/Ihren Liebste/Liebsten um die Hand zu bitten. Diese Dehnung muss allerdings ohne Schmetterlinge im Bauch auskommen!

▸ AUSGANGSPOSITION

Sitzen Sie seitlich auf der Stuhlkante mit den Füßen fest am Boden. Gleiten Sie mit dem ganzen Körper zur rechten Seite, so dass Sie nur noch mit der linken Gesäßhälfte auf dem Stuhl sitzen und das rechte Bein von der Stuhlkante rutscht.

▸ LOS GEHT'S

1. Das rechte Knie hängt Richtung Boden, ohne diesen zu berühren, so tief, wie Sie es halten können. Rücken und Oberkörper dabei aufrecht halten. Beugen Sie das rechte Bein im 90°-Winkel (Position 1).

2. Lehnen Sie sich leicht zurück, um Hüfte und Oberschenkel zu dehnen (Position 2). Halten Sie die Dehnung, so lange es angenehm ist, bis zu 15 Sekunden.

3. Wechseln Sie die Seite und wiederholen die Übung mit dem anderen Bein.

Zu schwer? Mach's leichter
- Lehnen Sie sich nicht so weit zurück.
- Halten Sie die Dehnung kürzere Zeit.

Zu leicht? Mach's schwerer
- Drücken Sie die Hüfte des hängenden Beins bei der Dehnung noch mehr nach vorn.

- Halten Sie die Arme über den Kopf und machen Sie ein »Touchdown-Signal« , dabei die Schultern entspannen.
- Halten Sie die Dehnung längere Zeit.

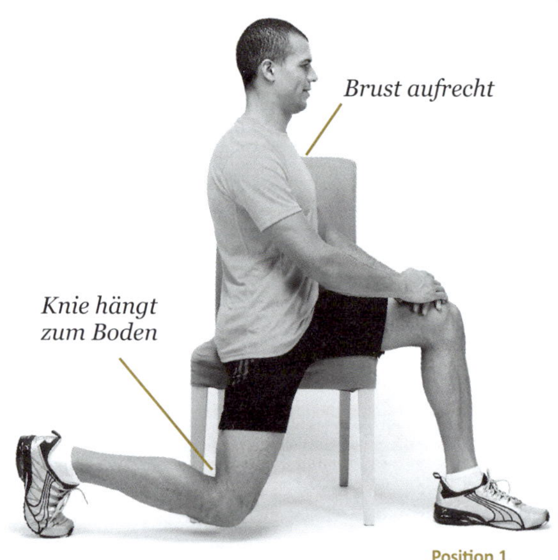

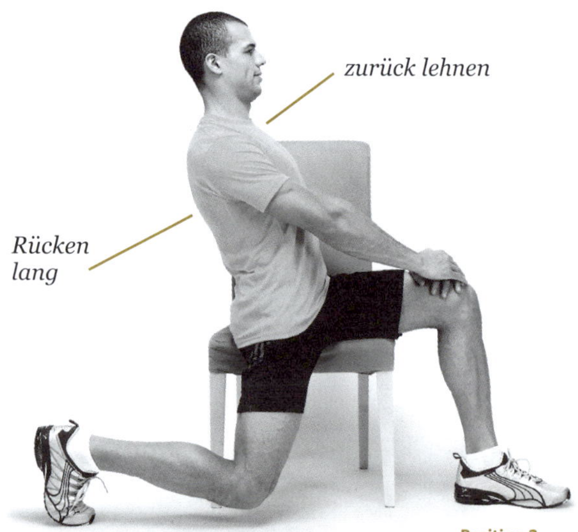

10-MINUTEN-TIPPS

Lehnen Sie sich langsam, tief atmend, zurück. Der Rücken ist gerade und der Körper lang gestreckt.

Weiter so!

Sie haben das zweite 4.3.2.1-Workout geschafft. Tragen Sie den Erfolg in Ihrem Buch ein. Für eine besondere Herausforderung können Sie Teile des Workouts oder einen Durchlauf wiederholen.

WORKOUT 3

Die Drei gilt als magische Zahl, und wenn Sie Workout 3 beendet haben, haben Sie Ihr 4.3.2.1-Training schon gut in Ihr Leben integriert. Dieses Workout ist der nächste Schritt auf der »Fitness-Leiter« . Auf dem Weg zu Ihren persönlichen Gesundheits- und Fitnesszielen fordern Sie Ihren Körper nun ein wenig mehr heraus.

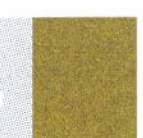

4 Minuten | Hochintensives Ausdauertraining (H.E.A.T.)

Hampelmann und Marschieren auf der Stelle

GERÄTE: keine

BEANSPRUCHTE MUSKELN: Herz, Beine, Schultern, Arme und Core

Die Hampelmann-Übung hat Ihren Namen von einem Holzspielzeug mit Strippe: Ziehen Sie an der Strippe und seine Arme und Beine tanzen. Falls Ihnen die Vorstellung nicht gefällt, wie ein Holzspielzeug zu hüpfen: in anderen Ländern heißt diese Übung: Sternsprung. Versuchen Sie, Ihren Stern zu fangen! Hatten Sie keine Zeit zum Aufwärmen, beginnen Sie mit dem Marschieren auf der Stelle.

▸ AUSGANGSPOSITION

Stehen Sie aufrecht, die Füße hüftbreit geöffnet und die Arme an der Seite (Position 1).

▸ LOS GEHT'S

1. Dann machen Sie zwei Bewegungen gleichzeitig. Springen Sie hoch in die Luft und landen Sie mit 60 bis 90 cm geöffneten Füßen. Das Gewicht liegt auf den Fußballen, die Fersen sind vom Boden gelöst. Gleichzeitig heben Sie die Arme über den Kopf, die Hände treffen sich in klatschender Haltung (Position 2).

2. Springen Sie sofort wieder zurück in die Ausgangsposition, Füße zusammen und die Arme an der Seite.

3. Beginnen Sie langsam, um warm zu werden. Steigern Sie die Intensität stufenweise, bis Sie so schnell wie möglich springen. Achten Sie darauf, dass sich die Arme bei jedem Sprung treffen. 30 Sekunden die Geschwindigkeit beibehalten.

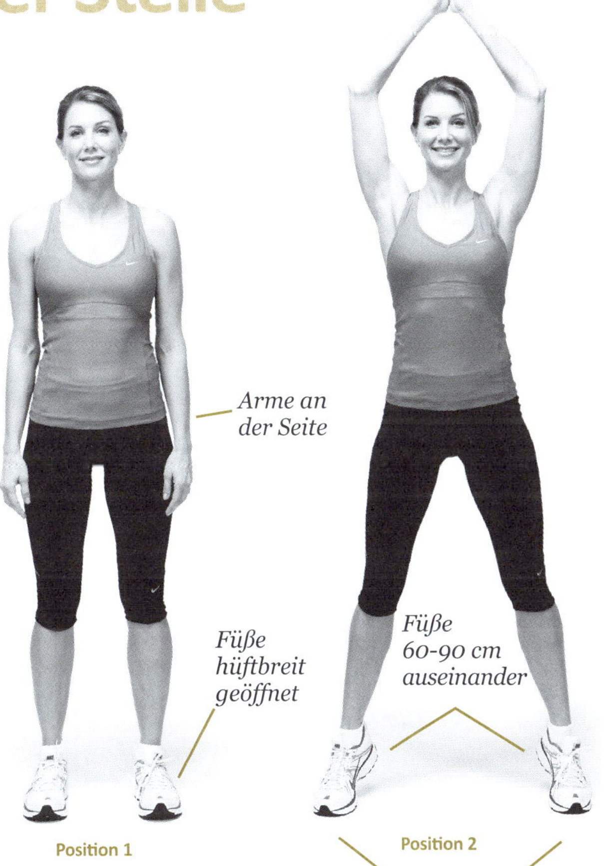

4. Nach 30 Sekunden bringen Sie die Arme wieder an die Seiten. Fangen Sie an, auf der Stelle zu marschieren. Heben Sie die Knie und schwingen Sie die Arme 30 Sekunden lang in moderater Geschwindigkeit.

5. Wechseln Sie alle 30 Sekunden über insgesamt 4 Minuten langsames Marschieren auf der Stelle mit schnellen Hampelmännern ab. Versuchen Sie, allmählich die Geschwindigkeit sowohl im langsamen als auch im schnellen Teil zu erhöhen.

Zu schwer? Mach's leichter

- Machen Sie Hampelmänner auf einem Stuhl sitzend. Benutzen Sie nur die Arme oder integrieren Sie sitzend die Füße.
- Lassen Sie beim Marschieren auf der Stelle die Hände auf der Hüfte.
- Verringern Sie die Geschwindigkeit der Hampelmänner.

Zu leicht? Mach's schwerer

- Die Geschwindigkeit der Hampelmänner erhöhen.
- Zwischen schnellen und langsamen Hampelmännern wechseln, anstatt des Marschierens auf der Stelle.
- Halten Sie eine Wasserflasche oder ein anderes Gewicht in jeder Hand.

10-MINUTEN-TIPPS

Wählen Sie einen Raum, in dem Sie ungehindert springen können, mit einem gepolsterten Boden, der die Gelenke schont, z.B.Teppich oder eine dünne Übungsmatte. Noch besser, gehen Sie nach draußen und springen auf dem Gras. Viel Spaß!

❸ Minuten | Krafttraining

Dynamische Kniebeuge an der Wand

GERÄTE: keine
BEANSPRUCHTE MUSKELN: Beine, Core und Gesäß

Diese Übung ähnelt der statischen Kniebeuge an der Wand, aber jetzt gleiten Sie an der Wand hoch und hinunter. Tragen Sie Schuhe für mehr Bodenhaftung, besonders bei rutschigem Untergrund.

▶ AUSGANGSPOSITION

Lehnen Sie sich mit hüftbreit geöffneten Füßen und den Armen an der Seite an eine ebene Wand. Stellen Sie die Füße 60-90 cm vor sich auf, die Knie sind leicht gebeugt (Position 1).

▶ LOS GEHT'S

1. Schauen Sie geradeaus, die Schultern sind entspannt. Spannen Sie die Bauchmuskeln an, beugen Sie beide Knie und lassen Sie den Rücken die Wand hinunter gleiten, so tief es angenehm ist.

2. Falls während der Übung Ihre Knie über die Zehen ragen, richten Sie die Haltung wieder aus und stellen die Füße weiter weg von der Wand auf. Optimalerweise schieben sich die Knie genau über die Mitte des Fußes (Position 2). 2 Sekunden halten.

3. Dann drücken Sie den Rücken in die Wand und stoßen sich von den Fersen ab, zurück in die Ausgangsposition.

4. Gleiten Sie eine Minute an der Wand hoch und hinunter.

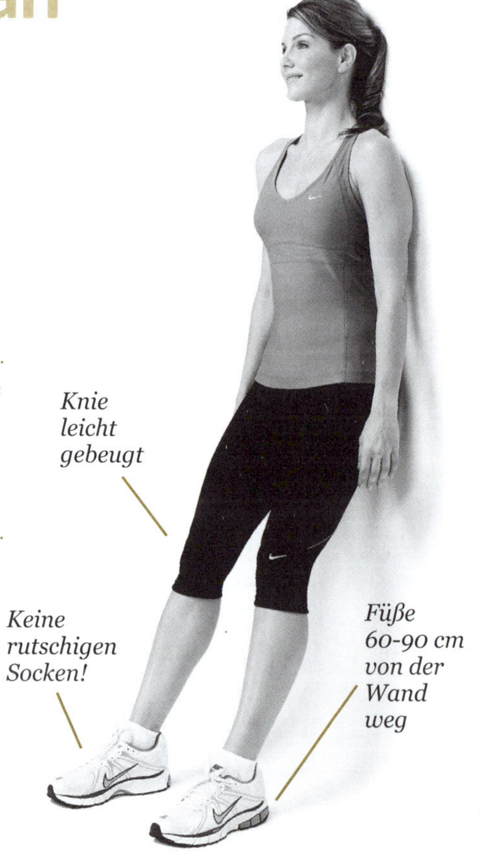

Zu schwer? Mach's leichter

• Gehen Sie nicht so tief in die Kniebeuge. Fangen Sie mit einer Viertel-Kniebeuge an.

• Lassen Sie die Hände auf den Hüften.

• Machen Sie die Übung weniger als 1 Minute lang.

• Legen Sie eine Atempause zwischen jeder Wiederholung ein.

Zu leicht? Mach's schwerer

• Gehen Sie tiefer in die Kniebeuge.

• Halten Sie die Arme über den Kopf. Stellen Sie sich vor, Sie machen ein »Touchdown-Signal« . Die Daumen zeigen zur Wand und die Handflächen zueinander. Lassen Sie die Schultern unten.

• Einbeinige Kniebeuge. In der tiefen Position angekommen, heben Sie das linke Knie zur Taille, der linke Fuß kommt einige Zentimeter vom Boden. Verlagern Sie Ihr Gewicht auf den rechten Fuß. Die Herausforderung erhöht sich,

wenn Sie das linke Knie noch höher heben. Gleiten Sie 30 Sekunden hoch und hinunter, dann wechseln Sie die Beine und wiederholen die Übung für weitere 30 Sekunden.

• Halten Sie ein einzelnes Gewicht, z.B. eine Tasche, Aktentasche oder eine Bratpfanne, mit beiden Händen über den Kopf.

• Halten Sie in jeder Hand ein Gewicht, z.B. eine Wasserflasche oder einen Briefbeschwerer, über den Kopf.

• Führen Sie die Übung länger als 1 Minute aus.

Ich kann es nicht oft genug sagen: Die Knie sollten niemals über die Zehen zeigen, wenn Sie in die Knie gehen.

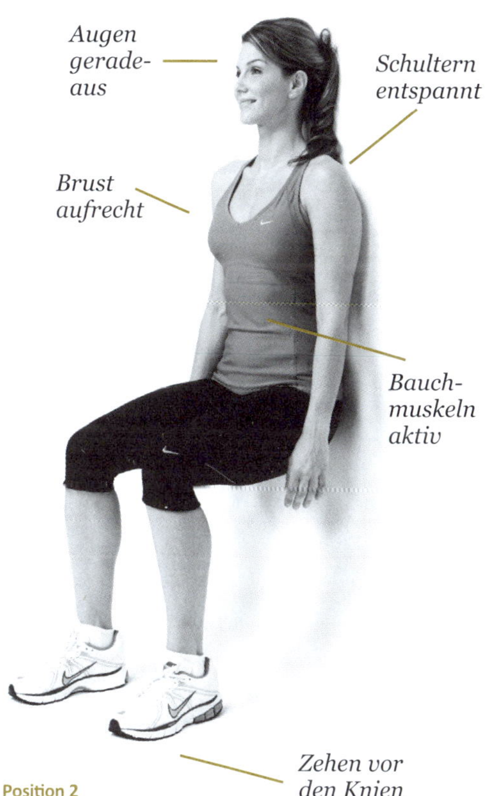

Tiger-Liegestütz auf den Knien

GERÄTE: keine (optional: Handtuch oder Übungsmatte)
BEANSPRUCHTE MUSKELN: Brust, Schultern, Arme und Core

In dieser Variante des klassischen Liegestützes wechseln Sie die Position Ihrer Hände, als wären Sie ein Tiger auf der Jagd. Dadurch werden andere Muskeln als beim regulären Knie-Liegestütz gefordert und Sie gehen beim Krafttraining eine Stufe weiter. Es sieht nicht besonders herausfordernd aus, doch bei korrekter Los geht's arbeitet jeder Muskel in Oberkörper und Core.

▶ AUSGANGSPOSITION

Liegen Sie mit dem Gesicht zum Boden in Liegestütz-Position auf den Knien, diesmal mit den Händen versetzt aufge-

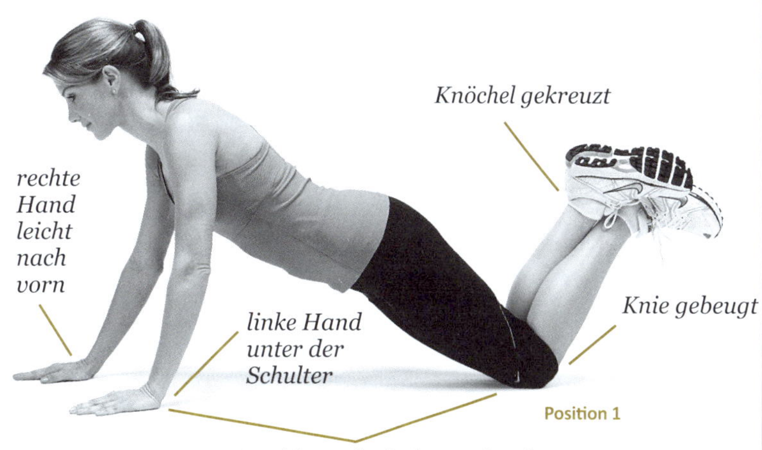

stellt. Die rechte Hand ist leicht vor der rechten Schulter, neben dem Kopf, und die linke Hand ist direkt unter der Schulter platziert. Beugen Sie die Beine und kreuzen Sie die Fußgelenke. Dann drücken Sie sich mit den Armen hoch und heben den Körper in die Balance auf Händen und Knien. Lassen Sie die Knie gebeugt und den Rücken gerade (Position 1).

▶ LOS GEHT'S

1. Beugen Sie beide Ellenbogen und senken Sie den Körper langsam Richtung Boden. Achten Sie darauf, den Rücken gerade und das Gesäß unten zu lassen. Idealerweise berührt das Kinn oder der Oberkörper den Boden (Position 2).

2. Drücken Sie die Hände in den Boden und strecken Sie die Arme, mit der Bewegung ausatmen.

3. Jetzt verlagern Sie die Position der Hände, als würden Sie sich anschleichen. Dieses Mal kommt die linke Hand neben den Kopf und die rechte direkt unter die Schulter (Position 3).

4. Wechseln Sie die Position Ihrer Hände mit jeder Wiederholung, eine Minute lang.

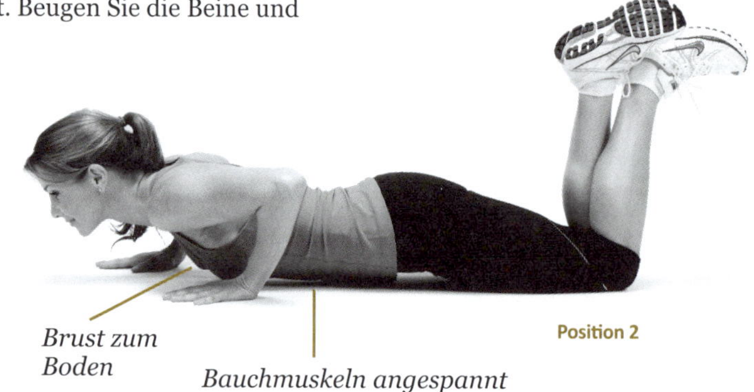

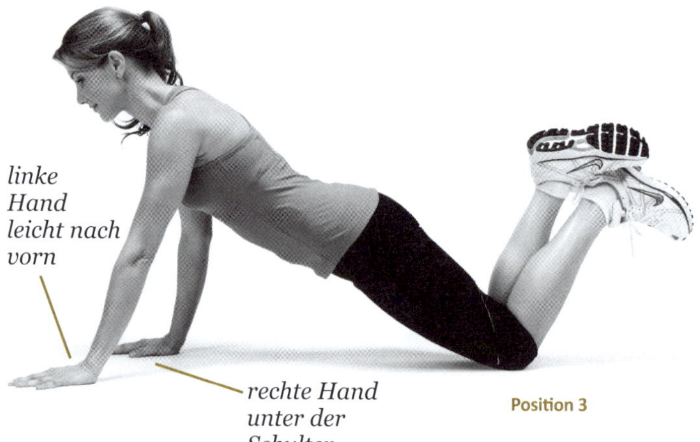

Zu schwer? Mach's leichter

- Gehen Sie nur ein Viertel des Weges. Beugen Sie nur leicht die Ellenbogen.
- Lassen Sie die Oberschenkel am Boden.
- Versetzen Sie die Hände nicht so weit.

Zu leicht? Mach's schwerer

- Senken Sie den Oberkörper so weit Sie können.
- Bringen Sie beide Hände enger an den Körper.
- Machen Sie explosive Liegestütze, drücken sich hoch, so schnell Sie können.

- Einbeiniger Tiger-Liegestütz auf den Knien. Lösen Sie die Fußgelenke und strecken Sie ein Bein lang hinter sich, ohne den Boden zu berühren. Spannen Sie die Bauchmuskeln an und verlagern Sie Ihr Gewicht auf das andere Knie und die Hände. Führen Sie 30 Sekunden lang Wiederholungen aus. Dann wechseln Sie die Beine und wiederholen weitere 30 Sekunden.

10-MINUTEN-TIPP

Bleiben Sie aufmerksam! Spannen Sie die Bauchmuskeln an und lassen Sie den Rücken gerade.

Ausfallschritt nach hinten

GERÄTE: keine (optional: Stuhl oder Wand zur Balance)
BEANSPRUCHTE MUSKELN: Beine, Gesäß und Core

In der Abwechslung liegt die Würze – deshalb zeige ich Ihnen, wie man den Ausfallschritt variieren kann. Wir machen nun den Schritt nach hinten anstatt nach vorn.

▶ AUSGANGSPOSITION

Stehen Sie mit geschlossenen Füßen und den Armen an den Seiten, den Blick nach vorn gerichtet (Position 1). Wenn Sie einen Stuhl oder die Wand für mehr Gleichgewicht nutzen, legen Sie eine Hand an das Objekt.

▶ LOS GEHT'S

1. Machen Sie mit dem linken Fuß einen großen Schritt (90-120 cm) nach hinten. Verteilen Sie Ihr Gewicht gleichmäßig zwischen dem Fußballen des hinteren Fußes und der Ferse des vorderen Fußes (Position 2).
2. Bringen Sie den rechten Oberschenkel parallel zum Boden (oder so waagerecht wie möglich). Dann nähern Sie das linke Knie dem Boden, ihn tatsächlich zu berühren (Position 3). Es ist sehr wichtig, dass das rechte

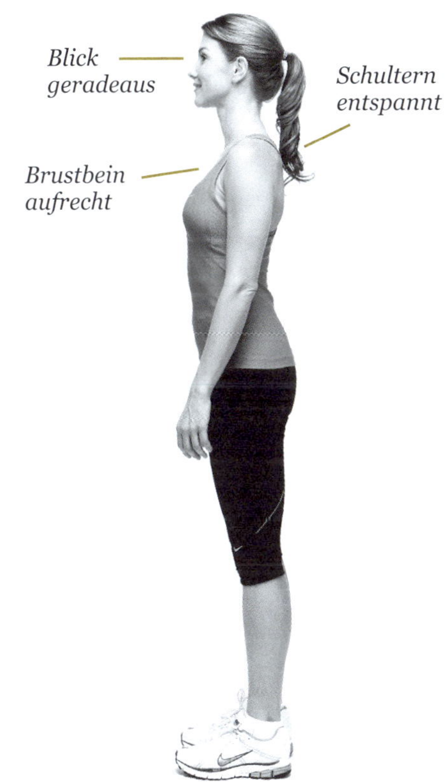

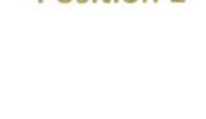

Position 1

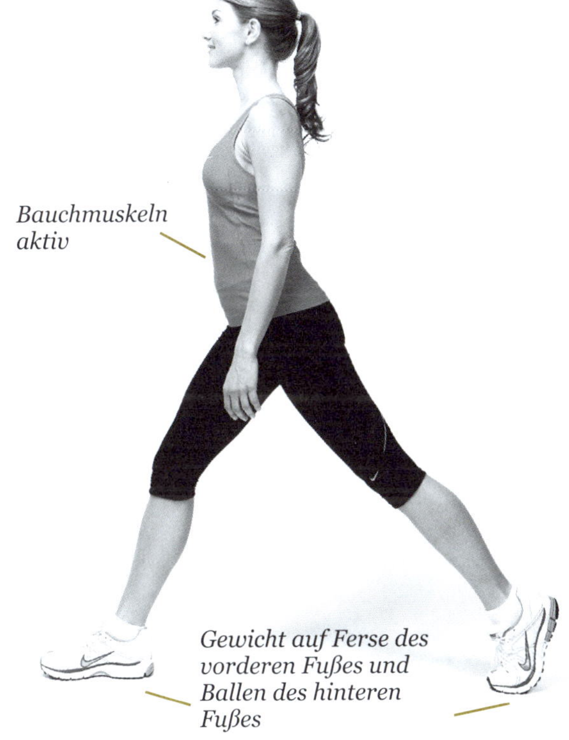

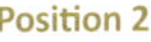

Position 2

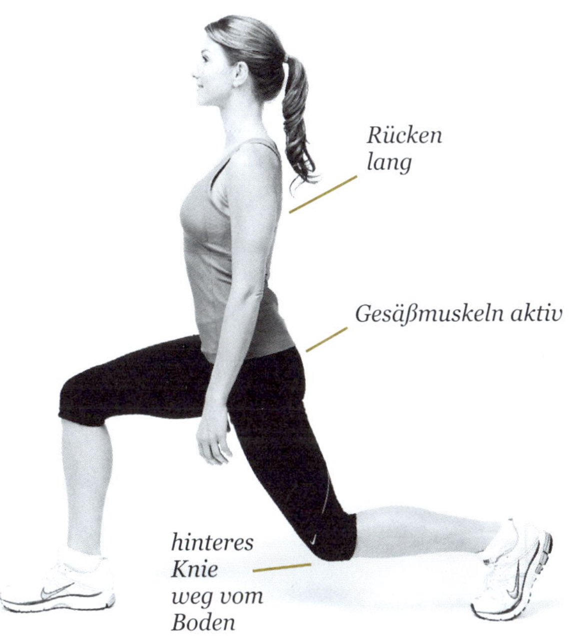

Position 3

Knie nicht über die Zehen des rechten Fußes ragt. Wenn das passiert, vergrößern Sie den Ausfallschritt und richten das Knie neu aus. Vom Knie sollte eine vertikale Linie zur Mitte des Fußes laufen.

3. Dann stoßen Sie sich von der Ferse des rechten Fußes ab und kommen zurück in die Ausgangsposition.

4. Wechseln Sie die Seite und absolvieren so viel Ausfallschritte wie möglich in einer Minute.

Zu schwer? Mach's leichter

- Gehen Sie nicht so tief in den Ausfallschritt. Fangen Sie mit einem Viertel-Ausfallschritt an.
- Lassen Sie die Hände auf den Hüften.
- Legen Sie zwischen jedem Schritt eine Pause ein.

Zu leicht? Mach's schwerer

- Gehen Sie tiefer in den Ausfallschritt.
- Wiederholen Sie den Ausfallschritt mit dem gleichen Bein 30 Sekunden, dann wechseln Sie 30 Sekunden zum anderen Bein.
- Halten Sie die Arme über den Kopf, als ob Sie ein »Touchdown-Singal«

machen. Die Schultern bleiben entspannt.

- Halten Sie ein einzelnes Gewicht, z.B. eine Tasche, Aktentasche oder eine Bratpfanne, mit beiden Händen über den Kopf.
- Halten Sie in jeder Hand ein Gewicht, z.B. eine Wasserflasche oder einen Briefbeschwerer, über den Kopf.

> **10-MINUTEN-TIPPS**
>
> Um das Meiste aus der Übung herauszuholen, spannen sie die Gesäßmuskeln während der Übung an.

❷ Minuten | Core-Training

Crunch mit verschränkten Armen

GERÄTE: keine (optional: Matte)
BEANSPRUCHTE MUSKELN: Core

Hier ist die nächste Übung zur Festigung der Bauchmuskeln. Sie ähnelt dem Crunch mit gestreckten Armen aus Workout 2 (S. 118), mit einem kleinen Extra. Probieren Sie's aus.

▶ AUSGANGSPOSITION

Liegen Sie mit hüftbreit aufgestellten Füßen und gebeugten Knien auf dem Rücken. Verschränken Sie Hände und Arme mit gekreuzten Ellenbogen »mumienartig«. Lösen Sie den Kopf vom Boden und ziehen Sie das Kinn zur Brust, als wollten Sie eine Orange mit dem Kinn festklemmen (Position 1).

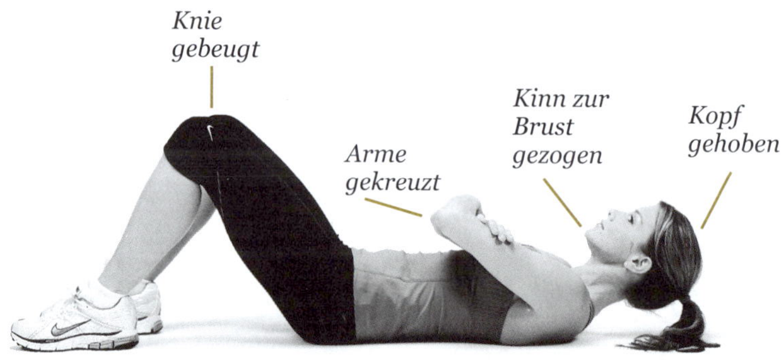

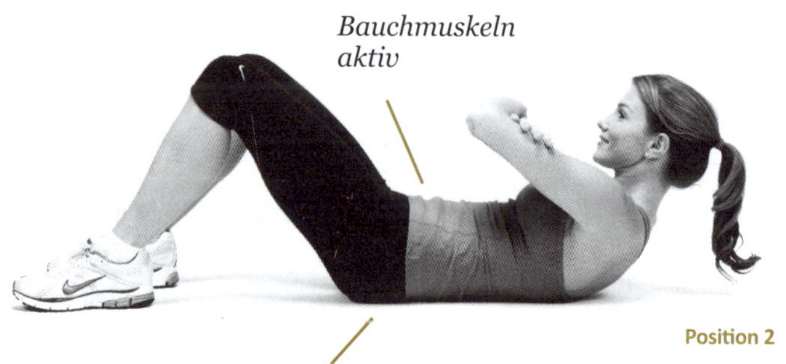

▶ LOS GEHT'S

1. Mit der Ausatmung spannen Sie die Bauchmuskeln an und heben die Schultern einige Zentimeter vom Boden und die Ellenbogen Richtung Knie. Der untere Rücken bleibt fest am Boden (Position 2). Halten Sie diese Position für 2 Sekunden, dann sinken Sie langsam zurück, der Oberkörper berührt leicht den Boden, um sich gleich wieder zu erheben.

2. Achten Sie auf die Haltung und wiederholen Sie die Bewegung 1 Minute lang.

Zu schwer? Mach's leichter

- Lösen Sie den oberen Rücken und die Schultern nur leicht vom Boden.
- Kommen Sie zwischen den Wiederholungen immer wieder zurück zum Boden.
- Halten Sie die gehobene Position weniger als 2 Sekunden.

Zu leicht? Mach's schwerer

- Strecken Sie die Arme »zombieartig« vor dem Körper, die Handflächen zeigen zueinander.
- Halten Sie die erhobene Position länger als 2 Sekunden.

> **10-MINUTEN-TIPPS**
>
> Starten Sie den Crunch, indem Sie die Bauchmuskeln anspannen, während die Ellenbogen Richtung Knie ziehen und die Schultern sich vom Boden lösen. Sobald der Oberkörper den Boden berührt, kommen Sie wieder hoch.

Rumpfheben

GERÄTE: keine (optional: Matte)
BEANSPRUCHTE MUSKELN: unterer und oberer Rücken

Legen Sie sich während der Arbeit gern mal hin? Jetzt haben Sie dafür einen guten Grund. Diese simple Übung können Sie am Arbeitsplatz machen, zu Hause, überall, wo Sie sich auf den Bauch legen können. Ich weiß, ich weiß – wer legt sich schon bei der Arbeit auf den Boden und macht Übungen? Nun, wenn Sie Rückenprobleme haben oder ihnen vorbeugen wollen, hoffe ich, dass SIE es tun.

▶ AUSGANGSPOSITION

Liegen Sie mit dem Gesicht zum Boden. Legen Sie die Hände an den Hinterkopf neben die Ohren, die Ellenbogen zeigen zur Seite (Position 1).

▶ LOS GEHT'S

1. Mit der Ausatmung strecken Sie sich aus der Taille, drücken die Hüfte zum Boden und heben so den Oberkörper so hoch Sie können vom Boden hoch. Halten Sie die Position 2 Sekunden lang (Position 2).

2. Senken Sie sich zurück zur Ausgangsposition.

3. Bewegen Sie sich langsam und wiederholen Sie das Rumpfheben 1 Minute lang, so oft Sie können.

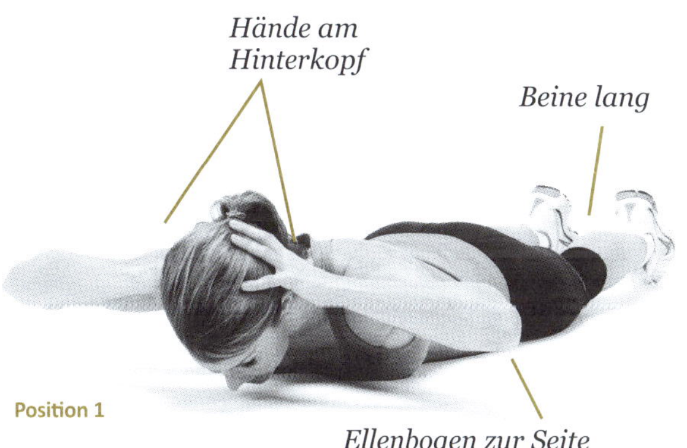

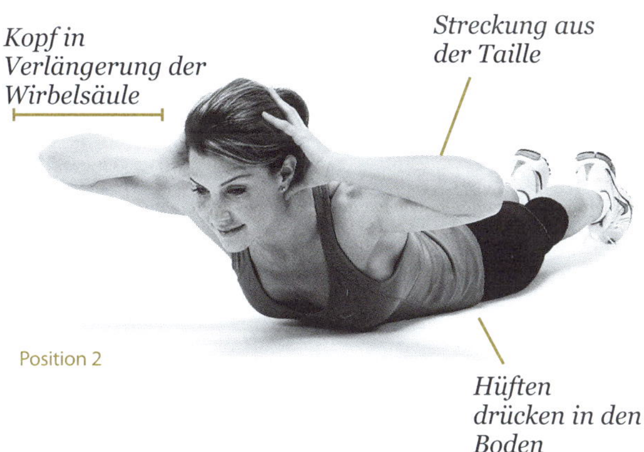

Zu schwer? Mach's leichter

- Lassen Sie die Arme an der Seite oder auf dem Rücken.
- Halten Sie die Position kürzer.

Zu leicht? Mach's schwerer

- Strecken Sie die Arme nach vorn.
- Mit dem Heben des Oberkörpers gleichzeitig ein Bein vom Boden heben. Die Beine abwechseln.
- Halten Sie die Position länger.

10-MINUTEN-TIPPS

Bitte drücken Sie den Oberkörper nicht mit Gewalt hoch und überstrecken Sie den unteren Rücken nicht. Optimalerweise ist der Kopf die Verlängerung der Wirbelsäule – ohne das Kinn zu senken oder den Kopf in den Nacken zu legen.

❶ Minute | Dehn- und Atemübungen

Rücken- und Hüft- dehnung im Stehen

GERÄTE: stabiler Stuhl oder Bank
BEANSPRUCHTE MUSKELN: Gesäß, Hüfte und Rücken

Schon mal Hula-Hoop ausprobiert? Macht Spaß, nicht wahr? Es sei denn, Ihnen fehlt der Hüftschwung. Bei den Meisten von uns verringert sich die Flexibilität der Hüften mit dem Alter und einem sitzenden Lebensstil. Diese einfache Übung bringt Ihre Hüften wieder in Schwung. Und Sie brauchen keinen Hula-Hoop-Reifen, nur einen stabilen Stuhl oder eine Bank.

▶ AUSGANGSPOSITION

Stehen Sie neben einem Stuhl oder einer Bank, die 45 bis 50 Zentimeter hoch ist. Stellen Sie den rechten Fuß auf den Sitz, der linke Fuß bleibt fest am Boden. Beugen Sie sich aus der Taille und legen Sie den rechten Ellenbogen an die Innenseite des aufgestellten rechten Beines (Position 1).

▶ LOS GEHT'S

1. Beugen Sie sich noch mehr aus der Taille und der rechte Ellenbogen gleitet an der Innenseite des Beines entlang zum Knöchel. Gehen Sie so tief, wie es angenehm ist (Position 2). Bewegen Sie sich langsam und ohne Schwung. Dehnen Sie sich nicht bis zur Schmerzgrenze. Atmen Sie tief und halten Sie die Dehnung, solange sie können, bis zu 15 Sekunden.

2. Wechseln Sie die Seite und halten Sie die Dehnung weitere 15 Sekunden.

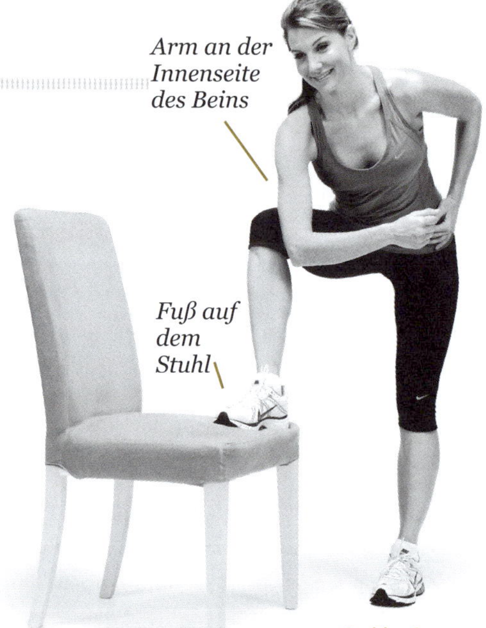

Position 1

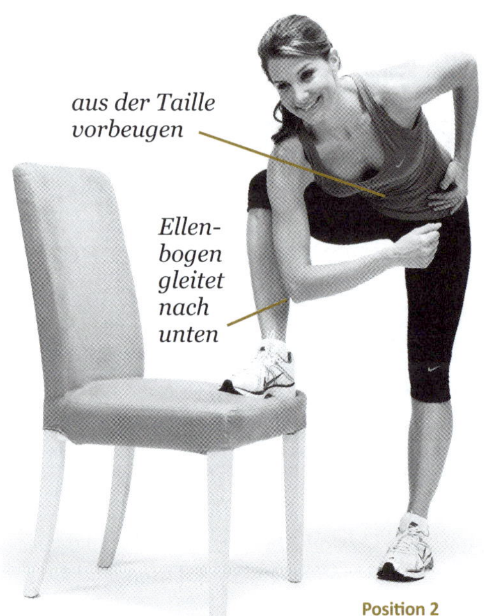

Position 2

Zu schwer? Mach's leichter

- Verringern Sie den Bewegungsgrad.
- Halten Sie die Dehnung kürzere Zeit.

Zu leicht? Mach's schwerer

- Gehen Sie tiefer in die Dehnung
- Halten Sie die Dehnung längere Zeit.

Twist im Sitzen

GERÄTE: keine

BEANSPRUCHTE MUSKELN: oberer und unterer Rücken

Womöglich haben Sie diese Übung schon oft gemacht – vielleicht aber noch nicht nach 4.3.2.1.-Art. Ich möchte Ihnen zeigen, wie Sie eine meiner liebsten Dehnübungen korrekt ausführen. Wann immer Ihr unterer Rücken verspannt ist, setzen Sie sich auf den Boden und lösen diese Verspannungen. Sie können auch eine Variante dieser Übung sitzend auf einem Stuhl machen (siehe Twist auf dem Stuhl auf S. 111).

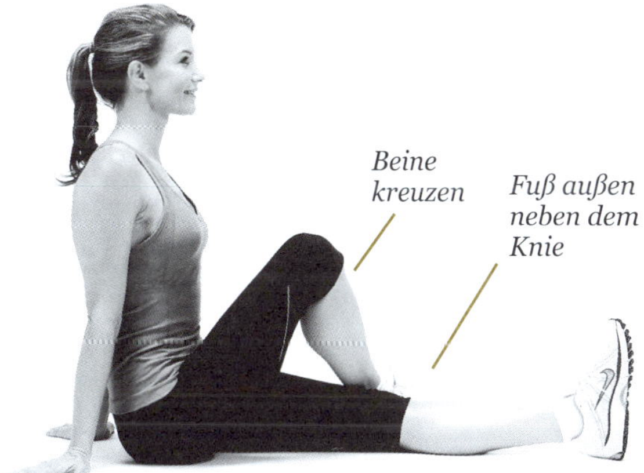

▶ AUSGANGSPOSITION

Sitzen Sie auf dem Boden mit beiden Beinen nach vorn ausgestreckt. Kreuzen Sie das rechte Bein über das linke und stellen Sie den rechten Fuß neben dem linken Knie auf (Position 1).

▶ GET MOVING

1. Drücken Sie den linken Arm gegen das rechte Knie und mit leichtem Druck drehen sich Schultern, Oberkörper und Kopf nach links, soweit es angenehm ist (Position 2).

2. Halten Sie die Dehnung, solange es angenehm ist, bis zu 15 Sekunden.

3. Wiederholen Sie zur anderen Seite. Das linke Bein kreuzt über das rechte Knie, der rechte Arm legt sich gegen das linke Knie und Sie drehen sich nach rechts. 15 Sekunden halten.

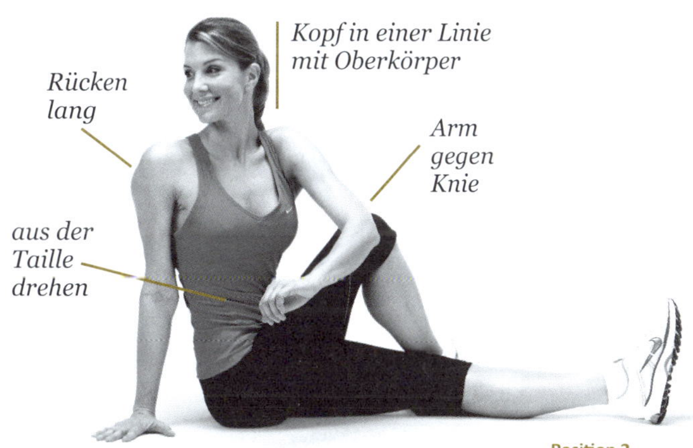

Zu schwer? Mach's leichter

- Verringern Sie den Bewegungsgrad.
- Halten Sie den Twist kürzer.

Zu leicht? Mach's schwerer

- Stellen Sie den Fuß des gebeugten Beines näher Richtung Hüfte auf.
- Halten Sie den Twist länger.

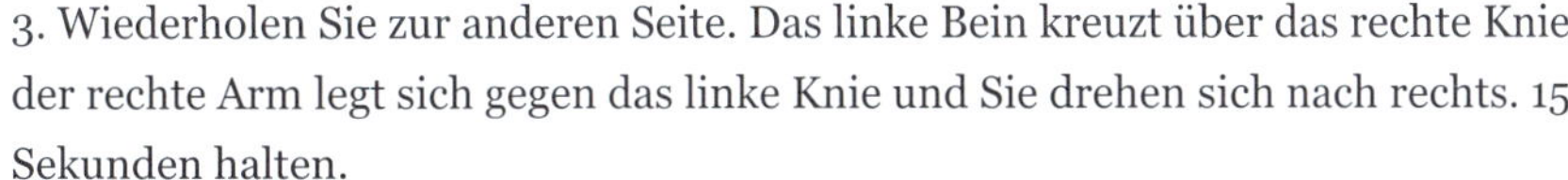
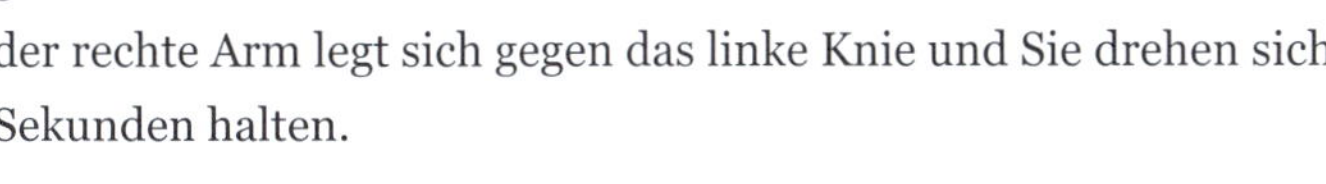

Herzlichen Glückwunsch!

Sie haben soeben das dritte 4.3.2.1-Workout absolviert. Sie werden langsam ein Profi. Machen Sie eine Pause oder wiederholen Sie den Durchlauf – oder Teile davon.

WORKOUT 4

Dies ist das letzte Workout auf Level 1. Da wir nur mit dem Körpergewicht arbeiten, können Sie auch draußen trainieren. Es tut gut, das Training mal in anderer Umgebung zu absolvieren. Hoffentlich macht das Wetter mit! Wenn die Zeit fürs Aufwärmen fehlt, langsam auf der Stelle marschieren.

4 Minuten | Hochintensives Ausdauertraining (H.E.A.T.)

Marschieren auf der Stelle mit Knieanheben

GERÄTE: keine

BEANSPRUCHTE MUSKELN: Herz, Schultern, Arme, Core und Beine

In meiner Schul- und College-Zeit spielte ich Football, und eine der anspruchsvollsten Übungen der Trainer war, uns mit hochgezogenen Knien rennen zu lassen. Sie standen mit der Trillerpfeife im Mund und den Händen in den Hüften da und sahen uns aufmerksam zu (manchmal auch brüllend), wie wir uns bemühten, durch Seile oder Reifen zu rennen und dabei die Knie so hoch zu ziehen, wie wir konnten, und das Ganze eine Ewigkeit lang. Seit ich selbst Fitnesscoach bin, weiß ich das Rennen mit angezogenen Knien als intensives Training zu schätzen. Das Problem ist nur, dass die Übung so herausfordernd ist, dass es schwer ist, sie über längere Zeit durchzuhalten. Eines Tages beobachtete ich eine Musikkapelle auf einem Footballfeld. Tatsächlich marschierten die Musiker mit angezogenen Knien. Ich finde das schnelle Marschieren auf der Stelle mit angezogenen Knien ganz schön schwierig. Versuchen Sie's. Ich lasse auch meine Trillerpfeife stecken.

▶ AUSGANGSPOSITION

Stehen Sie aufrecht mit den Händen auf der Hüfte (Position 1).

▶ LOS GEHT'S

1. Lassen Sie die Hände auf der Hüfte und beginnen Sie auf der Stelle zu marschieren, indem Sie abwechselnd ein Knie Richtung Brust ziehen (Position 2).

2. Beginnen Sie langsam, um sich aufzuwärmen. Erhöhen Sie stufenweise die Intensität, heben Sie die

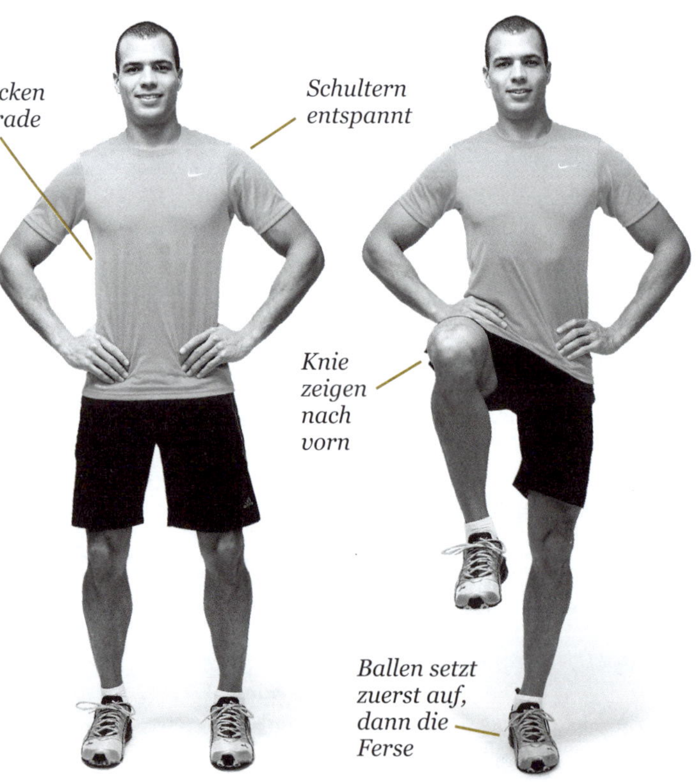

Knie höher und höher, schließlich so hoch, wie Sie es gerade noch können. Die Hände bleiben auf der Hüfte. Die Füße setzen mit einer rollenden Bewegung auf, zuerst der Fußballen, dann die Ferse. Behalten Sie die Geschwindigkeit 30 Sekunden bei.

3. Verlangsamen Sie das Tempo und marschieren Sie auf der Stelle. Die Arme schwingen natürlich, Beine und Arme abwechselnd (Position 3). Dieses Tempo 30 Sekunden halten.

4. Wechseln Sie alle 30 Sekunden zwischen dem langsamen Marschieren auf der Stelle und dem schnellen Marschieren mit angezogenen Knien ab, insgesamt 4 Minuten lang. Versuchen Sie, insgesamt das Tempo schrittweise zu erhöhen.

Zu schwer? Mach's leichter

- Marschieren Sie mit Knieanheben sitzend auf einem Stuhl.
- Lassen Sie die Hände auch beim Marschieren auf der Stelle in den Hüften.
- Beide Übungen langsamer ausführen.

Zu leicht? Mach's schwerer

- Bewegen Sie die Arme entgegengesetzt zu den Beinen beim Marschieren mit Knieanheben.
- Bewegen Sie Arme und Beine schneller.
- Halten Sie eine Wasserflasche oder ein anderes Gewicht in jeder Hand.

> **10-MINUTEN-TIPPS**
>
> Um die Gelenke zu schonen, marschieren Sie auf einem weichen Untergrund – draußen auf Gras, drinnen auf einem Teppich. Jetzt können Sie sich für die Marschkapelle anmelden!

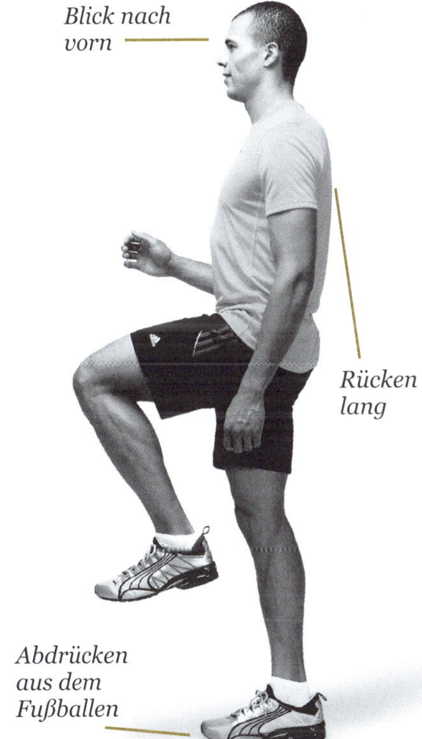

❸ Minuten | Krafttraining

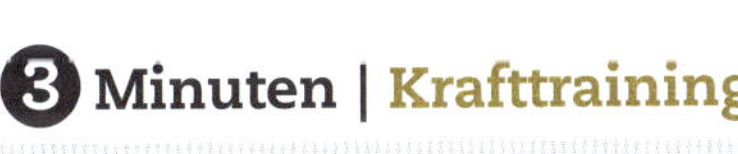

Kniebeuge mit Twist

GERÄTE: keine
BEANSPRUCHTE MUSKELN: Beine, Core und Gesäß

Diese Übung erinnert mich an eine Rakete! Jetzt erleben Sie die nächste Stufe der Kniebeuge mit einer dynamischen Bewegung, die den oberen und unteren Körper fordert. Nachdem Sie in der Kniebeuge sind, schwingen Sie den Körper wieder nach oben und drehen dabei den Oberkörper. Die Übung strafft und festigt Beine, Körpermitte und Gesäß.

▸ AUSGANGSPOSITION

Stehen Sie bequem auf beiden Beinen, die Füße schulterbreit aufgestellt. Die Arme sind seitlich

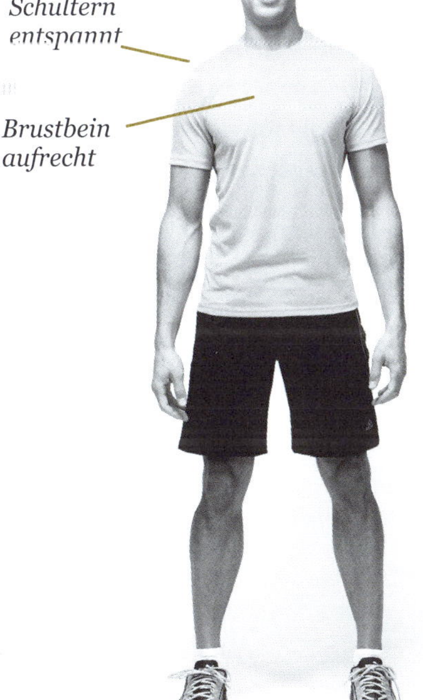

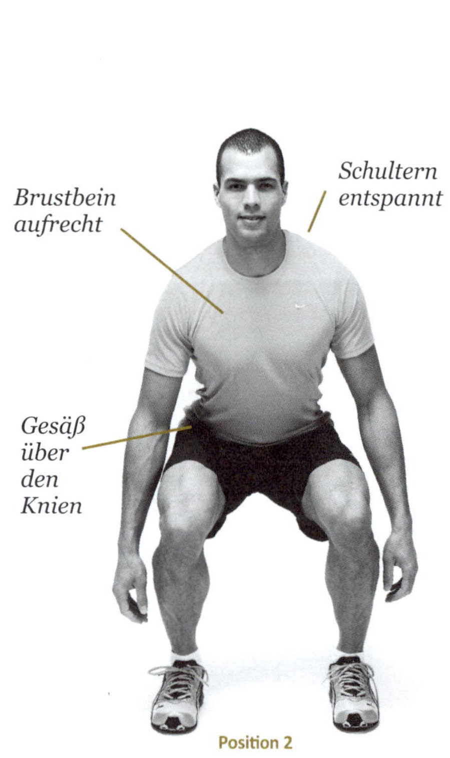

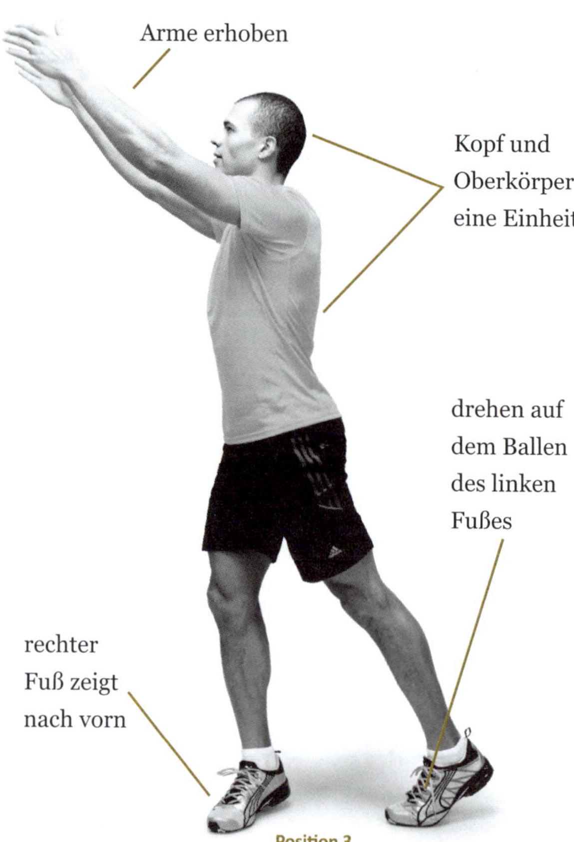

neben dem Körper, der Rücken gerade und das Kinn parallel zum Boden (Position 1).

▶ LOS GEHT'S

1. Mit den Armen an der Seite gehen Sie nun in eine Kniebeuge, als ob Sie sich auf einen Stuhl setzen wollen. Sinken Sie so tief wie möglich (Position 2).

2. Mit der Ausatmung schwingen Sie Ihr Gewicht nach oben und heben beide Arme. Der rechte Fuß zeigt weiter nach vorn, Kopf und Oberkörper wenden sich nach rechts. Drehen Sie auf dem Ballen des linken Fußes das linke Bein mit nach rechts, die Ferse kommt vom Boden. Der Kopf bleibt in einer Linie mit dem Oberkörper (Position 3).

3. Bringen Sie die Hände wieder zur Seite und kommen Sie in die Ausgangsposition zurück. Wiederholen Sie die Kniebeuge, und diesmal drehen Sie sich zur anderen Seite. Der linke Fuß zeigt weiter nach vorn und Sie drehen auf dem Ballen des rechten Fußes.

4. Machen Sie in 1 Minute so viele Kniebeugen, wie Sie können, und drehen Sie sich dabei abwechselnd zu beiden Seiten.

Zu schwer? *Mach's leichter*

- Gehen Sie nicht so tief in die Kniebeuge. Beginnen Sie mit einer Viertel-Kniebeuge.
- Halten Sie die Position der Kniebeuge nur kurz.
- Lassen Sie die Hände auf der Hüfte.

Zu leicht? *Mach's schwerer*

- Gehen Sie tiefer in die Kniebeuge.
- Halten Sie die Kniebeuge länger.
- Erhöhen Sie die Geschwindigkeit der Bewegung.
- Halten Sie ein einzelnes Gewicht, z.B. eine Tasche, Aktentasche oder eine Bratpfanne, mit beiden Händen über den Kopf.
- Halten Sie in jeder Hand ein Gewicht, z.B. Wasserflaschen oder Briefbeschwerer, über den Kopf.

10-MINUTEN-TIPPS

Die Kniebeuge mit Twist ist die anspruchsvollste Kniebeuge, die Sie bisher absolviert haben, und es ist wichtig, sie korrekt auszuführen. Fangen Sie langsam an. Wenn die Bewegung vertrauter ist, können Sie die Geschwindigkeit erhöhen.

Liegestütz am Stuhl

GERÄTE: stabiler Stuhl
BEANSPRUCHTE MUSKELN: Brust, Schultern, Arme und Core

Nachdem Sie Ihren Oberkörper mit all den Liegestützen schon gekräftigt haben, zeige ich Ihnen einen Liegestütz mit einem stabilen Gegenstand, sei es die Lehne des Bürostuhls, die Parkbank oder das Sofa daheim. Die Übung funktioniert sogar in einem überfüllten Flughafen, an einer stabilen, taillenhohen Schranke. Der Liegestütz am Stuhl beansprucht die gleichen Muskeln wie der klassische Liegestütz, aber Sie müssen sich nicht auf den Boden legen.

▶ AUSGANGSPOSITION

Nehmen Sie an einem Stuhl oder einer Bank die Liegestützhaltung ein. Lehnen Sie sich gegen das Objekt und gehen Sie mit den Füßen 90 bis 120 cm zurück. Stützen Sie die Hände schulterbreit mit gestreckten Armen und leicht gebeugten Ellenbogen ab. Der Rücken bleibt gerade und die Beine fast gestreckt, mit leicht gebeugten Knien. Heben Sie die Fersen und bringen Sie Ihr Gewicht auf die Fußballen (Position 1). Achten Sie darauf, den Kopf in Verlängerung des Rückens zu halten.

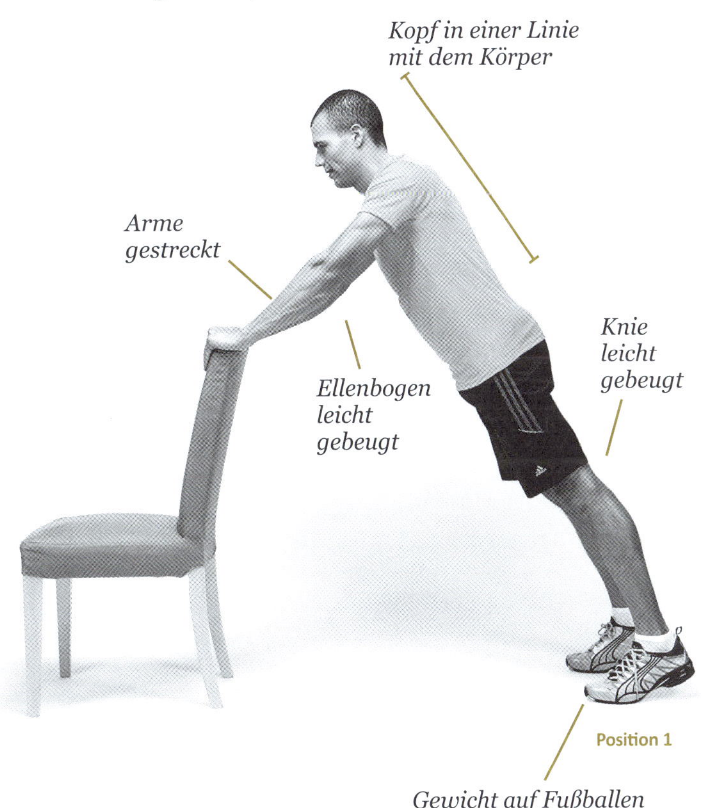

▶ LOS GEHT'S

1. Schauen Sie nach unten und leicht nach vorn und senken Sie den Oberkörper so tief Sie können, indem Sie die Ellenbogen beugen (Position 2). Ziel ist, mit der Brust das Objekt zu berühren.

2. Mit der Ausatmung strecken Sie die Arme und drücken sich zurück zur Ausgangsposition. Spannen Sie die Muskeln der Brust und Arme an und behalten Sie ein starkes Körperzentrum während der ganzen Übung.

3. Wiederholen Sie 1 Minute lang so viele Liegestütze, wie Sie können.

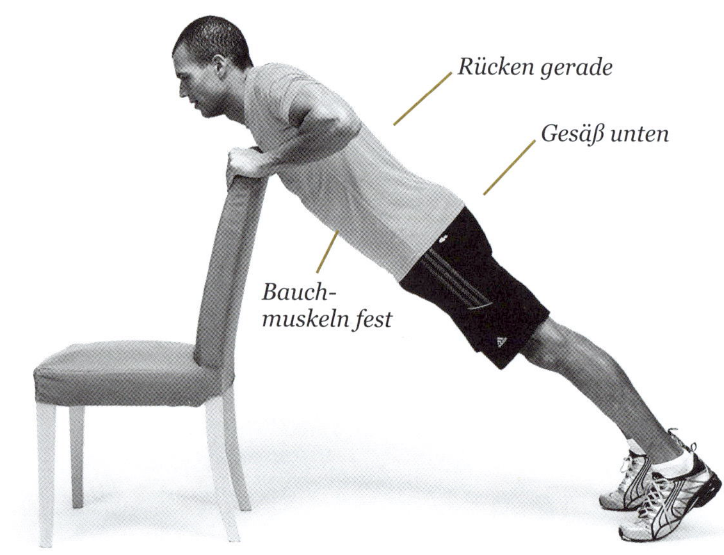

Zu schwer? Mach's leichter

- Beugen Sie die Ellenbogen nur leicht.
- Stehen Sie näher an dem Objekt, dann reduziert sich das Gewicht auf den Armen.
- Machen Sie zwischen den Wiederholungen eine Pause.

Zu leicht? Mach's schwerer

- Senken Sie den Oberkörper so tief Sie können.
- Stellen Sie die Füße weiter weg vom Stuhl auf.
- Bringen Sie die Arme enger zusammen. Dies erhöht die Beanspruchung der Armmuskulatur.

- Halten Sie nach jedem Liegestütz die Postion 2 Sekunden auf einem Arm. Wenn die Arme gestreckt sind, nehmen Sie eine Hand vom Objekt weg und halten sie nach vorn. Wechseln Sie mit jedem Liegestütz die Arme. Wiederholen Sie dies 1 Minute lang. Lassen Sie das Gewicht auf den Fußballen.

- Einbeiniger Liegestütz. In der Ausgangsposition strecken Sie ein Bein hinter sich aus, als wollten Sie nach hinten treten. 30 Sekunden lang Liegestütze wiederholen, dann die Beine wechseln und nochmals 30 Sekunden ausüben.

- Explosive Liegestütze.

10-MINUTEN-TIPPS

Bewegen Sie sich langsam und kontrolliert. Einatmen mit dem Senken des Oberkörpers, ausatmen mit dem Hochkommen.

Abwechselnde Ausfallschritte nach vorn

GERÄTE: keine

BEANSPRUCHTE MUSKELN: Beine und Gesäß

Nachdem Sie den Ausfallschritt bereits gemeistert haben, wagen Sie sich jetzt an die abwechselnden Ausfallschrittc. Wenn es um Straffung und Festigung des unteren Körpers geht, schlägt nichts diese Ubung. Sie ist einfach auszuführen und alle Muskeln des Unterkörpers werden bearbeitet. Und fast überall möglich – Sie brauchen nur etwas Platz.

❯ AUSGANGSPOSITION

Stehen Sie aufrecht mit geschlossenen Füßen und den Armen an der Seite. Die Brust ist aufrecht, die Schultern entspannt und Sie schauen nach vorn (Position 1).

❯ LOS GEHT'S

1. Machen Sie mit dem rechten Bein einen 90 bis 120 cm großen Schritt nach vorn. Das Gewicht verteilt sich gleichmäßig zwischen der Ferse des rechten Fußes und dem Ballen des linken Fußes (Position 2). (Sie können sich den Ausfallschritt auf S. 117 noch einmal ansehen)

2. Dann bringen Sie den rechten Oberschenkel parallel zum Boden (oder so waagerecht, wie Sie können). Vom rechten Knie zur Mitte des rechten Fußes sollte eine imaginäre vertikale Linie verlaufen. Senken Sie das linke Knie Richtung Boden, ohne dass es diesen berührt. Schauen Sie

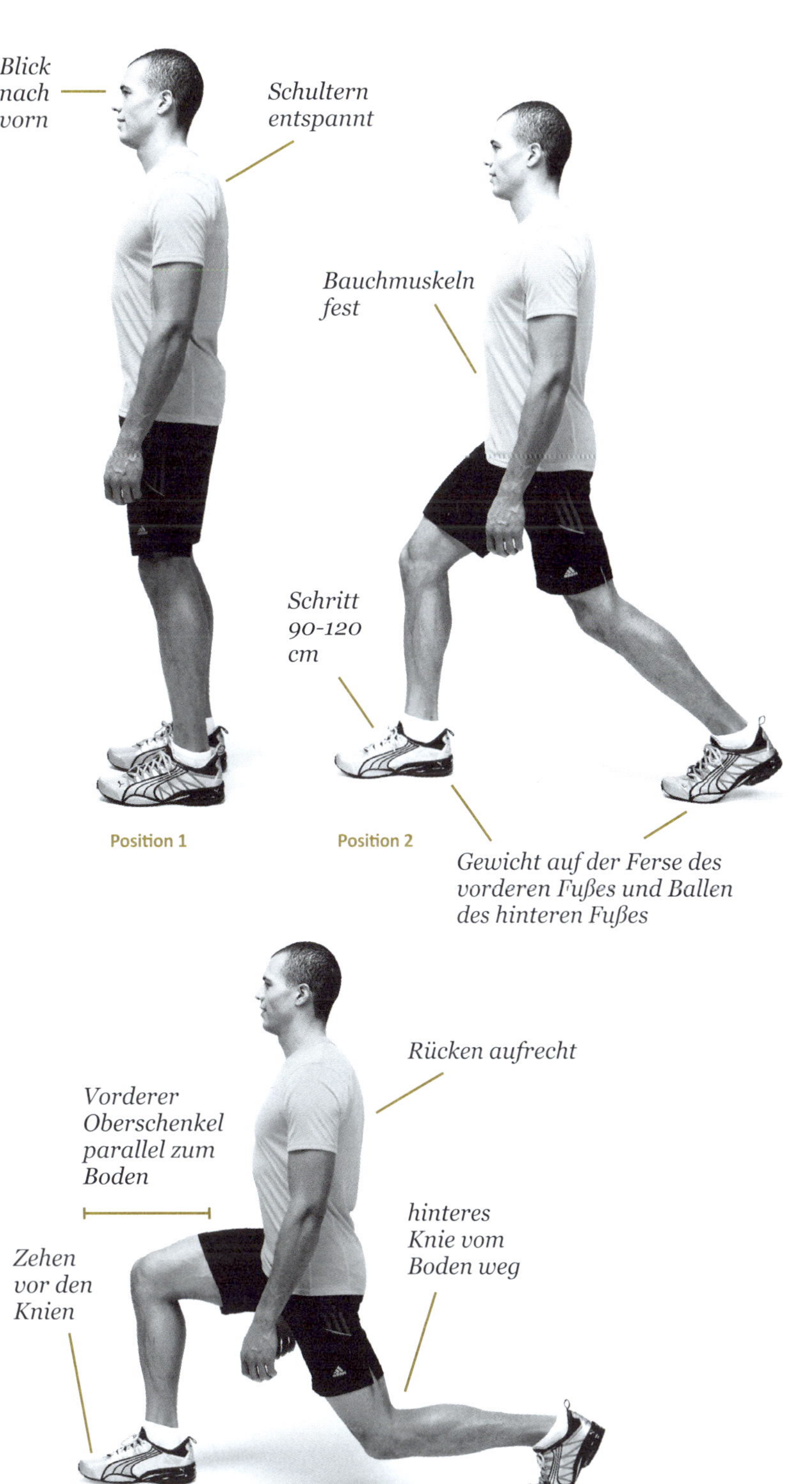

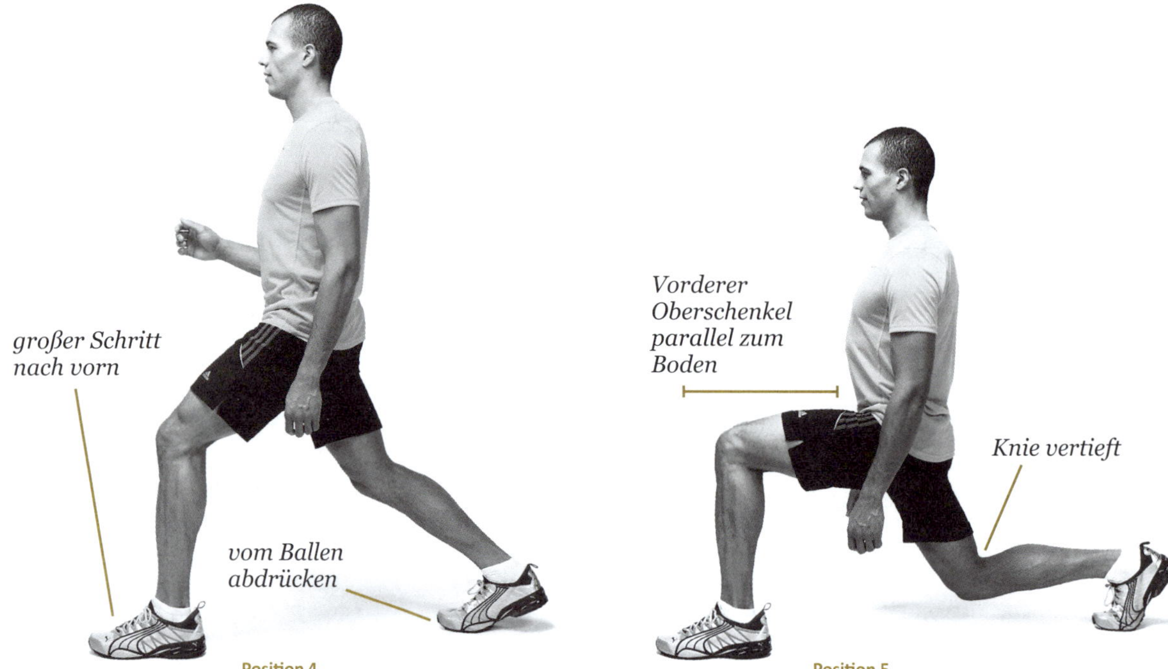

nach vorn und halten Sie den Oberkörper aufrecht. Das Gewicht verteilt sich auf die Ferse des rechten Fußes und den Ballen des linken Fußes (Position 3).

3. Jetzt gehen Sie mit dem linken Bein in einen Ausfallschritt. Nehmen Sie einen großen Schritt nach vorn, indem Sie sich von der Ferse des vorderen Fußes und vom Ballen des hinteren Fußes abdrücken (Position 4). Senken Sie den linken Oberschenkel, bis er parallel zum Boden ist, und das rechte Knie, bis es fast den Boden berührt. Blicken Sie nach vorn und atmen Sie fließend (Position 5).

Zu schwer? Mach's leichter

- Lassen Sie die Hände auf den Hüften.
- Gehen Sie nicht so tief in den Ausfallschritt. Fangen Sie mit einem Viertel-Ausfallschritt an, die Beine nur leicht beugend.
- Machen Sie eine Pause zwischen den Schritten.

Zu leicht? Mach's schwerer

- Halten Sie die Arme während des Schritts über den Kopf, als würden Sie ein »Touchdown-Singal« machen.
- Beim Übergang von einem Bein zum anderen heben Sie das Bein, das nicht in den Ausfallschritt geht, zur Brust und stehen 1 bis 2 Sekunden auf einem Bein. Dann geht es weiter in den nächsten Ausfallschritt.
- Gehen Sie tiefer in den Ausfallschritt.
- Halten Sie ein einzelnes Gewicht, z.B. eine Tasche, Aktentasche oder eine Bratpfanne, mit beiden Armen über den Kopf.
- Halten Sie in jeder Hand ein Gewicht, z.B. eine Wasserflasche oder Briefbeschwerer, über den Kopf.

10-MINUTEN-TIPPS

Herzlichen Glückwunsch! Sie haben soeben eine königliche Übung absolviert. Diese Übung ist der König der Ausfallschritte und fordert zugleich Ihre Balance, Kraft und Ausdauer. Nach unten zu schauen kann die Balance erschweren, deshalb den Blick geradeaus lassen.

② Minuten | Core-Training

Brücke

GERÄTE: keine

BEANSPRUCHTE MUSKELN: Core, Rücken, Gesäß und Beine

Diese Brücke wirkt Wunder – ohne Geräte!

▶ AUSGANGSPOSITION

Liegen Sie mit gebeugten Knien und hüftbreit aufgestellten Füßen auf dem Rücken. Die Arme liegen an der Seite mit den Handflächen nach unten (Position 1).

▶ LOS GEHT'S

1. Mit der Ausatmung spannen Sie die Gesäßmuskulatur und heben die Hüfte 15 bis 30 cm vom Boden. Halten Sie diese erhöhte Position 2 bis 5 Sekunden (Position 2).

2. Kehren Sie zur Ausgangsposition zurück und beginnen die nächste Wiederholung. Legen Sie sich nicht hin; das Gesäß berührt nur kurz den Boden und hebt sich sofort wieder an.

3. Machen Sie diese Bewegung in 1 Minute so oft Sie können.

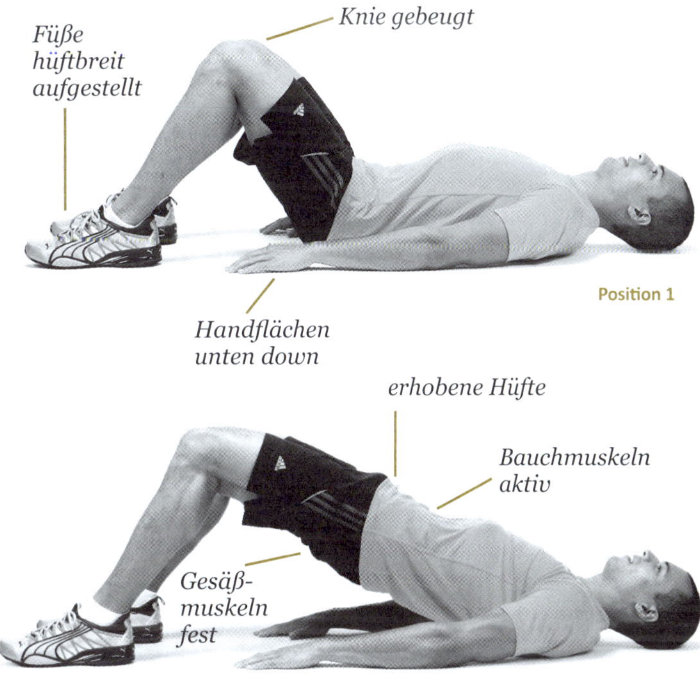

Zu schwer? Mach's leichter
- Heben Sie die Hüfte nicht so hoch.
- Ruhen Sie sich zwischen den Wiederholungen am Boden aus.
- Halten Sie die Hüfte nur kurz in der erhobenen Position.

Zu leicht? Mach's schwerer
- Ziehen Sie mit dem Anheben der Hüfte ein Knie zur Brust.
- Strecken Sie mit dem Anheben der Hüfte ein Bein nach vorn aus.
- Halten Sie die erhobene Position länger als 5 Sekunden.
- Führen Sie die Übung länger als 1 Minute aus.

10-MINUTEN-TIPPS

Um das Meiste aus der Übung herauszuholen, spannen Sie während der Übung die Gesäßmuskulatur kräftig an und kontrahieren die Bauchmuskeln.

Seitstütz auf den Knien

GERÄTE: keine

BEANSPRUCHTE MUSKELN: unterer und oberer Rücken, Bauchmuskeln, Seiten der Taille und Hüfte

Nachdem Sie die Brücke auf dem Rücken kennengelernt haben, lernen Sie jetzt eine Brücke auf der Seite.

▶ AUSGANGSPOSITION

Liegen Sie auf der Seite, unterstützt durch den Ellenbogen direkt unter der Schulter und den Unterarm rechtwinklig zum Körper. Der andere Arm ruht auf der Seite des Körpers. Beugen Sie beide Knie in einem 45°-Winkel hinter den Körper (Position 1).

▶ LOS GEHT'S

1. Mit der Ausatmung heben Sie die Hüfte vom Boden hoch, das Gewicht balanciert nun auf Unterarm und dem unteren Knie. Heben Sie die Hüfte so hoch, wie Sie können, vom Boden, der Körper bildet vom Kopf bis zu den Knien eine Linie. Schieben Sie die Hüften nicht nach vorn. Halten Sie diese Position für 2 Sekunden (Position 2).

2. Senken Sie die Hüfte langsam wieder in die Ausgangsposition.

3. Wiederholen Sie diese Bewegung auf jeder Seite 30 Sekunden lang.

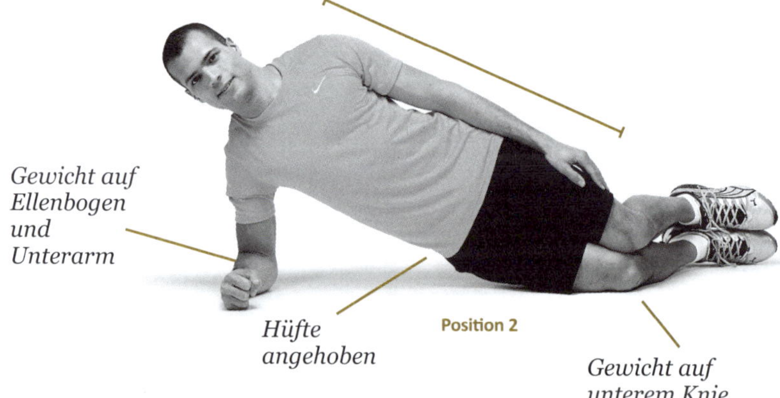

Zu schwer? Mach's leichter
- Heben Sie die Hüfte nicht so hoch.
- Halten Sie die Position kürzer.

Zu leicht? Mach's schwerer
- Anstatt die Knie zu beugen, strecken Sie beide Beine aus und kreuzen die Knöchel.
- Heben Sie den oberen Arm gerade nach oben.
- Strecken Sie das obere Bein mit dem Anheben der Hüfte 15 cm vom Boden.
- Halten Sie die hohe Position länger.

10-MINUTEN-TIPPS

Konzentrieren Sie sich darauf, den Körper aufrecht zu halten und nicht mit Schwung hochzukommen. Jetzt können Sie sagen, dass Sie die Brücke überquert haben.

① Minute | Dehn- und Atemübungen

Hüftdehnung im Ausfallschritt

GERÄTE: keine (optional: Stuhl oder Wand für mehr Gleichgewicht)
BEANSPRUCHTE MUSKELN: Hüfte, Gesäß, Beine und Bauchmuskeln

Meine Tochter liebt es, Fußball zu spielen, und ich liebe es, ihr und den anderen jungen Athleten zuzusehen, wie sie den Ball mühelos und präzise kicken. Als Trainer und Coach bin ich begeistert, wie gut sie einige der technisch schwierigsten Bewegungen des Spiels meistern. Ein Muskel, den man beim Fußball oder anderen Sportarten, bei denen man läuft oder den Ball tritt (oder klettert), häufig benutzt, ist der Hüftbeuger. Menschen, die nicht so viel sportlichen Ehrgeiz haben, spüren oft eine gewisse Verkürzung in diesem Bereich. Wenn das auf Sie zutrifft, wird die Hüftdehnung im Ausfallschritt Ihren Bewegungsradius von Rücken, Hüften und Oberschenkeln erhöhen. Auch wenn Sie keinen Sport treiben, wird Ihnen diese Übung helfen, Ihr Bestes im Spiel des Lebens zu geben.

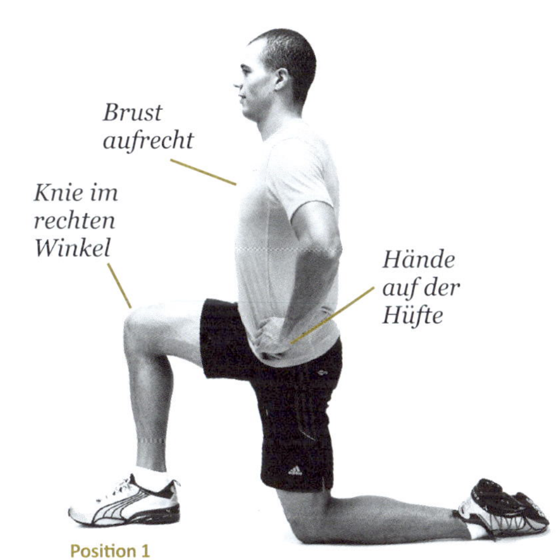

▶ AUSGANGSPOSITION

Knien Sie sich auf den Boden. Stellen Sie das rechte Knie auf, als wollten Sie einen Heiratsantrag machen. Das linke Knie bleibt fest am Boden. Legen Sie die Hände auf die Hüfte (Position 1).

▶ LOS GEHT'S

1. Ohne das linke Bein zu bewegen, lehnen Sie sich sanft zurück (Position 2).
2. Halten Sie die Position für 15 Sekunden. Halten Sie nicht den Atem an!
3. Wiederholen Sie auf der anderen Seite und halten Sie die Dehnung für 15 Sekunden.

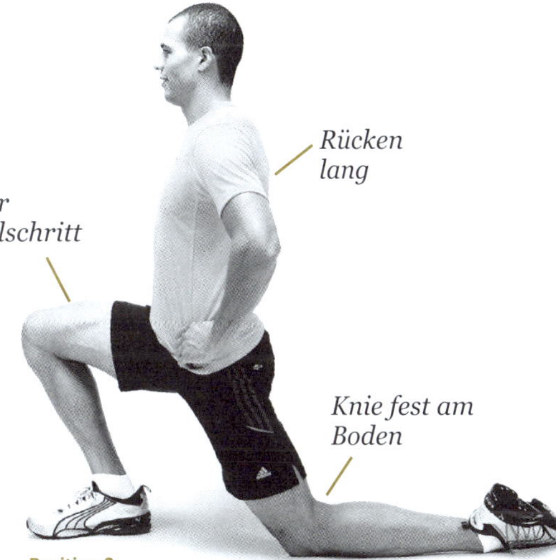

Zu schwer? Mach's leichter
- Verringern Sie den Bewegungsgrad der Dehnung.

Zu leicht? Mach's schwerer
- Lehnen Sie sich zurück, um die Dehnung zu verstärken.

- Heben Sie beide Arme wie zum »Touchdown-Signal« über den Kopf. Verlängern Sie die Arme, um die Dehnung zu maximieren.
- Halten Sie die Dehnung länger.

10-MINUTEN-TIPPS

Um das Meiste aus der Dehnung herauszuholen, lehnen Sie sich tief atmend langsam zurück. Denken Sie daran, den Rücken aufrecht zu halten und den Körper in der Bewegung zu verlängern.

Seitbeuge im Stehen

GERÄTE: keine

BEANSPRUCHTE MUSKELN: Schultern, oberer und unterer Rücken und Core (Bauchmuskeln und Taille)

Eine Frage zu stellen, kann genauso gut für den Körper wie für den Verstand sein. In dieser Übung steigert die Frage in der richtigen Form die Durchblutung und Flexibilität der Schultern, des oberen und unteren Rückens, der Taille und Bauchmuskeln.

▸ AUSGANGSPOSITION

Stehen Sie aufrecht mit den Füßen schulterbreit auseinander. Legen Sie die linke Hand auf die linke Hüfte und heben Sie die rechte Hand, als wollten Sie in der Klasse eine Frage stellen (Position 1).

▸ LOS GEHT'S

1. Beugen Sie sich aus der Taille nach links und lehnen Sie sanft und langsam den Oberkörper in die Richtung. Der Kopf bleibt in einer Linie mit dem Körper und die linke Hand auf der Hüfte. Dehnen Sie bis zu einer leichten Spannung und halten Sie diese.

2. Bleiben Sie, solange es Ihnen angenehm ist, in der Dehnung, bis zu 15 Sekunden.

3. Wiederholen Sie die Bewegung zur anderen Seite.

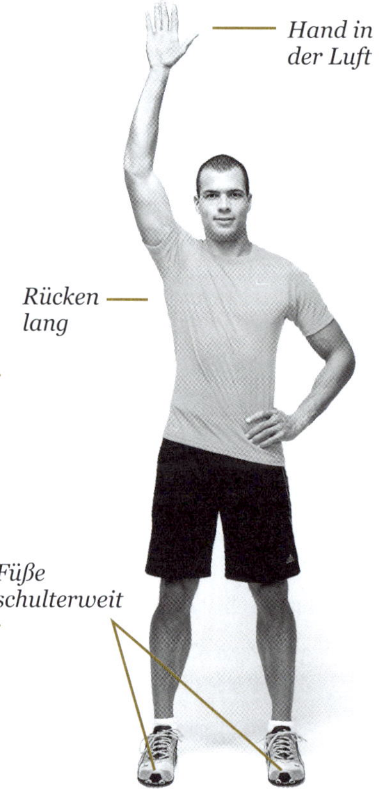

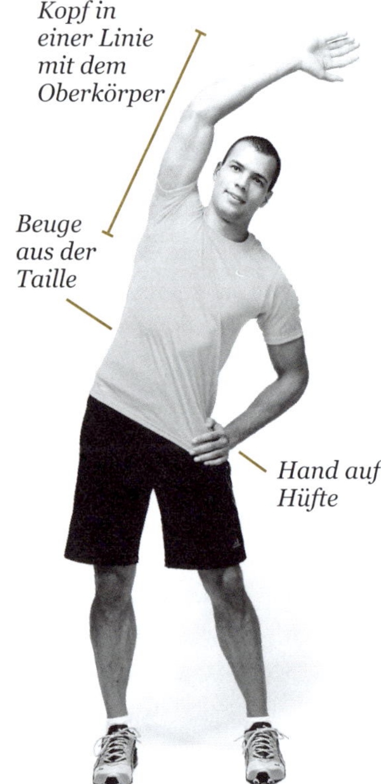

Zu schwer? Mach's leichter

• Führen Sie die Dehnung sitzend aus.

• Beugen Sie sich nicht so weit zur Seite. Mit der Zeit können Sie tiefer gehen.

• Halten Sie die Dehnung kürzer.

Zu leicht? Mach's schwerer

• Beugen Sie sich tiefer zur Seite.

• Heben Sie beide Arme über den Kopf, die Arme bleiben in Verlängerung des Oberkörpers.

• Halten Sie die Dehnung länger.

10-MINUTEN-TIPPS

Stehen Sie während der Dehnung aufrecht, Der Körper ist lang. Lassen Sie die Schultern entspannt, wenn Sie sich zur Seite lehnen. Wenden Sie den Oberkörper nicht zum Boden, weil Sie eine möglichst tiefe Seitbeuge machen wollen.

Weiter so!

Sie haben soeben das vierte Workout auf Level 1 vollendet! Sie können eine Pause machen und dann Teile des Workouts oder den kompletten Durchlauf wiederholen. Oder Sie feiern den Erfolg des vergangenen Monats! Füllen Sie die Beurteilung auf S. 256 aus, und Sie werden sehen, wie sich Ihre Fitness verändert hat. Geht es weiter mit Level 2? Oder möchten Sie lieber Level 1 wiederholen und etwas schwieriger gestalten? Wie auch immer Sie sich entscheiden, es wird dic richtige Wahl sein!

Kapitel 8

Level II : Es geht weiter aufwärts

Fitness mit einfachen Geräten

Als Erstes möchte ich Ihnen zum erfolgreichen Abschluss von Level I gratulieren. Das ist eine hervorragende Leistung, besonders wenn man bedenkt, wo Sie noch vor vier Wochen standen. Jetzt sind Sie bereit, Ihr Workout variantenreicher und schwieriger zu gestalten. Es ist an der Zeit, sich einige einfache Geräte anzuschaffen: ein Springseil, ein Fitnessband und einen Gymnastikball. Mit diesen Geräten und den vier folgenden Workouts haben Sie alle Vorteile eines herausfordernden Trainings, ohne dafür in ein teures Fitnessstudio gehen zu müssen. Sich einen Heim-Trainingsraum einzurichten ist einfacher und günstiger, als Sie denken. Sie können ihn so einfach oder eindrucksvoll gestalten, wie Sie wollen. Vielleicht beginnen Sie mit einem Handtuch am Boden und einem Springseil, oder Sie erstehen erstklassige Geräte für ein Fitnessstudio daheim. Wie Lance Armstrong sagt: »Es geht nicht um das Fahrrad.« Entscheidend ist Ihr Entschluss, das Beste aus sich herauszuholen ....

Training zu Hause oder unterwegs

Verstehen Sie mich nicht falsch. Fitnessstudios sind großartig. Mein gesamtes Arbeitsleben war ich als Trainer in Fitnessstudios tätig. Ich habe dort Freundschaften geschlossen und viele Vorteile und Annehmlichkeiten genossen. Doch für viele Menschen ist es nicht realistisch, ein Fitnessstudio zu besuchen. Also warum nicht das Studio nach Hause holen? Dazu brauchen Sie nur einige wenige tragbare Geräte und etwas freien Platz. Viele meiner Kunden reisen oft und üben erfolgreich Level II-Workouts in ihrem Hotelzimmer. Packen Sie etwas Zubehör in den Koffer, und schon haben Sie Ihr tragbares Fitnessstudio!

Bequemlichkeit ist nicht der einzige Grund, um zu Hause zu trainieren. Manche Menschen haben nicht die Zeit (oder Kinderbetreuung) fürs Fitnessstudio, andere nicht das Geld. Für Andere wiederum kann es auch eine Abneigung gegen Fitnessgeräte sein (die Maschinen *können* einschüchternd sein) oder auch Scham (»Warum sind alle anderen so fit?«). Wenn Sie auf Level III angekommen sind, werde ich Sie ermutigen, ins Studio zu gehen, aber solange konzentrieren wir uns auf Übungen zu Hause. Die Anschaffung der Geräte wird Sie weniger als 40 Euro kosten. Wenn Ihr Auto liegen bleibt, das Wetter schlecht ist oder Sie keinen Babysitter finden – keine Sorge. Sie können immer noch Ihr 10-Minuten-Workout

machen und der Tag sieht gleich wieder besser aus. Andi, die drei Töchter großzieht und Ihnen ein gutes Beispiel sein will, hat ihre Lösung im Heimtraining mit wenigen Geräten gefunden. »Mein Leben lang kämpfte ich mit Gewichtsproblemen, und ich möchte meine Töchter davor bewahren. An den 4.3.2.1.-Workouts gefällt mir besonders gut, dass ich nur die Treppe runtergehen muss und mein Workout anfangen kann.«

Wenn Sie mit Level II anfangen ...

Wenn Sie sich fit genug fühlen, Level I zu überspringen und gleich mit Level II zu beginnen, möchte ich Ihnen unbedingt nahelegen, zunächst alle vier Workouts von Level I zu trainieren und den Hinweisen zur Erhöhung des Schwierigkeitsgrads zu folgen. Wenn Sie die Level I-Workouts in der schwierigsten Variante absolviert haben und immer noch auf Level II starten wollen, dann lesen Sie bitte zuerst die Liste über Möglichkeiten zur Zeiteinteilung (S. 100). Dann sehen Sie sich die Intensitätsskala (S. 101) und die Informationen über das Aufwärmen vor dem Training an (S. 101). Außerdem empfehle ich Ihnen sehr, die täglichen Anleitungen für die 28 Tage von Level I (beginnend auf S. 246) zu lesen, um von den Anweisungen zu ERNÄHRUNG, ERHOLUNG und AUSTAUSCH zu profitieren.

Ihr Heim-Trainingsbereich

Jetzt denken Sie womöglich: »Fitnessgeräte sind so teuer!« Richtig. Eine komplette Heim-Fitness-Ausstattung anzuschaffen, kostet Tausende Euro. Aber wer sagt, dass Sie all die Geräte eines Studios brauchen, um fit zu werden? Sie können anfangen, ohne Geld auszugeben, obwohl es sich lohnt, ca. 40 Euro zu investieren. Nehmen Sie sich einen Moment Zeit und überlegen Sie, wie viel Sie bereit sind zu investieren. Dann finden Sie heraus, was Sie für Ihr

Training benötigen. Wählen Sie einen Ort. Wählen Sie einen Raum, an dem Sie sicher üben können: im Haus, in der Garage, im Hof; er sollte ausreichend Platz für die Bewegungen bieten. Berücksichtigen Sie Faktoren wie die Höhe der Decke, Belüftung (Fenster oder Türen sind ideal) und die Beschaffenheit des Bodens (ein fester Boden ist am besten). Auch gut, wenn Sie am Ort Ihre Geräte unterbringen können, das spart Ihnen Zeit. Überlegen Sie, welche Geräte Sie brauchen. Ich schlage vor, mit einem

Springseil, Fitnessband und Gymnastikball anzufangen. Entscheiden Sie, welche Extras Sie wünschen. Vielleicht denken Sie über einen Fernseher, einen Ventilator, eine Musikanlage und einen Spiegel (zur Haltungskontrolle) nach.

Empfohlene Geräte für Level II

Mit den unten beschriebenen Geräten meistern Sie alle Übungen in Level II.

Springseil

Wenn es nur ein Gerät für das Ausdauertraining sein soll, dann das Springseil. Springseile sind günstig und in jedem Sportgeschäft erhältlich, meist für weniger als 15 Euro.

Mit diesem tragbaren Kraftpaket können Sie alle Vorteile eines Herz-Kreislauf-Trainings ausschöpfen. Seilspringen ist eine der umfassendsten Übungen, die Sie machen können. Es steigert Ihre athletischen Fähigkeiten und die Koordination und verbraucht mehr Kalorien in der Stunde als andere Ausdauerübungen. Es strafft den gesamten Körper, lässt Sie schlank aussehen und: es macht natürlich Spaß.

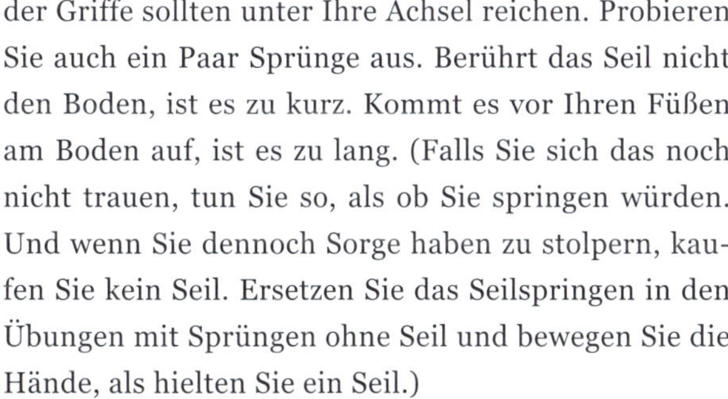

Beim Kauf stellen Sie sich auf die Mitte des Seiles und ziehen die Griffe nach oben. Die Enden der Griffe sollten unter Ihre Achsel reichen. Probieren Sie auch ein Paar Sprünge aus. Berührt das Seil nicht den Boden, ist es zu kurz. Kommt es vor Ihren Füßen am Boden auf, ist es zu lang. (Falls Sie sich das noch nicht trauen, tun Sie so, als ob Sie springen würden. Und wenn Sie dennoch Sorge haben zu stolpern, kaufen Sie kein Seil. Ersetzen Sie das Seilspringen in den Übungen mit Sprüngen ohne Seil und bewegen Sie die Hände, als hielten Sie ein Seil.)

Fitnessband mit Türbefestigung

Ein weiteres »Must-have«, ob für zu Hause oder unterwegs, ist das Fitnessband. Sie können es online erstehen oder in Sportgeschäften für ca.10-12 Euro.

Mit dem Fitnessband haben Sie ein Fitnessstudio in der Tasche, das Sie überallhin mitnehmen können

und mit dem Sie Übungen machen, die gewöhnlich mit Lang- oder Kurzhanteln ausgeführt werden. Es gibt das Fitnessband in verschiedenen Stärken, meist farblich kodiert. Die leichtere Stärke ist für Anfänger, die mittlere für Mittelstufe, die schwere für Fortgeschrittene und die sehr schwere für sehr trainierte Fitnessfans. Wenn es Ihr Budget erlaubt, erstehen Sie Bänder in wenigstens zwei Stärken. Dann können Sie den Widerstand in den Bewegungen regulieren, je nachdem, wie schwer sie Ihnen fallen.

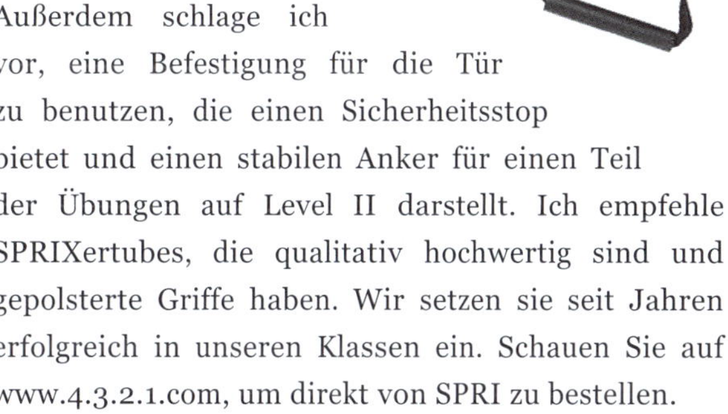

Die Griffe des Bands sollten vor dem Abrutschen schützen. Außerdem schlage ich vor, eine Befestigung für die Tür zu benutzen, die einen Sicherheitsstop bietet und einen stabilen Anker für einen Teil der Übungen auf Level II darstellt. Ich empfehle SPRIXertubes, die qualitativ hochwertig sind und gepolsterte Griffe haben. Wir setzen sie seit Jahren erfolgreich in unseren Klassen ein. Schauen Sie auf www.4.3.2.1.com, um direkt von SPRI zu bestellen.

Gymnastikball

Eines meiner Lieblingsgeräte für gesündere, stärkere Core-Muskeln ist der Gymnastikball. Sie können ihn in einer Preisspanne von 15 - 50 Euro online, in Sportgeschäften oder Kaufhäusern kaufen.

Der Gymnastikball wird schon seit Jahren von Physiotherapeuten und Sportmedizinern therapeutisch eingesetzt, und mittlerweile wissen auch Fitnessbegeisterte seine Vorteile und Vielseitigkeit zu schätzen. Der Gymnastikball lässt Ihre Muskeln arbeiten, ohne dass Sie es merken. Sitzen Sie auf dem Ball, muss Ihr Körper die instabile Position permanent ausgleichen, um aufrecht zu bleiben. Wenn dies mit einer Übung wie einer Armbeuge oder Beinstreckung verbunden wird, verstärkt sich der Effekt. Das Schöne ist, dass man darauf fast alle Bewegungen ausführen kann. Ob Sie bei der Arbeit darauf sitzen oder Ihr Workout mit dem Ball kombinieren, der Trainingseffekt steigert sich enorm.

Finden Sie die passende Größe des Balls. Wenn Sie

auf dem aufgeblasenen Ball sitzen, sollten die Hüften auf einer Linie mit den Knien sein, fast parallel zum Boden. Die Tabelle gibt Ihnen eine Richtlinie anhand Ihrer Größe.

Da einige Bälle qualitativ besser sind, kaufen Sie bei einem angesehenen Hersteller. Informieren Sie sich auf www.4321fitness.com über die SPRI-Produkte, die hochwertige Bälle zu angemessenem Preis liefern.

Größe des Balls	Ihre Größe
55 cm	1,52 - 170 m
65 cm	1,70 - 1,90 m
75 cm	größer als 1,90 m

Großgeräte für Herz-Kreislauf-Training

Trainingsräder und andere Herz-Kreislauf-Trainingsgeräte sind sehr beliebt, und vielleicht möchten Sie Ihr Heim-Training mit einem solchen Gerät ergänzen. Üblicherweise sind diese Geräte sehr teuer und es es ist nicht unbedingt notwendig, eines anzuschaffen. Bevor Sie viel Geld in ein Gerät investieren, sollten Sie herausfinden, ob das Heim-Training überhaupt für Sie geeignet ist. Da es aber für viele Menschen angenehm ist, ein eigenes Gerät zu besitzen, habe ich ausführliche Informationen auf meine Website gestellt, die Ihnen die Entscheidung erleichtern kann. Wir sind stets daran interessiert, die besten Fitnessgeräte auf dem Markt ausfindig zu machen, daher finden Sie auf www.4321fitness.com aktuelle Daten zu diesem Thema.

Ob Sie an einem Laufband, Cross-Trainer, Stepper oder Rudergerät interessiert sind – die folgenden Vorschläge geben Ihnen eine Richtung.

- **Machen Sie Ihre Hausaufgaben:** Sportgeschäfte auf und stellen Sie viele Fragen.

  Sammeln Sie Informationen auf seriösen Webseiten. Suchen Sie

- **Testen Sie vor dem Kauf!** auszuprobieren. Die meisten Geschäfte sind sehr entgegenkommend.

  Nehmen Sie sich die Zeit, einige Geräte im Geschäft

- **Bedenken Sie Ihre körperlichen Einschränkungen:**

  Manche Geräte erlauben Ihnen, körperliche Einschränkungen wie Knie- oder Rückenprobleme zu umgehen. Wenn Sie stark übergewichtig sind oder Rückenprobleme haben, ist ein Liegefahrrad gut geeignet.

- Kaufen Sie ein Gerät mit guter **Garantie** Wartung erfordert, macht mehr Freude.

  Ein Gerät, das eine mehrjährige Garantie hat und wenig

WORKOUT 1

Willkommen zu Ihrem ersten Workout auf Level II. Es geht weiter aufwärts zum nächsten Fitnesslevel. Ich hoffe, dass Sie nun die Geräte für diesen Level erstanden haben: ein Springseil, ein paar Fitnessbänder und einen Gymnastikball. Wie schon auf Level I sind auch diese vier neuen Workouts so konzipiert, Sie mit wenig Zeitaufwand fit zu machen und zu halten. Jedes Workout trainiert die wichtigsten Muskelgruppen, steigert Ihre Energie und regt den Stoffwechsel an, verbessert Ihre Kraft und Beweglichkeit und hilft Ihnen, sich zu entspannen. Da Sie mit wenigen Geräten auskommen, können Sie überall – zu Hause, auf Reisen, im Büro, draußen – trainieren. Denken Sie daran, zügig von einer Übung zur nächsten zu gehen, dies verstärkt den Trainingseffekt.

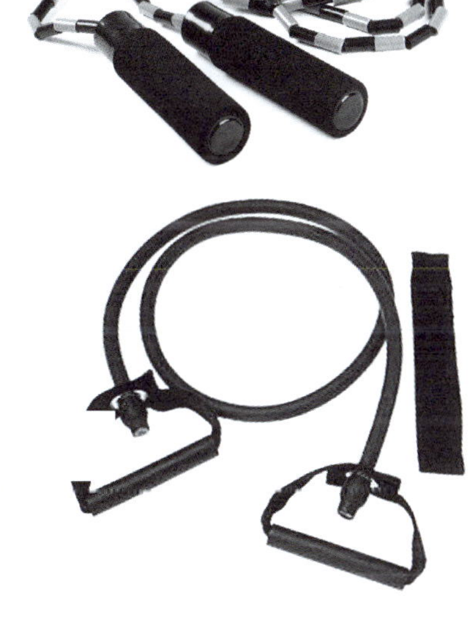

4 Minuten | Hochintensives Ausdauertraining (H.E.A.T.)

Joggen/Marschieren auf der Stelle

GERÄTE: keine

BEANSPRUCHTE MUSKELN: Herz, Schultern, Core und Beine

Wenn Sie mit dem Wort Joggen Schmerzen, Schweiß und Tränen verbinden, dann ist diese Art zu joggen die Chance, dem Wort eine neue Bedeutung zu verleihen. Joggen ist eine der besten Möglichkeiten, Herz-Kreislauf-Fitness zu trainieren, Energielevel und Stoffwechsel zu verbessern, Körperfett zu verbrennen, Stress abzubauen und sich jung zu halten. Wenn Sie Joggen/Marschieren auf der Stelle üben, haben Sie ein gutes Ausdauertraining in einem Hotelzimmer, zu Hause oder wo auch immer Sie gerade sind. Sie können auf weichem Untergrund (Teppich statt Asphalt) laufen, können sich kleiden, wie Sie wollen, und Sie brauchen sich keine Gedanken um Verkehr, Luftverschmutzung und hupende Autos zu machen. Sie haben alle Vorzüge des Joggens und müssen nicht wieder nach Hause laufen! Falls keine Zeit zum Aufwärmen bleibt, fangen Sie mit Marschieren auf der Stelle an.

▶ AUSGANGSPOSITION

Stehen Sie aufrecht mit erhobenem Brustbein, entspannten Schultern, Füßen parallel nebeneinander und den Armen an der Seite (Position 1).

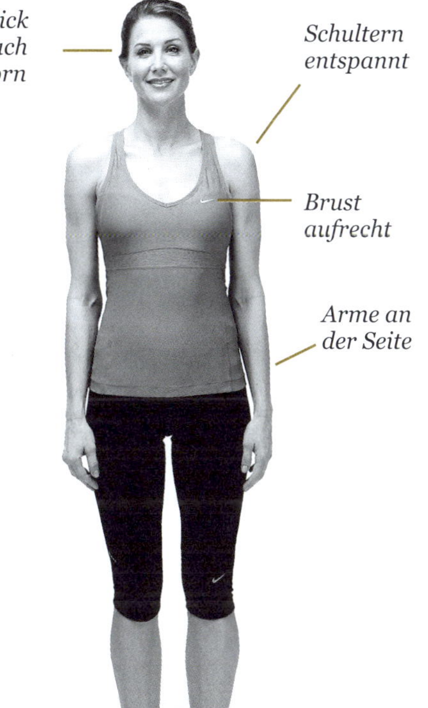

Position 1

▶ LOS GEHT'S

1. Beginnen Sie mit dem Joggen. Schauen Sie nach vorn, spannen Sie die Bauchmuskeln an und heben Sie das rechte Knie zur Brust, während der linke Arm hochschwingt. Wiederholen Sie das auf der anderen Seite. Schwingen Sie die Hände ganz hoch und lassen Sie sie leicht offen – keine verkrampften Fäuste (Position 2). Die Füße rollen über den Boden, Sie drücken sich aus dem Fußballen ab.

2. Zunächst zum Aufwärmen in langsamem Tempo 30 Sekunden joggen.

3. Marschieren Sie auf der Stelle. Der Blick bleibt vorn und Sie heben das rechte Knie zur Taille, so hoch Sie können. Gleichzeitig heben Sie den linken Arm in Marschier-Haltung hoch. Wiederholen Sie das auf der anderen Seite und marschieren Sie 30 Sekunden in moderatem Tempo (Position 3).

4. Joggen Sie wieder, diesmal in schnellerem Tempo. Wechseln Sie alle 30 Sekunden schnelles Joggen mit moderatem Marschieren auf der Stelle ab, insgesamt 4 Minuten. Versuchen Sie, stufenweise das Tempo in beiden Phasen zu erhöhen.

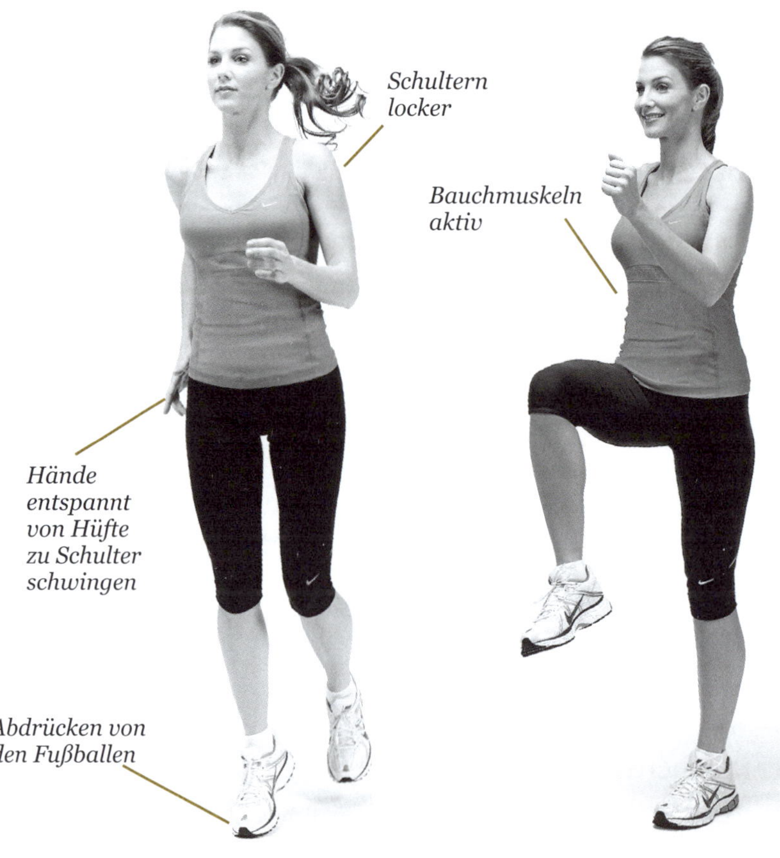

Zu schwer? Mach's leichter
- Lassen Sie beim Marschieren auf der Stelle die Hände auf der Hüfte.
- Joggen Sie langsamer.

Zu leicht? Mach's schwerer
- Bewegen Sie beim Joggen Arme und Beine schneller.
- Wechseln Sie zwischen schnellem und langsamem Joggen ab, anstatt auf Stelle zu marschieren.
- Halten Sie eine Wasserflasche oder ein anderes Gewicht in jeder Hand.

10-MINUTEN-TIPPS

Wählen Sie einen gelenkfreundlichen weichen Untergrund wie Teppich oder Gras. Auch drinnen zur Unterstützung der Gelenke Turnschuhe tragen. Ober- und Unterkörper sind aktiv. Da haben Sie's: Joggen ohne Qual!

❸ Minuten | Krafttraining

Kniebeuge mit Fitnessband

GERÄTE: Fitnessband
BEANSPRUCHTE MUSKELN: Beine, Gesäß und Core

Die statische Kniebeuge haben Sie auf Level I kennengelernt und das Fitnessband bringt diese Übung jetzt eine Stufe weiter. Mit etwas mehr Widerstand straffen und formen Sie Ihre Beine noch schneller. Und so geht's.

▶ AUSGANGSPOSITION

Halten Sie in jeder Hand einen Griff des Bands, legen Sie die Mitte des Bands auf den Boden und stellen Sie sich mit beiden Füßen schulterbreit auf das Band, die Zehen zeigen leicht nach außen. Lassen Sie die Knie leicht gebeugt und bringen Sie die Griffe auf Hüfthöhe. Entspannen Sie die Schultern und schauen Sie nach vorn und leicht nach oben (Position 1).

▶ LOS GEHT'S

1. Halten Sie das Brustbein aufrecht, spannen Sie die Bauchmuskeln an und bringen Sie den Körper langsam in eine Kniebeuge, als wollten Sie sich hinsetzen. Die Hände und das Fitnessband bleiben auf Hüfthöhe. Denken Sie daran, die Zehen vor den Knien zu lassen. Vom Knie zur Mitte des Fußes sollte eine imaginäre senkrechte Linie verlaufen (Position 2). Sinken Sie so tief, wie Sie können, in die Kniebeuge.

2. Dann spannen Sie die Gesäßmuskeln an und drücken sich von den Fersen ab und zurück in den Stand.

3. Achten Sie unbedingt auf die korrekte Haltung und wiederholen Sie die Bewegung für 1 Minute.

Zu schwer? Mach's leichter

- Gehen Sie nicht so tief in die Kniebeuge. Beginnen Sie mit einer Viertelbeuge.
- Nehmen Sie ein Fitnessband mit geringem Widerstand.
- Machen Sie die Übung kürzer als 1 Minute.
- Legen Sie zwischen den einzelnen Wiederholungen kurze Pausen ein.

Zu leicht? Mach's schwerer

- Gehen Sie tiefer in die Kniebeuge.
- Halten Sie die Kniebeuge länger.
- Halten Sie die Griffe des Bandes auf Schulterhöhe.
- Nehmen Sie ein Band mit hohem Widerstand.
- Üben Sie länger als 1 Minute.

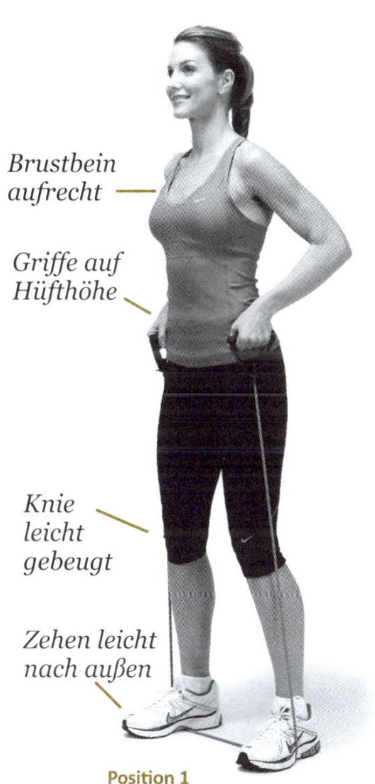

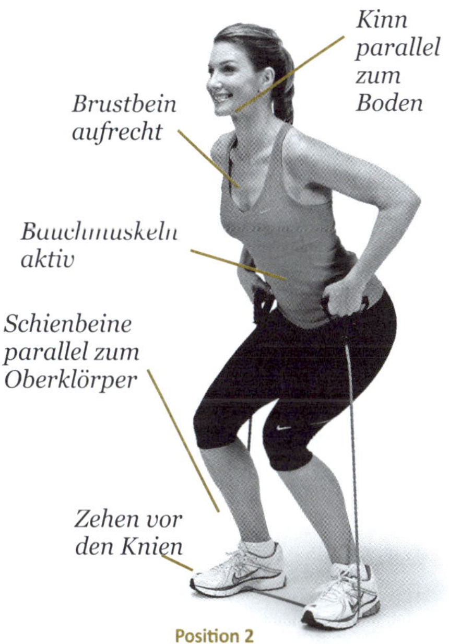

10-MINUTEN-TIPPS

Denken Sie daran, während der Übung fließend zu atmen, den Rücken lang zu lassen und das Kinn parallel zum Boden zu halten.

Brustdrücken mit Fitnessband

GERÄTE: Fitnessband und feststehendes Objekt (Türbefestigung am Türgriff einer geschlossenen Tür, ebener Pfosten oder Baum)

BEANSPRUCHTE MUSKELN: Brust, Schultern, Arme und Core

Dies ist eine wunderbare Übung für den Oberkörper, die Sie überall ausführen können. Alles, was Sie brauchen, ist ein feststehendes Objekt, um das Sie das Fitnessband legen können. Stellen Sie sich die Übung wie einen Liegestütz im Stand vor, und mit der Zeit werden Sie begeistert sein, wie Ihr Körper straffer und fester wird.

▶ AUSGANGSPOSITION

Finden Sie ein feststehendes Objekt, um das Sie das Band legen können. (Am besten mit glatter Oberfläche, eine schroffe Baumrinde kann Ihr Band zerreißen.) Legen Sie das Band in Taillen- bis Brusthöhe um das Objekt. Wenden Sie sich mit dem Rücken zur Befestigung und halten Sie die Griffe des Bands mit den Handflächen nach unten. Lassen Sie die Arme auf Brusthöhe, etwas weiter als schulterbreit, beide Ellenbogen im 90°-Winkel gebeugt. Das Band sollte unter beiden Armen entlang führen. Die Arme bleiben in dieser Position und Sie treten 30 bis 60 cm nach vorn, dabei erhöht sich die Spannung des Bandes. Lehnen Sie sich leicht aus der Taille heraus nach vorne. Beugen Sie die Knie leicht und stellen Sie die Füße versetzt auf, den rechten Fuß nach vorn, den linken Fuß hinten (Position 1).

▶ LOS GEHT'S

1. Schauen Sie nach vorn, die Schultern sind entspannt, die Bauchmuskeln aktiv und Sie halten beide Griffe des Bandes fest. Mit der Ausatmung strecken Sie beide Arme, die Ellenbogen bleiben leicht gebeugt, und Sie bringen die Hände zusammen, so dass die Daumen zueinander zeigen. Spannen Sie die Brustmuskulatur an und halten Sie diese Position 2 Sekunden (Position 2). Der Rücken ist lang und der Kopf in einer Linie mit dem Körper.

2. Kehren Sie zur Ausgangsposition zurück, die Arme bleiben dabei auf Brusthöhe.

3. Wiederholen Sie die Bewegung 1 Minute lang.

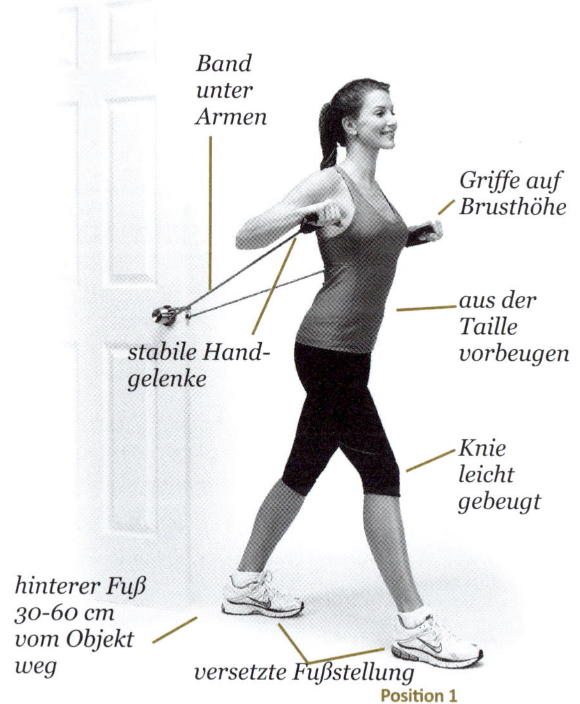

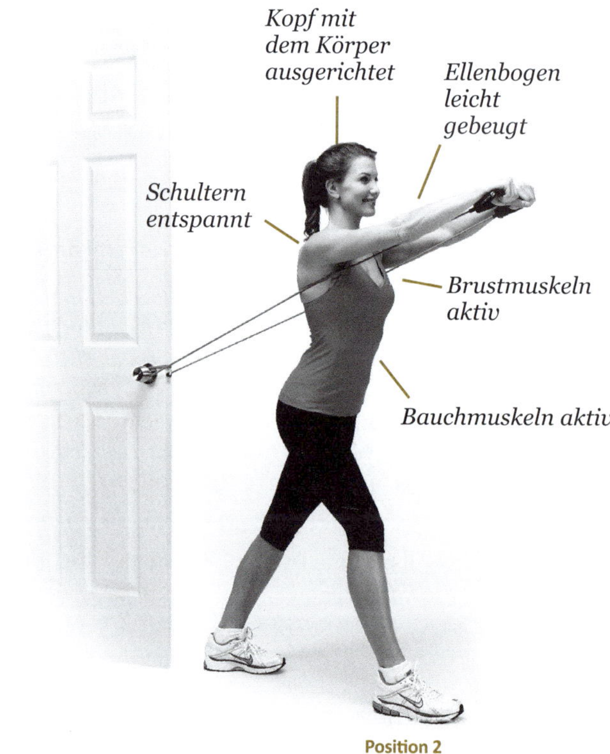

Zu schwer? Mach's leichter

- Stellen Sie sich näher an die Bandbefestigung, damit sich der Widerstand verringert. Bringen Sie die Griffe nicht ganz zurück. Sie können die Ellenbogen leicht gebeugt lassen, und wenn Sie mit der Zeit stärker werden, die Arme tiefer zurückbeugen.

- Nehmen Sie ein Band mit geringem Widerstand.

- Legen Sie zwischen den Wiederholungen kurze Pausen ein.

- Machen Sie die Übung sitzend auf einem Stuhl. (Nehmen Sie einen Stuhl mit rechteckiger Lehne, bei einer runden Lehne kann das Band eventuell abrutschen und Sie am Rücken treffen. Autsch!) Legen Sie das Band um die Stuhllehne. Sitzen Sie auf der Stuhlkante und lehnen Sie sich aus der Taille vor, dann führen Sie die Übung wie beschrieben aus.

Zu leicht? Mach's schwerer

- Stehen Sie weiter von der Bandbefestigung entfernt

- Strecken Sie die Arme und bringen Sie die Hände näher aneinander. Wenn Sie möchten, bringen Sie die Hände zusammen und halten die Position.

- Machen Sie die Übung auf einem Bein. Heben Sie den rechten Fuß vom Boden, ziehen das Knie bis auf Taillenhöhe hoch und halten es dort für 30 Sekunden. Dann wechseln Sie die Beine.

- Wählen Sie ein Fitnessband mit höherem Widerstand.

- Machen Sie die Übung explosiv: Drücken Sie die Bandgriffe von sich weg, so schnell Sie können. Dadurch erhöhen Sie die Zahl der Wiederholungen und fordern mehr Muskelfasern in Armen, Brust und Schultern. Drücken Sie stark und schnell nach vorn, aber ziehen Sie die Griffe langsam in die Ausgangsposition zurück.

> ## 10-MINUTEN-TIPPS
>
> Achten Sie darauf, die Handgelenke während der Übung zu stabilisieren. Konzentrieren Sie sich darauf, den Rücken und die Bauchmuskeln arbeiten zu lassen und die Schultern entspannt fallen zu lassen.

Ausfallschritt mit Fitnessband

GERÄTE: Fitnessband
BEANSPRUCHTE MUSKELN: Beine, Gesäß und Core

Der Widerstand des Fitnessband macht den Ausfallschritt um einiges herausfordernder und interessanter. Diese Übung ist bestens für Reisen geeignet. Alles, was Sie für ein perfektes Training des Unterkörpers brauchen, ist ein wenig Platz und das Fitnessband.

▶ AUSGANGSPOSITION

Halten Sie in jeder Hand einen Griff und legen Sie das Band zum Boden, dann stellen Sie den rechten Fuß fest auf das Band. Mit aufrechtem Oberkörper und entspannten Schultern bringen Sie die Griffe auf Hüfthöhe. Jetzt gehen Sie mit dem linken Fuß 90 bis 120 cm zurück. Blicken Sie nach vorn und verteilen Sie Ihr Gewicht gleichmäßig zwischen der Ferse des rechten Fußes und dem Ballen des linken Fußes (Position 1).

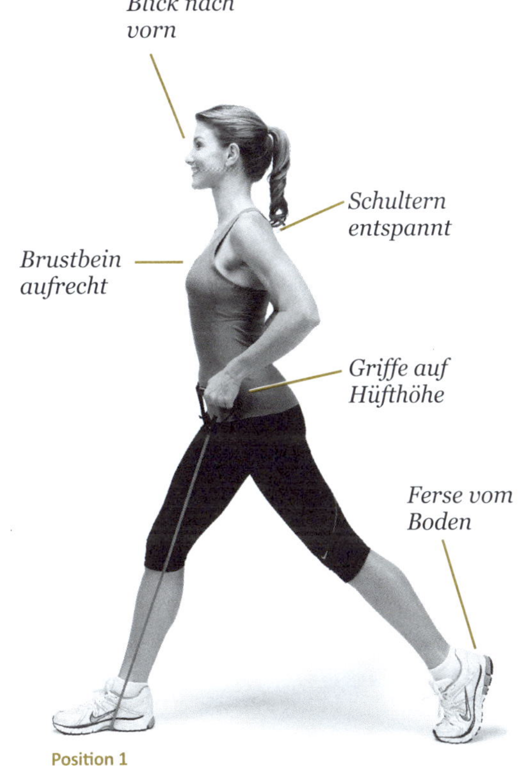

▶ LOS GEHT'S

1. Nehmen Sie die Ausfallschritt-Haltung ein. Die Hände halten die Griffe kontinuierlich auf Hüfthöhe. Mit aufrechtem Rücken und dem Kinn parallel zum Boden, senken Sie den rechten Oberschenkel parallel zum Boden (oder so tief Sie können). Aktivieren Sie die Bauchmuskeln und beugen Sie das linke Knie Richtung Boden, ohne diesen zu berühren. Das Gewicht verteilt sich gleichmäßig zwischen der Ferse des rechten Fußes und dem Ballen des linken Fußes (Position 2).

2. Achten Sie darauf, das Knie nicht über die Zehen zu beugen. Vom Knie zur Mitte des Fußes sollte eine imaginäre senkrechte Linie verlaufen. Wenn nötig, vergrößern Sie den Schritt und richten das Knie über dem Fuß aus.

3. Der Blick bleibt nach vorn gerichtet, Sie spannen Bein- und Gesäßmuskeln an und drücken sich aus der rechten Ferse zurück in die Ausgangsposition. Die Hände bleiben auf Hüfthöhe.

4. Lassen Sie den rechten Fuß fest auf dem Band und wiederholen Sie 30 Sekunden lang so viele Ausfallschritte wie möglich. Dann wechseln Sie das Bein und wiederholen 30 Sekunden lang die Ausfallschritte mit dem linken Fuß auf dem Band.

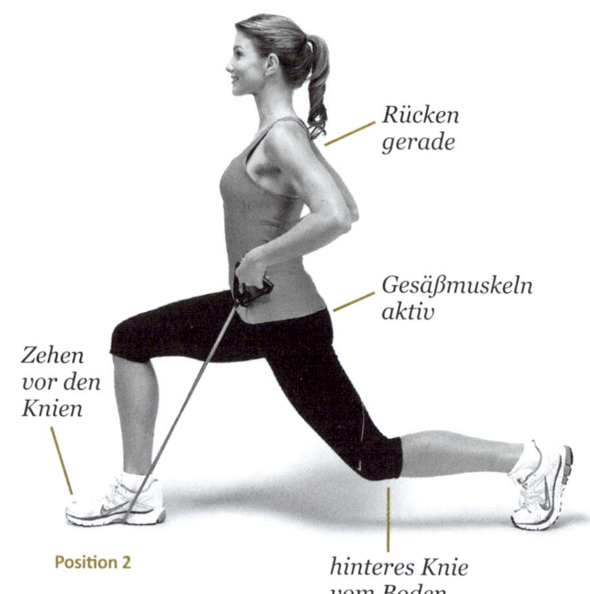

Zu schwer? Mach's leichter

- Gehen Sie nicht so tief in den Ausfallschritt. Beginnen Sie mit einem Viertelausfallschritt und beugen Sie die Beine nur leicht.
- Legen Sie kurze Pausen zwischen den Wiederholungen ein.
- Nehmen Sie ein Band mit geringem Widerstand.
- Üben Sie eine kürzere Zeitspanne (z.B.15 Sekunden pro Bein).

Zu leicht? Mach's schwerer

- Bringen Sie die Griffe auf Schulterhöhe anstatt auf Hüfthöhe. Dies erhöht den Widerstand und damit den Schwierigkeitsgrad der Übung.
- Gehen Sie tiefer in den Ausfallschritt.
- Nehmen Sie ein Band mit hohem Widerstand.

10-MINUTEN-TIPPS

Bewegen Sie sich langsam und kontrolliert und atmen Sie fließend. Schauen Sie nicht nach unten – das kann Sie aus dem Gleichgewicht bringen.

❷ Minuten | Core-Training

Chop mit Fitnessband

GERÄTE: Fitnessband und feststehendes Objekt (Türgriff mit Türbefestigung, ebener Pfosten oder Baum)
BEANSPRUCHTE MUSKELN: Schultern und Core (Bauchmuskeln, unterer Rücken und Taille)

Baum fällt! Haben Sie schon mal Holz gehackt? Dann wissen Sie vielleicht, dass dies eine der besten Methoden ist, um in Form zu kommen. Jahrelang haben Spitzensportler tatsächlich zu Trainingszwecken Holz gehackt. Richtig ausgeführt, lässt die Bewegung jeden Muskel des Körpers arbeiten. Sie lernen jetzt eine simple und effektive Übung, die das Holzhacken imitiert – ohne dass Sie die Axt schwingen müssen!

▶ AUSGANGSPOSITION

Legen Sie das Band um ein feststehendes Objekt. Schlingen Sie das Band auf Hüfthöhe oder höher um das Objekt. Nehmen Sie in jede Hand einen Griff und stellen Sie sich 60 bis 120 cm links vom Objekt auf, so dass das Band Spannung hat. Dann stellen Sie die Füße etwas weiter als schulterbreit auf, die Knie leicht gebeugt. Dann strecken Sie beide Arme mit leicht gebeugten Ellenbogen rechts neben Ihrem Körper aus (fast so, als hielten Sie eine Axt) (Position 1).

▶ LOS GEHT'S

1. Stellen Sie sich vor, Sie fällen einen Baum direkt vor Ihnen. Halten Sie die Hände mit den Griffen eng zusammen und ziehen Sie Arme und Hände vor die Mitte des Körpers. Drehen Sie Schultern und Hüfte nach links, weg von dem Objekt. Der linke Fuß zeigt weiterhin nach vorn, und die Drehung des Körpers geschieht auf dem Ballen des rechten Fußes (der näher zur Bandbefestigung steht), die Ferse hebt sich vom Boden (Position 2). Die linke Schulter führt in die Bewegung und Sie drehen den Oberkörper komplett nach links und bringen dabei die Hände links neben den Körper. Der Kopf bleibt in einer Linie mit dem Körper.
2. Halten Sie die maximale Drehung 2 Sekunden (Position 3).
3. Kehren Sie langsam zur Ausgangsposition zurück.

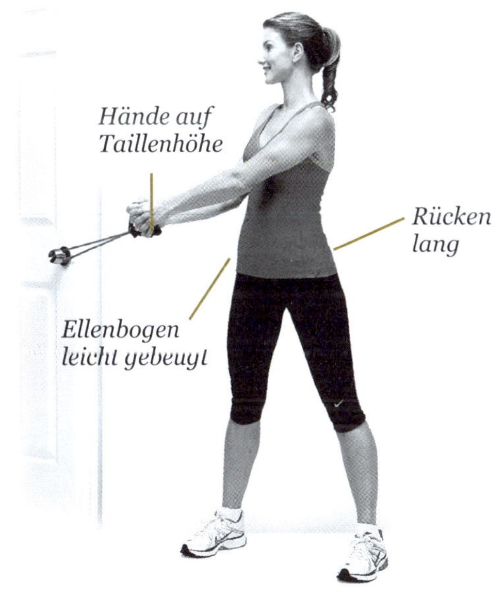

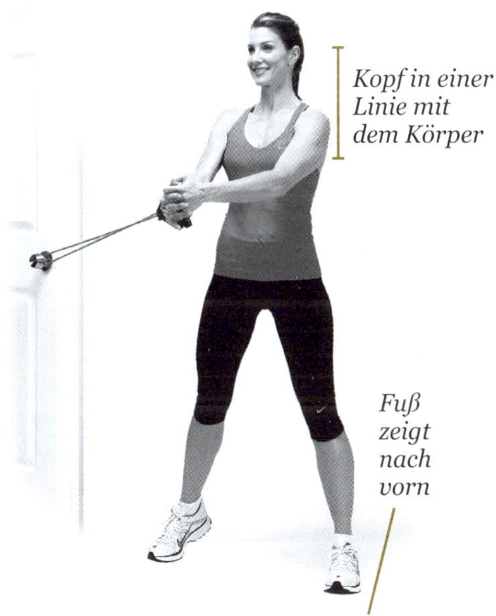

LEVEL II

4. Wiederholen Sie die Drehung nach links 30 Sekunden lang.

5. Jetzt stellen Sie sich so auf, dass die Hände links sind und Sie auf dem Ballen des linken Fußes drehen und den Oberkörper nach rechts wenden. Wiederholen Sie 30 Sekunden lang so viele Drehungen, wie Sie können, nach rechts.

Zu schwer? Mach's leichter

- Stehen Sie näher an der Bandbefestigung, dies verringert den Widerstand.
- Lassen Sie die Arme während der ganzen Übung gebeugt.
- Nehmen Sie ein Band mit geringem Widerstand.
- Üben Sie weniger als 1 Minute lang.

Zu leicht? Mach's schwerer

- Stehen Sie weiter von der Bandbefestigung entfernt, dies erhöht den Widerstand.
- Gehen Sie schnell und explosiv in die Drehung, aber kehren Sie langsam in die Ausgangsposition zurück.
- Nehmen Sie ein Band mit hohem Widerstand.
- Üben Sie länger als 1 Minute lang.

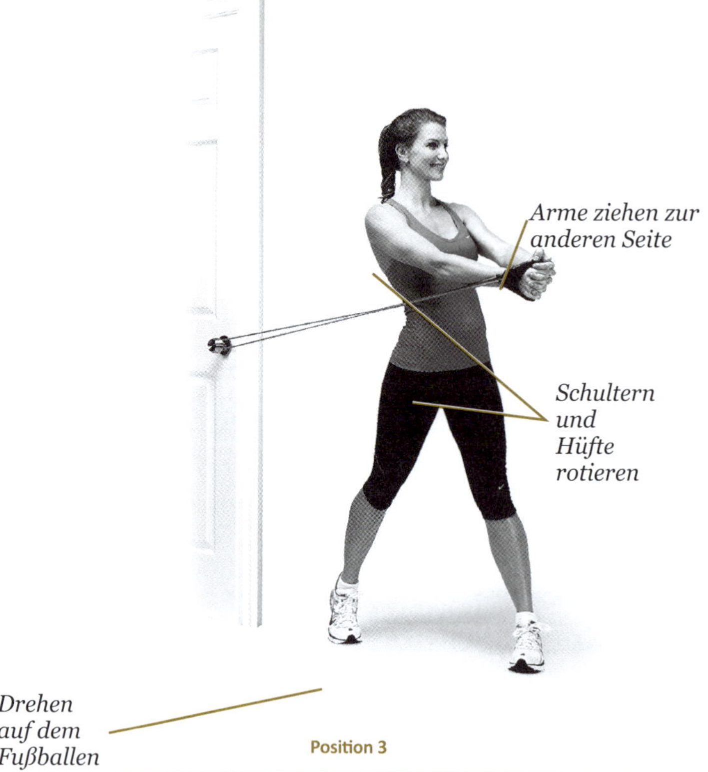

10-MINUTEN-TIPPS

Nutzen Sie zur Initialisierung der Drehung des Oberkörpers die Muskeln der Taille, anstatt nur die Arme zu schwingen und hauptsächlich Schultern und Arme zu gebrauchen.

Seitliches Beinheben mit Fitnessband

GERÄTE: Fitnessband
BEANSPRUCHTE MUSKELN: Beine, Hüfte und Gesäß

Wollen Sie ein Lifting? Ich verrate Ihnen, dass Sie nicht zum Schönheitschirurgen müssen, um ein gutes »Po-Liftung« zu bekommen. Das Beinheben mit dem Band »liftet« das Gesäß und stärkt den Muskel an der Hüftaußenseite, den Gluteus medius. Genießen Sie Ihr »Lifting«!

▶ AUSGANGSPOSITION

Halten Sie in jeder Hand einen Griff, legen Sie das Band auf den Boden und stellen Sie sich mit den Füßen hüftbreit auseinander auf das Band. Die Knie sind leicht gebeugt und die Griffe auf Hüfthöhe. Entspannen Sie die Schultern und schauen Sie nach vorn, das Kinn parallel zum Boden (Position 1).

▶ LOS GEHT'S

1. Stehen Sie aufrecht und verlagern Sie Ihr Gewicht auf den linken Fuß. Heben Sie den rechten Fuß vom Boden. Spannen Sie die Bauchmuskeln an und heben Sie das Bein gegen den Widerstand nach rechts, so weit Sie können. Die Bewegung beginnt aus der Hüfte. Beide Beine sind gerade, das Standbein sollte ganz leicht gebeugt bleiben (Position 2). Lassen Sie Rücken und Kopf aufrecht. Halten Sie die Position in der maximalen Bewegung 2 Sekunden.

2. Bringen Sie das rechte Bein langsam zurück zur Ausgangsposition, ohne es jedoch auf den Boden zu stellen. Wiederholen Sie die Bewegung 30 Sekunden lang.

3. Wechseln Sie die Beine und wiederholen Sie das Beinheben 30 Sekunden nach links.

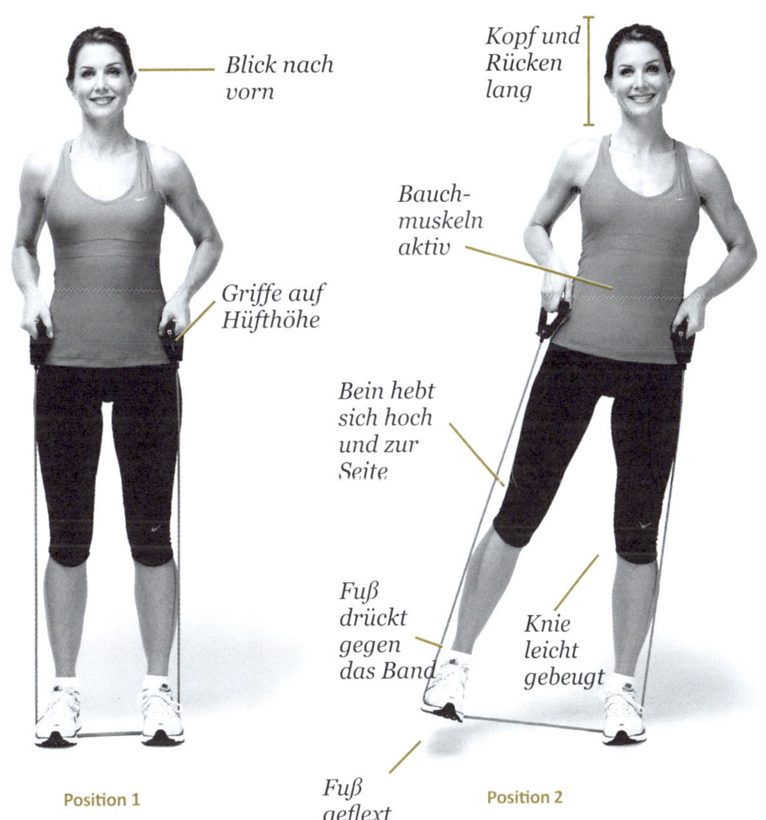

Zu schwer? Mach's leichter

- Nehmen Sie ein Band mit geringem Widerstand.
- Stellen Sie den Fuß zwischen den einzelnen Wiederholungen am Boden ab.
- Machen Sie die Übung 15 Sekunden pro Seite anstatt 30 Sekunden.

Zu leicht? Mach's schwerer

- Halten Sie die Griffe des Bands dicht am Körper auf Schulterhöhe.
- Halten Sie das angehobene Bein länger als 2 Sekunden in der Position.
- Nehmen Sie ein Band mit hohem Widerstand.
- Machen Sie die Übung länger als 1 Minute.

10-MINUTEN-TIPPS

Haltung ist in dieser Übung entscheidend. Achten Sie darauf, sich nicht zur gegenüberliegenden Seite zu beugen, wenn Sie das Bein heben. Beugen Sie sich auch nicht aus der Taille und ziehen Sie nicht die Schultern zur Seite oder nach vorn. Lassen Sie den Fuß nicht einfach zurück in die Startposition fallen, bewegen Sie das Bein sorgfältig und langsam zurück. Wenn Sie müde werden, denken Sie daran, wie gut Ihre Jeans sitzen wird!

1 Minute | Dehn- und Atemübungen

Dehnung der hinteren Oberschenkelmuskulatur mit Fitnessband

GERÄTE: Fitnessband
BEANSPRUCHTE MUSKELN: Rückseite der Beine

Eine der besten Möglichkeiten, Probleme des unteren Rückens zu mildern, ist, die Flexibilität der Beinrückseiten zu erhöhen. Diese Übung wird liegend ausgeführt und Sie können dabei Ihre Lieblingssendung im Ferhsehen sehen, oder Sie machen die Übung neben dem Bett vor dem Einschlafen oder direkt nach dem Aufwachen.

▶ AUSGANGSPOSITION

Sitzen Sie mit gebeugten Beinen am Boden und legen Sie das Band unter die Mitte des rechten Fußes. Halten Sie das Band mit beiden Händen fest, ziehen Sie das rechte Knie zur Brust und legen Sie sich langsam mit dem Rücken auf den Boden (Position 1).

▶ LOS GEHT'S

1. In der liegenden Position, mit dem Kopf am Boden ruhend, heben Sie langsam Ihr rechtes Bein, so gestreckt wie möglich, während Sie den Zug des Bandes mit beiden Händen beibehalten (Position 1). Lassen Sie das linke Knie gebeugt, der linke Fuß und der untere Rücken drücken fest in den Boden, um den unteren Rücken zu schützen.

2. Halten Sie die Dehnung des Beines 15 Sekunden. Dann wechseln Sie die Beine und dehnen das linke Bein 15 Sekunden.

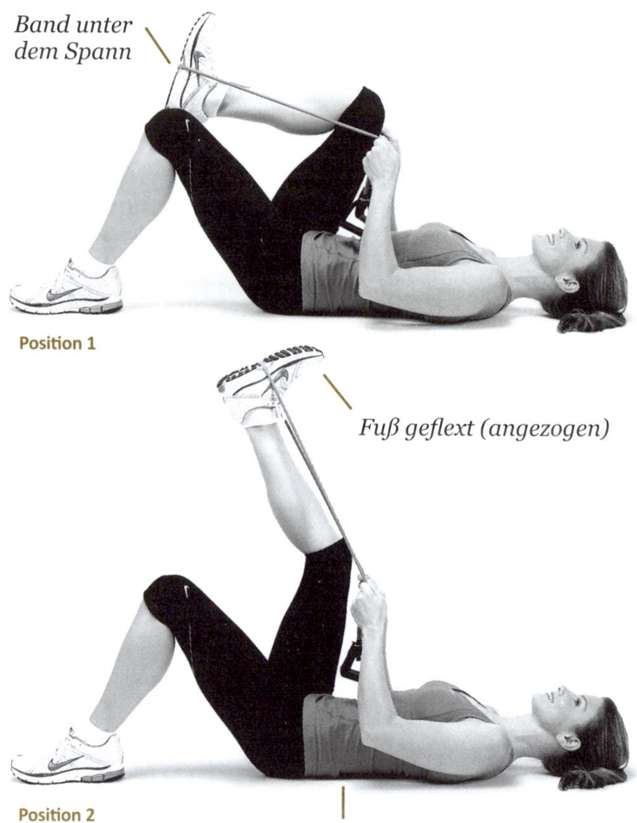

Zu schwer? Mach's leichter

• Strecken Sie das Bein nicht so weit.

• Halten Sie die Dehnung kürzer als 15 Sekunden.

Zu leicht? Mach's schwerer

• Ziehen Sie das Band stärker zurück.

• Strecken Sie das Bein noch mehr.

• Halten Sie die Dehnung länger als 15 Sekunden.

10-MINUTEN-TIPPS

Atmen Sie während der Übung tief ein und aus und vermeiden Sie plötzliche Bewegungen. Bringen Sie das Bein langsam und sanft in die Dehnung.

Knie zur Brust ziehen

GERÄTE: keine

BEANSPRUCHTE MUSKELN: oberer und unterer Rücken

Ich habe gelesen, dass sechs Umarmungen pro Tag optimal für die Gesundheit sind. Falls es zählt, sich selbst zu umarmen, haben Sie hier eine tolle Methode, auf die Quote zu kommen und gleichzeitig den oberen und unteren Rücken zu dehnen.

▶ AUSGANGSPOSITION

Liegen Sie auf dem Rücken, der Kopf ruht am Boden, und bringen Sie beide Knie so nah zur Brust wie möglich. Dann legen Sie die Arme um (oder umarmen) Knie und Unterschenkel (Position 1).

▶ LOS GEHT'S

1. Ziehen Sie sanft die Knie zur Brust, so weit Sie können. Schlingen Sie die Arme um Ihre Beine und lassen Sie dabei den unteren Rücken am Boden.
2. Dehnen Sie sich bis zu einer leichten Spannung und halten Sie diese 30 Sekunden (Position 2).

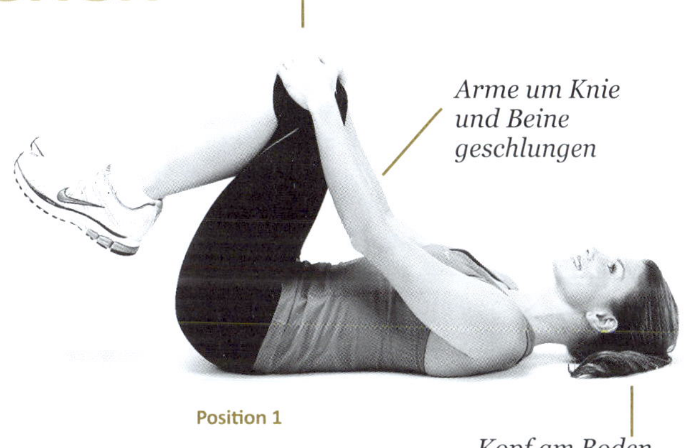

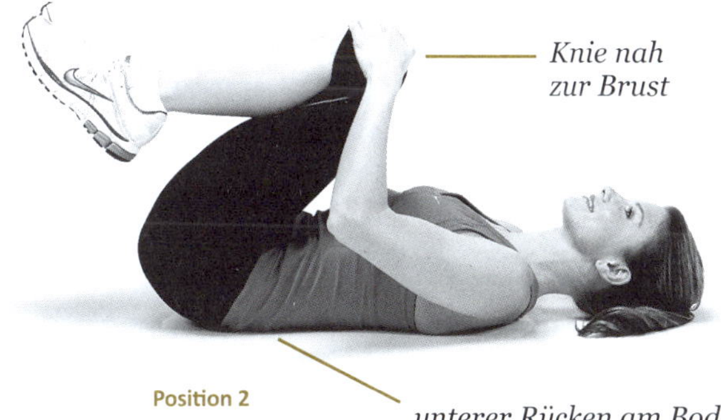

Zu schwer? Mach's leichter
- Halten Sie die Dehnung kürzer als 30 Sekunden.

Zu leicht? Mach's schwerer
- Ziehen Sie die Beine noch näher an die Brust.
- Halten Sie die Dehnung länger als 30 Sekunden.

10-MINUTEN-TIPPS

Denken Sie daran, den Kopf während der Dehnung am Boden zu lassen. Der untere Rücken drückt sich in den Boden, wenn Sie die Beine sanft zur Brust ziehen. Und atmen Sie tief in die Umarmung hinein. Eine geschafft, fehlen noch fünf – Umarmungen, genau!

Weiter so!

Sie haben soeben das erste Workout auf Level II absolviert! Sie können jetzt Ihrem Tagewerk nachgehen – oder, wenn Sie Zeit haben, noch einen Durchlauf oder Teile davon wiederholen.

WORKOUT 2

Sind Sie bereit für den Ball? In diesem Workout benutzen Sie neben dem Fitnessband ein weiteres günstiges und vielseitiges Gerät, das in keinem Heim-Studio fehlen sollte: den Gymnastikball. In einzigartiger und kraftvoller Art hilft er, Kraft, Haltung, Ausdauer, Beweglichkeit und Balance zu verbessern. Viele meiner Klienten haben sich auch einen Ball als Sitzgelegenheit bei der Arbeit angeschafft. Allein das Sitzen auf dem Ball stärkt die Bauchmuskeln und den unteren Rücken. Auch bei Knie-, Rücken- oder Hüftproblemen ist der Ball gut geeignet. Sie werden merken, dass er einige Bewegungen auf ein anderes Niveau bringt, da er Ober- und Unterkörper sowie Core stark fordert. In Workout 2 erlernen Sie Techniken, die mehrere Bewegungen innerhalb einer Übung kombinieren, um so noch mehr Nutzen aus jeder Übung zu ziehen.

④ Minuten | Hochintensives Ausdauertraining (H.E.A.T.)

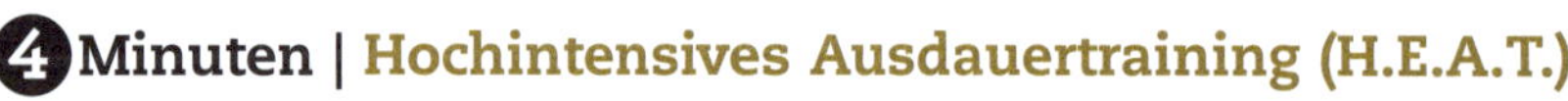

Joggen/Rennen auf dem Gymnastikball

GERÄTE: Gymnastikball

BEANSPRUCHTE MUSKELN: Herz, Schultern, Arme, Core und Beine

Wie können Sie die Vorzüge des Rennens genießen – Herz-Kreislauf-Training, Core-Stärkung, Kräftigung der Arme und Beine – ohne die Gelenke zu belasten? Setzen Sie sich hin! Joggen/Rennen auf dem Gymnastikball ist genau das, wonach es klingt. Sie rennen sitzend auf dem Ball, so schnell Sie können. Es ist herausfordernder, als Sie vielleicht annehmen, denn Sie sitzen auf einer instabilen Fläche, die Ihren Körper permanent zwingt, sämtliche Muskeln zu aktivieren. Es ist eine tolle Übung während des Fernsehens, einer Konferenzschaltung bei der Arbeit oder sogar, wie ich herausfand, während man ein Buch schreibt!

▸ AUSGANGSPOSITION

Sitzen Sie aufrecht auf dem Gymnastikball, die Knie im 90°-Winkel gebeugt, die Füße hüftbreit aufgestellt, Zehen sind vor den Knien. Blicken Sie nach vorn und winkeln Sie die Arme 90° an (Position 1).

▸ LOS GEHT'S

1. Spannen Sie die Bauchmuskeln an und bewegen Sie Arme und Beine in einer langsamen Jogging-Bewegung

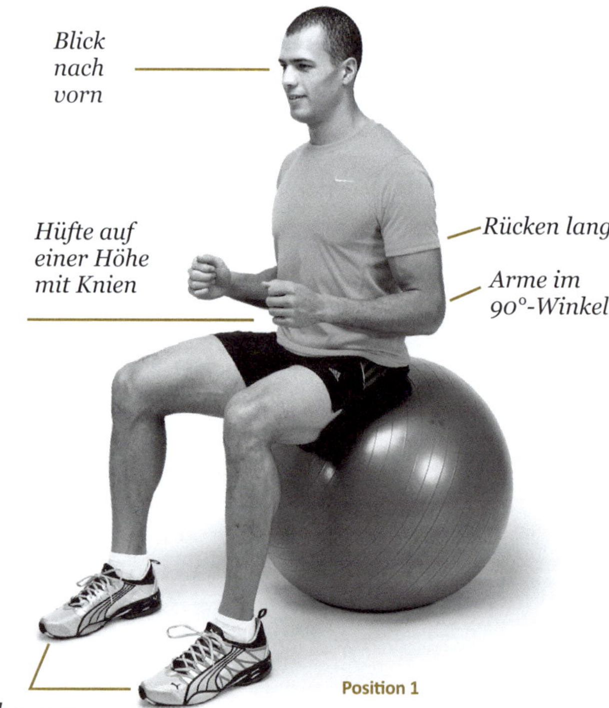

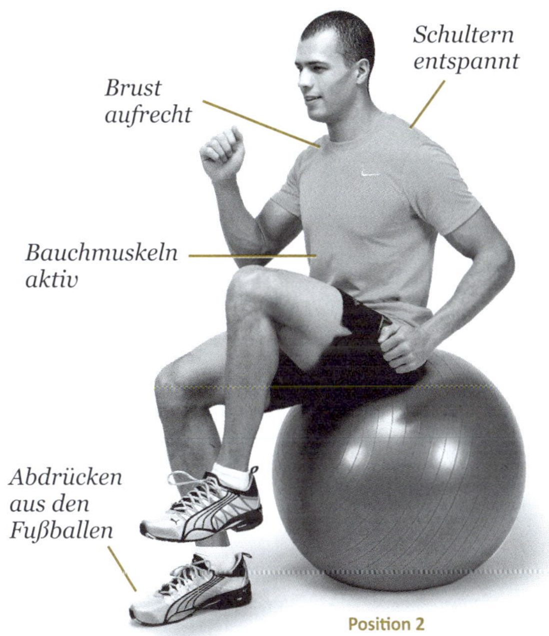

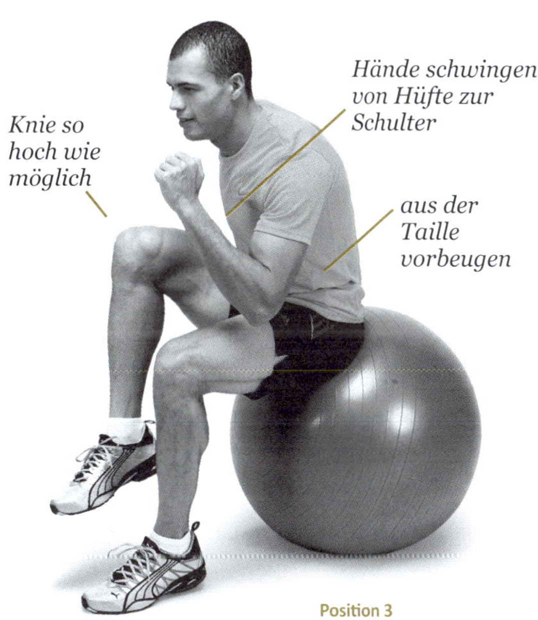

(linker Arm und rechtes Knie heben sich gleichzeitig und umgekehrt). Lassen Sie das Brustbein aufrecht und die Schultern entspannt, heben Sie die Knie durch Abdrücken aus den Fußballen vom Boden. Joggen Sie 30 Sekunden in gemächlichem Tempo (Position 2).

2. Jetzt beugen Sie sich leicht aus der Taille nach vorn und führen die Bewegung schneller aus. Rennen Sie 30 Sekunden in moderatem Tempo. Bringen Sie die Fußballen nach unten und stoßen Sie Arme und Beine ab, so schnell Sie können. Schwingen Sie die Hände von der Hüfte hoch zur Schulter und ziehen Sie die Knie so hoch Sie können (Position 3).

3. Die ersten Minuten des Ausdauertrainings dienen der Erwärmung, darum steigern Sie die Geschwindigkeit allmählich während der 4 Minuten. Wechseln Sie alle 30 Sekunden zwischen langsamem und schnellem Tempo ab, insgesamt 4 Minuten. Stufenweise kann das Tempo in beiden Phasen erhöht werden.

Zu schwer? Mach's leichter

- Lassen Sie die Hände auf den Hüften oder an der Seite.
- Führen Sie die Übung langsamer aus.

Zu leicht? Mach's schwerer

- Wechseln Sie zwischen intensivem und moderatem Tempo, anstatt zwischen langsam und schnell.
- Rennen Sie mit den Füßen so schnell Sie können und heben Sie die Arme über den Kopf wie zum »Touchdown-Signal«.
- Nehmen Sie in jede Hand eine Wasserflasche oder ein anderes Gewicht.

10-MINUTEN-TIPPS

Halten Sie sich während der Übung aufrecht, lassen Sie den Körper nicht hängen, während Arme und Beine pumpen. Wenn Sie wackeln, nehmen Sie die Hände an die Seite des Ball.

❸ Minuten | Krafttraining

Kniebeuge an der Wand mit Gymnastikball

GERÄTE: Gymnastikball und Wand
BEANSPRUCHTE MUSKELN: Beine, Gesäß und Core

Die Kniebeuge an der Wand mit erhobenen Armen verbindet drei Bewegungen zu einer kraftvollen Übung. Sie kombiniert die Statische Kniebeuge (S. 101) und das Gleiten an der Wand (S. 124) aus Level I mit erhobenen Armen und zusätzlich mit dem Gymnastikball als Balancepunkt. Diese Übung strafft den gesamten unteren Körper und die Schultern und kann überall an einer Wand ausgeführt werden. Sportler nutzen diese Art von Training, um das Meiste aus einer Übung herauszuholen. Jetzt sind Sie an der Reihe!

▶ AUSGANGSPOSITION

Bringen Sie den Gymnastikball zwischen Ihren Rücken und die Wand, der Ball ist auf der Mitte des Rückens platziert. Lehnen Sie sich mit schulterbreit aufgestellten Füßen, 60-90 cm von der Wand entfernt, gegen den Ball und beugen Sie die Knie leicht (strecken Sie die Beine nicht komplett durch). Entspannen Sie die Schultern und lassen Sie die Arme an der Seite hängen (Position 1).

▶ LOS GEHT'S

1. Immer noch gegen den Ball lehnend, beugen Sie langsam die Knie und senken den Körper in die Kniebeuge, als wollten Sie sich setzen. Der Ball rollt mit Ihnen an der Wand herunter. Mit dem Sinken in die Kniebeuge bringen Sie gleichzeitig die Arme lang über den Kopf, Ellenbogen leicht gebeugt, die Handflächen zueinander und die Daumen zur Wand zeigend. Sinken Sie so tief Sie können (Position 2).

2. Wie bei der regulären Kniebeuge sollten auch hier die Zehen vor den Knien sein und vom Knie zur Mitte des Fußes sollte eine imaginäre senkrechte Linie verlaufen. Falls die Knie über die Zehen hinausragen, stellen Sie sich weiter von der Wand entfernt auf.

3. Dann drücken Sie sich von den Fersen ab, kommen zurück zum Stehen und bringen gleichzeitig die Arme wieder an die Seiten.

4. Gleiten Sie an der Wand hoch und hinunter, heben und senken Sie die Arme, sooft Sie innerhalb 1 Minute können.

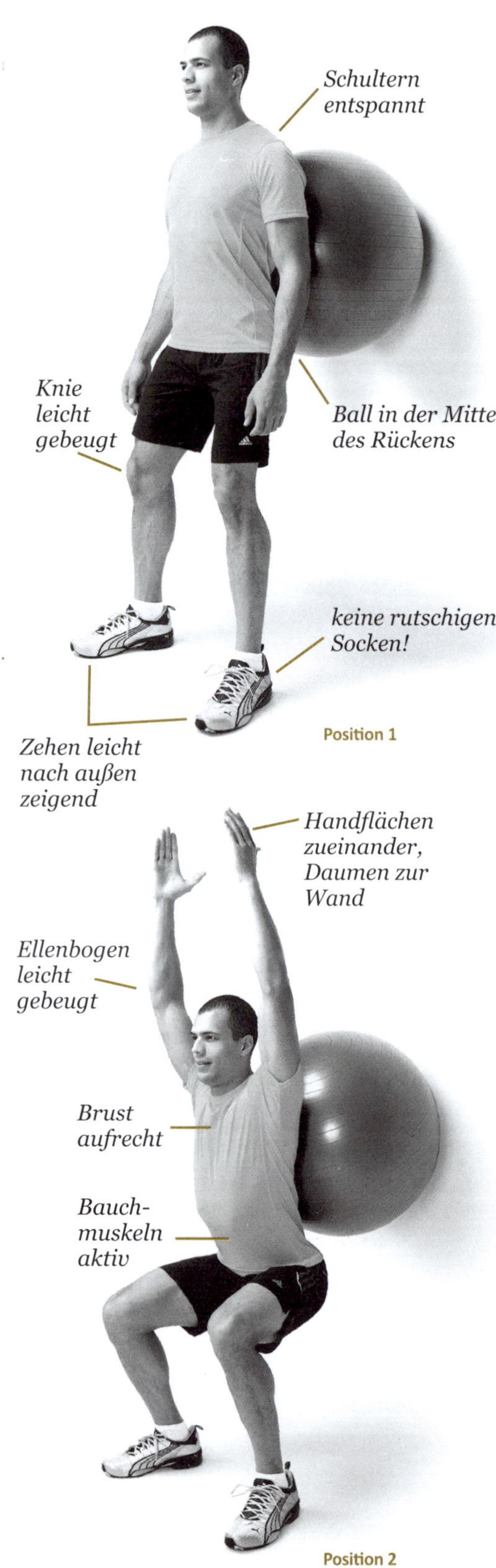

Zu schwer? Mach's leichter

- Beginnen Sie mit einer Viertelkniebeuge.
- Lassen Sie die Hände auf den Hüften.
- Führen Sie die Übung kürzer als 1 Minute aus.
- Machen Sie zwischen den einzelnen Wiederholungen kurze Pausen.

Zu leicht? Mach's schwerer

- Sinken Sie tiefer in die Kniebeuge.
- Einbeinige Kniebeuge: Nehmen Sie einen Fuß 30 Sekunden lang vom Boden, dann das Bein wechseln und nochmals 30 Sekunden wiederholen.
- Halten Sie in jeder Hand ein Gewicht, z.B. eine Wasserflasche oder einen Briefbeschwerer.
- Führen Sie die Übung länger als 1 Minute aus.

> ### 10-MINUTEN-TIPPS
>
> Halten Sie den Kopf leicht schräg nach oben, schauen Sie nach vorn und atmen Sie fließend. Je stärker Ihre Beine werden, umso mehr können Sie den Ball gegen die Wand drücken.

Brustdrücken mit Fitnessband auf dem Gymnastikball

GERÄTE: Fitnessband, Gymnastikball und ein feststehendes Objekt (Türgriff mit Türbefestigung, ebener Pfosten oder Baum)
BEANSPRUCHTE MUSKELN: Brust, Schultern, Arme und Core

Diese Übung funktioniert wie das Brustdrücken in Workout 1 (S. 150), doch sie verbindet die Bewegung der Brust mit einer Übung zur Core-Stabilisierung. So schlagen Sie zwei Fliegen mit einer Klappe!

▶ AUSGANGSPOSITION

Schlingen Sie das Fitnessband um ein feststehendes Objekt und stellen Sie den Ball dicht daneben. Setzen Sie sich mit dem Rücken zum Objekt auf den Ball und halten Sie in jeder Hand einen Griff. Die Position der Füße ist im Moment noch nicht wichtig. Dann lehnen Sie sich von der Taille aus leicht nach vorn und bringen die Hände zur Seite. Dies erhöht die Spannung des Bandes. Lehnen Sie sich weiter leicht nach vorn und stellen Sie die Füße mehr als schulterbreit vor sich auf. Die Knie sind im 90°-Winkel gebeugt, so dass die Zehen vor den Knien bleiben. Sie halten die Griffe auf Brusthöhe, etwas weiter als schulterbreit und die Handflächen zeigen nach unten. Stabilisieren Sie die Handgelenke. Das Band sollte unter beiden Unterarmen entlang laufen. Beugen Sie die Ellenbogen im 90°-Winkel. Das Band sollte fest und straff sein, auf keinen Fall locker oder durchhängend (Position 1).

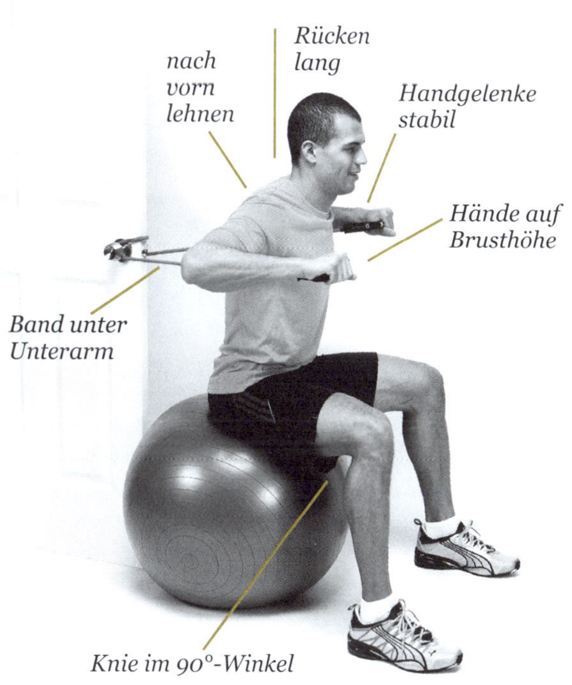

▶ LOS GEHT'S

1. Entspannen Sie die Schultern, schauen Sie nach vorn und ziehen Sie beide Griffe des Bands nach vorn. Mit der Ausatmung strecken Sie beide Arme und bringen die Hände zusammen, so dass die Daumen zueinander zeigen. Lassen Sie die Ellenbogen ganz leicht gebeugt. Spannen Sie Bauch-und Brustmuskeln an und halten Sie diese Position 2 Sekunden (Position 2). Der Rücken bleibt lang und der Kopf in einer Linie mit dem Körper.

2. Kehren Sie zur Ausgangsposition zurück, die Arme und Hände bleiben auf Schulterhöhe.

3. Wiederholen Sie diese Bewegung 1 Minute lang.

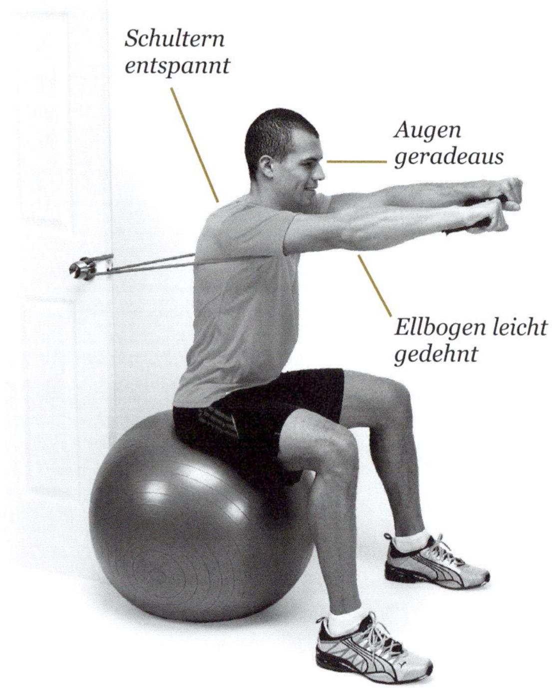

Position 2

Zu schwer? Mach's leichter

- Bleiben Sie näher an dem Objekt, dann verringert sich die Spannung des Bands. Achtung: passen Sie die Fußstellung an, sonst fallen Sie vom Ball!

- Stellen Sie die Füße weiter auseinander auf für mehr Stabilität.

- Bringen Sie die Ellenbogen nur ein Viertel zurück. Sie können anfangs die Ellenbogen nur ein wenig beugen und mit der Zeit stärker beugen.

- Nehmen Sie ein Band mit geringem Widerstand.

- Machen Sie kurze Pausen zwischen den einzelnen Wiederholungen.

Zu leicht? Mach's schwerer

- Bringen Sie den Ball weiter weg vom Objekt, dann erhöht sich die Spannung (der Widerstand) des Bandes. Passen Sie die Fußstellung an.

- Bringen Sie mit der Streckung der Arme die Hände noch enger zusammen, so dass sich die Daumen berühren.

- Stellen Sie die Füße enger zusammen auf. Dadurch wird es schwerer, die Balance zu halten.

- Einbeiniges Brustdrücken. Nehmen Sie während der Übung ein Bein vom Boden und strecken es vor sich aus. Nach 30 Sekunden wechseln und 30 Sekunden mit dem anderen Bein wiederholen.

- Nehmen Sie ein Band mit hohem Widerstand.

- Explosives Brustdrücken. Drücken Sie die Griffe so schnell wie möglich nach vorn. Es erhöht sich nicht nur die Anzahl der Wiederholungen, es werden auch mehr Muskelfasern aktiviert. Drücken Sie schnell nach vorn, aber kehren Sie langsam und kontrolliert zurück in die Ausgangsposition.

10-MINUTEN-TIPPS

Halten Sie die Handgelenke die ganze Zeit stabil.

Ausfallschritt mit Fitnessband und Gymnastikball

GERÄTE: Gymnastikball, Fitnessband und Wand
BEANSPRUCHTE MUSKELN: Beine, Gesäß, Schultern, oberer Rücken und Core

Es geht weiter auf den nächsten Level! Jetzt können Sie den Ausfallschritt mit einer Übung für den Oberkörper kombinieren, indem Sie Gymnastikball und Fitnessband nutzen. Das klingt komplizierter, als es ist.

▶ AUSGANGSPOSITION

Als Erstes halten Sie den Ball mit einer Hand fest, in der anderen Hand halten Sie das Band. Bringen Sie den Ball auf Höhe Ihres mittleren Rückens an die Wand und lehnen Sie sich gegen ihn. Machen Sie mit dem rechten Fuß einen 60 bis 90 cm großen Schritt nach vorn und den linken Fuß stellen Sie hinter sich, die Ferse ist angehoben und fast an der Wand. Das Gewicht verteilen Sie gleichmäßig zwischen der Ferse des rechten Fußes und dem Ballen des linken Fußes. Lehnen Sie sich gegen den Ball und passen Sie die Stellung des rechten Fußes an. Das rechte Knie darf nicht über die Zehen kommen. Behalten Sie einen leichten Druck in den Ball die ganze Zeit bei. Dann greifen Sie das Band in der Mitte mit beiden Händen und ziehen es straff, so dass die Griffe locker zu den Seiten hängen. Halten Sie die Arme etwas weiter als schulterbreit, und mit leicht gebeugten Ellenbogen heben Sie das Band über den Kopf, die Handflächen zeigen nach vorn (Position 1).

▶ LOS GEHT'S

1. Das Band mit gestreckten Armen und leicht gebeugten Ellenbogen über dem Kopf haltend, beginnen Sie nun, das Band auseinanderzuziehen, indem Sie die Hände nach unten und zur Seite drücken. Gleichzeitig beugen Sie beide Knie und senken den rechten Oberschenkel, bis er parallel zum Boden ist (oder so tief es eben geht) und das linke Knie fast den Boden berührt. Vom rechten Knie zur Mitte des rechten Fußes sollte eine imaginäre senkrechte Linie verlaufen.

2. Verteilen Sie Ihr Gewicht gleichmäßig zwischen der Ferse des rechten Fußes und dem Ballen des linken Fußes und halten Sie die Position 2 Sekunden (Position 2).

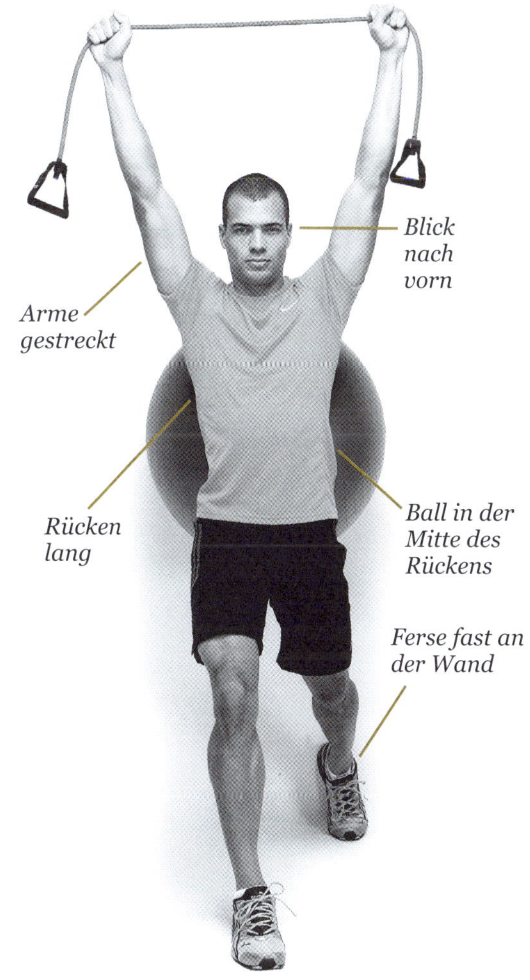

Position 1

Dann spannen Sie Gesäß und Beine an und drücken sich aus der rechten Ferse und dem linken Ballen zurück in die Ausgangsposition. Gleichzeitig heben Sie auch die Arme mit dem Band zurück über den Kopf in die Ausgangshaltung.

3. Wiederholen Sie die Übung 30 Sekunden lang, dann wechseln Sie die Beine und führen weiter 30 Sekunden Wiederholungen mit dem anderen Bein aus.

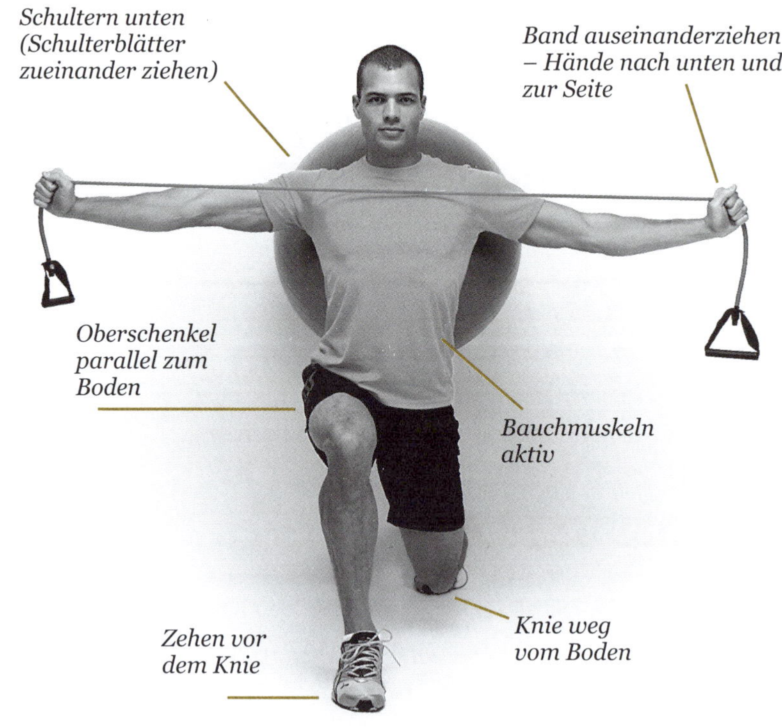

Zu schwer? Mach's leichter

- Gehen Sie nicht so tief in den Ausfallschritt. Anstatt die Beine parallel zum Boden zu bringen, beugen Sie beide Beine nur leicht.
- Halten Sie das Band weiter außen, näher an den Griffen fest, dann verringert sich der Widerstand.
- Kurze Pausen zwischen den Wiederholungen einlegen.
- Nehmen Sie ein Band mit geringem Widerstand.
- Üben Sie mit jedem Bein 15 Sekunden anstatt 30 Sekunden.

Zu leicht? Mach's schwerer

- Gehen Sie tiefer in den Ausfallschritt.
- Halten Sie das Band enger. Je näher Sie Ihre Hände zusammenbringen, umso mehr Widerstand hat das Band.
- Nehmen Sie ein Band mit hohem Widerstand. Üben Sie länger als 30 Sekunden pro Seite.

10-MINUTEN-TIPPS

Führen Sie die Bewegungen langsam und kontrolliert aus. Lassen Sie den Rücken aufrecht gegen den Ball gelehnt. Blicken Sie geradeaus – wenn Sie nach unten schauen, können Sie die Balance verlieren.

2 Minuten | Core-Training

Crunch auf dem Gymnastikball

GERÄTE: Gymnastikball
BEANSPRUCHTE MUSKELN: Core

Jetzt bringen wir die Crunches auf die nächste Stufe. Mit dem Gymnastikball bekommt der Crunch eine Extraportion Fitness. Sie können die Übung auch einfach mal zwischendurch machen, um Bauchmuskeln und Rücken zu stärken. Mit der Anpassung der Hand- und Fußstellung kann der Schwierigkeitsgrad nach Ihrem Bedürfnis festgelegt werden.

▶ AUSGANGSPOSITION

Sitzen Sie auf dem Ball, laufen Sie mit den Füßen nach vorn und pressen Sie gleichzeitig Rücken und Hüften in den Ball, bis die Knie im 90°-Winkel sind und der untere Rücken fest durch den Ball gestützt ist. Drücken Sie die Füße gut in den Boden und den Rücken in den Ball, damit dieser nicht weiterrollt. Dann öffnen Sie die Füße etwas weiter als schulterbreit und legen die Hände auf die Oberschenkel. Ziehen Sie das Kinn zur Brust, als wollten Sie eine Orange unter dem Kinn festklemmen (Position 1).

▶ LOS GEHT'S

1. Mit der Ausatmung spannen Sie die Bauchmuskeln an, heben den mittleren/oberen Rücken vom Ball, während die Hände auf den Oberschenkeln nach vorn gleiten. Den unteren Rücken und die Hüfte konstant in den Ball drücken (Position 2). Halten Sie die Position mit aktiven Bauchmuskeln 2 Sekunden. Dann kehren Sie langsam zur Ausgangsposition zurück, der mittlere/obere Rücken berührt wieder den Ball.
2. Gehen Sie von dort gleich wieder in die nächste Wiederholung.
3. Wiederholen Sie den Crunch 1 Minute.

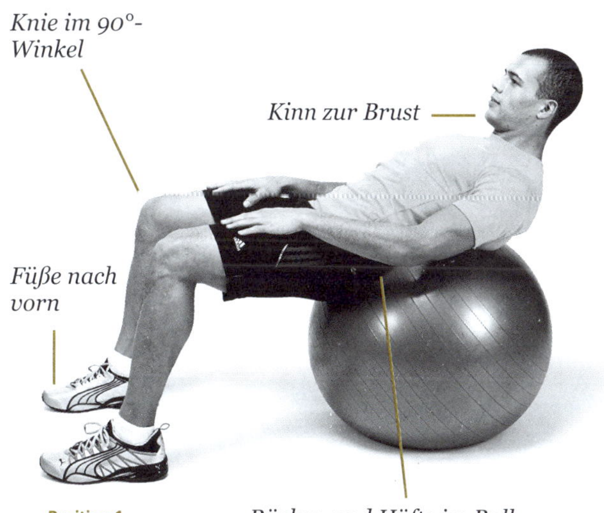

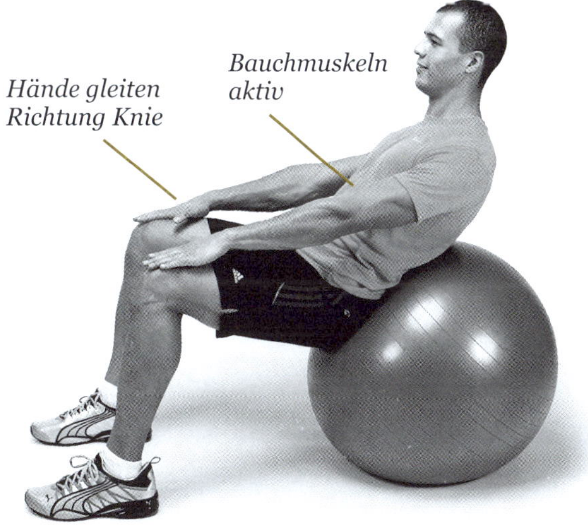

LEVEL II

Zu schwer? Mach's leichter

- Heben Sie den Rücken nur leicht an. Spannen Sie einfach nur die Bauchmuskeln fest an, während die Hände zu den Knien gleiten.
- Halten Sie den Crunch nur ganz kurz.
- Machen Sie kleine Pausen zwischen den einzelnen Wiederholungen.

Zu leicht? Mach's schwerer

- Verschränken Sie die Arme vor der Brust oder legen Sie die Fingerspitzen an die Ohren.

- Stellen Sie die Füße näher am Ball auf und lehnen Sie den Rücken weniger an den Ball. Bekommt der Rücken weniger Unterstützung durch den Ball, ist die Übung noch herausfordernder.
- Sind die Füße enger zusammen, müssen die Muskeln noch mehr arbeiten, um die Balance zu halten.
- Einbeiniger Crunch: Strecken Sie während der Übung ein Bein gerade nach vorn. Nach 30 Sekunden wechseln und mit dem anderen Bein weitere 30 Sekunden üben.

- Halten Sie den Crunch länger als 2 Sekunden.
- Machen Sie die Übung länger als 1 Minute.

10-MINUTEN-TIPPS

Lassen Sie das Kinn zur Brust gesenkt und die Bauchmuskeln angespannt. Haben Sie Geduld – es kann etwas Zeit brauchen, mit dem Ball vertraut zu werden.

Balance halten auf dem Gymnastikball

GERÄTE: Gymnastikball

BEANSPRUCHTE MUSKELN: Oberer und unterer Rücken

Professionelle Sportler mit Schmerzen im unteren Rücken bitten mich oft um eine Übung, mit der sie schnell wieder aktiv werden können. Diese Balance-Übung empfehle ich allen – nicht nur den Profis! Die Übung stärkt oberen und unteren Rücken. Sie ist einfach, nimmt nicht viel Zeit in Anspruch und ist dennoch hoch effektiv.

▶ AUSGANGSPOSITION

Nehmen Sie als Erstes die Liegestütz-Haltung ein, diesmal jedoch mit dem Ball unter Ihrer Hüfte. Liegen Sie auf dem Ball, die Hände am Boden weiter als schulterbreit, die Füße weiter als hüftweit aufgestellt. Die Beine sollten direkt hinter Ihnen sein, ohne dass die Knie den Boden berühren (Position 1). Schauen Sie nach unten und leicht nach vorn. Es kann losgehen.

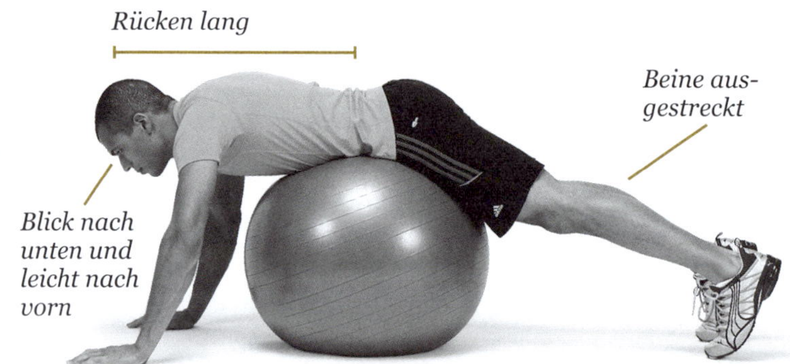

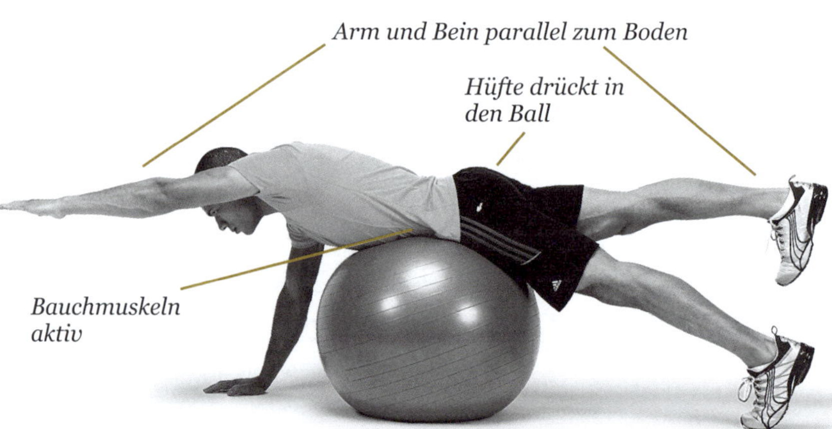

▶ LOS GEHT'S

1. Mit der Ausatmung drücken Sie die Hüfte in den Ball und heben den linken Arm auf Schulterhöhe an. Verlängern Sie den Arm nach vorn, so weit Sie können. Gleichzeitig spannen Sie die Gesäßmuskeln an und heben das rechte Bein. Verlängern Sie das Bein, so weit Sie können, mit dem Ziel, es auf die Höhe des Oberkörpers zu bringen. Halten Sie das Gleichgewicht mit Hilfe der Bauchmuskeln, sowie mit Arm und Bein. Der Kopf bleibt in einer Linie mit dem Körper (Position 2).Halten Sie die Balance 2 bis 5 Sekunden, dann bringen Sie langsam Arm und Bein zurück in die Ausgangsposition.

2. Wiederholen Sie die Bewegung nun mit dem anderen Arm und Bein. Fahren Sie eine Minute lang fort, abwechselnd die Arme und jeweils das gegenüberliegende Bein zu heben.

Zu schwer? Mach's leichter

- Machen Sie die Übung ohne Ball.
- Machen Sie die Übung auf Händen und Knien, über dem Ball lehnend.
- Halten Sie die Balance-Position kürzer.
- Machen Sie kurze Pausen zwischen den einzelnen Wiederholungen.

Zu leicht? Mach's schwerer

- Halten Sie die Balance-Position länger als 5 Sekunden.
- Machen Sie die Übung länger als eine Minute.

10-MINUTEN-TIPPS

Führen Sie die Übung langsam und kontrolliert aus. Strecken Sie Arm und Bein in die Länge, so gut Sie können.

---

① Minute | Dehn- und Atemübungen

Seitbeuge auf dem Gymnastikball

GERÄTE: Gymnastikball

BEANSPRUCHTE MUSKELN: Oberer und unterer Rücken, Bauchmuskeln und Taille

Ich liebe diese Dehnung! Sie können sie einfach nebenbei beim Fernsehen machen. Ihr Rücken wird es Ihnen danken.

▶ AUSGANGSPOSITION

Knien Sie am Boden mit dem Gymnastikball neben Ihrer rechten Hüfte und Oberschenkel. Drücken Sie Ihre rechte Seite und Hüfte in den Ball. Der Arm greift über den Ball, so dass dieser nicht wegrollen kann (Position 1).

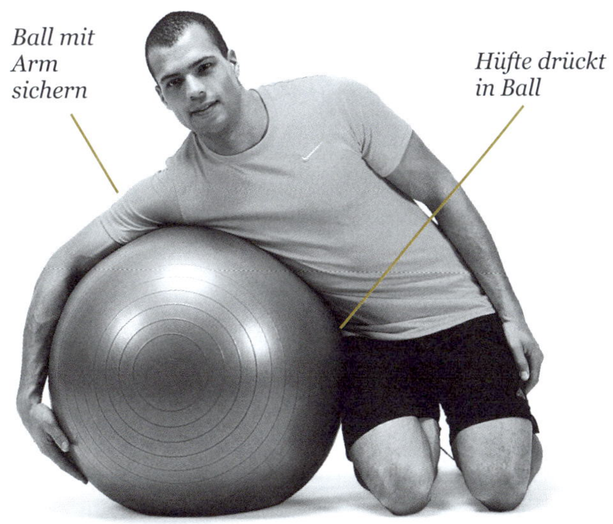

Position 1

▶ LOS GEHT'S

1. Lassen Sie die Schultern entspannt und gerade und beugen Sie sich seitlich über den Ball, die rechte Hüftseite drückt in den Ball. Atmen Sie tief, beugen Sie sich aus der Taille und bringen Sie den Körper so weit wie möglich über den Ball. Heben Sie den linken Arm über den Kopf und strecken Sie ihn zur gegenüberliegenden Seite. Der Kopf bleibt in einer Linie mit dem Oberkörper (Position 2). Dehnen Sie sich so weit, bis Sie eine leichte Spannung fühlen und halten Sie die Position 15 Sekunden.

2. Wechseln Sie die Seite und wiederholen Sie weitere 15 Sekunden die Dehnung zur anderen Seite.

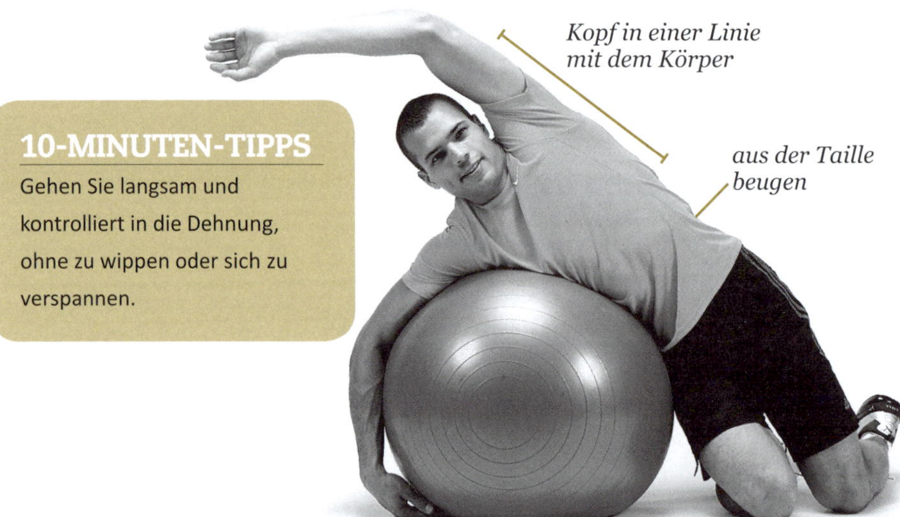

10-MINUTEN-TIPPS

Gehen Sie langsam und kontrolliert in die Dehnung, ohne zu wippen oder sich zu verspannen.

Zu schwer? Mach's leichter

- Lehnen Sie sich zunächst nicht so weit zur Seite. Mit der Zeit können Sie die Dehnung vertiefen.
- Halten Sie die Dehnung kürzer.

Zu leicht? Mach's schwerer

- Lehnen Sie sich weiter über den Ball.
- Heben Sie den gegenüberliegenden Arm über den Kopf und strecken Sie sich noch weiter über die Seite.
- Halten Sie die Dehnung länger.

Oberschenkeldehnung mit Gymnastikball

GERÄTE: Gymnastikball

BEANSPRUCHTE MUSKELN: Vorderseite der Beine (Quadrizeps) und Hüfte

Beim Sport werden Sie den Trainer öfter sagen hören: »Auf die Knie!« Dies signalisiert den Spielern, auf einem Bein zu knien, meist nutzt der Trainer diese Zeit für Anweisungen. Nun, ich werde Sie bitten, auf die Knie zu gehen, um Ihnen mitzuteilen, wie stolz ich bin, dass Sie am Ende des Workouts angekommen sind. Jetzt möchte ich Ihnen die letzte Dehnung des Workouts zeigen, die Sie bereits in Level I mit einem Stuhl kennengelernt haben, doch der Ball hebt die Übung auf die nächste Stufe.

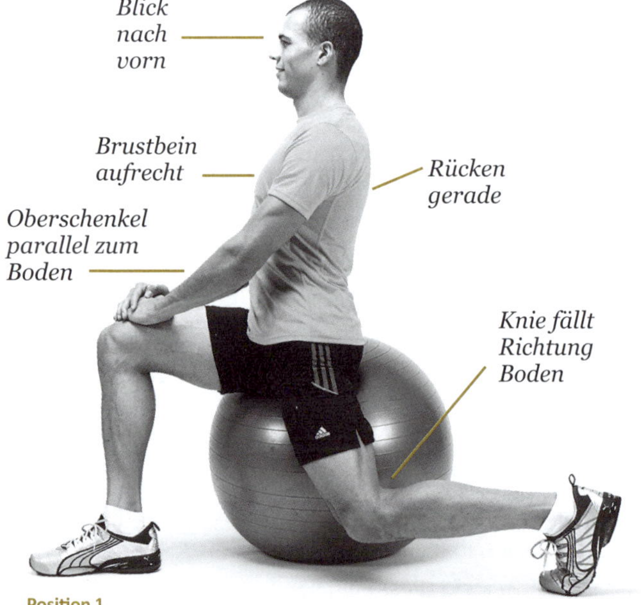

› AUSGANGSPOSITION

Sitzen Sie auf dem Ball mit den Knien im 90°-Winkel gebeugt. Stellen Sie die Füße fest auf den Boden, etwas weiter als schulterbreit geöffnet. Dann rutschen Sie mit dem Gesäß auf dem Ball nach links, die Hände sind auf den rechten Oberschenkel gestützt.

Blicken Sie nach vorn und sitzen Sie aufrecht mit geradem Rücken. Lassen Sie langsam das linke Knie Richtung Boden fallen, während die rechte Seite des Gesäßes und der rechte Oberschenkel auf dem Ball ruhen (Position 1).

› LOS GEHT'S

1. Die Hände bleiben auf dem rechten Oberschenkel und Sie rollen den Ball nach vorn, so dass die linke Hüftseite und der linke Oberschenkel gedehnt werden. Die Oberseite des linken Fußes berührt nun den Boden (Position 2). Halten Sie die Dehnung 15 Sekunden.

2. Jetzt wechseln Sie die Seite und dehnen den rechten Oberschenkel 15 Sekunden. Atmen Sie tief ein und aus.

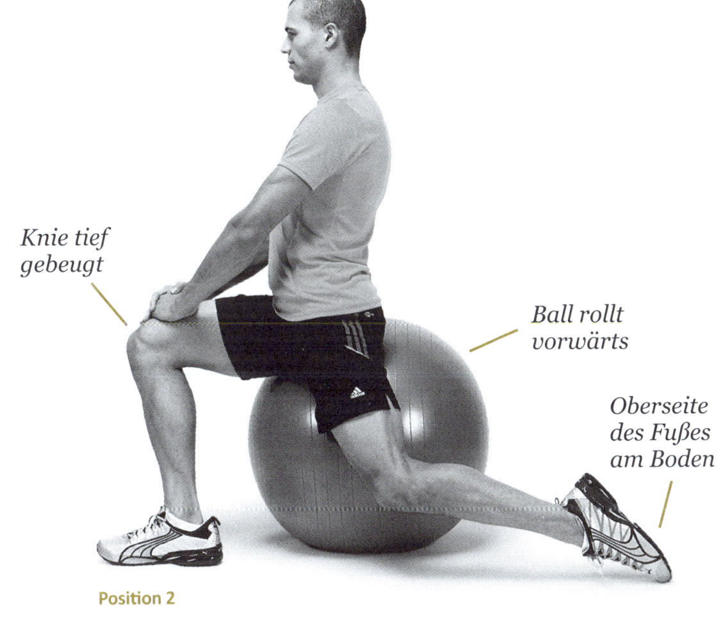

Zu schwer? Mach's leichter

- Rollen Sie den Ball nicht so weit und die Spannweite der Dehnung verringert sich.
- Halten Sie die Dehnung weniger als 15 Sekunden.

Zu leicht? Mach's schwerer

- Rollen Sie den Ball weiter nach vorn, um die Dehnung zu vertiefen.
- Drücken Sie die Hüfte weiter nach vorn.
- Heben Sie die Arme über den Kopf und lehnen Sie sich leicht zurück. Verlängern Sie den Körper, als würden Sie ein »Touchdown-Singal« machen.- Halten Sie die Dehnung länger.

10-MINUTEN-TIPPS

Gehen Sie langsam und kontrolliert in die Dehnung, ohne zu wippen oder sich zu überdehnen. Sitzen Sie während der Übung aufrecht.

Geschafft! Fantastisch!

Sie haben soeben das zweite 4.3.2.1-Workout auf Level II absolviert und dabei mit dem Fitnessband und dem Gymnastikball gearbeitet. Sie können sich jetzt belohnen oder noch einen Durchlauf, oder Teile davon, wiederholen.

LEVEL II

WORKOUT 3

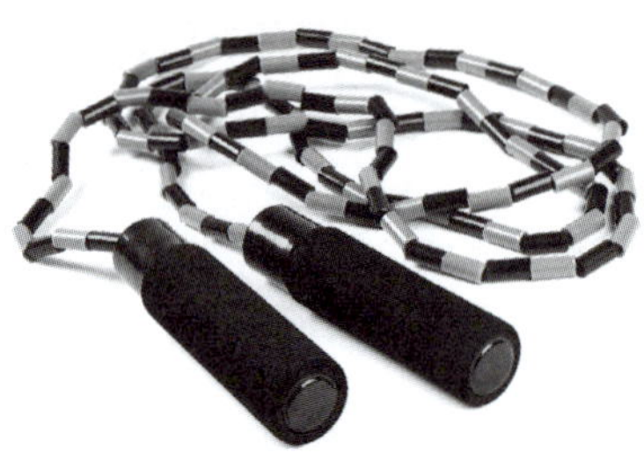

Herzlichen Glückwunsch! Jetzt sind Sie bereit für das dritte Workout auf Level II. Hier benutzen Sie das Fitnessband sowie das Springseil, eines meiner liebsten Geräte. Seilspringen ist ein fantastisches Ausdauertraining, das Sie jederzeit ausführen können. Machen Sie sich keine Sorgen, wenn Sie zuletzt in der Grundschule seilgesprungen sind. Ich verrate Ihnen einige erprobte Fitnesstricks, mit denen Sie nicht ins Stolpern kommen.

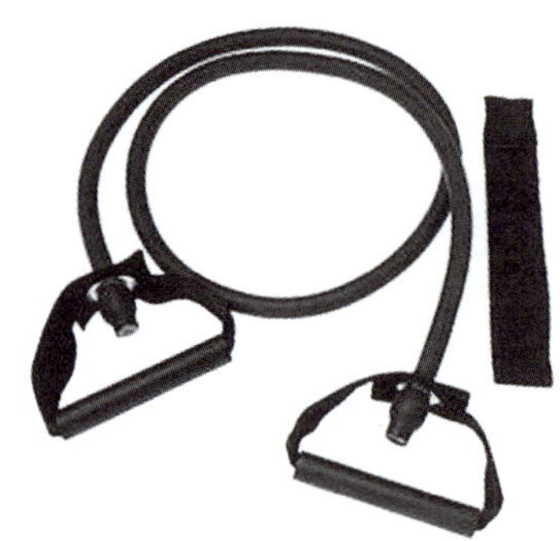

❹ Minuten | Hochintensives Ausdauertraining (H.E.A.T.)

Seilspringen/Joggen auf der Stelle

GERÄTE: Springseil
BEANSPRUCHTE MUSKELN: Herz, Schultern, Arme, Core und Beine

Denken Sie zurück an die Zeit, in der Bewegung Spaß bedeutete. Erinnern Sie sich an die Pausen auf dem Schulhof und die Reime, die Sie als Kind beim Seilspringen aufsagten? Ich habe noch den Sprechgesang der Mädchen aus meiner Nachbarschaft im Ohr: »Verliebt, verlobt, verheiratet, wie viele Kinder wirst du kriegen? 1, 2, 3, 4, 5 ...« Wie auch immer Ihre persönliche Erfahrung mit dem Springseil sein mag, ich möchte Ihnen zeigen, wie ein simples Springseil zu einem der effektivsten Fitnesswerkzeuge aus Ihrem 4.3.2.1.-Werkzeugkasten werden kann. Seilspringen ist ein wunderbares Ausdauertraining, es regt den Stoffwechsel an und verbrennt Fett, gleichzeitig werden die Muskeln gestrafft und gestärkt. Das Beste daran: es macht Spaß! (Achtung: Bei dieser Übung benutzen Sie ein klassisches Springseil, bei dem Sie einen kleinen Extrahüpfer zwischen den Sprüngen machen. Es ist nicht geeignet für extrem schnelles Springen, wie Sie es vielleicht schon als Boxtraining gesehen haben.)

▶ AUSGANGSPOSITION

Stehen Sie aufrecht, die Füße in natürlicher Stellung. Halten Sie in jeder Hand einen Griff des Seils, das hinter Ihren Füßen liegt, und entspannen Sie die Schultern.

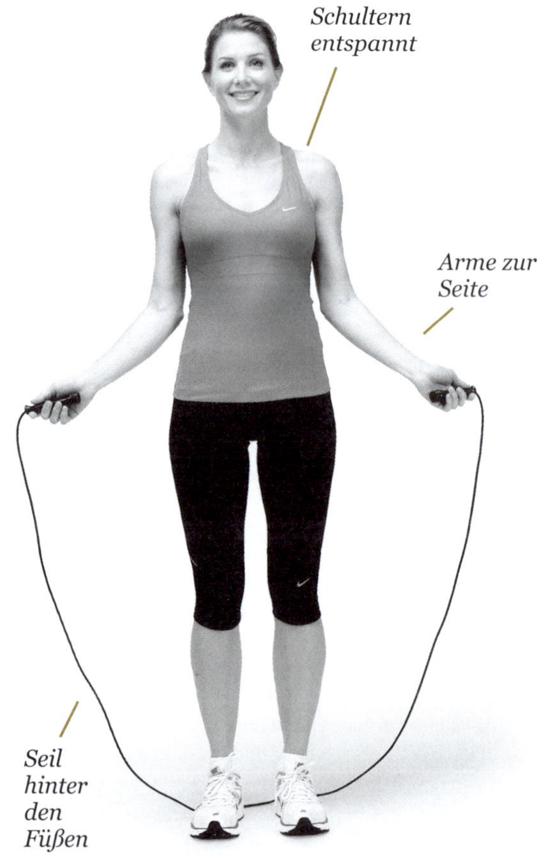

Position 1

▶ LOS GEHT'S

1. Fangen Sie an, in langsamem Tempo seilzuspringen. Halten Sie die Hände etwa auf Taillenhöhe zur Seite, kreisen Sie mit den Handgelenken, um das Seil über Ihren Kopf und dann unter Ihren Füßen vorbei zu bringen. Springen Sie über das Seil, indem Sie sich von den Fußballen abdrücken. Bleiben Sie aufrecht, mit erhobenem Brustbein und entspannten Schultern. Springen Sie 30 Sekunden in langsamem Tempo (Position 2).

2. Nach 30 Sekunden stoppen Sie einen Moment das Seilspringen und nehmen die Griffe des Seils in eine Hand. Dann beginnen Sie in ruhigem Tempo zu joggen, indem Sie das rechte Knie zur Brust bringen und den linken Arm zur Schulter hoch schwingen und umgekehrt mit der anderen Seite. Joggen Sie 30 Sekunden in gemächlichem Tempo.

3. Jetzt springen Sie wieder, diesmal aber etwas schneller. Springen Sie weitere 30 Sekunden in moderater Geschwindigkeit. Denken Sie daran, die ersten Minuten der Ausdauerphase dienen der Erwärmung des Körpers, deshalb langsam beginnen und allmählich während der 4 Minuten das Tempo erhöhen.

4. Joggen Sie wieder 30 Sekunden auf der Stelle, dann wieder 30 Sekunden Seil springen, diesmal schneller, bewegen Sie Hände und Füße, so schnell Sie können.

5. Wechseln Sie 30 Sekunden Seilspringen und 30 Sekunden Joggen ab, für insgesamt 4 Minuten. Steigern Sie das Tempo in der »langsamen« Joggen-Phase, und auch in der »schnellen« Sprung-Phase.

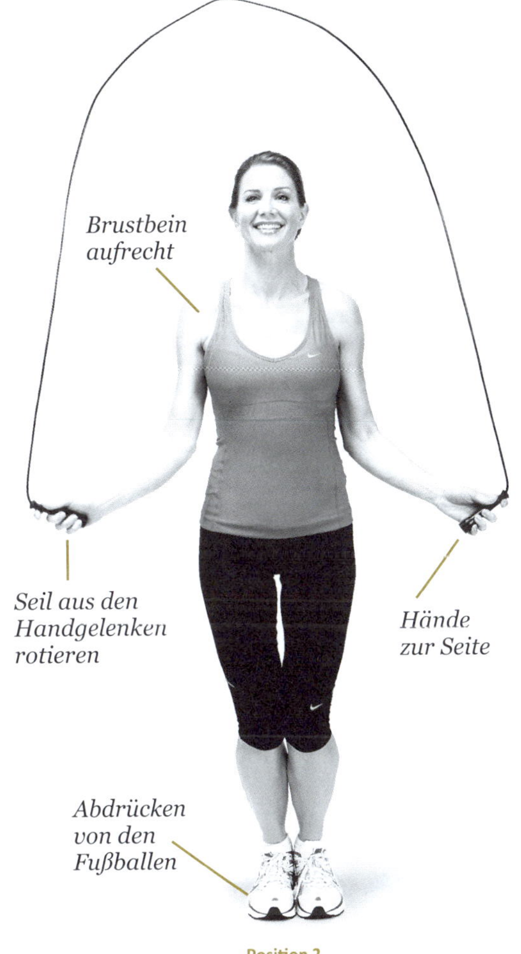

Zu schwer? Mach's leichter

- Beginnen Sie mit »Phantom«-springen. Springen Sie, als ob Sie Seilspringen, nur ohne Seil. Sie haben immer noch den Nutzen der Übung, aber ohne das Risiko, zu stolpern. Vielleicht werden Sie bald das echte Seil benutzen.

- Halten Sie beide Griffe des Seils in der rechten Hand, das Seil an Ihrer rechten Seite. Springen Sie und rotieren Sie das rechte Handgelenk, so dass das Seil an Ihrer Seite kreist. Mit diesem Trick hilft Ihnen das Seil, einen Sprungrhythmus zu finden, ohne dass es unter den Füßen entlang muss.

- Springen Sie langsamer.

- Springen Sie nicht so hoch.

- Marschieren Sie auf der Stelle, anstatt zu joggen.

Zu leicht? Mach's schwerer

- Bewegen Sie Füße und Arme schneller.

- Springen Sie höher.

- Springen Sie von Seite zu Seite.

- Springen Sie auf einem Bein.-Springen Sie länger.

- Wechseln Sie schnelles Springen (wie ein Boxer im Training, ohne den kleinen Hopser/Federn zwischen den Sprüngen) mit »regulärem« Springen ab

10-MINUTEN-TIPPS

Um das Meiste aus dieser Übung herauszuholen, denken Sie daran, von den Fußballen abzuspringen und das Seil aus den Handgelenken heraus rotieren zu lassen (nicht aus den Armen). Ich empfehle sehr, Turnschuhe zu tragen, nicht nur zur Unterstützung der Gelenke, sondern auch, weil es sehr schmerzhaft ist, wenn das Seil die Zehen trifft!

 **Minuten | Krafttraining**

Kniebeuge und Schulter-drücken mit Fitnessband

GERÄTE: Fitnessband
BEANSPRUCHTE MUSKELN: Beine, Gesäß, Schultern und Core

Wir bleiben bei meiner Vorgehensweise der »Fast Fitness«, um maximale Ergebnisse mit minimalem Aufwand zu erreichen. Die Kniebeuge mit Schulterdrücken verbindet zwei Bewegungen in einer Übung. Das ist Multitasking!

▶ AUSGANGSPOSITION

Halten Sie in jeder Hand einen Griff des Bandes, die Handflächen zeigen zu den Oberschenkeln, und legen Sie die Mitte des Bandes auf den Boden. Stellen Sie beide Füße schulterbreit auf das Band, die Zehen zeigen leicht nach außen und die Knie sind leicht gebeugt. Schauen Sie nach vorn und leicht nach oben, drehen Sie die Arme, so dass die Handflächen jetzt von Ihnen weg zeigen, und ziehen Sie die Griffe hoch zu den Schultern (wie ein Bizeps-Curl). Die Hände sind jetzt vor den Schultern, schulterbreit auseinander. Drehen Sie wieder die Arme, so dass die Handflächen zueinander zeigen und die Daumen zu den Schultern. Stehen Sie aufrecht mit entspannten Schultern (Position 1).

▶ LOS GEHT'S

1. Halten Sie das Band, Handflächen zeigen zueinander, spannen Sie die Bauchmuskeln an und senken Sie langsam Ihr Gewicht nach unten in die Kniebeuge, als wollten Sie sich hinsetzen. Denken Sie daran, dass vom Knie zur Mitte des Fußes eine imaginäre vertikale Linie verlaufen sollte. Blicken Sie nach vorn und leicht nach oben, der Kopf bleibt in einer Linie mit dem Oberkörper. Halten Sie das Brustbein aufrecht und die Hände auf Schulterhöhe. Gehen Sie so tief wie möglich in die Kniebeuge (Position 2).

2. Spannen Sie die Gesäßmuskeln an und drücken Sie sich aus den Fersen zurück zum Stehen. Im Stand angekommen, drehen Sie wieder die Handflächen nach vorn. Dann strecken Sie die Arme über den Kopf.

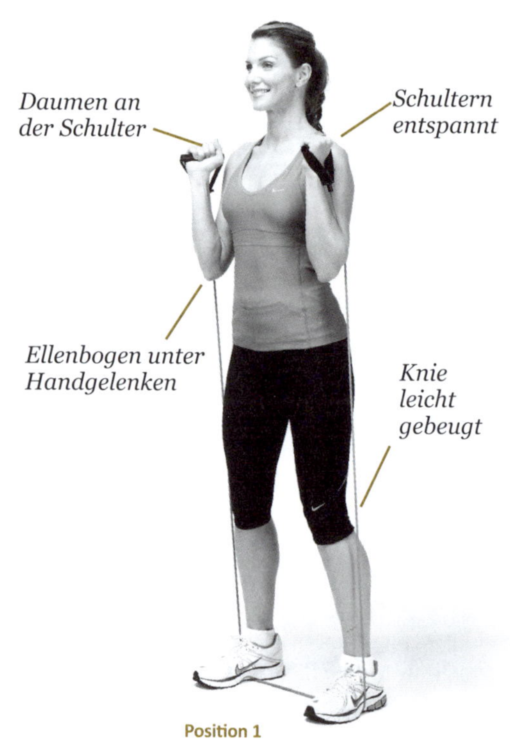

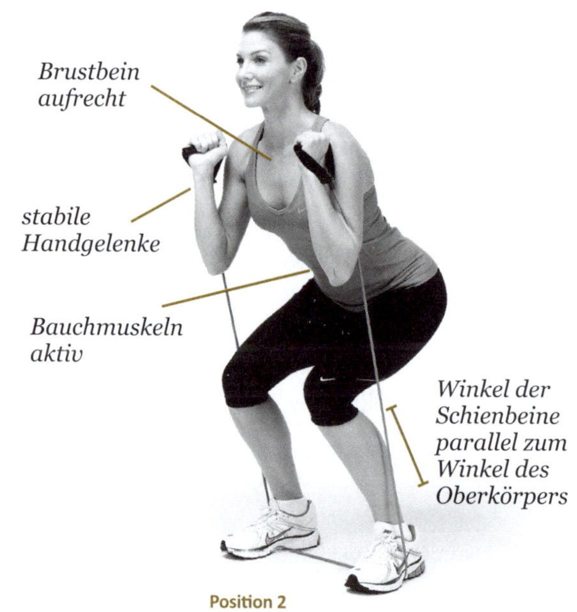

Das ist das Schulterdrücken. Der Oberkörper sollte lang und aufrecht sein, die Ellenbogen und Knie bleiben leicht gebeugt (Position 3). Halten Sie diese Position 2 Sekunden, dann bringen Sie die Hände langsam zurück auf Schulterhöhe.

3. Wiederholen Sie diese beiden Bewegungen 1 Minute lang.

Zu schwer? Mach's leichter

- Beginnen Sie mit einer Viertelkniebeuge.
- Nehmen Sie ein Band mit geringem Widerstand.
- Machen Sie die Übung kürzer als 1 Minute.
- Legen Sie kurze Pausen zwischen den Wiederholungen ein.

Zu leicht? Mach's schwerer

- Gehen Sie tiefer in die Kniebeuge.
- Halten Sie die Kniebeuge länger.
- Machen Sie das Schulterdrücken mit einem Arm.
- Nehmen Sie ein Band mit hohem Widerstand.
- Machen Sie die Übung länger als 1 Minute.

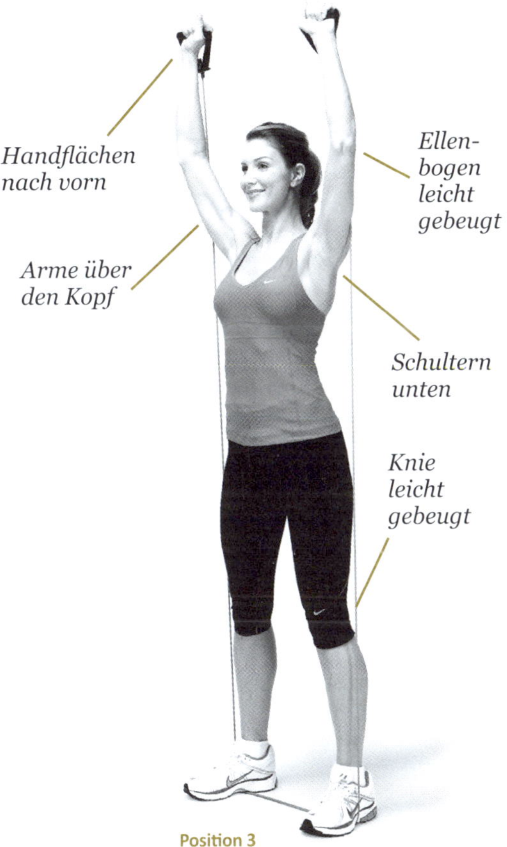

10-MINUTEN-TIPPS

Halten Sie die Handgelenke während der ganzen Übung stabil und atmen Sie fließend.

Einbeiniges Rudern mit Fitnessband

GERÄTE: Fitnessband und feststehendes Objekt (Türgriff mit Türbefestigung, verschlossene Tür, ebener Pfosten oder Baum)

BEANSPRUCHTE MUSKELN: oberer und unterer Rücken, Schultern, Arme, Core

Diese Übung vereint zwei Bewegungen: Das Balancieren auf einem Bein mit einer Ruderbewegung der Arme. Sie spricht verschiedene Muskelgruppen an und ist ausgezeichnet geeignet, um Koordination und Gleichgewicht zu schulen.

▸ AUSGANGSPOSITION

Legen Sie das Band um ein feststehendes Objekt. Schlingen Sie es auf Brust- bis Taillenhöhe herum, und gehen Sie mit einem Griff in jeder Hand 60 bis 90 cm von dem Objekt weg. Die Füße sind schulterbreit aufgestellt, die Knie gebeugt, und Sie lehnen sich ganz leicht zurück. Strecken Sie die Arme schulterbeit geöffnet mit leicht gebeugten Ellenbogen nach vorn, Handflächen zeigen zueinander, etwas unter Brusthöhe (Position 1). Spannen Sie die Bauchmuskeln an und lösen

Sie den rechten Fuß vom Boden, auf eine
Höhe, die Sie gut halten können (Position 2).

▶ LOS GEHT'S

1. Blicken Sie nach vorn, der Kopf bleibt
in einer Linie mit dem Körper, entspannen Sie die Schultern und beugen Sie die
Ellenbogen. Mit der Ausatmung ziehen
Sie beide Griffe des Bandes zur Hüfte, Sie
bleiben auf einem Bein balancierend stehen.
Achten Sie darauf, das Brustbein aufrecht
zu lassen und ziehen Sie die Schulterblätter
leicht zusammen. Dies verstärkt das
Training des Oberkörpers. Halten Sie diese
Position 2 Sekunden (Position 3). Mit der
Einatmung strecken Sie die Arme zurück in
die Ausgangsposition.

2. Wiederholen Sie die ziehende Bewegung
der Arme 30 Sekunden lang. Dann wechseln
Sie die Beine und wiederholen für weitere 30
Sekunden.

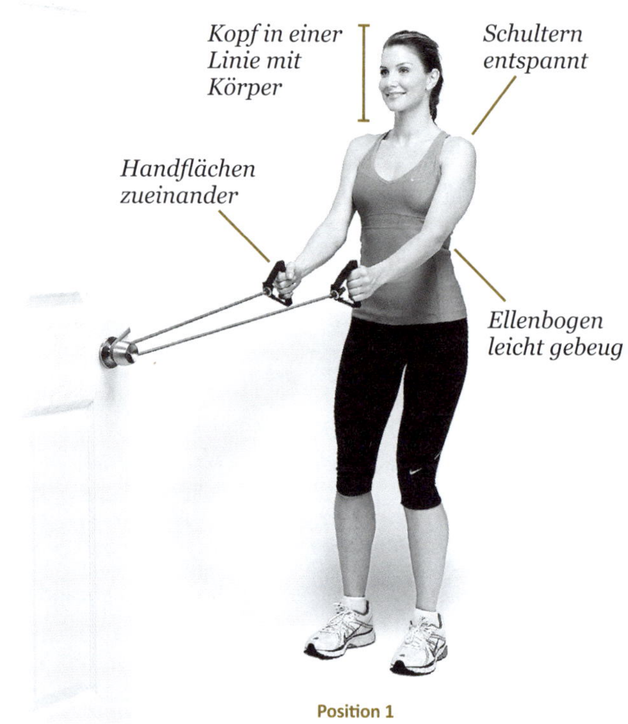

Position 1

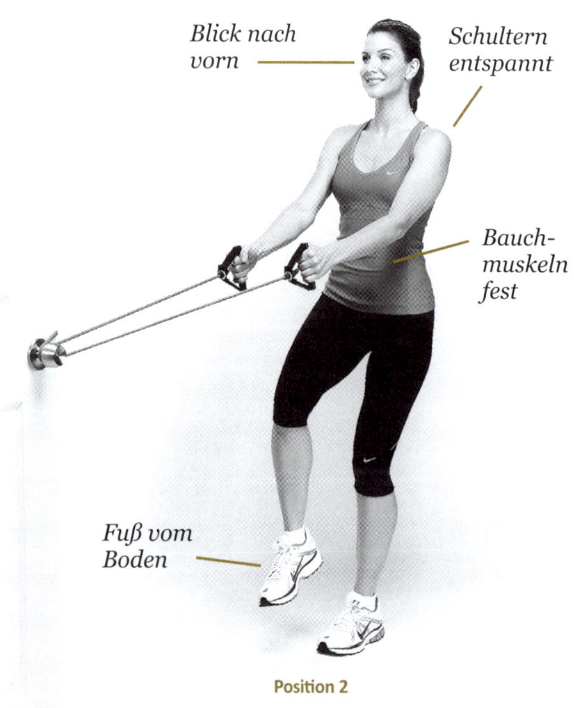

Position 2

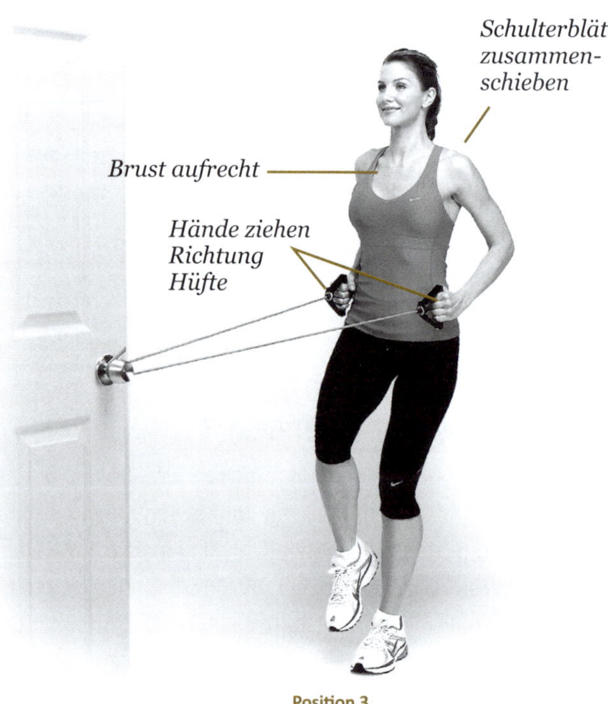

Position 3

Zu schwer? Mach's leichter

- Stellen Sie sich näher an die Befestigung, um die Spannung des Bandes zu verringern.
- Bringen Sie die Griffe des Bandes nicht so nah an den Körper. Beugen Sie die Ellenbogen anfangs nur leicht; wenn Sie mit der Zeit stärker werden, könne Sie stärker ziehen.
- Nehmen Sie ein Band mit geringem Widerstand.
- Legen Sie kurze Pausen zwischen den Wiederholungen ein.

Zu leicht? Mach's schwerer

- Stellen Sie sich weiter weg von der Befestigung auf, um die Spannung des Bandes zu erhöhen.
- Heben Sie den Fuß höher vom Boden weg. Bringen Sie das Knie bis zur Taille/Brust und halten Sie es dort 30 Sekunden.
- Nehmen Sie ein Band mit hohem Widerstand.
- Machen Sie die Übung länger als 1 Minute.

10-MINUTEN-TIPPS

Um den Effekt der Übung noch zu steigern, lassen Sie das Brustbein aufrecht, wenn Sie die Griffe zur Hüfte ziehen. Das bringt Sie dazu, die Schulterblätter zusammenzuziehen und die Muskeln des Oberkörpers noch mehr arbeiten zu lassen. Drücken Sie das Knie des Standbeins nicht durch, es belastet das Gelenk zu sehr.

Ausfallschritt nach hinten mit Fitnessband

GERÄTE: keine

BEANSPRUCHTE MUSKELN: Beine, Gesäß, Core und Schultern

Und auch diese Übung bringt den Vorteil einer Bewegungskombination, die Sie noch schneller fit macht. Wenn verschiedenen Muskelgruppen in einer Übung angesprochen werden, sparen Sie nicht nur Zeit, Sie fordern auch Muskeln heraus, die Sie sonst sehr wenig benutzen. Die folgende Übung ist schnell und einfach jederzeit ausführbar.

▶ AUSGANGSPOSITION

Halten Sie in jeder Hand einen Griff des Bandes, die Mitte des Bandes liegt am Boden, stellen Sie sich dann fest mit dem rechten Fuß auf das Band. (Den linken Fuß werden Sie gleich bewegen.) Halten Sie die Griffe gut fest und die Arme an den Seiten, die Finger an der Außenseite der Oberschenkel. Blicken Sie nach vorn mit aufrechtem Brustbein und entspannten Schultern (Position 1).

▶ LOS GEHT'S

1. Spannen Sie die Bauchmuskeln an und treten Sie mit dem linken Fuß 90 bis 120 cm zurück. Verteilen Sie Ihr Gewicht gleichmäßig zwischen der Ferse des rechten Fußes und dem Ballen des linken Fußes (Position 2).
Senken Sie mit geradem Rücken den rechten Oberschenkel parallel zum Boden (oder so tief Sie können) und bringen Sie das linke Knie Richtung

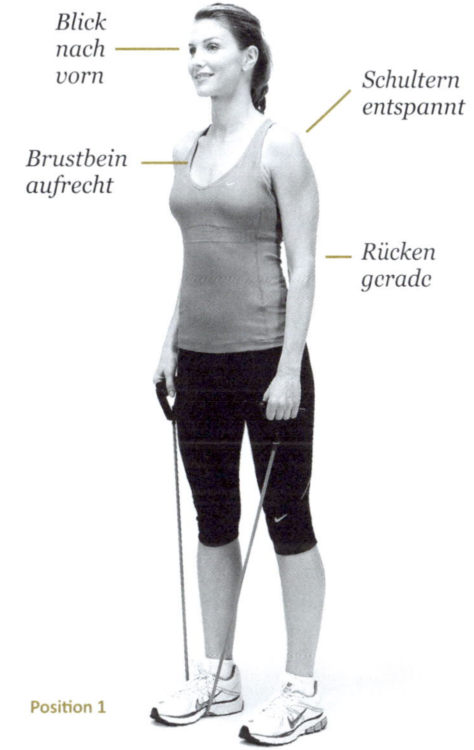

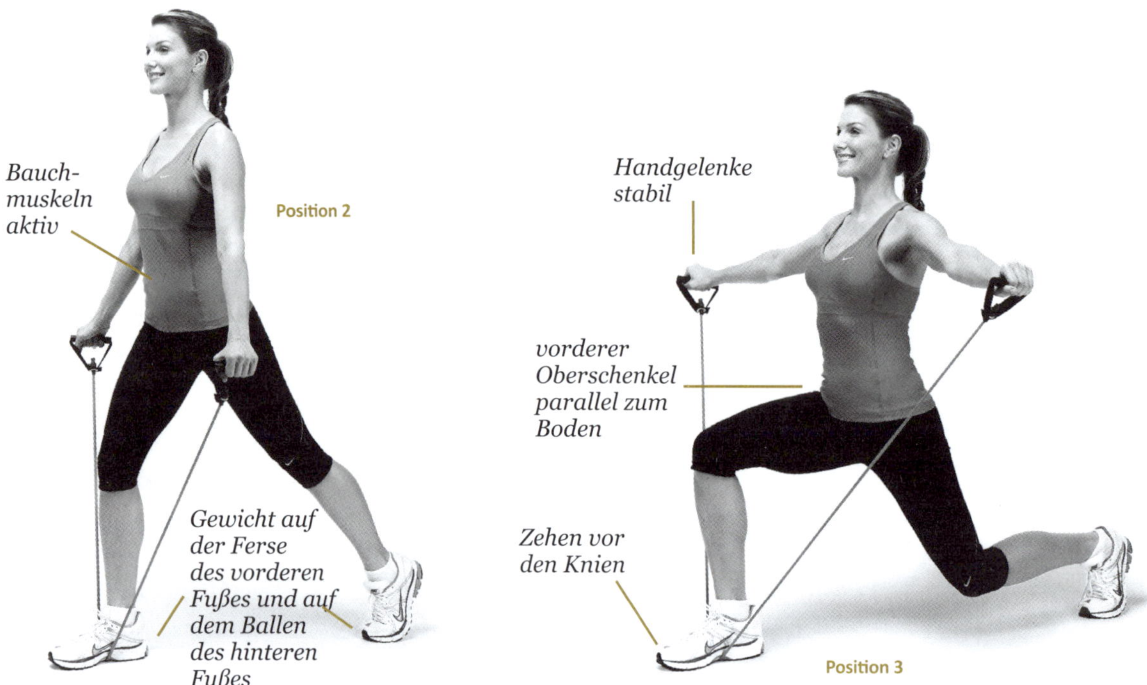

Boden, ohne dass es diesen berührt. Vom rechten Knie zur Mitte des rechten Fußes sollte eine imaginäre vertikale Linie verlaufen. Gleichzeitig heben Sie die Griffe des Fitnessbandes zur Seite auf Schulterhöhe (oder so hoch Sie können) an, die Arme wie Flügel zur Seite gestreckt (Position 3).

2. Dann drücken Sie sich von der Ferse des rechten Fußes und vom Ballen des linken Fußes ab und kommen zurück in den aufrechten Stand, gleichzeitig bringen Sie die Griffe des Bandes wieder zurück zur Außenseite der Oberschenkel. Halten Sie das Kinn parallel zum Boden und bleiben Sie in der Ausfallschritt-Position, bereit für die nächste Wiederholung.

3. Wiederholen Sie den Ausfallschritt nach hinten mit dem gleichzeitigen Schulterheben 30 Sekunden lang, dann wechseln Sie die Beine und wiederholen die Bewegung weitere 30 Sekunden so oft wie möglich.

Zu schwer? Mach's leichter

- Legen Sie zwischen den Wiederholungen kurze Pausen ein.
- Beginnen Sie mit einer Viertelkniebeuge, die Beine nur leicht gebeugt.
- Nehmen Sie ein Band mit geringem Widerstand.
- Üben Sie einen kürzeren Zeitraum, z.B. 15 Sekunden pro Seite.

Zu leicht? Mach's schwerer

- Je tiefer Sie das vordere Bein beugen, umso schwerer ist die Übung.
- Heben Sie die Arme vor den Körper auf Schulterhöhe oder so hoch Sie können an. Kurz halten und zurück zur Ausgangsposition.
- Nehmen Sie ein Band mit hohem Widerstand.
- Üben sie länger als 1 Minute.

10-MINUTEN-TIPPS

Blicken Sie geradeaus; nach unten zu schauen, kann Sie aus der Balance bringen. Halten Sie während der ganzen Übung die Handgelenke stabil.

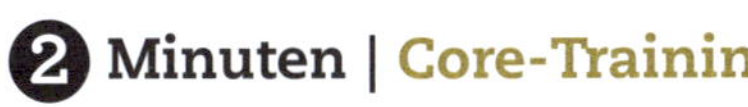

② Minuten | Core-Training

Umgekehrter Chop mit Fitnessband

GERÄTE: Fitnessband und feststehendes Objekt (Tür mit Türbefestigung oder verschlossene Tür, ebener Pfosten oder Baum)
BEANSPRUCHTE MUSKELN: Taille, Bauchmuskeln, Rücken und Schultern

Diese Übung ist verwandt mit dem »Chop mit Fitnessband« (S. 153), aber diesmal ziehen Sie das Band weg vom Boden hoch über die Schultern und Ohren. Diese Übung festigt Bauch und Taille.

▶ AUSGANGSPOSITION

Schlingen Sie das Band auf Taillenhöhe oder tiefer um ein feststehendes Objekt. Nehmen Sie in jede Hand einen Griff und treten Sie 60 bis 90 cm diagonal links von dem Objekt weg, so dass das Band Spannung hat. Stellen Sie die Füße schulterbreit auf, die Knie leicht gebeugt. Strecken Sie die Arme mit leicht gebeugten Ellenbogen zur Seite (rechts) aus, beide Griffe auf Taillenhöhe haltend. Stehen Sie aufrecht mit geradem Rücken (Position 1).

▶ LOS GEHT'S

1. Drehen Sie Schultern und Hüfte weg von dem Objekt. Der linke Fuß zeigt dabei nach vorn und Sie drehen auf dem Ballen des rechten Fußes mit erhobener Ferse. Führen Sie die Arme quer vor dem Körper von der Taille hoch zur Schulter in Richtung gegenüberliegendes Ohr. Beginnen Sie die Drehung mit der linken Schulter und wenden Sie den Oberkörper weiter komplett nach links, die Hände nach links oben bringend. Halten sie diese Position 2 Sekunden (Position 2).

2. Drehen Sie den Oberkörper langsam zurück zur Ausgangsposition, die Hände kommen zurück auf Taillenhöhe.

3. Wiederholen Sie 30 Sekunden lang so viele Drehungen wie möglich nach links.

4. Jetzt bringen Sie sich in Position für die andere Seite.

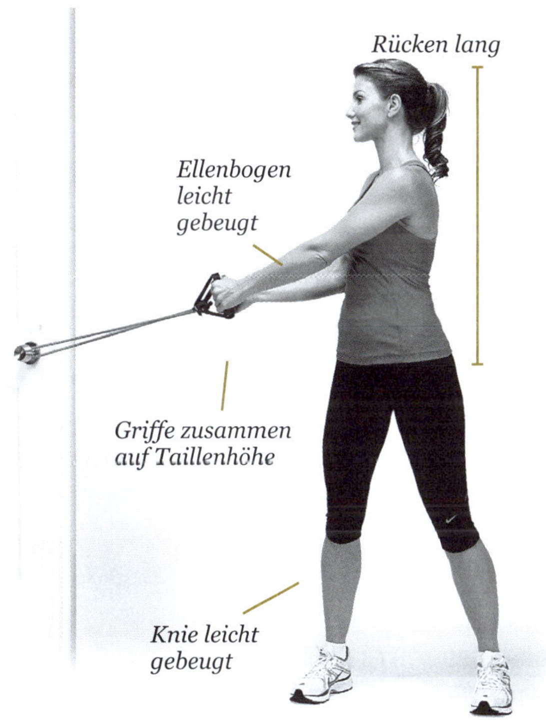

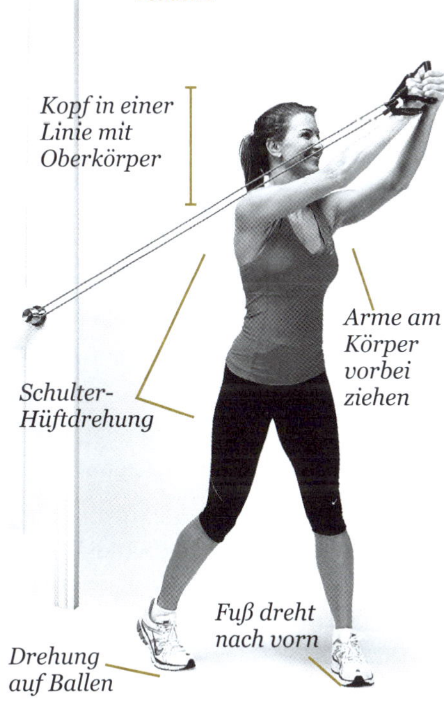

Diesmal halten Sie die Hände nach links, drehen auf dem Ballen des linken Fußes und wenden den Oberkörper nach rechts. Führen Sie 30 Sekunden lang die Drehungen nach rechts aus.

Zu schwer? Mach's leichter

- Stellen Sie sich näher zum Objekt, dann verringert sich die Spannung des Bandes.
- Halten Sie während der gesamten Übung die Arme gebeugt.
- Nehmen Sie ein Band mit geringem Widerstand.
- Machen Sie die Übung kürzer als 1 Minute.

Zu leicht? Mach's schwerer

- Stellen Sie sich weiter von dem Objekt entfernt auf.
- Bewegen Sie sich schnell und explosiv in die Drehung, aber kommen Sie langsam wieder zurück.
- Nehmen Sie ein Band mit hohem Widerstand.
- Machen Sie die Übung länger als 1 Minute.

10-MINUTEN-TIPPS

Beginnen Sie die Drehung aus der Taille heraus (mit den schrägen Bauchmuskeln), anstatt einfach die Arme hochzuschwingen.

Umgekehrter Crunch

GERÄTE: keine
BEANSPRUCHTE MUSKELN: Core

Diese Übung ist eine der besten, um die Bauchmuskeln zu straffen und zu stärken. Sie ist einfach, aber effektiv, und Sie werden schnell Ergebnisse sehen.

▶ AUSGANGSPOSITION

Liegen Sie flach auf dem Rücken am Boden, die Arme an den Seiten mit den Handflächen zum Boden, die Schultern entspannt. Dann heben Sie die Knie in einem 90°-Winkel zur Brust, Fußknöchel gekreuzt und die Knie dicht zusammen (Position 1).

▶ LOS GEHT'S

1. Behalten Sie die Position der Knie bei, spannen Sie die Bauchmuskeln an und bringen Sie die Knie zur Brust, indem Sie das Gesäß vom Boden heben. Es hilft, die Handflächen in den Boden zu drücken. Stellen Sie sich vor, die Füße zur Decke zu heben. Der Kopf und der obere Rücken bleiben fest am Boden. Halten Sie die gehobene Position 2 Sekunden (Position 2).

2. Kommen Sie langsam zurück zur Ausgangsposition.

3. Wiederholen Sie diese Bewegung 1 Minute lang.

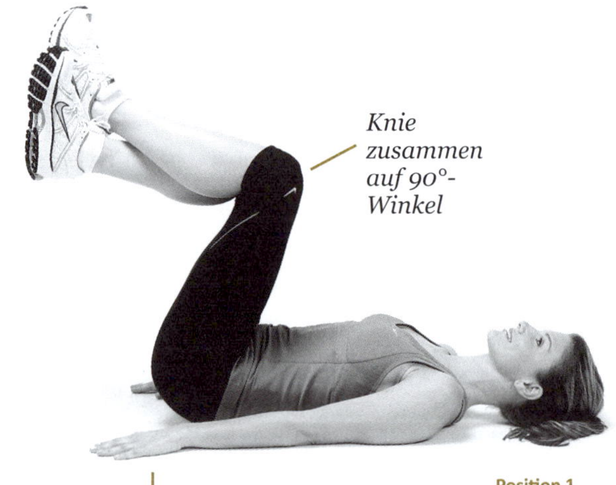

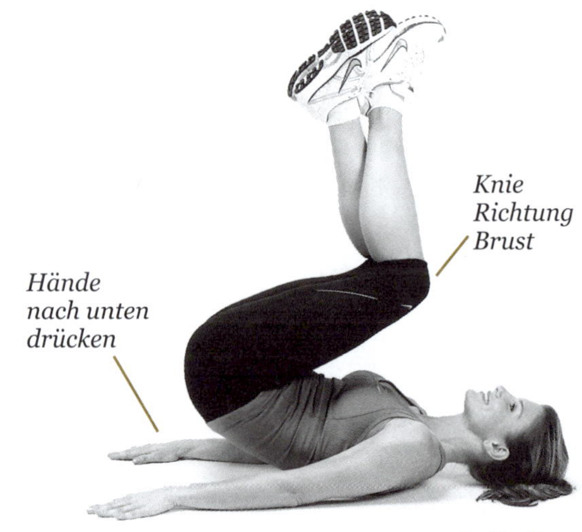

Zu schwer? Mach's leichter

- Heben Sie Gesäß und Beine nicht so hoch.
- Halten Sie die höchste Position kürzer.
- Machen Sie die Übung nicht so lange.

Zu leicht? Mach's schwerer

- Nehmen Sie die Hände hinter den Kopf, ohne die Finger zu verschränken, und halten Sie die Ellenbogen die ganze Zeit auf dem Boden.

- Strecken Sie die Beine während der gesamten Übung, und heben Sie sie in Richtung Decke.
- Heben Sie Gesäß und Beine höher. Halten Sie die höchste Position länger als 2 Sekunden.
- Machen Sie die Übung länger als 1 Minute.

10-MINUTEN-TIPPS

Es ist sehr wichtig, die Beine kontrolliert wieder in die Ausgangsposition abzusenken. Bewegen Sie sich langsam, dann wird dieser Teil der Übung zu einem großartigen Bauchmuskeltraining

 **Minute | Dehn- und Atemübungen**

Wirbelsäulen-Twist im Liegen

GERÄTE: keine

BEANSPRUCHTE MUSKELN: unterer Rücken und Hüften

Diese Übung ist gut für einen müden, unbeweglichen unteren Rücken. Sie können sich hinlegen und entspannende Musik dabei hören, oder Sie können die Übung kurz vorm Schlafengehen machen. Diese Übung ist leicht, und ich verspreche Ihnen, dass Sie die Ergebnisse mögen werden.

▶ AUSGANGSPOSITION

Liegen Sie mit ausgestreckten Beinen und geschlossenen Füßen auf dem Boden. Strecken Sie die Arme seitlich auf Schulterhöhe aus, mit den Handflächen zum Boden. Lassen Sie die Schultern ruhig am Boden und stellen Sie den rechten Fuß neben das linke Knie (Position 1).

▶ LOS GEHT'S

1. Dann legen Sie die linke Hand auf das rechte Knie und ziehen das rechte Knie sanft Richtung Boden. Die rechte Schulter und der Arm drücken in den Boden und Sie dehnen sanft den unteren Rücken. Und drehen Sie den Kopf in die gegenüberliegende Richtung, d.h. schauen Sie zu Ihrer rechten Hand und Schulter (Position 2).

2. Halten Sie die Position, solange es für Sie angenehm ist, bis zu 15 Sekunden, dann wechseln Sie für weitere 15 Sekunden zur anderen Seite.

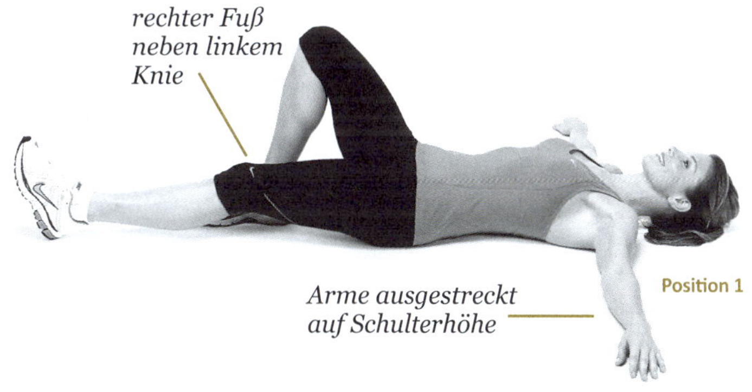

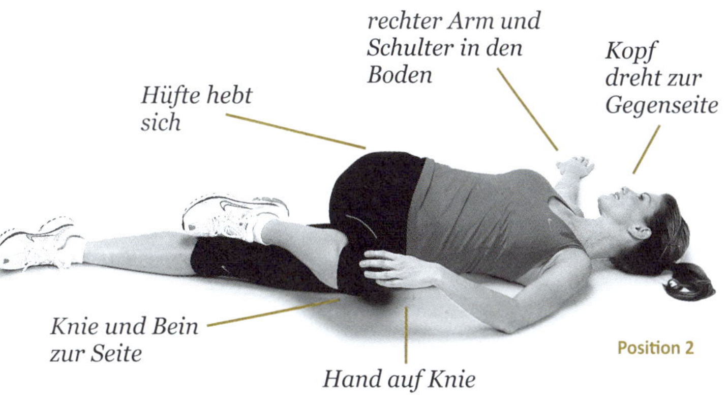

Zu schwer? Mach's leichter
- Heben Sie die Hüfte nicht so weit.
- Halten Sie die Dehnung kürzer.

Zu leicht? Mach's schwerer
- Ziehen Sie das Knie noch höher zur Schulter.
- Strecken Sie das obere Bein aus.
- Halten Sie die Dehnung länger.

Schulter- und Rückendehnung

GERÄTE: keine (optional: Matte)

BEANSPRUCHTE MUSKELN: Oberer und unterer Rücken und Schultern

Hier ist die letzte Dehnung des Workouts – das Beste kommt zum Schluss! Ich nenne sie die »königliche« Dehnung! Die Übung erinnert ein wenig an einen loyalen Untertanen, der sich vor der geehrten Königin oder dem König zur Erde niederwirft. Die Dehnung ist erholsam für den oberen und unteren Rücken und die Schultern. Ich persönlich mache Sie gerne zur Beruhigung vor dem Zubettgehen und entspanne so Körper und Geist.

▶ AUSGANGSPOSITION

1. Begeben Sie sich zunächst auf alle viere, auf Hände und Knie, mit langem Rücken. Der Kopf ist die Verlängerung der Wirbelsäule, Sie schauen nach unten und lassen die Ellenbogen leicht gebeugt (Position 1).

▶ LOS GEHT'S

1. Setzen Sie sich zurück mit dem Gesäß auf den Fersen, die Unterarme zu Boden bringend. Beugen Sie sich aus der Taille und lassen Sie den Kopf zwischen die Schultern sinken (Position 2).

2. Halten Sie die Position, solange es angenehm ist, bis zu 30 Sekunden.

Zu schwer? Mach's leichter
- Verringern Sie die Spannweite der Dehnung.

Halten Sie die Position nicht so lang.

Zu leicht? Mach's schwerer
- Sinken Sie tiefer in die Dehnung.

Halten Sie die Position länger.

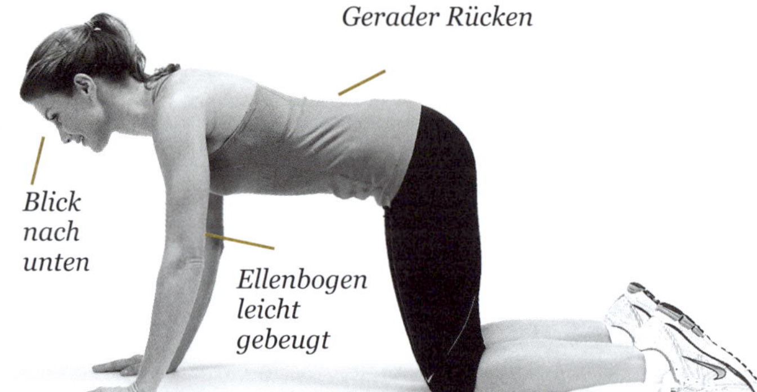

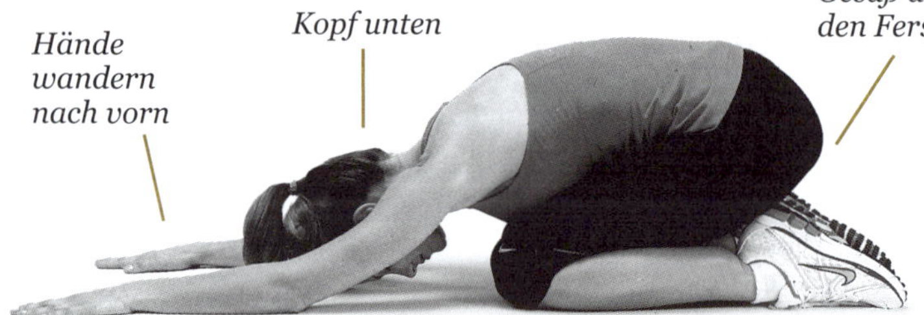

10-MINUTEN-TIPPS

Denken Sie daran, Schulter und Hand in den Boden zu drücken, während Sie sanft den unteren Rücken dehnen. Bewegen Sie sich langsam, ohne zu wippen oder zu verkrampfen, und atmen Sie tief ein und aus.

10-MINUTEN-TIPPS

Um das Meiste aus dieser Übung herauszuholen, setzen Sie sich auf die Fersen und laufen mit den Händen nach vorn. Diese Übung dehnt den Oberkörper und den Rücken. Atmen Sie tief ein und aus.

Gut gemacht!

Sie haben soeben Ihr drittes 4.3.2.1-Workout auf Level II beendet. Jetzt können Sie sich belohnen oder wenn Sie wollen, noch einen Durchlauf oder einzelne Teile wiederholen.

WORKOUT 4

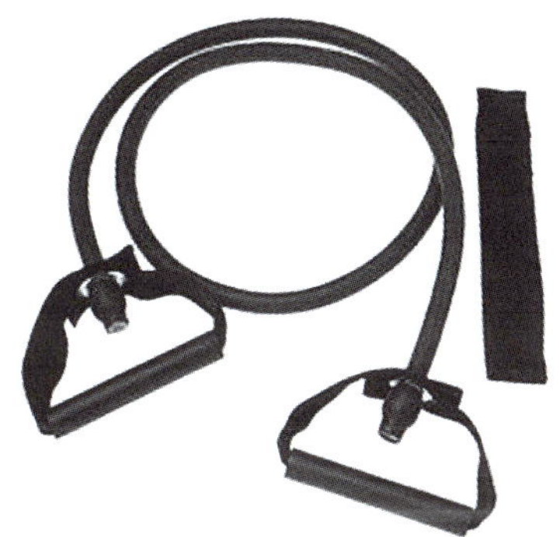

Das vierte Workout kombiniert alles, was Sie in den ersten drei Workouts gelernt haben, und mehr! Jetzt hebe ich die »Latte« an, oder sollte ich besser sagen »das Fitnessband«? In diesem Workout lernen Sie eine neue H.E.A.T.-Technik kennen, fortgeschrittenes Krafttraining und ein herausforderndes Core-Training – alle arbeiten mit dem Fitnessband! Worauf warten wir noch ...

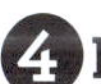 **4 Minuten | Hochintensives Ausdauertraining (H.E.A.T.)**

Himmel und Hölle

GERÄTE: Fitnessbänder
BEANSPRUCHTE MUSKELN: Herz, Core und Beine

Haben Sie Himmel und Hölle gespielt als Kind? Damals war Bewegung das Natürlichste auf der Welt. Tatsächlich fühlten wir uns gelangweilt, mürrisch und launisch, wenn die Zeit für Bewegung fehlte. Ein großer Teil meiner Entwicklung des 4.3.2.1-Programms entstand durch die Beobachtung von spielenden Kindern, um dann Erwachsenen zu helfen, fit zu werden und dabei die Freude an Kinderspielen wiederzuentdecken. Ich möchte Sie zu einer weiteren Kindheitserinnerung mitnehmen, mit zwei Bewegungen, die gemeinsam ein kraftvolles H.E.A.T-Training ergeben. Diese fantastische Ausdaueraktivität verbessert Ihre Koordination und Beweglichkeit, verbrennt Kalorien, regt den Stoffwechsel an, verbrennt Fett und strafft und stärkt die Muskeln. Und sie macht Spaß. Bereit für ein Spiel?

▶ AUSGANGSPOSITION

Legen Sie zwei Fitnessbänder wie ein »+« auf den Boden, eins horizontal (Osten nach Westen), eins vertikal (Nord nach Süden). Wenn Sie wollen, können Sie auch ein Kreuz mit Kreide zeichnen. Darauf kommen Sie später zurück.

▶ LOS GEHT'S

1. Joggen Sie zum Aufwärmen zuerst auf der Stelle. Heben Sie das linke Knie zur Brust und den rechten Arm hoch zur Schulter und umgekehrt.

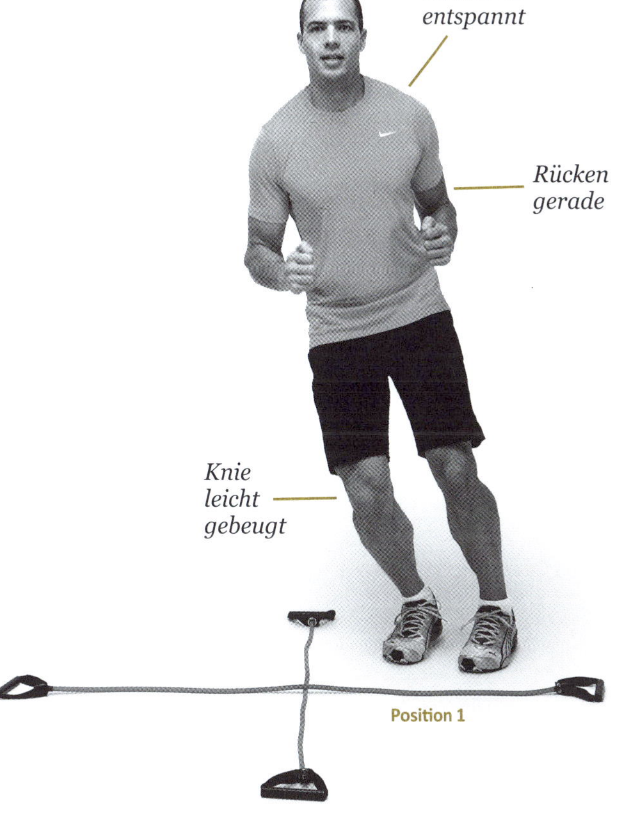

Lassen Sie den Rücken aufrecht und schwingen Sie die Arme ganz hoch bis zu den Schultern. Nach 30 Sekunden Joggen stoppen Sie und stellen sich in ein Viertel Ihres Kreuzes.

2. Stehen Sie mit beiden Füßen zusammen und leicht gebeugten Knien (Position 1). Hüpfen Sie zur anderen Seite über das Band, indem Sie sich von den Fußballen abdrücken. Und hüpfen Sie schnell wieder zurück. Fahren Sie fort, von Seite zu Seite zu zu springen, so schnell Sie können. Natürlicherweise werden Sie sich beim Springen leicht aus der Taille nach vorn beugen, darum konzentrieren Sie sich darauf, das Brustbein aufrecht zu halten, den Rücken lang, die Schultern entspannt und den Kopf in einer Linie mit dem Oberkörper. Lassen Sie die Arme in einem 90°-Winkel bequem vor dem Körper (stellen Sie sich vor, Sie halten Skistöcke in den Händen und laufen ein wichtiges Skirennen bei den Olympischen Spielen) und bewegen sie natürlich von Seite zu Seite mit. Springen Sie 30 Sekunden lang, so schnell Sie können.

3. Wechseln Sie alle 30 Sekunden zwischen Springen und moderatem Joggen ab, insgesamt 4 Minuten. Steigern Sie allmählich das Tempo in beiden Phasen.

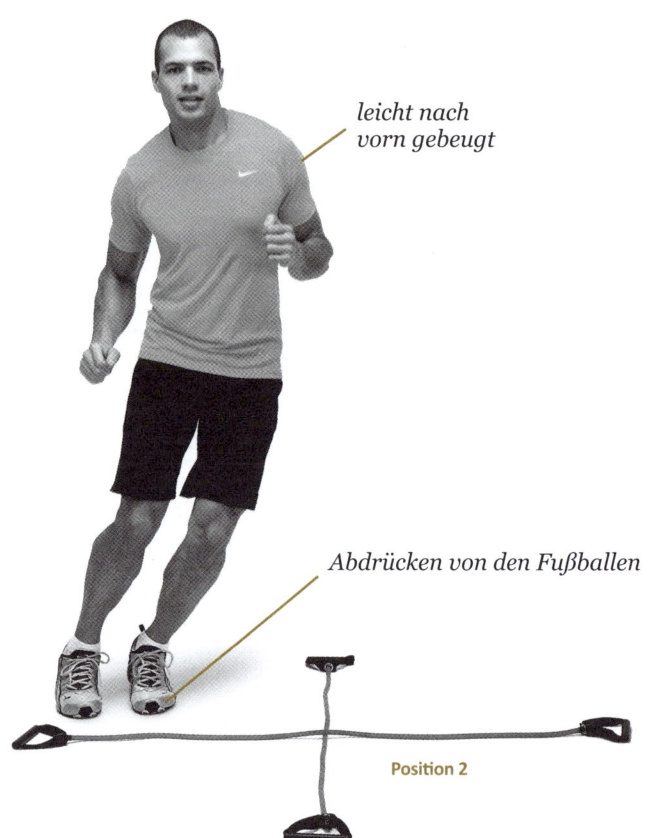

Zu schwer? Mach's leichter

- Marschieren auf der Stelle anstatt Joggen auf der Stelle (siehe S. 142)
- Hüpfen Sie langsamer über das Band.
- Lassen Sie die Hände auf der Hüfte.

Zu leicht? Mach's schwerer

- Bewegen Sie Füße und Arme noch schneller beim Joggen.
- Springen Sie höher.
- Springen Sie schneller.
- Springen Sie auf einem Bein.
- Strecken Sie die Arme auf Schulterhöhe zu den Seiten.
- Springen Sie nicht nur seitlich, nutzen Sie alle Viertel, vorwärts, rückwärts, diagonal.
- Machen Sie die Übung länger als 4 Minuten.

10-MINUTEN-TIPPS

Denken Sie daran, vom Fußballen abzuspringen. Sehen Sie sich »leichtfüßig« von Seite zu Seite springen.

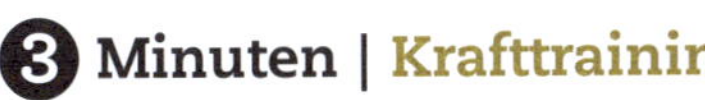

❸ Minuten | Krafttraining

Kniebeuge mit Fitnessband

GERÄTE: Fitnessband
BEANSPRUCHTE MUSKELN: Schultern, Core, Gesäß und Beine

Diese Übung ist trügerisch. Sie sieht einfach aus, aber wenn Sie üben, werden Sie merken, dass Ihr gesamter Körper herausgefordert wird. Sie machen eine Kniebeuge und gleichzeitig halten Sie die Griffe des Fitnessbandes über den Kopf – während der gesamten Übung! Diese Variante stellt ein großartiges Workout für Core, Bauchmuskeln und unteren Rücken dar. Nach dieser Bewegung werden Sie zugeben, dass 1 Minute ein Workout sein kann!

▶ AUSGANGSPOSITION

Halten Sie in jeder Hand einen Griff des Bandes, legen Sie die Mitte des Bandes auf den Boden und stellen Sie sich mit beiden Füßen schulterbreit auf das Band. Schauen Sie nach vorn und leicht nach oben, die Handflächen zeigen zu Ihnen, und bringen Sie die Griffe auf Schulterhöhe (diese Bewegung ist wie ein Bizeps-Curl). Dann wenden Sie die Handfläche zueinander (Position 1).

▶ LOS GEHT'S

1. Drehen Sie die Arme so, dass die Handflächen nun nach vorn zeigen. Strecken Sie beide Arme hoch, drücken Sie die Griffe des Bandes über den Kopf. Denken Sie an eine »Hände hoch!«-Position. Beide Arme sind gleich ausgestreckt, mit leicht gebeugten Ellenbogen. Sie blicken weiter nach vorn mit aufrechtem Brustbein, spannen die Bauchmuskeln an und verlagern Ihr Gewicht nach unten, als wollten Sie sich setzen, in die Kniebeuge. Wie bei allen Kniebeugen, achten Sie auch hier darauf, dass die Zehen nicht über die Knie zeigen. Der Kopf bleibt in einer Linie mit dem Oberkörper. Halten Sie weiter die Griffe des Bandes über den Kopf. Das Ziel ist auch, die Arme und Hände so weit wie möglich hinten zu lassen, während Sie in die Kniebeuge gehen, also drücken Sie Arme und Schultern zurück und sinken Sie so tief wie möglich in die Kniebeuge (Position 2).

2. Dann spannen Sie die Gesäßmuskeln an und drücken sich von den Fersen hoch in den Stand – die Arme bleiben über den Kopf gestreckt mit leicht gebeugten Ellenbogen.

3. Wiederholen Sie 1 Minute lang die Kniebeugen.

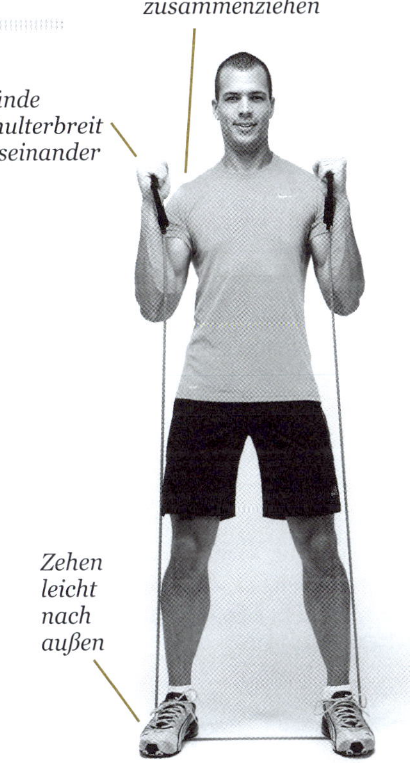

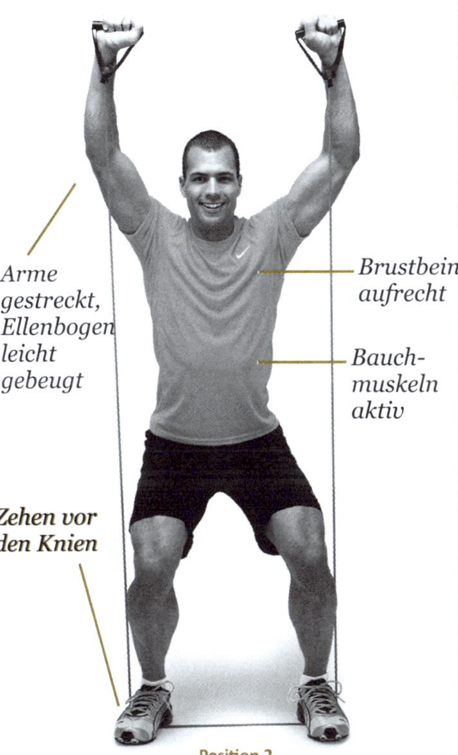

LEVEL II

Zu schwer? Mach's leichter

- Beginnen Sie mit einer Viertel-Kniebeuge.
- Nehmen Sie ein Band mit geringem Widerstand.
- Nehmen Sie beim Hochkommen in den Stand die Arme nach unten.
- Machen Sie die Übung kürzer als 1 Minute.
- Legen Sie zwischen den einzelnen Kniebeugen Pausen ein.

Zu leicht? Mach's schwerer

- Gehen Sie tiefer in die Kniebeuge.
- Halten Sie die Kniebeuge länger.
- Nehmen Sie ein Band mit hohem Widerstand.
- Machen Sie die Übung länger als 1 Minute.

10-MINUTEN-TIPPS

Denken Sie daran, die Handgelenke während der Übung zu stabilisieren. Für besseres Gleichgewicht hilft es, die Arme weiter als schulterbreit und das Brustbein aufrecht zu halte; der Blick geht nach vorn.

Rudern im Ausfallschritt mit Fitnessband

GERÄTE: Fitnessband und ein feststehendes Objekt (Türgriff mit Türbefestigung, verschlossene Tür, ebener Pfosten oder Baum)

BEANSPRUCHTE MUSKELN: Oberer und unterer Rücken, Gesäß, Beine, Core, Schultern und Arme

Eine kleine 4.3.2.1-Rechenaufgabe: Wie würden Sie sieben verschiedene Muskelgruppen mit zwei simplen Bewegungen in einer Übung trainieren? Diese herausfordernde Übung schafft es, sie stärkt den gesamten Körper und verbessert Koordination und Gleichgewicht. Mit dem Fitnessband verbinden Sie eine Bewegung des unteren Körpers (statischer Ausfallschritt) mit einer Bewegung des oberen Körpers (Balance-Rudern). Sie werden merken, dass auch das Herz schneller schlägt, so dass der Stoffwechsel in Gang kommt.

▸ AUSGANGSPOSITION

Schlingen Sie das Band auf Taillenhöhe oder tiefer um ein feststehendes Objekt. Mit einem Griff in jeder Hand gehen Sie mit dem Gesicht zum Objekt 30 bis 90 cm zurück. Die Arme bleiben ausgestreckt, um die Spannung des Bandes zu behalten. Dann stellen Sie den linken Fuß 60 bis 90 cm zurück in eine Ausfallschritt-Position. Verteilen Sie Ihr Gewicht gleichmäßig zwischen der Ferse des rechten Fußes und dem Ballen des linken Fußes. Halten Sie in jeder Hand einen Griff, die Handflächen zeigen zueinander und beide Arme sind gestreckt, die Ellenbogen leicht gebeugt. Die Hände sollten unterhalb der Brust sein (Position 1).

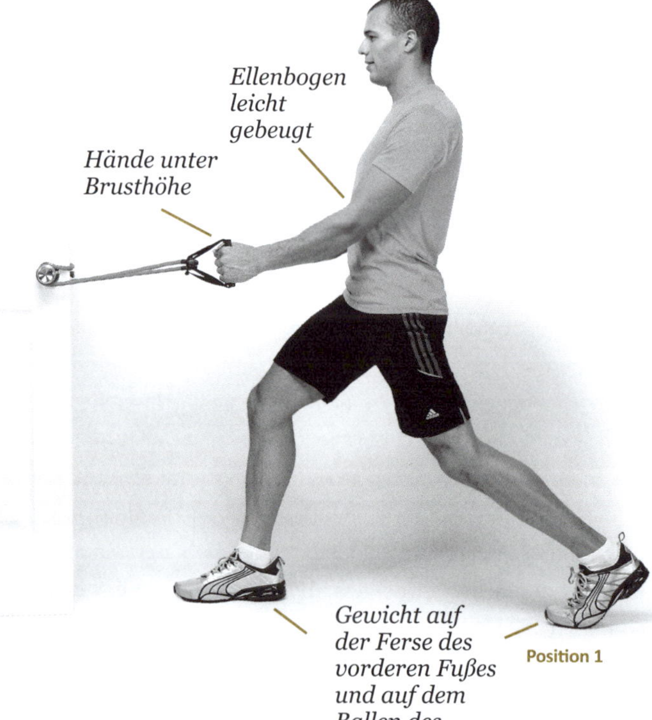

▶ LOS GEHT'S

1. Halten Sie das Brustbein aufrecht und das Kinn parallel zum Boden, der Rücken ist gerade. Spannen Sie die Bauchmuskeln an und ziehen Sie beide Griffe des Bandes zu Ihren Hüften. Ziehen Sie die Ellenbogen so weit wie möglich zurück. Denken Sie daran, die Schulterblätter enger zusammenzubringen, wodurch der Oberkörper stärker trainiert wird. Gleichzeitig senken Sie die Beine in den Ausfallschritt. Der rechte Oberschenkel sollte parallel zum Boden sein und das linke Knie fast den Boden berühren. Vom rechten Knie zur Mitte des rechten Fußes sollte eine imaginäre vertikale Linie verlaufen. Balancieren Sie das Gewicht zwischen der Ferse des rechten Fußes und dem Ballen des hinteren Fußes aus und halten Sie die Position 2 Sekunden (Position 2).

2. Dann strecken Sie die Arme zurück in die Ausgangsposition, aber bleiben in dem tiefen Ausfallschritt.

3. Führen Sie die Armbewegung 30 Sekunden lang aus, dann wechseln Sie die Beine und üben weitere 30 Sekunden.

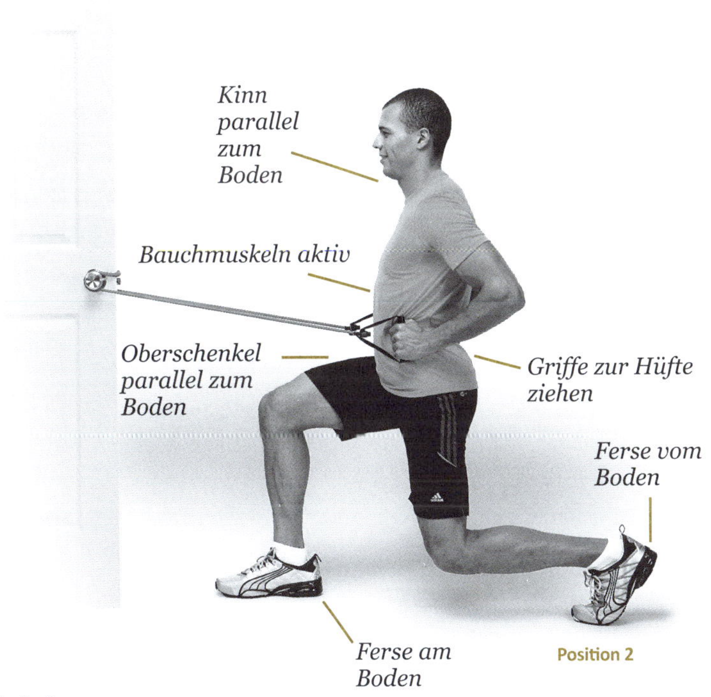

Zu schwer? Mach's leichter

- Stellen Sie sich näher an das Objekt, dann verringert sich die Spannung des Bandes.
- Machen Sie nur einen Viertelausfallschritt.
- Ziehen Sie die Griffe des Bandes nicht ganz zurück.
- Nehmen Sie ein Band mit geringem Widerstand.

Zu leicht? Mach's schwerer

- Stellen Sie sich weiter weg vom Objekt, dann erhöht sich die Spannung des Bandes.
- Nehmen Sie ein Band mit hohem Widerstand.
- Machen Sie die Übung länger als 1 Minute.

10-MINUTEN-TIPPS

Stellen Sie sicher, dass Ihr Kopf in Verlängerung der Wirbelsäule ist. Lassen Sie den Rücken lang und blicken Sie nach vorn. Vergessen Sie nicht zu atmen! Atmen Sie aus, wenn Sie die Griffe zu sich ziehen, und atmen Sie ein, wenn Sie die Arme strecken.

LEVEL II

Step-up und Seitheben mit Fitnessband

GERÄTE: Fitnessband und Bank (oder Stufen oder Stuhl)
BEANSPRUCHTE MUSKELN: Beine, Core und Schultern

Sind Sie gut ausbalanciert? Ich meine, können Sie Ihren Körper gut im Gleichgewicht halten? Koordination und Gleichgewicht haben die Tendenz, mit dem Alter nachzulassen. Aber mit dieser Übung verbessern Sie Koordination und Balance. Sie benutzen das Fitnessband und eine Bank, um eine Schulterübung mit einer Step-up-Bewegung zu kombinieren. Sie können wunderbar draußen mit einer Parkbank oder einigen Stufen trainineren.

▶ AUSGANGSPOSITION

Stehen Sie mit dem Gesicht zu einer Parkbank oder einem Podest (ca. 20-45 cm hoch), in jeder Hand einen Griff des Fitnessbandes. Dann legen Sie die Mitte des Bandes auf die Bank (oder Stufe, Stuhl, Stepbank, Podest) und stellen den rechten Fuß fest auf das Band auf der Bank. Das Knie darf bei dem Schritt nicht über die Zehen hinausragen. Der linke Fuß bleibt am Boden. Mit stabilen Handgelenken bringen Sie die Arme hoch zur Seite des Körpers, die Spannung des Bandes steigert sich und hilft Ihnen bei der Balance. Stehen Sie aufrecht, das Kinn parallel zum Boden (Position 1).

▶ LOS GEHT'S

1. Spannen Sie die Bauchmuskeln an, drücken Sie sich von der Ferse des rechten Fußes auf der Bank und dem Ballen des linken Fußes am Boden ab und bringen Sie den linken Fuß auf die Bank, so dass beide Füße fest hüftbreit auf der Bank stehen (Position 2). Dann heben Sie die Griffe des Bandes hoch zur Seite. Versuchen Sie, die Griffe auf Schulterhöhe 2 Sekunden zu halten (Position 3).

2. Bringen Sie die Griffe langsam wieder nach unten zu den Seiten des Körpers (mit Spannung im Band) und stellen den linken Fuß zurück auf den Boden. Bewegen Sie sich langsam und

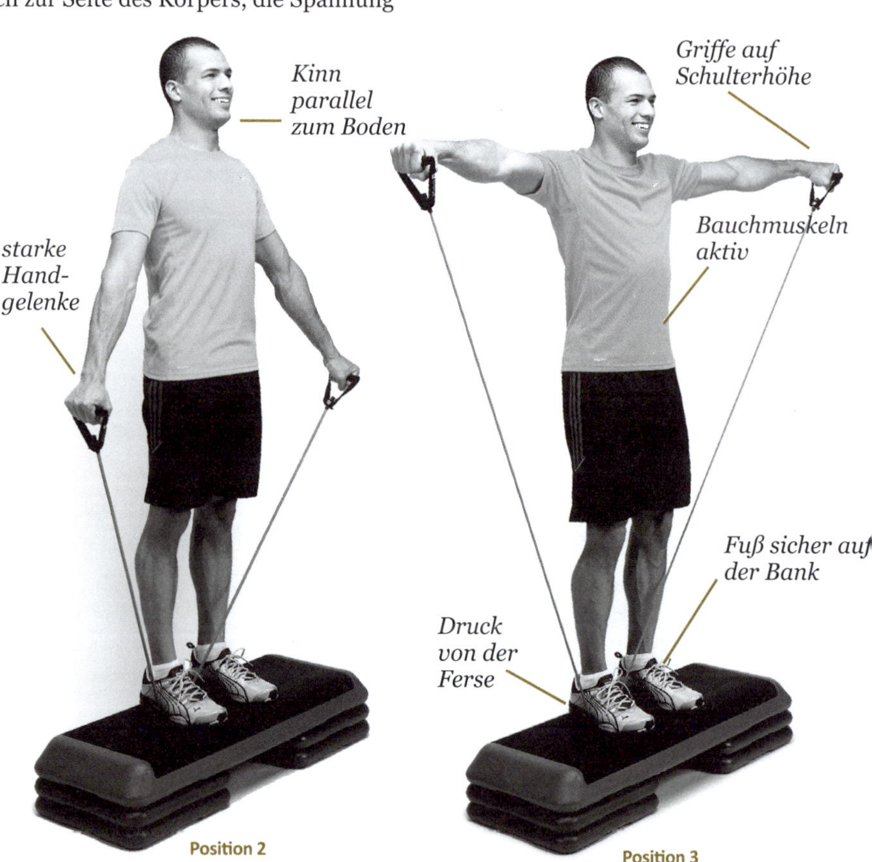

kontrolliert. Der rechte Fuß bleibt auf dem Band auf der Bank stehen.

3. Wiederholen Sie die Bewegung 30 Sekunden lang, dann wechseln Sie die Beine und wiederholen nochmals 30 Sekunden mit dem anderen Bein.

Zu schwer? Mach's leichter

- Nehmen Sie eine niedrigere Bank.
- Machen Sie kurze Pausen zwischen den Wiederholungen.
- Halten Sie die Griffe des Bandes nicht so hoch.
- Nehmen Sie ein Band mit geringem Widerstand.
- Üben Sie eine kürzere Zeitspanne, 15 Sekunden pro Bein.

Zu leicht? Mach's schwerer

- Nehmen Sie eine höhere Bank.
- Heben Sie die Griffe des Bandes über den Kopf wie beim Schulterdrücken, als würden Sie ein »Touchdown-Signal« machen. Mit dem Schritt von der Bank senken Sie die Griffe wieder.
- Heben Sie die Griffe des Bandes vor Ihrem Körper. Beginnen Sie mit den Griffen nah an den Oberschenkeln. Mit dem Schritt auf die Bank heben Sie die Arme mit dem Ziel, sie auf Schulterhöhe zu bringen. Mit dem Schritt von der Bank senken Sie die Griffe wieder.
- Üben Sie eine längere Zeitspanne.

10-MINUTEN-TIPPS

Stellen Sie sich vor, Sie wären ein Seiltänzer, mit den Armen seitlich ausgestreckt für die Balance. Die Spannung des Bandes aufrecht zu halten, hilft beim Balancieren. Und schauen Sie nach vorn – nach unten zu den Füßen zu schauen, kann Sie aus dem Gleichgewicht bringen. Atmen Sie fließend und halten Sie die Handgelenke stabil.

② Minuten | Core-Training

Kniender Crunch mit Fitnessband

AUSRÜSTUNG: Fitnessband und ein feststehendes Objekt (Türgriff mit Türbefestigung, verschlossene Tür, ebener Pfosten oder Baum)

BEANSPRUCHTE MUSKELN: Core

Diese Übung stärkt und strafft die Bauchmuskeln und den Rücken, ohne den Nacken oder den unteren Rücken zu belasten. Ich mag an ihr besonders, dass es viele Möglichkeiten gibt, die Intensität anzupassen.

❯ AUSGANGSPOSITION

Finden Sie ein horizontales Objekt, das hoch genug vom Boden ist, um Spannung in das Fitnessband zu bringen. (Wenn Sie eine Tür nehmen, benutzen Sie eine spezielle Türbefestigung für das Fitnessband [im Handel mit dem Fitnessband erhältlich] und verschließen Sie die Tür sicher.) Schlingen Sie die Mitte des Bandes oberhalb Ihres Kopfes um das Objekt. Knien Sie mit dem Gesicht zum Objekt, die Knie und Füße hüftbreit auseinander. Halten Sie in jeder Hand einen Griff nah an der Seite (Schläfen) Ihres Kopfs (Position 1).

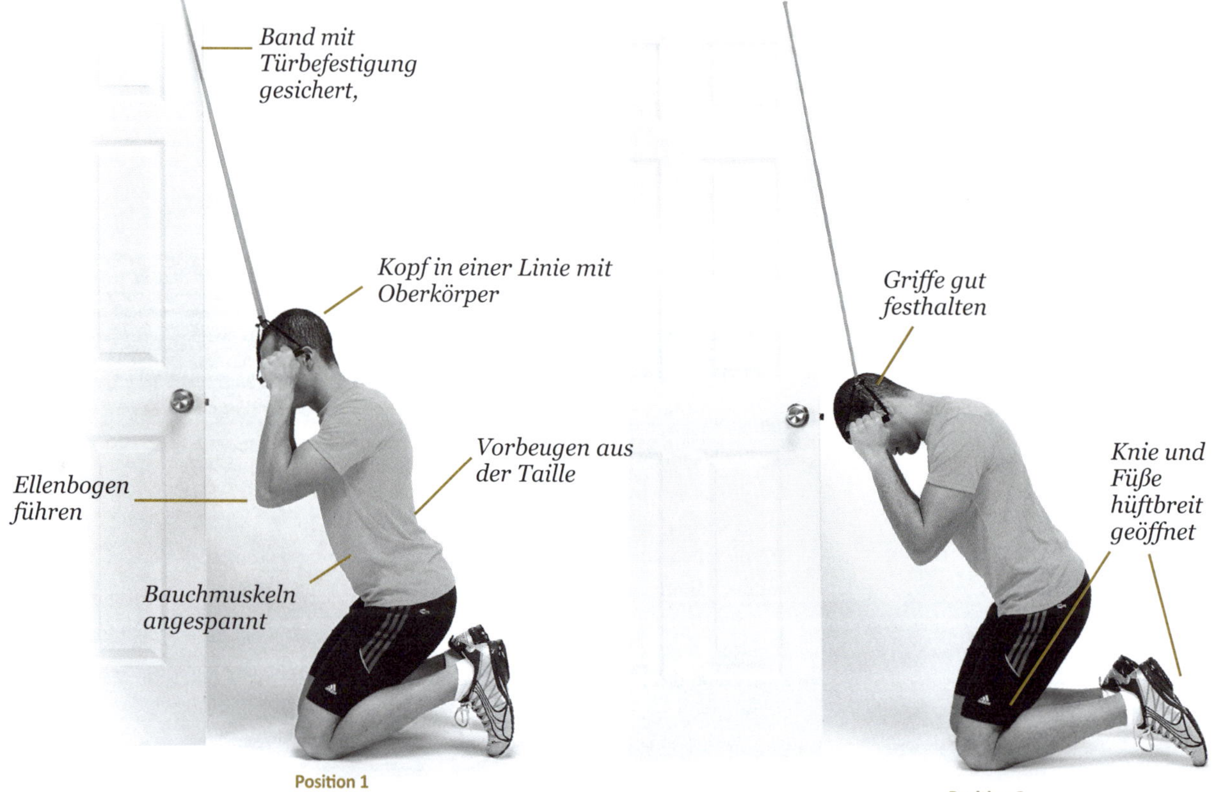

▶ LOS GEHT'S

1. Halten Sie den Rücken gerade und die Schultern entspannt. Mit der Ausatmung spannen Sie die Bauchmuskeln an und beugen sich aus der Taille nach vorn, die Ellenbogen führen die Bewegung. Lassen Sie den Kopf in einer Linie mit dem Körper und bringen Sie Schultern und Ellenbogen nach unten in Richtung der Mitte der Oberschenkel. Halten Sie die gebeugte Position 2 Sekunden (Position 2).

2. Mit der Einatmung kommen Sie langsam und kontrolliert zurück in die Ausgangsposition.

3. Wiederholen Sie diese Bewegung 1 Minute lang so oft wie möglich.

10-MINUTEN-TIPPS

Bewegen Sie sich langsam, wenn Sie aus der Vorbeuge wieder hochkommen. Und spannen Sie als erstes die Bauchmuskeln an, wenn Sie sich nach vorn lehnen..

Zu schwer? Mach's leichter

- Vergrößern Sie die Basis, indem Sie die Knie schulterbreit aufstellen.
- Gehen Sie näher an das Objekt heran, um den Widerstand des Bandes zu verringern.
- Nehmen Sie ein Band mit geringem Widerstand.
- Führen Sie die Übung kürzer als 1 Minute aus.
- Üben Sie sitzend auf einem Stuhl. Halten Sie in jeder Hand einen Griff und schlingen Sie die Mitte des Bandes um eine eckige Stuhllehne. Dann halten Sie beide Griffe in einer Hand und setzen sich auf die Kante des Stuhls. Stellen Sie beide Füße im 90°-Winkel schulterbreit auf. Jetzt bringen Sie einen Griff wieder in die andere Hand und das Band um die Schultern auf Brusthöhe. Lehnen Sie sich aus der Taille nach vorn, mit Anspannung der Bauchmuskeln, und ziehen die Ellenbogen zu den Knien. Achtung: Bei dieser Übung auf dem Stuhl bitte sicherstellen, dass das Band gut befestigt ist.

Zu leicht? Mach's schwerer

- Bringen Sie Knie und Füße enger zusammen.
- Gehen Sie weiter vom Objekt weg, um den Widerstand des Bandes zu erhöhen.
- Verkürzen Sie das Band, indem Sie es ein- oder zweimal mehr herumschlingen.
- Nehmen Sie ein Band mit hohem Widerstand.
- Führen Sie die Übung länger als 1 Minute aus.

Brücke auf einem Bein

GERÄTE: keine (optional : Matte)
BEANSPRUCHTE MUSKELN: Rücken, Core, Gesäß und Beine

Die Einbeinige Brücke ist eine herausfordernde Core-Übung, die keinerlei Geräte benötigt – nur etwas Platz am Boden und es kann losgehen! Obwohl die Übung nur mit dem Körpergewicht arbeitet, habe ich sie auf Level II untergebracht. Wie Sie merken werden, ist sie schwieriger als die Brücke auf Level I.

▶ AUSGANGSPOSITION

Liegen Sie mit gebeugten Knien und hüftbreit aufgestellten Füßen auf dem Boden. Die Arme liegen an Ihren Seiten mit den Handflächen nach unten (Position 1).

▶ LOS GEHT'S

1. Spannen Sie die Bauchmuskeln an und heben Sie die Hüften vom Boden (Position 2). In der Brücke angekommen, verlagern Sie Ihr Gewicht auf den linken Fuß und strecken das rechte Bein nach vorn in die Luft aus. Spannen Sie die Gesäßmuskeln an und drücken Sie den oberen Rücken und Schultern, die Handflächen und die Ferse des linken Fußes fest in den Boden (Position 3). Halten Sie die Hüften weiter hoch und das rechte Bein so gerade wie möglich. Kopf und Schultern bleiben am Boden. Atmen Sie aus, wenn Sie die Hüften anheben und atmen Sie in der Position angekommen fließend weiter. Halten Sie die gehobene Position bis zu 30 Sekunden.

2. Senken Sie langsam die Hüfte zurück zum Boden, das Gesäß berührt den Boden und Sie gehen gleich wieder hoch in die Brücke und strecken diesmal das andere Bein nach vorn aus und halten die Position weitere 30 Sekunden.

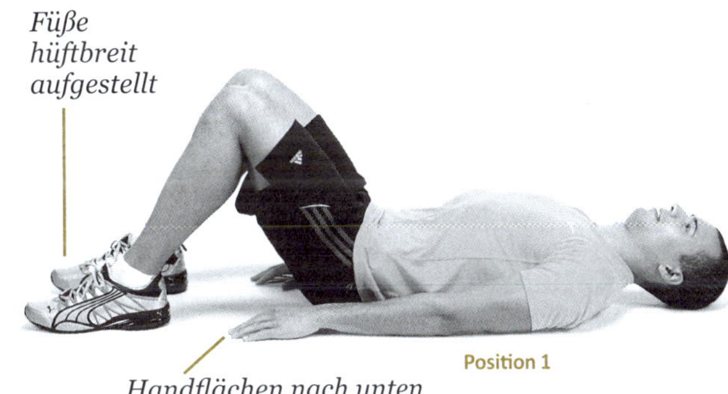

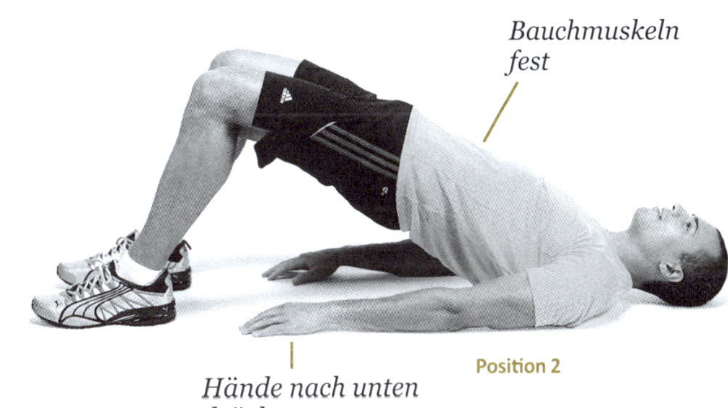

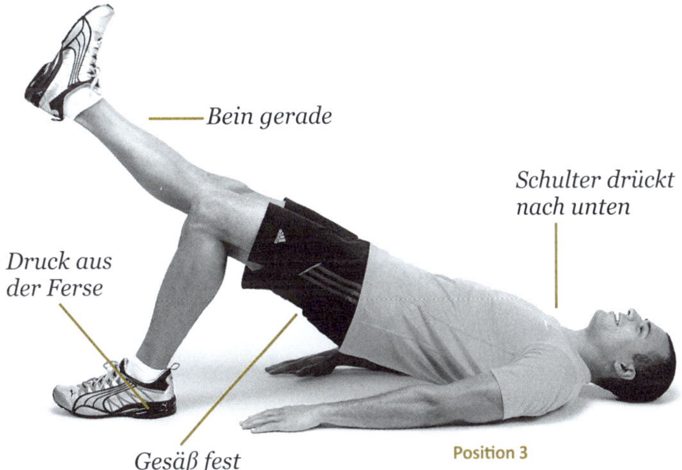

Zu schwer? Mach's leichter

- Lassen Sie beide Füße am Boden und gehen Sie in die Brücke.
- Kommen Sie zwischen den Wiederholungen zum Boden und machen eine Pause.
- Halten Sie die gehobene Position kürzer, z.B. 15 Sekunden pro Seite.

Zu leicht? Mach's schwerer

- Halten Sie die gehobene Position länger.
- Üben Sie länger als 1 Minute.

10-MINUTEN-TIPPS

Wie in allen Core-Übungen, bewegen Sie sich langsam und kontrolliert. Atmen Sie aus, wenn Sie die Hüfte heben und atmen Sie fließend weiter während der Übung und mit dem Absenken der Hüfte tief einatmen.

❶ Minute | Dehn- und Atemübungen

Zehenspitzengang

GERÄTE: keine

BEANSPRUCHTE MUSKELN: Oberer und unterer Rücken, Rückseite der Beine und Unterschenkel (Waden und Fußknöchel)

Die beiden nächsten Dehnübungen nennt man auch dynamisches Dehnen, das heißt, Sie bewegen sich und dehnen gleichzeitig in der Bewegung die Muskulatur. Diese Art der Dehnung ist sehr belebend und gibt Ihnen jederzeit einen Schub extra Energie.

▶ AUSGANGSPOSITION

Stehen Sie mit geschlossenen Füßen und leicht gebeugten Knien, die Hände nach vorn haltend mit den Handflächen nach unten. Dann beugen Sie sich aus der Taille nach vorn und senken die Hände Richtung Boden, um die Zehen zu berühren. (Keine Sorge, wenn es jetzt noch nicht klappt – bald schaffen Sie es!) (Position 1)

▶ LOS GEHT'S

1. Lehnen Sie sich weit nach vorn und bringen Sie die Handflächen zum Boden, das Gewicht zwischen Handflächen und Fußballen verteilend. Blicken Sie nach unten und laufen Sie mit den Händen nach vorn in eine Liegestütz-Haltung (Position 2).

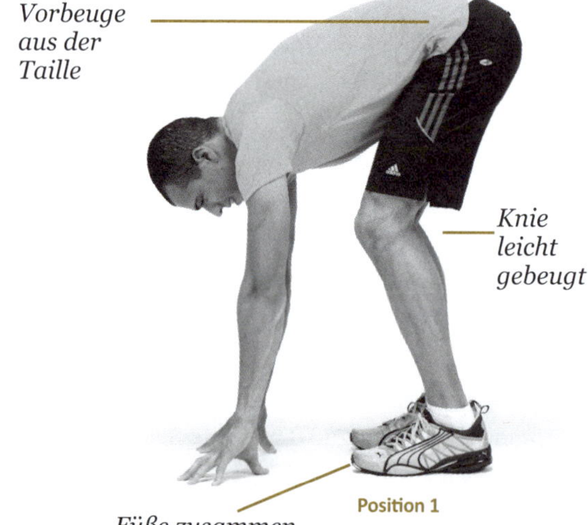

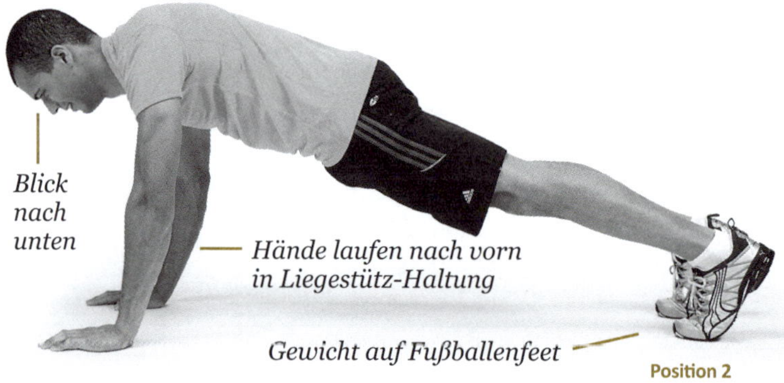

2. Lassen Sie Ihre Hände in der Stellung und laufen Sie mit den Füßen in Richtung der Hände. Beugen Sie sich aus der Taille und lassen Sie die Beine so gestreckt wie möglich, während Sie Zentimeter für Zentimeter im Fersen-Zehen-Gang nach vorn laufen, so weit Sie können (Position 3).Wenn Sie eine Dehnung der Rückseite der Beine und des unteren Rückens spüren, verlagern Sie das Gewicht auf die Fersen und halten die Dehnung 5 Sekunden, um dann mit den Händen nach vorn in die Liegestütz-Haltung zu laufen.

3. Üben Sie 30 Sekunden lang.

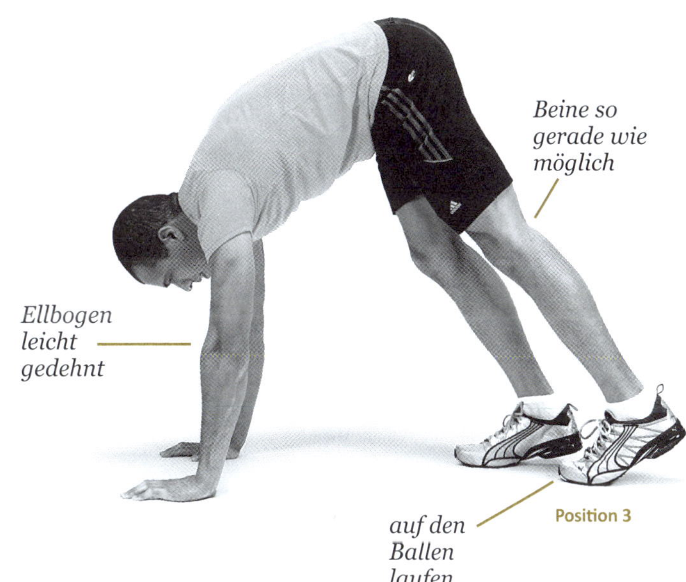

Zu schwer? Mach's leichter
- Vergrößern Sie den Abstand in der Dehnung.
- Halten Sie die Dehnung kürzere Zeit.

Zu leicht? Mach's schwerer
- Verringern Sie den Abstand in der Dehnung.
- Halten Sie die Dehnung länger.

10-MINUTEN-TIPPS

Halten Sie den Kopf in Verlängerung des Körpers und atmen Sie tief ein und aus. Bewegen Sie sich langsam und kontrolliert, ohne zu wippen oder zu verspannen.

Flugzeug

GERÄTE: keine

BEANSPRUCHTE MUSKELN: Oberer und unterer Rücken und Rückseite der Beine

Als ich klein war, bin ich durch das Haus gerannt und habe Flugzeug gespielt, in der Vorstellung durch die Wolken jagend, mit den Armen als Flügeln. Wenn Sie das auch gemacht haben, ist diese Übung ein Kinderspiel für Sie. Und auch wenn Sie nie Flugzeug gespielt haben, werden Sie sich mit dieser Dehnung fühlen, als könnten Sie fliegen.

▶ AUSGANGSPOSITION

Stehen Sie aufrecht, mit geschlossenen Füßen, die Knie leicht gebeugt, die Hände ruhen auf der Vorderseite der Oberschenkel mit den Handflächen nach unten.

▶ LOS GEHT'S

1. Beugen Sie sich aus der Taille nach vorn, als würden Sie sich vor einem Publikum verbeugen, bis die Brust parallel zum Boden ist. Gleichzeitig heben Sie das linke Bein hinter sich vom Boden hoch. Spannen Sie die Gesäßmuskeln an und heben Sie das Bein, so hoch Sie können. Es sollte idealerweise in einer

LEVEL II

Linie mit Ihrem Rücken sein. Das Knie des Standbeins ist leicht gebeugt. In der Balance angekommen, strecken Sie beide Arme wie die Flügel eines Flugzeugs zur Seite aus. lassen Sie die Schultern entspannt und den Kopf in einer Linie mit dem Körper (Position 1). Halten Sie diese Position 5 Sekunden.

2. Wechseln Sie die Beine ab und machen Sie so viel Flugzeuge wie möglich innerhalb von 30 Sekunden.

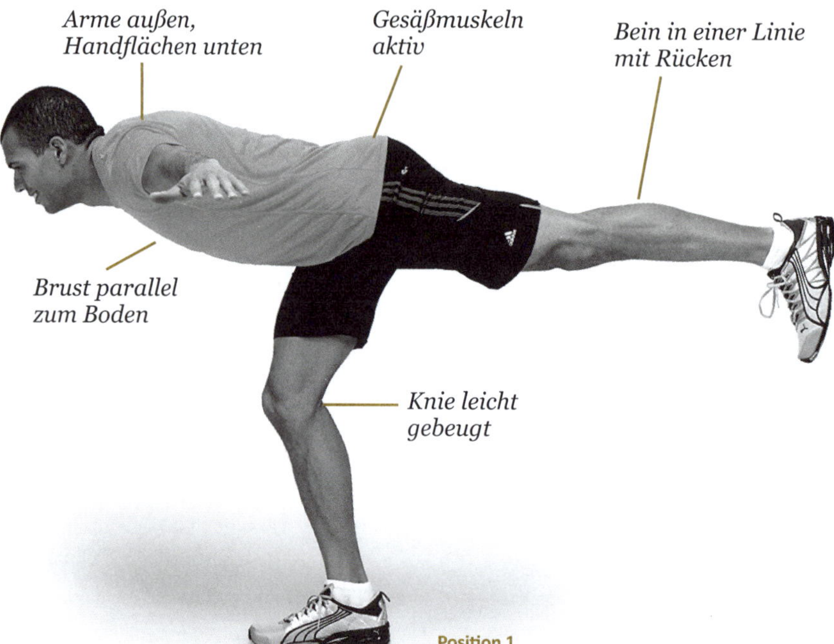

Zu schwer? Mach's leichter
- Verringern Sie die Dehnung, indem Sie sich nicht so weit nach vorn beugen.
- Halten Sie die Position kürzer.

Zu leicht? Mach's schwerer
- Vergrößern Sie die Dehnung, indem Sie sich noch mehr vorbeugen.
- Halten Sie die Position länger.

10-MINUTEN-TIPPS

Denken Sie daran, sich langsam und kontrolliert zu bewegen, ohne sich zu überdehnen oder zu verspannen, und in der Dehnung tief und fließend zu atmen.

Weiter so!

Sie haben soeben das abschließende Workout auf Level II absolviert. Gönnen Sie sich eine Pause, oder wenn es Ihnen lieber ist, wiederholen Sie einige Übungen oder den ganzen Durchlauf. Oder Sie machen eine Party und feiern Ihre Erfolge dieses Monats! Vervollständigen Sie die Auswertung auf S. 267, um zu sehen, wie sich Ihre Fitness im letzten Monat entwickelt hat. Bereit für Level III? Oder wollen Sie vielleicht Level II wiederholen und diesmal die Übungen etwa schwieriger gestalten? Wie auch immer Sie sich entscheiden – es ist gut!

Kapitel 9

Level III:
Es geht vorwärts

Fitnesstraining mit Geräten

Die Level I und II der *10-Minuten-Lösung* haben Sie nun gemeistert. Das ist eine Riesenleistung! Sie haben täglich 10 Minuten trainiert, acht 4•3•2•1-Workouts erlernt und 56 Tage lang die täglichen Anweisungen befolgt. Außerdem haben Sie sich für eine gesunde Ernährung entschieden und so Ihren Körper alle paar Stunden mit dem nötigen Treibstoff versorgt. Die Unterschiede zwischen Ihrem »alten Ich« und Ihrem »neuen Ich« sollten tiefgreifend sein.

Ihre Ausrüstung für die nächsten vier Workouts wird nun um drei zusätzliche Geräte erweitert: Kurzhanteln, einen Medizinball und Langhanteln. Sie können diese entweder für Zu Hause kaufen oder in Ihrem Fitnesscenter benutzen. Keine Angst, falls Ihnen diese Geräte noch nicht geläufig sein sollten – ich erkläre Ihnen ganz genau, wie man sie sicher und effektiv benutzt. Wenn Sie bereits Kunde in einem Fitnessclub sind, wird Ihnen dieses Kapitel zeigen, wie Sie da sogar noch mehr rausholen können!

Was bringt ein Fitnessclub?

Sie haben vier Wochen lang Workouts absolviert, die mit dem eigenen Körpergewicht arbeiten, und weitere vier Wochen mit einem Springseil, Gymnastikball und Fitnessbändern. Alles in Ihren eigenen vier Wänden. Nun warten größere Herausforderungen auf Sie: der Besuch eines Fitnessstudios oder die Erweiterung Ihrer privaten Ausrüstung um einen Medizinball, Kurzhanteln, Langhanteln und eine Hantelbank. In der folgenden Liste entdecken Sie einige Vorteile von Fitnessstudios, die Sie sicherlich zu schätzen wissen.

- Ein Fitnessstudio bietet Ihnen spezialisierte Geräte im Wert von mehreren tausend Euro, die Sie nach Belieben ausprobieren und in Ihr regelmäßiges Training einbauen können, wenn sie Ihnen zusagen.

- Ein Fitnessstudio verfügt über ein abgestuftes Angebot an Gewichten und Fitnessbändern, so dass Sie diese nicht alle extra kaufen müssen.

- Ein Fitnessstudio hat die modernsten und besten Geräte für Ihr Herz-Kreislauf-Training. Sie legen Wert auf ein Laufband mit eingebautem Monitor? Lassen Sie das Studio dafür bezahlen!

- Viele Fitnessstudios bieten darüber hinaus Kurse wie Kickboxen, Pilates, Tanzen, Spinning und mehr.

- In einigen Fitnessstudios gibt es eine Vielzahl von Angeboten wie Schwimmbäder, Laufbahnen oder Squashhallen.

- Viele Fitnessstudios bieten Kinderbetreuung an.

- Die meisten Fitnessstudios beschäftigen Profis, die Ihnen jederzeit zeigen können, wie eine Übung korrekt ausgeführt wird und Sie beim Umgang mit schweren Gewichten »überwachen« können.

- In einem Fitnessstudio können Sie anderen Menschen begegnen. In Gemeinschaft zu trainieren macht Spaß und hält die Motivation aufrecht.

- In manchen Fitnessstudios können Sie Ihre Gesundheitswerte ermitteln lassen, zum Beispiel durch ein Blutbild.

- Manche Fitnessstudios locken mit luxuriösen Extras. Ein Spa, eine Saftbar oder ein Sportbekleidungsgeschäft versüßen Ihren Aufenthalt.

Bei der Auswahl eines Fitnessstudios sollten Sie darauf achten, dass der Weg dorthin nicht zu weit ist, außerdem die Kosten berücksichtigen, Sauberkeit, Öffnungszeiten, ob es klimatisiert ist und ob man Freunde mitbringen darf.

Empfohlene Geräte für Level III

Sie können die unten beschriebenen drei Typen an Übungsgeräten entweder in Ihrem Fitnessstudio nutzen, oder sie für den Hausgebrauch kaufen. Jedes hat seine eigenen, einzigartigen Eigenschaften, die Ihre Übungen anspruchsvoller machen. Mehr Spaß werden Sie auch haben.

Kurzhanteln

Mit Kurzhanteln werden Sie sehr schnell schlank und kräftig. Sie bieten Ihrem Körper einige der anspruchsvollsten Übungen überhaupt. Einige von vielen Vorteilen:

- *Kurzhanteln bieten Bewegungsfreiheit.* Im Gegensatz zu schweren Fitnessgeräten ermöglichen Kurzhanteln Ihrem Körper Bewegungen in viele unterschiedliche Richtungen. Ein Maximum an Muskeln wird beansprucht, während die Verletzungsgefahr, die von der Größe und Form anderer Fitnessgeräte ausgeht, auf ein Mindestmaß gesenkt wird.

- *Kurzhanteln bieten eine Vielfalt an Übungen und erlauben es Ihnen, verschiedene Bewegungen miteinander zu kombinieren.* Sie können mehrere Bewegungen in einer Übung ausführen und so mehr in weniger Zeit erreichen.

- *Mit Kurzhanteln können Sie Ihre Arme einzeln trainieren.* Ob einer Ihrer Arme stärker ist als der andere, finden Sie beim Kurzhanteltraining heraus. Bei einhändigen Hantelübungen kann Ihr Körper nicht kompensieren oder Ihrem stärkeren Arm die Arbeit überlassen.

- *Kurzhanteln sind ungefährlicher als andere Gewichte.* Müdigkeit und falsche Handhabung führen manchmal dazu, dass einem die Gewichte entgleiten. Besser eine Kurzhantel, fällt auf den Boden als eine Langhantel auf *Sie!*

- *Kurzhanteln beanspruchen noch andere Muskeln zum Ausbalancieren.* Wenn Sie Hantelübungen ausführen, treten stabilisierende Muskeln in Kraft, um Ihren Körper weiter zu unterstützen.

Sollten Sie Kurzhanteln für Ihren Fitnessraum kaufen wollen, berücksichtigen Sie bitte, wie viel Platz Ihnen zur Verfügung steht und welche besonderen Übungsziele Sie verfolgen. Streben Sie eine generelle Straffung des ganzen Körpers an, rate ich zum Kauf von zwei oder drei Paaren regulärer Kurzhanteln. Damit haben Sie eine Vielzahl von Übungen zur Auswahl, und in Ihrem Fitnessraum liegen nicht nur Hanteln herum. Ist Muskelaufbau und Kraft Ihr Ziel, rate ich zum Kauf von verstellbaren Hanteln. Dank eines praktischen Verschlusssystems lassen sich diese Hanteln auf das für die jeweilige Übung geeignete Gewicht einstellen. Die sind zwar teurer als gewöhnliche Kurzhanteln, aber bestens geeignet für ein Training mit vielen unterschiedlichen Gewichten, und man hat keinen Fitnessraum voller Kurzhanteln.

Kurzhanteln sind in jedem guten Sportgeschäft erhältlich. Auf www.4321fitness.com helfen wir Ihnen auch sonst gerne, einen Händler zu finden, der Qualitätsware zu einem vernünftigen Preis anbietet.

Medizinball

Damals im 19. Jahrhundert hatte das Wort »Medizin« den Ruf von Gesundheit und körperlicher Ertüchtigung. Vielleicht erinnern Sie sich noch daran, wie Sie als Kind mit einem großen, schwer gefüllten Ball namens Medizinball gespielt haben. Ein alter Lederball, mit dem Boxer trainieren, könnte einem ebenfalls in den Sinn kommen. Heute erfreut sich eine neue Generation von Medizinbällen bei den berühmtesten Trainern und Athleten dieser Welt großer Beliebtheit. Das Training mit einem Medizinball lässt sich in vielerlei Hinsicht mit dem Hanteltraining vergleichen.

- *Ein Medizinball ermöglicht eine Vielzahl an Übungen.* Bei dem Training mit einem Medizinball kennt die Vielfalt der Bewegungsmöglichkeiten keine Grenzen. Er lässt sich in jeder Bewegungsebene einsetzen, man kann ihn hochschleudern, schwingen, prellen und werfen. Man kann Sprungbewegungen für den Unterkörper, Wurfübungen für den Oberkörper und Wirbelsäulen-Twists mit ihm ausführen. Versuchen Sie das mal mit einer Kurzhantel! Beim Training mit diesem Gerät können Sie wirklich ganz spontan sein.

- *Ein Medizinball fördert die Athletik.* Mit dem Medizinball können Sie Ballgefühl (Auge-Hand-Koordination), Muskelkraft, Leistung, Gleichgewichtssinn und Ausdauer entwickeln wie mit kaum einem anderen Trainingsgerät.

- *Ein Medizinball ist ideal für praxisbezogene Übungen.* Viele der Bewegungen, die wir im täglichen Leben ausführen, erfordern Beugen, Greifen und Drehungen. Diese Alltagsbewegungen werden durch das Training mit dem Medizinball gefördert.

Medizinbälle für Ihren Fitnessraum gibt es in Größen von einem halben bis zu 25 Kilo. Sie sind in allen möglichen Formen und Farben und zu verschiedenen Preisen erhältlich und kosten bis zu 50 Euro. Manche haben Handgriffe oder anderes Zubehör. Für den Anfang empfehle ich einen leichteren Medizinball, damit ein korrektes Ausführen der vorgeschlagenen Übungen gewährleistet ist. Der richtige Ball ist schwer genug für anspruchsvolles Training, aber nicht so schwer, dass er Technik, Bewegungsspielraum und Sicherheit einschränkt. Da sich nicht alle Bewegungen, die man mit einem Medizinball machen kann, auch mit einer Kurzhantel ausüben lassen, sollten Sie ein Exemplar vor dem Kauf im Sportfachhandel ausprobieren.

Meine Lieblings-Medizinbälle prallen vom Boden ab. Mit ihnen kann man eine Vielzahl an Wurf- und

Schleuderbewegungen ausführen. Sobald Sie sich für Größe, Farbe und Form entschieden haben, können Sie den Ball im Sportfachhandel kaufen, oder Sie suchen unsere Website www.4321.com auf und folgen dem Link zu unseren Partnergeschäften.

Langhanteln

Sie haben bestimmt schon eine Menge Bilder von starken Männern und Frauen gesehen, die mit verblüffender Kraft eine Langhantel anheben, die sich unter der Last hunderter Kilos biegt. Aber Ihnen ist möglicherweise nicht klar, welchen Nutzen das Langhantel-Training für Sie haben kann. Denken Sie mal über folgende Vorteile einer Langhantel nach:

- *Langhanteln sorgen für eine steigende Beanspruchung der Muskulatur.* Wird ein Muskel beansprucht, reagiert er darauf, indem er kräftiger wird. Will man diesen Prozess fördern, müssen die Muskeln *stufenweise* beansprucht werden – d.h. Sie müssen immer höheres Gewicht stemmen. Eine Langhantel gibt Ihnen die perfekte Möglichkeit, Ihre Muskeln schrittweise mehr zu beanspruchen, während Sie stärker werden.

Warum auf Hightech Fitnessgeräte verzichten?

Bei meiner Arbeit als Personal Trainer stelle ich oft Übungsprogramme zusammen, die den Einsatz von teuren, spezialisierten Hightech-Geräten vorsehen. Diese Geräte eignen sich sehr gut dazu, in Form zu kommen, sind aber in den meisten Fällen keine Option für den privaten Gebrauch. Deswegen habe ich die Geräte für Level III bewusst einfach gehalten. Außerdem möchte ich, dass Sie am Ende von Level III mithilfe der Trainingskarten im Buch aus unterschiedlichen Workouts Ihren individuellen Mix erstellen. So können Sie Hunderte verschiedener Trainingsprogramme mit Springseil, Fitnessband, Kurzhantel, Medizinball und Langhantel kombinieren. Außer der Langhantel sind alle diese Fitnessgeräte transportabel und können überall genutzt werden – sogar im Freien, wodurch die Übungen interessant bleiben – und sind nicht an einem bestimmten Ort gebunden.

- *Langhanteln beanspruchen die wesentlichen Muskelgruppen.* Einer der größten Vorteile von Langhanteltraining ist, dass Sie damit Bewegungen ausführen können, die eine Vielzahl von Muskelgruppen ansprechen. Diese Bewegungen erfordern große Kraftanstrengung und ein Gewicht, das bei Kurzhanteln oder Medizinbällen nicht erreicht wird.

- *Langhanteln ermöglichen fortgeschrittene Kraftbildung.* Langhanteln sind bestens für olympische (und nicht-olympische) Übungen wie Reißen und Stoßen geeignet. Diese Disziplinen erhöhen die gesamte Körperkraft dramatisch – allerdings nur bei erfahrenen Sportlern.

Sich Langhanteln für den Fitnessraum daheim anzuschaffen, bedeutet eine größere Investition. In den meisten Sportgeschäften findet man Langhanteln zu einem Preis zwischen 100 und 400 Euro. Ebenfalls im Angebot sind Annehmlichkeiten wie Squat Racks und Hantelbänke. Ich rate Ihnen, die Langhantel vor dem Kauf auszuprobieren. Achten sie auf hohe Qualität - aus Sicherheitsgründen und weil sie höchstwahrscheinlich mehr Gewichte hinzufügen werden.

Falls Sie sofort mit Level III beginnen sollten ...

Ein paar Fitnessasse und Athleten sind vielleicht sportlich genug, um sofort mit Level III zu starten. Dafür müssen Sie mit den Bewegungsabläufen der bisherigen Übungen vertraut sein. Wenn Sie sich bereit für Level III fühlen, empfehle ich Ihnen trotzdem, die vier letzten Übungen von Level II durchzuführen. Gestalten Sie die Übungen so anspruchsvoll wie möglich. Vielleicht stellen Sie fest, dass Level II gar nicht so einfach ist, wie Sie dachten.

Wenn Sie die Übungen aus Level II in der schwierigsten Variante beherrschen und immer noch der Meinung sind, dass Sie mit Level III beginnen wollen, lesen Sie bitte vorher die Informationen über das Zeitmessen (S. 100), die Intensitätsskala (S. 101) und das Aufwärmen (S. 101). Ich rate Ihnen außerdem, sich mit dem 56-Tage-Zeitplan im Kapitel 10 zu Level I und II zu beschäftigen, um alle Tipps zur Ernährung, Erholung und Austausch nutzen zu können.

WORKOUT 1

Willkommen zu Level III! Diese Übungen bringen Sie einen Schritt weiter, denn Sie gewinnen damit mehr Energie und Ausdauer, verlieren mehr Körperfett, erhöhen Ihre Beweglichkeit, Ihre Muskelspannung und Muskelkraft. Diese Übungen sind auf Menschen zugeschnitten, die gerne im Fitnessstudio trainieren oder zu Hause über einen Medizinball, Hanteln und eine Hantelbank verfügen.

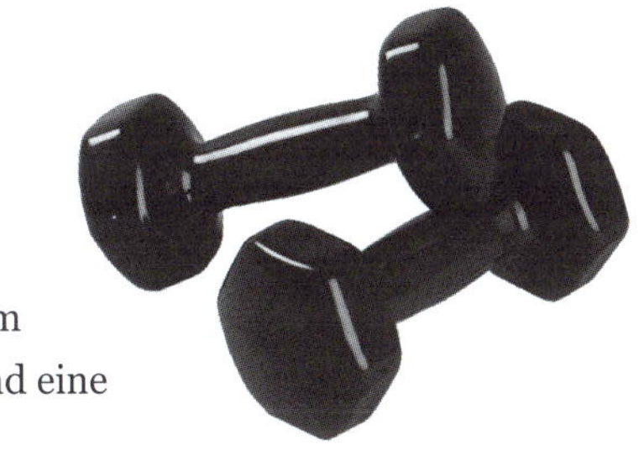

4 Minuten | Hochintensives Ausdauertraining (H.E.A.T.)

Bergsteiger/Joggen auf der Stelle

GERÄTE: Keine (optional: Übungsmatte)
BEANSPRUCHTE MUSKELN: Herz, Schultern, Core und Beine

Bergsteigen ist eine anspruchsvolle Aktivität, die ein leistungsfähiges Herz-Kreislauf-System, überdurchschnittliche Kraft, Ausdauer, Beweglichkeit und Koordination erfordert – von höchster Konzentrationsfähigkeit ganz zu schweigen. Falls Sie nicht beabsichtigen, in nächster Zukunft einen steilen Berghang hochzuklettern, möchte ich Ihnen hier eine sichere und bequeme Alternative anbieten. Diese anspruchsvolle Ausdauerübung strafft und stärkt mit einer einzigartigen Bodenübung jeden Muskel Ihres Körpers (sollten Sie sich noch nicht aufgewärmt haben, dann beginnen Sie im moderaten Tempo). Und das wollte ich schon immer mal sagen: Treffen wir uns dann auf dem Gipfel?

▶ AUSGANGSPOSITION

Nehmen sie eine Liegstütz-Position ein: Arme ausgestreckt, Hände schulterbreit auseinander, Beine

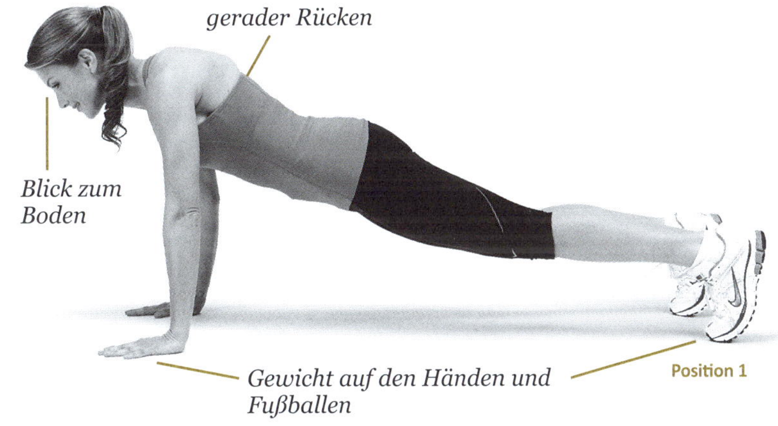

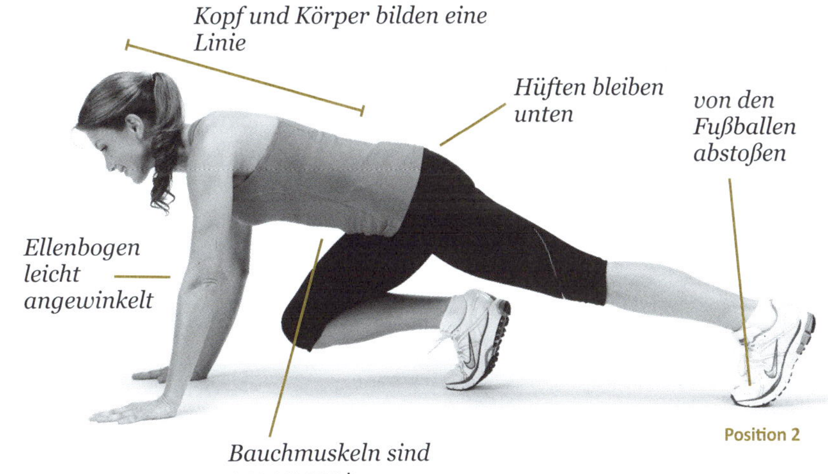

gerade ausgestreckt, die Fersen zeigen nach oben. Heben Sie Ihren Kopf leicht an und blicken Sie geradeaus auf den Boden (Position 1).
Ziehen Sie als Nächstes Ihr rechtes Knie zur Brust, während Ihr Gewicht zwischen Ihren Händen, dem rechten Fußballen unter Ihnen und dem linken Fußballen hinter Ihnen verteilt ist (Position 2).

▶ LOS GEHT'S

1. Halten Sie die Ellenbogen leicht angewinkelt und strecken Sie das rechte Bein gerade nach hinten, während Sie gleichzeitig das linke Knie zur Brust ziehen. Wechseln Sie die Beine in moderatem Tempo ab, um Ihre Muskeln aufzuwärmen. Um das Beste aus dieser Übung herauszuholen, sollten Sie sich mit den Fußballen so schnell wie möglich abstoßen und dabei Ihre Knie Richtung Brustkorb bewegen. Spannen Sie die Bauchmuskeln an, die Hüften bleiben unten und der Kopf in einer Linie mit dem Rest des Körpers. Stellen Sie sich vor, Sie würden einen Berg besteigen, der sich in diesem Fall unter Ihnen befindet. Führen Sie die Übung 30 Sekunden lang aus.

2. Stehen Sie auf und beginnen Sie, in gemäßigtem Tempo auf der Stelle zu joggen (Position 3). Vergessen Sie nicht, Ihre Hände von den Hüften zu den Schultern hin und zurück zu bewegen. Kehren Sie nach 30 Sekunden wieder zur Bergsteiger-Übung zurück und führen diese erneut durch – nur schneller. Die ersten paar Minuten sollten dazu genutzt werden, Ihren Körper aufzuwärmen, also denken Sie daran, diese Übung locker anzugehen und das Tempo während der 4 Minuten zu erhöhen.

3. Wechseln sie weiterhin alle 30 Sekunden das moderate Joggen auf der Stelle mit intensivem Bergsteigen, insgesammt für 4 Minuten. Versuchen Sie das Tempo beim Joggen etwas anzuheben und beim Bergsteigen stetig schneller zu werden.

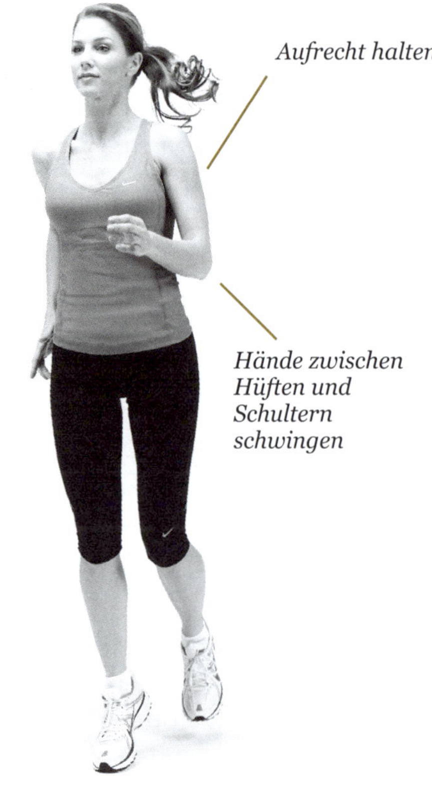

Position 3

Zu schwer? Mach's leichter

- Führen Sie beide Übungen langsamer durch.
- Stützen Sie beim Bergsteigen Ihre Hände auf eine ca. 15 – 30cm hohe Bank.
- Marschieren Sie auf der Stelle, statt zu joggen.
- Lassen Sie die Hände beim Joggen auf den Hüften.

Zu leicht? Mach's schwerer

- Führen Sie beide Übungen schneller durch.
- Lassen sie das Joggen weg und wechseln Sie alle 30 Sekunden moderates und schnelles Bergsteigen ab.
- Ziehen Sie Ihre Knie weiter hoch, näher zum Brustkorb.
- Führen Sie die Übung über einen längeren Zeitraum durch.

10-MINUTEN-TIPPS

Denken Sie beim Bergsteigen immer daran, leichtfüßig zu bleiben. Achten Sie außerdem stets auf einen geraden Rücken und feste, angespannte Bauchmuskeln. Gut gemacht! Sie haben nun den Gipfel erreicht!

③ Minuten | Krafttraining

Kniebeuge mit Armcurl und Schulterheben

GERÄTE: 2 Kurzhanteln*
BEANSPRUCHTE MUSKELN: Beine, Po, Arme, Schultern und Core

Das ist eines meiner Lieblingsworkouts, denn es verbindet drei unterschiedliche Abläufe: Kniebeuge, Arm-Curl und Schulterdrücken in schneller Abfolge. Diese Übung bringt Spannung und Form in Ihren ganzen Körper – und das werden Sie spüren!

▸ AUSGANGSPOSITION

Nehmen Sie zwei Kurzhanteln und halten diese nah an den Beinen, die Knie sind leicht gebeugt, die Füße stehen schulterbreit auseinander.

▸ LOS GEHT'S

1. Gehen Sie in die Kniebeuge, indem Sie langsam Ihr Gewicht nach unten sinken lassen, als wollten Sie sich setzen. Brust raus, Schultern locker, Bauchmuskeln angespannt. Gehen Sie so tief, wie es für Sie angenehm ist. Achten Sie darauf, gerade nach vorn zu blicken, die Zehen liegen etwas vor den Knien, so dass sich zwischen den Knien und dem Mittelfuß eine (imaginäre) senkrechte Linie ziehen lässt (Position 1).

2. Spannen Sie nun die Gesäßmuskeln an und richten sich dabei, aus beiden Fersen drückend, in eine stehende Haltung auf. Die Knie bleiben leicht gebeugt, die Arme werden so gedreht, dass sich die Hanteln vor den Oberschenkeln befinden. Die Ellenbogen sind nah am Körper, die Handflächen weisen vom Körper weg. Beugen Sie die Handgelenke leicht in Richtung Unterarme, um übermäßige Belastung zu vermeiden. Als Nächstes beugen Sie die Arme, spannen den Bizeps an und führen beide Hanteln Richtung Schulter. Halten Sie die Handgelenke stabil. Halten Sie die Hanteln für 2 Sekunden in Schulterhöhe. Das ist der Arm-Curl (Position 2).

**Suchen Sie sich eine Kurz- oder Langhantel mit einem Gewicht aus, das Sie 10-12 Mal sicher hochheben können. Zu schwer? Verringern Sie das Gewicht um 1 bis 2 Kilo bzw. so, dass Sie eine Übung 10-12 Mal ordentlich ausführen können. Zu leicht? Wenn Ihre Muskeln nach 12-maliger Ausführung einer Kurz- oder Langhantelübung nicht wirklich angestrengt sind, erhöhen Sie das Gewicht um 1 oder 2 Kilo (oder mehr). Opfern Sie allerdings nie eine saubere technische Ausführung zu Gunsten einer erschwerten Übung.*

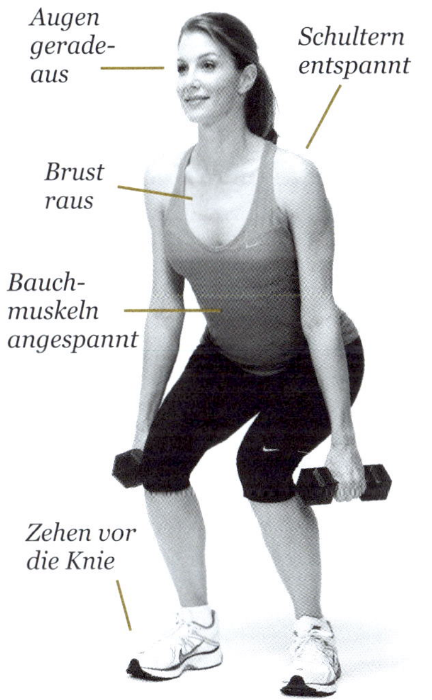

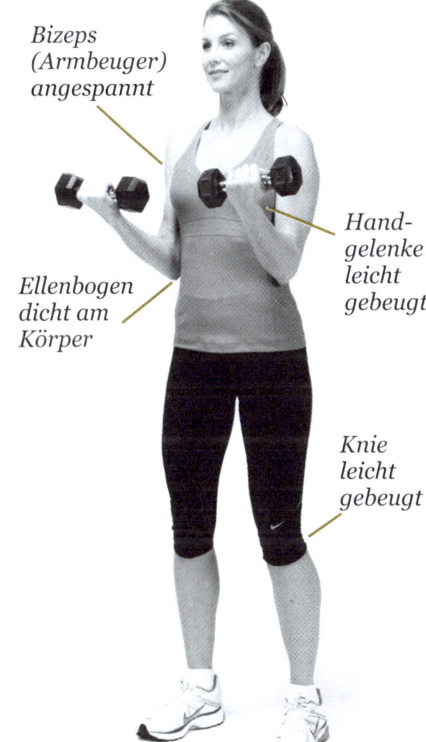

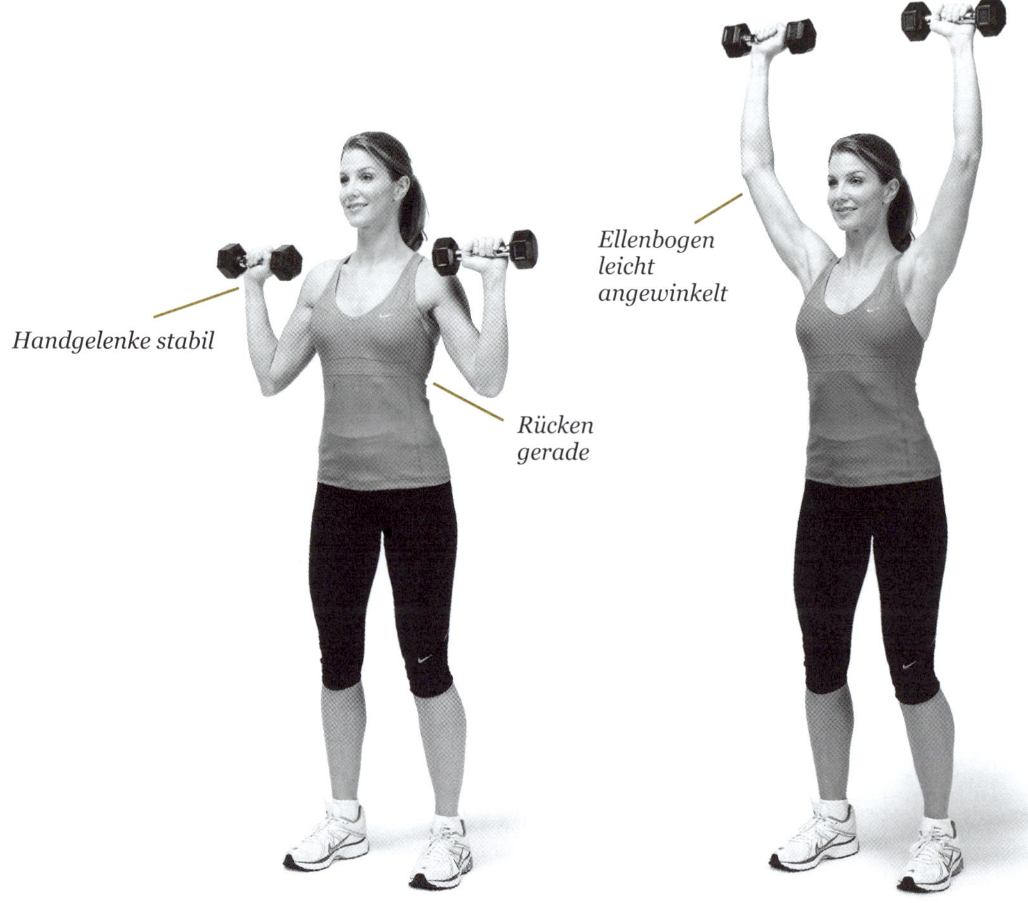

3. Drehen Sie nun die Hanteln so, dass die Handflächen nach vorne zeigen und die Fingerknöchel auf einer Höhe mit den Schultern sind (Position 3). Drücken Sie jetzt, mit weiterhin stabilen Handgelenken, die Hanteln nach oben über den Kopf. Bleiben Sie für 2 Sekunden in dieser Haltung. Stellen Sie sich vor, jemand hätte »Hände hoch!« gerufen. Halten Sie sich gerade und lassen Sie die Ellenbogen leicht angewinkelt. Das ist das Kurzhantelstemmen (Position 4). Lassen Sie die Hanteln zurück zu den Schultern und dann wieder an Ihre Seiten sinken.

4. Wiederholen Sie die Übung 1 Minute lang, sooft Sie können.

10-MINUTEN-TIPPS

Achten Sie auf einen geraden Rücken während der Übung. Halten Sie auch den Kopf auf einer Linie mit dem Körper. Vergessen Sie nicht, den Blick nach vorn zu richten und während der Übung entspannt zu atmen.

Zu schwer? Mach's leichter
- Versuchen Sie es mit einer Viertelkniebeuge.
- Verringern Sie das Gewicht der Hanteln.
- Verkürzen Sie die Übung.

Zu leicht? Mach's schwerer
- Gehen Sie tiefer in die Kniebeuge.
- Bleiben Sie länger in der Kniebeuge.
- Heben Sie beim Kurzhantelstemmen jeweils nur eine Hantel nach oben.
- Üben Sie das Kurzhantelstemmen auf einem Bein aus. Nach der Kniebeuge und dem Arm-Curl stellen Sie sich auf ein Bein, während Sie die Hanteln über den Kopf heben. Wechseln Sie bei der Übung das Standbein.
- Erhöhen Sie das Gewicht der Hanteln.
- Verlängern Sie die Übung.

Kniebeuge mit Kurzhantelschwingen

GERÄTE: 1 Kurzhantel
BEANSPRUCHTE MUSKELN: Beine, Gesäß, Schultern, Arme und Core

Bei uns kommt der Swing wieder in Mode – nicht als Tanz, sondern als Übung. Bei der Kniebeuge mit Kurzhantelschwingen schwingen Sie eine Kurzhantel vom Boden bis zum Kopf und beanspruchen dabei den gesamten Körper. Achten Sie genau auf eine sichere und korrekte Ausführung.

▸ AUSGANGSPOSITION

Halten Sie eine Kurzhantel senkrecht auf dem Boden. Die Füße stehen etwas mehr als schulterbreit auseinander, die Zehen zeigen leicht nach außen. Halten sie die Kurzhantel mit beiden Händen gut fest und gehen dabei in die Kniebeuge. Zwischen den Knien und dem Mittelfuß sollte man eine imaginäre senkrechte Linie ziehen können. Das ist Ihre Ausgangsposition (Position 1).

▸ LOS GEHT'S

1. Heben Sie die Brust an, halten Sie die Arme ausgestreckt und die Ellenbogen leicht angewinkelt. Ihre beiden Hände halten die Kurzhantel gut fest. Bauchmuskeln anspannen, beide Füße in den Boden pressen, dabei die Hüfte nach vorne drücken, bis Sie eine stehende Haltung einnehmen, während Sie die Kurzhantel auf Schulterhöhe schwingen. Ihr Rücken sollte grade sein, die Schultern locker, das Kinn wird parallel zum Boden gehalten (Position 2).

2. Senken Sie, mit weiterhin ausgestreckten Armen, die Kurzhantel langsam zwischen die Beine, beugen die Knie und kehren wieder in die Ausgangsposition zurück.

3. Machen Sie in 1 Minute so viele Wiederholungen, wie möglich.

Zu schwer? Mach's leichter

- Verringern Sie das Gewicht der Hantel.
- Wählen Sie eine Viertelkniebeuge als Ausgangsposition.
- Schwingen Sie die Hantel weniger hoch.
- Legen Sie Pausen zwischen den Wiederholungen ein.

Zu leicht? Mach's schwerer

- Erhöhen Sie das Gewicht der Hantel.
- Gehen Sie tiefer in die Kniebeuge.
- Schwingen Sie die Hantel bis über den Kopf.
- Halten Sie die Hantel mit nur einer Hand. Machen Sie die Übung abwechselnd mit jeweils der linken und rechten Hand. Lassen Sie die andere Hand dabei auf die Hüfte oder an der Seite.
- Verlängern Sie die Übung.

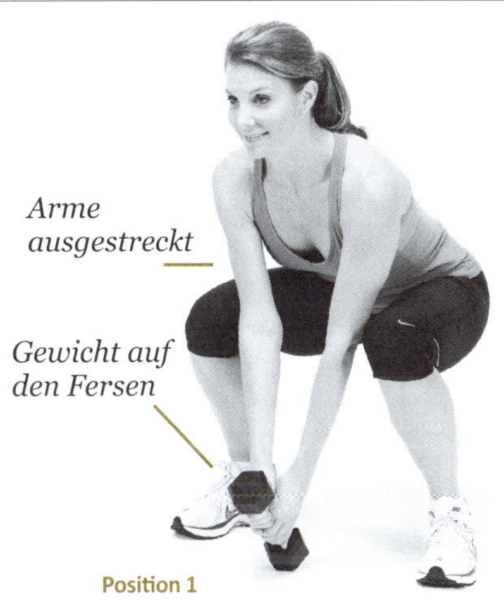

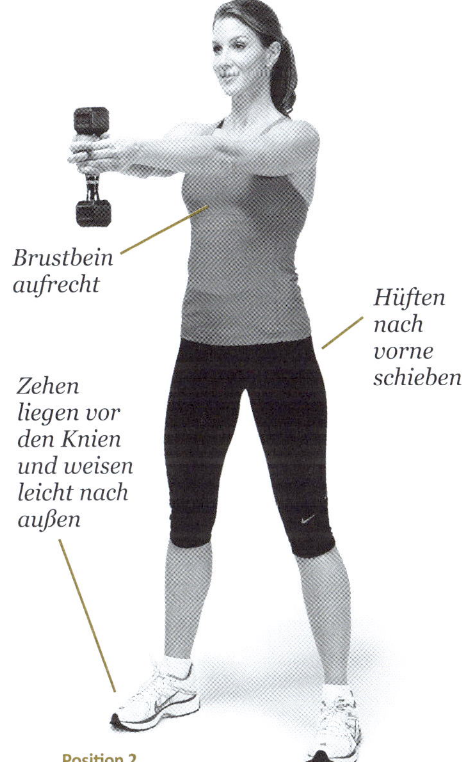

10-MINUTEN-TIPPS

Betrachten Sie Ihre Arme bei der Kniebeuge mit Kurzhantelschwingen als Pendel. Während der gesamten Übung sollte der Kopf auf einer Linie mit dem Körper liegen. Richten Sie den Blick geradeaus und achten Sie darauf, dass die Bauchmuskeln angespannt sind und der Rücken gerade ist.

Step-up und Seitheben mit Kurzhanteln

GERÄTE: 2 Kurzhanteln, 1 Bank (zwischen 20 und 45 cm hoch)

BEANSPRUCHTE MUSKELN: Beine, Gesäß, Core und Schultern

Bei dieser Übung verbinden Sie eine Schulterbewegung mit einer Step-Up-Bewegung und benutzen dabei eine Bank und Kurzhanteln. Sie können sie im Fitnessstudio machen, aber auch draußen im Park, falls eine Bank, ein Picknicktisch oder ein paar Stufen in der Nähe sind.

▸ AUSGANGSPOSITION

Stellen Sie sich, die Füße hüftbreit auseinander, die Knie leicht gebeugt, vor die Bank. Halten Sie eine Kurzhantel in jeder Hand und lassen Sie die Arme an den Seiten herabhängen. Die Handflächen zeigen zum Körper. Stellen Sie nun Ihren rechten Fuß auf die Bank (Position 1).

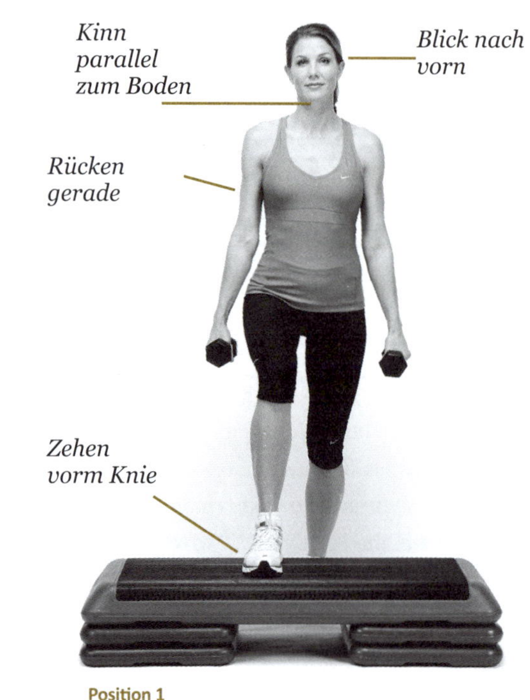

Position 1

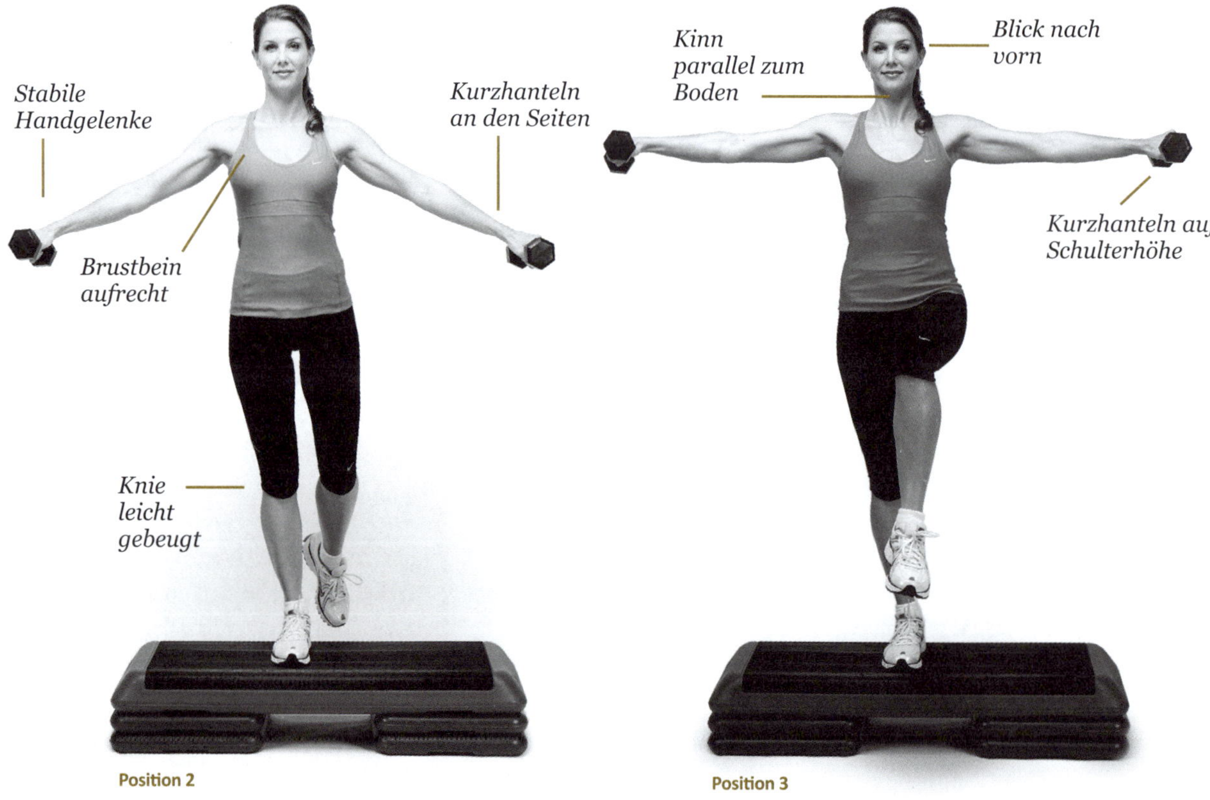

Position 2

Position 3

▶ LOS GEHT'S

1. Steigen Sie, mit den Kurzhanteln an den Seiten, auf die Bank, indem Sie sich mit der Ferse des rechten Fußes und dem Fußballen des linken Fußes abdrücken. Wenn Sie oben sind, belasten Sie ausschließlich den rechten Fuß, während der linke über der Bank schwebt oder sie nur leicht berührt (Position 2).

2. Nun heben Sie, mit geradem Rücken, das Kinn parallel zum Boden, das linke Bein, während Sie die Kurzhanteln in einer Halbkreisbewegung auf Schulterhöhe heben (bzw. so hoch Sie können). Für 2 Sekunden halten (Position 3). (Anmerkung: Sollten Sie in dieser Haltung aus dem Gleichgewicht kommen, platzieren Sie den linken Fuß ebenfalls auf der Bank. Je breiter die Stellung ist, die Sie dabei einnehmen, um so einfacher ist es, das Gleichgewicht zu halten.)

3. Lassen Sie die Kurzhantel langsam wieder an den Seiten herabsinken, während Sie den linken Fuß wieder auf den Boden stellen. Lassen Sie den rechten Fuß fest auf der Bank stehen.

Wiederholen Sie diesen Ablauf für 30 Sekunden, sooft Sie können. Dann machen Sie dasselbe noch mal mit dem linken Fuß für 30 Sekunden.

Zu schwer? Mach's leichter

- Verringern Sie das Gewicht der Hantel.
- Führen Sie das Seitheben aus, bevor Sie auf die Bank steigen.
- Wechseln Sie beim Step-up die Beine.
- Wählen Sie eine niedrigere Bank oder Stufe.
- Heben Sie beim Seitheben die Arme nicht so hoch.
- Wählen Sie einen kürzeren Zeitraum.

Zu leicht? Mach's schwerer

- Erhöhen Sie das Gewicht der Hanteln.
- Wählen Sie eine höhere Bank oder Stufe.
- Heben Sie die Kurzhanteln nach vorne. Folgen Sie den Instruktionen, aber halten Sie die Kurzhanteln in der Nähe der Schenkel, mit den Handflächen zum Körper gerichtet. Dann heben Sie die Kurzhanteln nach vorne auf Schulterhöhe.
- Halten Sie die Kurzhanteln auf Schulterhöhe und heben dabei das linke Knie langsam auf Hüfthöhe. Die Bauchmuskeln sind angespannt, die Handgelenke stabil. Halten Sie diese Position für 2 Sekunden.
- Wählen Sie einen längeren Zeitraum.

10-MINUTEN-TIPPS

Führen Sie die gesamte Übung langsam und kontrolliert aus. Blicken Sie stets geradeaus, da Sie ein Blick nach unten aus dem Gleichgewicht bringen könnte. Vergessen Sie nicht, entspannt zu atmen.

② Minuten | Core-Training

Kurzhantel-Crunches mit Twist

GERÄTE: 1 Kurzhantel

BEANSPRUCHTE MUSKELN: Core (Hüfte, unterer Rücken und Bauchmuskeln)

Diese einmalige Übung ist in der Sportwelt auch unter dem Namen »Russian Twist« bekannt. Der Name beruht meines Wissens darauf, dass russische Elitesportler sie gerne für die Vorbereitung auf die Olympischen Spiele nutzen. Sie müssen glücklicherweise kein Elitesportler für diese Übung sein – und auch kein Russe!

▶ AUSGANGSPOSITION

Legen Sie sich flach auf den Rücken, Schultern locker, Knie gebeugt und die Füße flach auf den Boden. Halten Sie mit beiden Händen eine Kurzhantel waagerecht auf Brusthöhe. Neigen Sie Ihr Kinn Richtung Brust, als wollten Sie eine Orange damit einklemmen (Position 1).

▶ LOS GEHT'S

1. Beugen Sie sich aus der Hüfte heraus mit angespannten Bauchmuskeln nach vorne, so dass Ihr Oberkörper vom Boden abhebt. Im Idealfall bildet Ihr Oberkörper einen 45°-Winkel zum Boden. Halten Sie die Kurzhantel mit ausgestreckten Armen in Brusthöhe (Position 2).

2. Drehen Sie Ihren Oberkörper langsam so weit Sie können nach links, Schultern und oberer Rücken bleiben weiterhin vom Boden entfernt, die Arme bleiben ausgestreckt. Beginnen Sie diese Bewegung aus der Hüfte und drehen dann Oberkörper und Kopf (Position 3). Halten Sie die äußerste Position für 2 Sekunden. Drehen Sie sich dann langsam zur anderen Seite. Halten Sie dort weitere 2 Sekunden.

3. Drehen Sie sich in 1 Minute abwechselnd zu beiden Seiten, sooft Sie können.

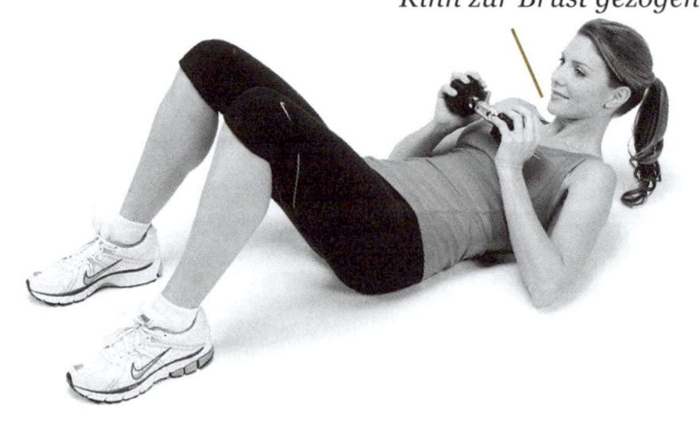

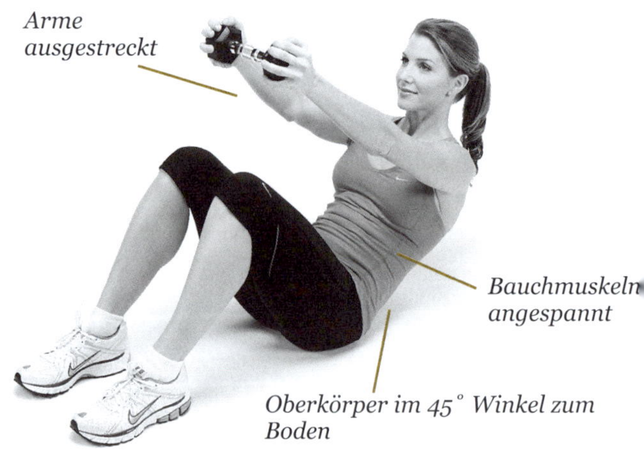

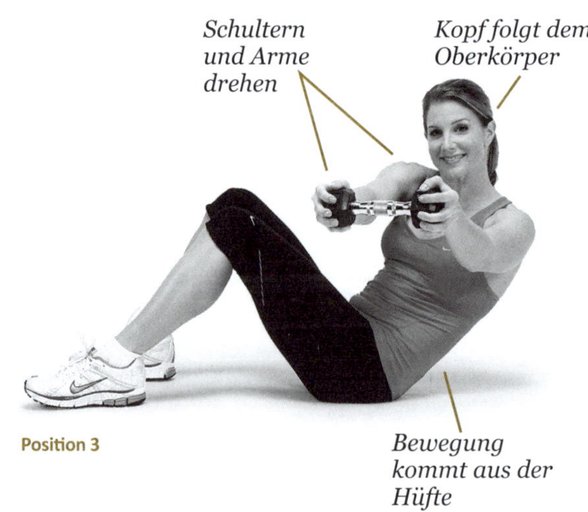

Zu schwer? Mach's leichter

- Verringern Sie das Gewicht der Kurzhantel – oder üben Sie zunächst ohne Hantel.
- Lassen Sie während der Übung den Oberkörper am Boden.
- Beugen Sie die Arme, während Sie sich drehen. Je näher die Hantel am Körper ist, desto leichter wird die Drehung.
- Pausieren Sie zwischen jeder Drehung.

- Halten Sie den Twist weniger als 2 Sekunden.
- Wählen Sie einen kürzeren Zeitraum.

Zu leicht? Mach's schwerer

- Erhöhen Sie das Gewicht der Kurzhantel.
- Drehen Sie sich langsamer.
- Halten Sie den Twist länger als 2 Sekunden.
- Wählen Sie einen längeren Zeitraum.

> ## 10-MINUTEN-TIPPS
>
> Drehen Sie den Oberkörper aus der Hüfte heraus. Es ist wichtig, dass Sie diese Übung langsam und kontrolliert ausüben und nicht den Schwung der Hantel ausnutzen.

Kurzhantel-Crunches mit angezogenen Beinen

GERÄTE: 1 Kurzhantel
BEANSPRUCHTE MUSKELN: Core (Bauchmuskeln)

Ab heute heben Sie die Straffung und Kräftigung Ihrer Bauchmuskeln auf ein neues Niveau. Die Kurzhantel als Widerstand und die angezogenen Beine sorgen für eine außerordentliche Variation des gewöhnlichen Crunches. Je nachdem, wie Sie die Hantel halten, können Sie ganz leicht den Schwierigkeitsgrad dieser Übung verändern.

▶ AUSGANGSPOSITION

Legen Sie sich auf den Rücken und ziehen Sie die Beine an, die Waden möglichst nahe an den Oberschenkeln. Halten Sie mit beiden Händen eine Kurzhantel in der Waagerechten auf Ihrer Brust, nahe am Kinn. Ziehen Sie das Kinn in Richtung Brust an, Ihr Kopf hebt dabei vom Boden ab. Stellen Sie sich vor, Sie wollten eine Orange mit dem Kinn einklemmen (Position 1).

▶ LOS GEHT'S

1. Rollen Sie, mit angespannten Bauchmuskeln, die Schultern und die obere Rückenpartie in Richtung Ihrer

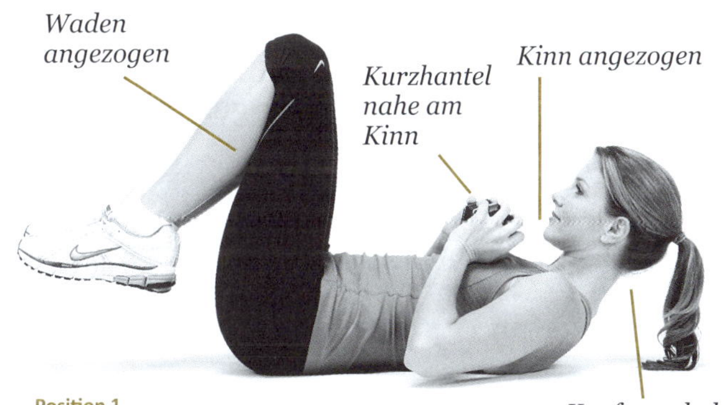

Position 1

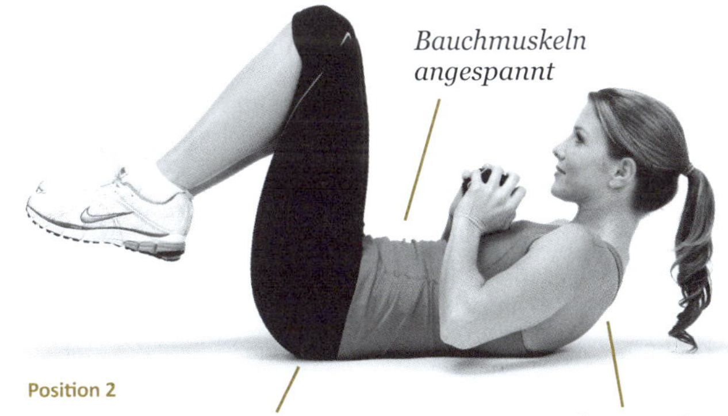

Position 2

Knie. Atmen Sie bei der Aufwärtsbewegung aus. Bewegen Sie sich so weit wie möglich nach vorne, während Sie den unteren Rücken in den Boden drücken. Halten Sie den Crunch für 2 Sekunden. Sinken Sie langsam wieder Richtung Boden zurück, so dass Ihre obere Rückenpartie nur kurz den Boden berührt, bevor Sie die Übung rasch fortsetzen.

2. Machen Sie diese Bewegung so oft wie möglich in 1 Minute.

Zu schwer? Mach's leichter

- Verringern Sie das Gewicht der Kurzhantel.
- Üben Sie zunächst ohne Hantel.

Heben Sie die Schultern nicht so weit an.

- Bleiben Sie zwischen den Wiederholungen liegen.
- Halten Sie den Crunch für kürzere Zeit.
- Wählen Sie einen kürzeren Zeitraum.

Zu leicht? Mach's schwerer

- Erhöhen Sie das Gewicht der Kurzhantel.
- Halten Sie die Kurzhantel mit ausgestreckten Armen über der Brust, die Ellenbogen leicht angewinkelt.
- Halten Sie die Kurzhantel mit ausgestreckten Armen über dem Kopf, die Ellenbogen leicht angewinkelt.
- Strecken Sie die Beine zur Decke, die Knie leicht angewinkelt, die Fersen nach oben zeigend.
- Halten Sie den Crunch länger als 2 Sekunden.
- Wählen Sie einen längeren Zeitraum.

10-MINUTEN-TIPPS

Spannen Sie die Bauchmuskeln für den maximalen Effekt an, wenn Sie die obere Körperpartie heben und die Kurzhantel in Richtung Knie bringen

❶ Minute | Dehn- und Atemübungen

Dehnung im seitlichen Ausfallschritt

GERÄTE: Keine

BEANSPRUCHTE MUSKELN: Gesäß und innere Oberschenkel

Eine Dehnung, die Sie immer und überall ausführen können – während Sie sich die Zähne putzen, unter der Dusche oder beim Telefonieren im Büro. Sie brauchen keine Geräte dafür, und das Beste – sie wird im Stehen durchgeführt.

▶ AUSGANGSPOSITION

Stellen Sie sich gerade hin, das Brustbein herausgestreckt, die Schultern locker. Die Füße stehen weiter als schulterbreit auseinander, die Zehen zeigen nach vorne. Je weiter Ihre Füße auseinanderstehen, desto stärker wird die Dehnung. Legen Sie die Hände auf die Hüften (Position 1).

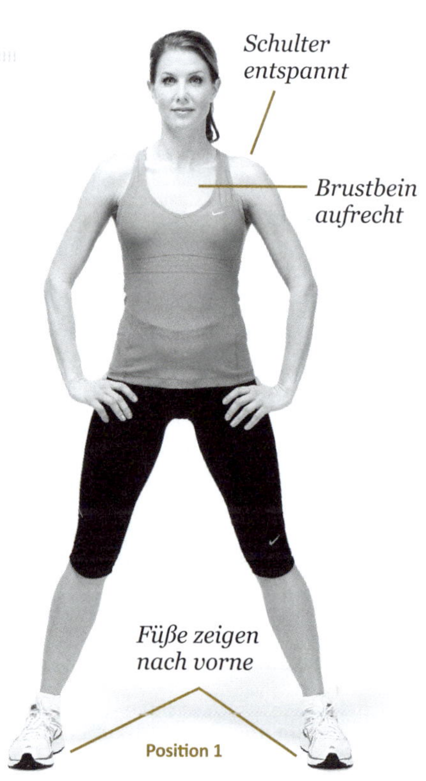

▶ LOS GEHT'S

1. Drehen Sie den rechten Fuß leicht nach außen. Beugen Sie dann das rechte Bein, bis sich das Knie direkt über Ihrem rechten Fußballen befindet. Achten Sie darauf, dass das Knie nicht über die Zehen ragt. Halten Sie die Brust und den Kopf weiter aufrecht, indem Sie gerade nach vorne schauen. Das linke Bein bleibt dabei so gerade wie möglich. Halten Sie die Position, sobald Sie einen Punkt erreichen, bei dem Sie an der Innenseite des Oberschenkels eine Dehnung spüren. Atmen Sie tief durch.

2. Bleiben Sie für 15 Sekunden in der Dehnung. Wechseln Sie die Seiten und halten die Dehnung auf der anderen Seite ebenfalls für 15 Sekunden.

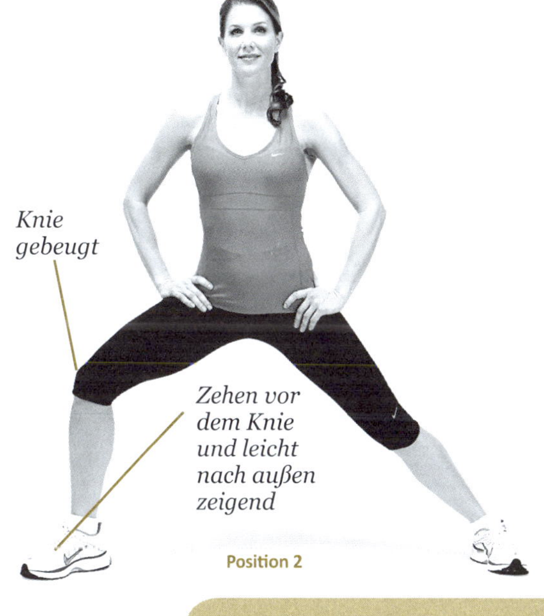

Zu schwer? Mach's leichter

- Gehen Sie nicht so tief in die Dehnung.
- Bleiben Sie nicht so lange in der Dehnung.

Zu leicht? Mach's schwerer

- Gehen Sie tiefer in die Dehnung.
- Drücken Sie die Hüften nach vorne, um die Dehnung zu verstärken.
- Bleiben Sie länger in der Dehnung.

10-MINUTEN-TIPPS

Um das Maximum aus dieser Übung rauszuholen, müssen die Zehen des gebeugten Beins leicht zur Seite bewegt werden. Diese kleine Bewegung öffnet den Hüftbereich und führt zu einer tieferen Dehnung.

Hüftdehnung im Sitzen

GERÄTE: Stuhl oder Bank
BEANSPRUCHTE MUSKELN: Unterer Rücken und Hüften

Menschen, denen ein Schneidersitz leichtfällt, verfügen über große Beweglichkeit in den Kniegelenken und im Hüftbereich. Diese Dehnung eignet sich fantastisch, die Beweglichkeit der unteren Rückenpartie, der Hüften und der Kniegelenke zu steigern. Sie lässt sich überall durchführen – alles, was Sie brauchen, ist ein Stuhl oder eine Bank zum Sitzen.

▶ AUSGANGSPOSITION

Setzen Sie sich auf einen Stuhl oder eine Bank, das Brustbein aufrecht, beide Füße hüftbreit auseinander am Boden. Richten Sie sich gerade auf und legen dabei den rechten Fußknöchel auf das linke Knie/den linken Oberschenkel. Legen Sie die

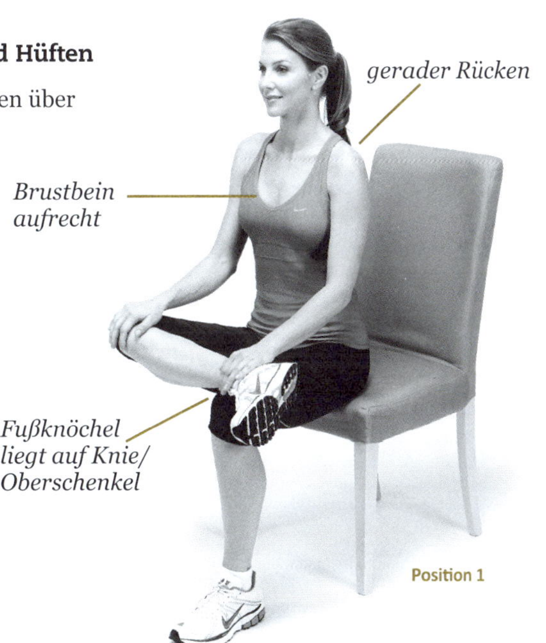

rechte Hand auf das rechte Knie und greifen Sie mit der linken Hand den rechten Fußknöchel (Position 1).

▶ LOS GEHT'S

1. Beugen Sie sich mit geradem Rücken und lockeren Schultern aus der Taille heraus nach vorne. Brust und Schultern bewegen sich dabei nach unten. Halten Sie den Kopf auf einer Linie mit dem Oberkörper. Üben Sie gleichzeitig mit der rechten Hand leichten Druck auf das rechte Knie aus (Position 2). Sie sollten die Dehnung in der Hüfte und im unteren Rücken spüren.

2. Atmen Sie tief und halten Sie die Dehnung für 15 Sekunden. Danach kehren Sie entspannt in die Sitzposition zurück. Wechseln Sie die Beine und führen Sie die Dehnung auf der anderen Seite ebenfalls für 15 Sekunden durch.

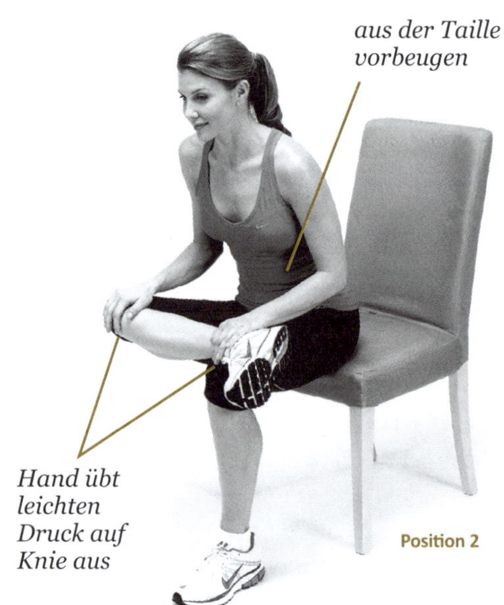

Zu schwer? Mach's leichter
• Dehnen Sie nicht so intensiv.
Dehnen Sie nicht so lange.

Zu leicht? Mach's schwerer
• Dehnen Sie intensiver.
• Dehnen Sie länger.
• Legen Sie den Fuß höher auf den Schenkel.

10-MINUTEN-TIPPS

Achten Sie darauf, sich aus der Taille nach vorne zu beugen und leichten Druck auf das übergeschlagene Bein auszuüben, um die Dehnung zu vertiefen. So holen Sie das Maximum aus dieser Übung.

Gut gemacht!
Sie haben Ihr erstes 4•3•2•1-Workout auf Level III geschafft. Jetzt können Sie erstmal aufhören und sich selbst auf die Schulter klopfen. Oder Sie wiederholen noch mal eine ganze Runde oder Teile davon.

LEVEL III

WORKOUT 2

Bei diesem Workout werden Sie ein neues Gerät kennenlernen, das zu den ältesten und vielseitigsten gehört, die je bei einem Fitnessprogramm zu Einsatz kamen: den Medizinball. Dieses Workout hält einige anspruchsvolle Abläufe für Sie parat, mit denen sie fitter, kräftiger, schlanker und gesünder werden – und das noch schneller!

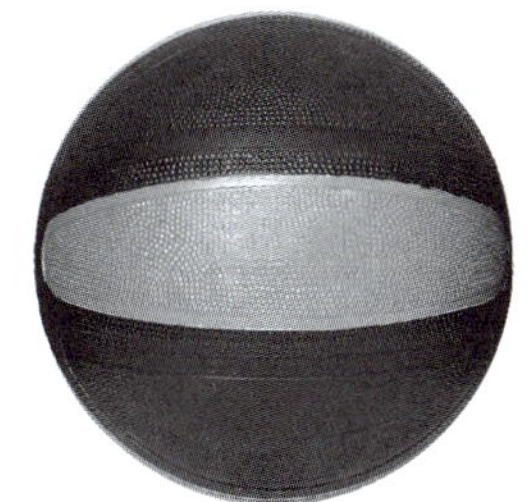

4 Minuten | Hochintensives Ausdauertraining (H.E.A.T.)

Ausfallschrittsprünge

GERÄTE: Keine (optional: Übungsmatte)
BEANSPRUCHTE MUSKELN: Herz, Schultern, Hüften, Gesäß und Beine

Raten Sie mal, welches das beste Ausdauertraining ist, wenn es um Kalorienabbau und generelle Fitness geht! Hier gibt es sicher eine Riesenauswahl, aber nichts lässt sich mit Skilanglauf vergleichen, bei dem wirklich jede wichtige Muskelgruppe in Ihrem Körper beansprucht wird. Diesen Sport werden Sie bei der folgenden Übung nachahmen – nur ohne Ausrüstung und Minustemperaturen! Ihre Ausgangsposition ist der Ausfallschritt, aber dann werden Sie in schneller Folge von einem Bein zum anderen springen und dabei die Arme vor und zurück bewegen, als würden Sie Skistöcke benutzen. Sie brauchen nur etwas Platz und schon kann's losgehen.

▶ AUSGANGSPOSITION

Beginnen Sie in einem Ausfallschritt mit dem rechten Fuß voran und sinken Sie ein Viertel des Weges nach unten, die Knie gebeugt, das Gewicht zwischen der rechten Ferse und dem linken Fußballen verteilt. Schwingen Sie den linken Arm nach oben, während der rechte Arm unten beim rechten Oberschenkel bleibt (Position 1).

▶ LOS GEHT'S

1. Springen Sie, mit angespannten Bauchmuskeln, aus den Fußballen nach oben und wechseln in der Luft scherenartig die Position der Beine. Gleichzeitig wechseln Sie die Position der Arme. Stoßen Sie den rechten Arm nach oben und den linken Richtung Oberschenkel (Position 2). Sie sollten wieder in einem Ausfallschritt mit leicht gebeugten Beinen

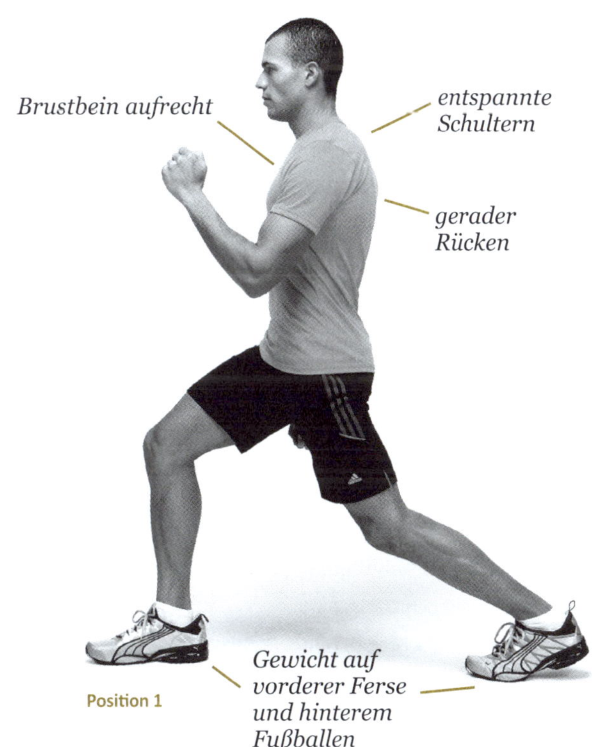

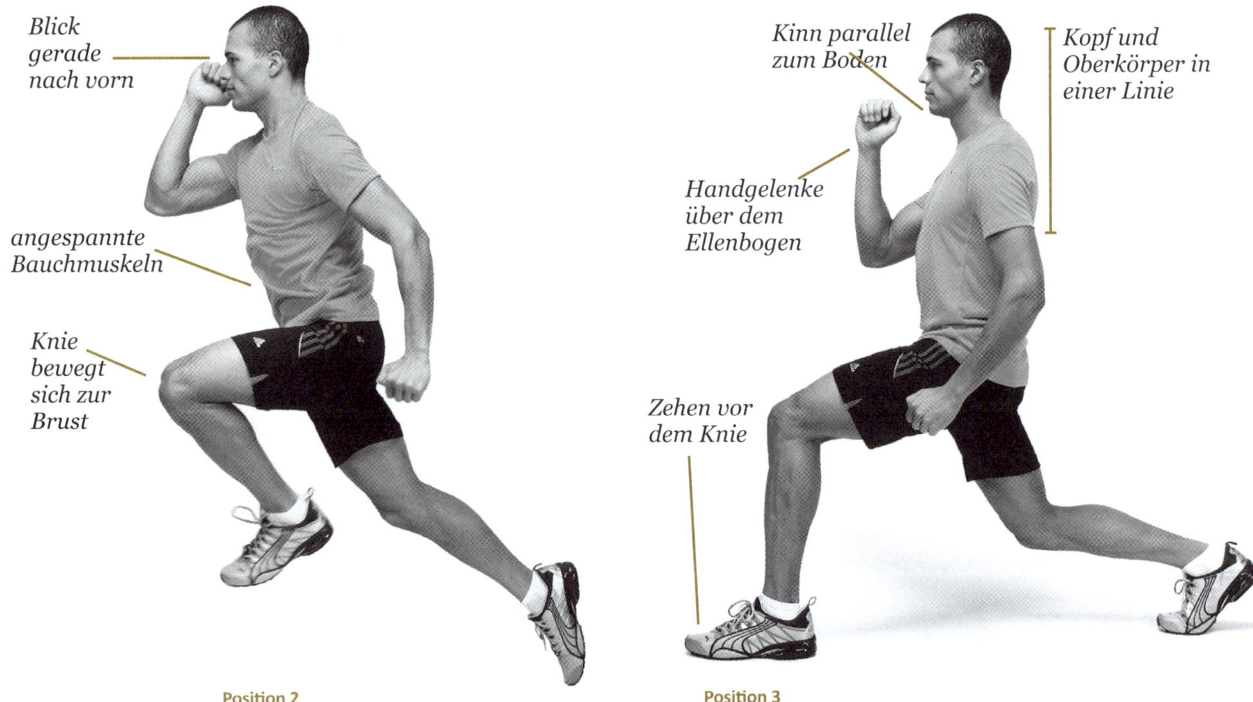

landen (Position 3). Springen Sie, Arme und Beine abwechselnd, in moderatem Tempo für 30 Sekunden weiter. Achten Sie darauf, dass Ihr Brustbein aufrecht ist und die Schultern locker bleiben. Die ersten Minuten dieser Übung sollten dem Aufwärmen dienen, also fangen Sie locker an und steigern die Geschwindigkeit im Laufe der 4 Minuten.

2. Machen Sie nun dieselbe Übung, nur schneller und in einem vollen Ausfallschritt landend. Ihr vorderer Oberschenkel sollte parallel zum Boden stehen, mit den Zehen vor dem Knie. Halten Sie den Rücken gerade, den Kopf auf einer Linie mit dem Körper und das Kinn parallel zum Boden. Bewegen Sie Beine und Arme so heftig wie möglich für 30 Sekunden.

3. Wechseln Sie alle 30 Sekunden von langsamen zu schnellen Ausfallschrittsprüngen über einen Zeitraum von 4 Minuten. Probieren Sie, ob Sie die »langsamen« Abschnitte mit der Zeit etwas schneller, und die »schnellen« Abschnitte noch temporeicher gestalten können.

10-MINUTEN-TIPPS

Um das Maximum aus dieser Übung herauszuholen, stoßen Sie sich von den Fußballen ab und bewegen sich so schnell Sie können. Versuchen Sie, beim Wechselspiel der Arme und Beine möglichst leichtfüßig zu bleiben. Achten Sie außerdem darauf, dass sich die Zehen im Ausfallschritt vor dem Knie befinden.

Zu schwer? Mach's leichter
- Bewegen Sie sich langsamer.
- Lassen Sie die Hände auf den Hüften.
- Springen Sie nicht so hoch.
- Bleiben Sie beim Ausfallschritt mit nur leicht gebeugten Beinen, anstatt tiefer zu gehen.
- Ersetzen Sie in den »langsamen« Abschnitten die Ausfallschrittsprünge durch Marschieren auf der Stelle.
- Wählen Sie einen kürzeren Zeitraum.

Zu leicht? Mach's schwerer
- Bewegen Sie sich noch schneller.
- Gehen Sie tiefer in den Ausfallschritt.
- Springen Sie höher.
- Lassen Sie die Arme stärker schwingen.
- Wählen Sie einen längeren Zeitraum.

③ Minuten | Krafttraining

Kniebeuge mit Medizinball

GERÄTE: Medizinball*
BEANSPRUCHTE MUSKELN: Beine, Gesäß, Arme, Schultern, Core, oberer und unterer Rücken

Während dieser Übung halten Sie während einer Kniebeuge einen Medizinball über Ihrem Kopf. Dabei straffen und kräftigen Sie Ihren gesamten Körper. Das erhöht die Herausforderung, denn Bauchmuskeln, Gesäß und Beine müssen die ganze Zeit das Gewicht des Medizinballs ausgleichen, um das Gleichgewicht zu halten. Nachdem Sie die Kniebeuge mit Medizinball gemacht haben, müssen Sie sich wahrscheinlich eingestehen, dass 1 Minute durchaus reicht.

▶ AUSGANGSPOSITION

Halten Sie den Medizinball mit beiden Händen und ausgestreckten Armen vor Ihrer Taille, die Ellenbogen leicht angewinkelt. Stellen Sie sich mit aufgerichteter Brust gerade hin, die Schultern nach hinten gezogen, die Füße in schulterbreitem Abstand. Drehen Sie die Zehen etwas nach außen, um die Balance zu halten. Jetzt heben Sie, mit geradem Rücken, den Medizinball über den Kopf (genau genommen sollte der Ball sich etwas hinter dem Kopf befinden), die Arme sind ausgestreckt, die Ellenbogen leicht angewinkelt. Das ist Ihre Ausgangsposition (Position 1).

▶ LOS GEHT'S

1. Kommen Sie, mit angespannter Bauchmuskulatur, in die Kniebeuge, indem Sie langsam Ihr Gewicht nach unten sinken lassen, als wollten Sie sich setzen. Es ist normal, dass Sie sich wegen des Gewichts des Medizinballs leicht nach vorne neigen, um das Gleichgewicht zu halten. Also versuchen Sie, während der Kniebeuge den Medizinball so weit wie möglich hinten zu halten,

---

** Suchen Sie sich einen Medizinball aus, den Sie 10- 12 mal sicher hochheben können. Zu schwer? Verringern Sie das Gewicht um 1 bis 2 Kilo bzw. so, dass Sie eine Übung 10-12 Mal ordentlich ausführen können. Zu leicht? Wenn Ihre Muskeln nach 12-maliger Ausführung mit dem Medizinball nicht wirklich angestrengt sind, erhöhen Sie das Gewicht um 1 oder 2 Kilo (oder mehr). Opfern Sie allerdings nie die saubere technische Ausführung zu Gunsten einer erschwerten Übung.*

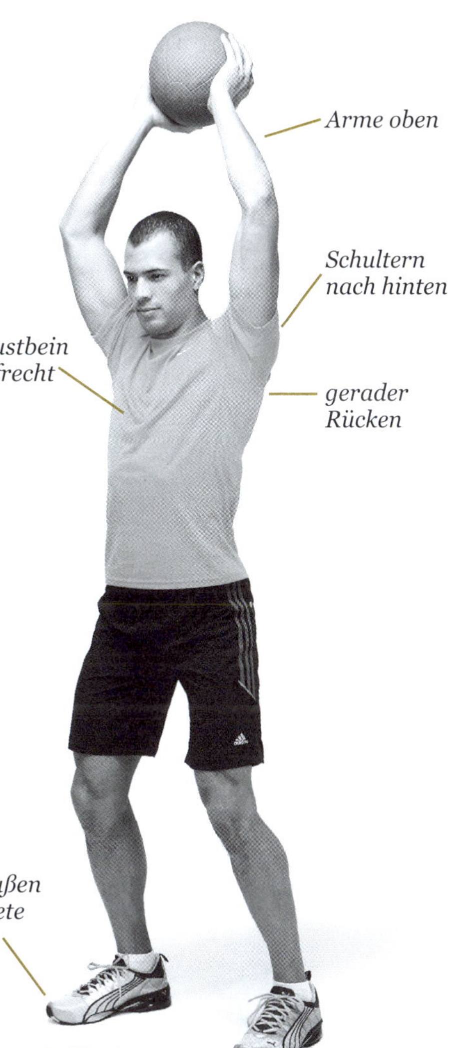

indem Sie mit Armen und Schultern nach hinten drücken. Die Zehen sollten sich vor den Knien befinden, so dass Sie eine imaginäre senkrechte Linie von den Knien bis zum Mittelfuß ziehen können. Gehen Sie so tief in die Kniebeuge, wie Sie können. Das Brustbein bleibt aufrecht, der Blick nach vorne gerichtet. Der Medizinball wird während des gesamten Ablaufs oben gehalten. Halten Sie dabei unbedingt die Handgelenke stabil (Position 2).

2. Nun spannen Sie die Gesäßmuskeln an und kommen zurück zum Stehen. Drücken Sie sich von beiden Fersen nach oben. Den Medizinball halten Sie dabei mit ausgestreckten Armen und leicht angewinkelten Ellenbogen weiterhin über dem Kopf.

3. Machen Sie die Übung 1 Minute lang, sooft Sie können. Halten Sie dabei den Oberkörper stets gerade.

Zu schwer? Mach's leichter

- Nehmen Sie einen leichteren Ball.

- Beginnen Sie mit einer Viertelkniebeuge.

- Machen Sie die Übung ohne Medizinball, aber halten Sie trotzdem die Hände über den Kopf.

- Führen Sie beim Aufstehen den Medizinball zur Taille.

- Legen Sie Pausen ein.

- Wählen Sie einen kürzeren Zeitraum.

Zu leicht? Mach's schwerer

- Nehmen Sie einen schwereren Medizinball.

- Gehen Sie tiefer in die Kniebeuge.

- Bleiben Sie länger in der Kniebeuge.

- Wählen Sie einen längeren Zeitraum.

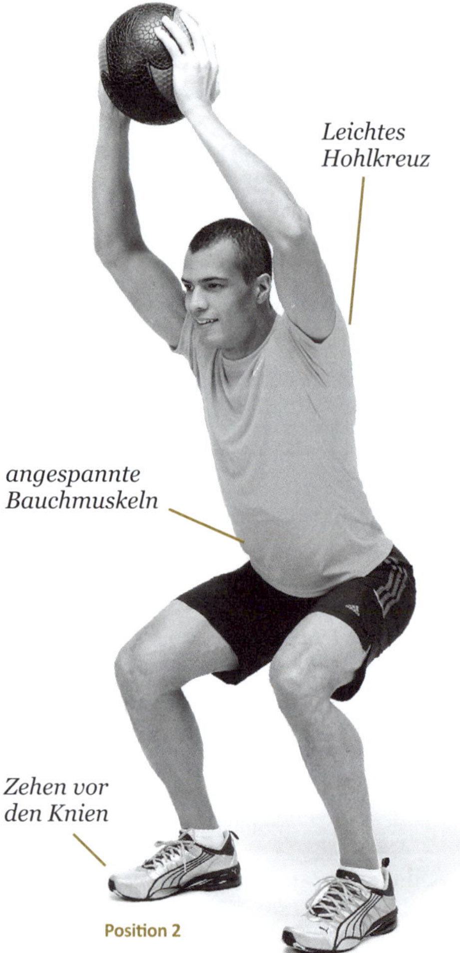

10-MINUTEN-TIPPS

Eine aufrechtes Brustbein hilft Ihnen, den Ball über dem Kopf zu halten. Außerdem sollten Sie keinen zu schweren Medizinball nehmen – das macht Sie nicht stärker, sondern ruiniert nur Ihre Ausrichtung. Vergessen Sie nicht, den Kopf auf einer Linie mit dem Körper zu halten und während der ganzen Übung entspannt zu atmen.

Liegestütz auf dem Medizinball

GERÄTE: Medizinball
BEANSPRUCHTE MUSKELN: Brust, Schultern, Arme und Core

Jetzt wird es Zeit, den Medizinball in eine der anstrengendsten Übungen einzubauen, die es für den Oberkörper gibt: den Liegestütz. Genau wie die anderen Übungen in diesem Workout fordert diese Bewegung den gesamten Körper und kann überall durchgeführt werden. Dadurch, dass dabei eine Hand auf dem Medizinball liegt, werden Brust, Schultern, Arme und Core gezwungen, sich mehr anzustrengen, um die Balance zu halten. Hier wird die Übung umso anspruchsvoller, je größer der Medizinball ist, da der Bewegungsradius von Armen und Schultern mit der Größe des Balls erhöht wird – ein kleinerer Ball verringert den Spielraum. Für den Anfang empfehle ich einen 4-5 Kilo schweren, weichen Medizinball ohne Griffe. Achten Sie darauf, den für Sie am besten geeigneten Ball auszuwählen.

▶ AUSGANGSPOSITION

Gehen Sie in einen knienden Liegestütz und legen dabei die linke Hand auf den leicht seitlich positionierten Medizinball. Halten Sie den Rücken gerade und schauen Sie direkt auf den Boden, der Kopf liegt auf einer Linie mit der Wirbelsäule. Nun heben Sie die Fersen in einem Winkel von 45° in Richtung Gesäß und kreuzen dabei die Fußknöchel. Die Knie sind fest am Boden, die Hüften nach unten gesenkt. Das ist Ihre Ausgangsposition (Position 1).

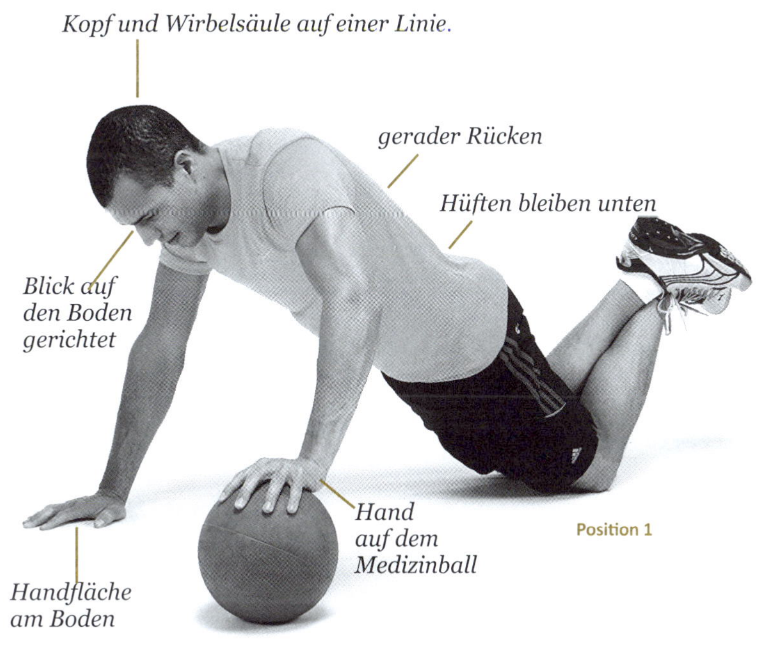

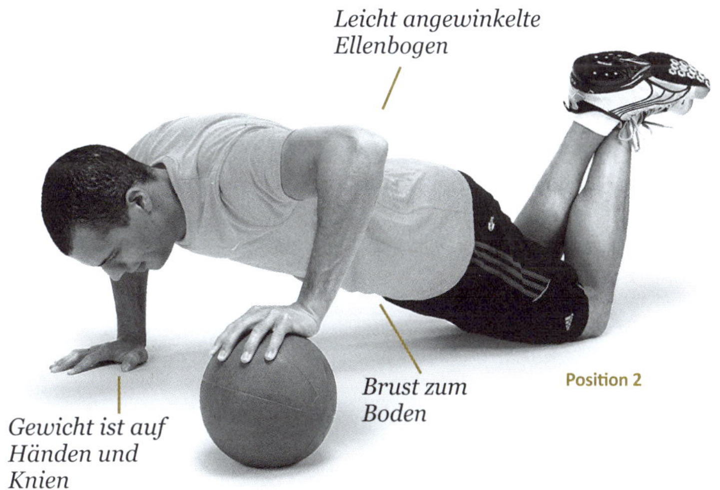

▶ LOS GEHT'S

1. Bewegen Sie nun die Brust Richtung Boden, indem Sie beide Ellenbogen beugen. Gehen Sie so tief wie möglich nach unten – Ihr Ziel sollte es sein, mit dem Kinn den Boden zu berühren. Achten Sie auf angespannte Bauchmuskeln und einen geraden Rücken. Die Oberschenkel sollten im Idealfall nicht den Boden berühren, damit mehr Gewicht auf den Knien und Händen liegt (Position 2).

2. Machen Sie die Übung für 30 Sekunden, sooft sie können, mit dem linken Arm auf dem Medizinball. Wechseln Sie dann die Arme für weitere 30 Sekunden.

Zu schwer? Mach's leichter

- Versuchen Sie nicht, mit dem Kinn den Boden zu berühren. Legen Sie stattdessen nur ein Viertel des Wegs zurück. Gehen Sie dann, mit wachsender Kraft, stufenweise tiefer.

- Lassen Sie Ihre Oberschenkel den Boden berühren.

- Wählen Sie Ihr eigenes Tempo. Wenn sich Ihre Muskulatur der Übung anpasst, können Sie Tempo und Anzahl der Wiederholungen steigern.

- Nehmen Sie einen kleineren Medizinball

Zu leicht? Mach's schwerer

- Gehen Sie mit dem Oberkörper so nah an den Boden wie möglich. Je tiefer Sie kommen, umso mehr werden Arme, Brust und Schultern trainiert.

- Stellen Sie die Händer näher beieinander auf.

- Strecken Sie das Bein, das gegenüber vom Medizinball liegt, aus und führen Sie die Übung mit nur einem Bein aus. Wechseln Sie das Standbein nach 30 Sekunden.

- Machen Sie einen einhändigen Liegestütz auf dem Medizinball (sehr schwer!). Legen Sie die eine Hand auf den Medizinball und die andere hinter den Rücken.

- Führen Sie den Liegestütz aus, wie es beim Militär üblich ist. Halten Sie dafür Ihre Beine beim Liegestütz hüftbreit auseinander und belasten die Fußballen anstatt der Knie.

- Wechseln Sie nach jedem einzelnen Liegestütz die Hand auf dem Medizinball. Rollen Sie den Medizinball mit ausgestreckten Armen unter Ihrem Oberkörper zur anderen Seite und legen die andere Hand oben auf den Ball.

- Legen Sie beide Hände auf den Medizinball. Der Ball liegt dabei unter der Brust.

- Legen Sie beide Hände auf den Medizinball (Ball unter der Brust) und führen Sie den Liegestütz mit ausgestreckten Beinen durch. Belastung auf Händen und Fußballen.

- Nehmen Sie einen größeren Medizinball.

- Führen Sie den Liegestütz (explosionsartig) mit sehr hoher Geschwindigkeit durch.

10-MINUTEN-TIPPS

Spannen Sie die Bauchmuskeln an und halten Sie den Rücken gerade, um das Maximum aus dieser Übung zu holen. Atmen Sie aus, wenn Sie sich vom Boden weg drücken. Halten Sie über den gesamten Ablauf die Atmung ruhig. Drücken Sie den Medizinball gegen den Boden, sonst rollt er weg.

Ausfallschritt mit Twist und Medizinball

GERÄTE: Medizinball

BEANSPRUCHTE MUSKELN: Beine, Gesäß, Schultern und Core (Bauchmuskeln und Hüften)

Diese Übung bringt den klassischen Ausfallschritt auf ein ganz neues Level. Sie kombiniert auf neuartige Weise Bewegungen, die Oberkörper, Core und Unterkörper gleichzeitig einbeziehen. Hier werden in einer einzigen Übung Kraft, Beweglichkeit, Gleichgewichtssinn und Ausdauer auf die Probe gestellt. Wählen Sie dafür einen Medizinball, mit dem Sie die Übung technisch einwandfrei und sauber ausführen können. In der Regel empfehle ich für diese Übung am Anfang einen leichteren Ball (1,5-2,5 kg).

▸ AUSGANGSPOSITION

Stehen Sie aufrecht, die Füße hüftbreit auseinander, die Knie leicht gebeugt. Halten Sie den Medizinball mit beiden Händen vor der Brust. Blick geradeaus. Das ist Ihre Ausgangsposition (Position 1).

▸ LOS GEHT'S

1. Gehen Sie in den Ausfallschritt. Machen Sie mit dem rechten Fuß einen 60-90 cm langen Schritt nach vorn. Ihr Gewicht ist auf der rechten Ferse und dem linken Fußballen verteilt. Senken Sie nun den rechten Oberschenkel, bis er parallel zum Boden ist (oder so weit Sie können). Passen Sie auf, dass Ihr Knie nicht über die Zehen reicht – sollte das der Fall sein, verlängern Sie den Ausfallschritt und korrigieren Ihre Position. Sie sollten eine imaginäre senkrechte Linie zwischen Knie und Mittelfuß ziehen können. Senken Sie das linke Knie Richtung Boden, ohne diesen zu berühren. Strecken Sie, während Sie tief in den Ausfallschritt gehen, beide Arme nach vorne, die Ellenbogen leicht angewinkelt, und halten Sie den Medizinball auf Brusthöhe vom Körper weg (Position 2).

2. Jetzt drehen Sie den Medizinball, so weit Sie können, nach rechts. Üben Sie diese Drehung aus der Hüfte aus und bewegen Sie Kopf, Schultern, Arme und Oberkörper wie eine Einheit. Das Kinn wird parallel zum Boden gehalten, die Schultern sind locker und das Brustbein aufrecht (Position 3).

3. Spannen Sie die Bauchmuskeln an. Drücken Sie sich nun aus

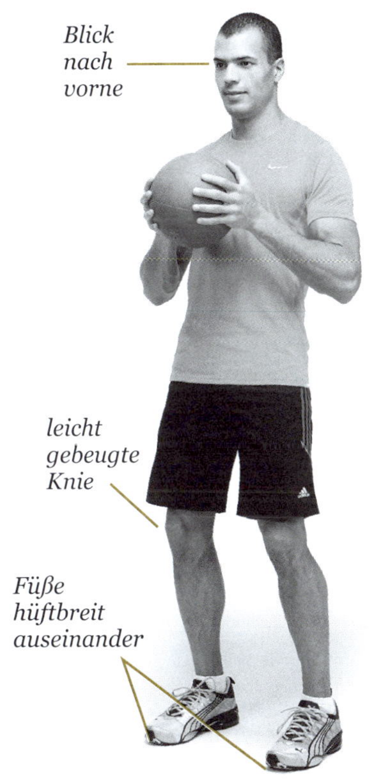

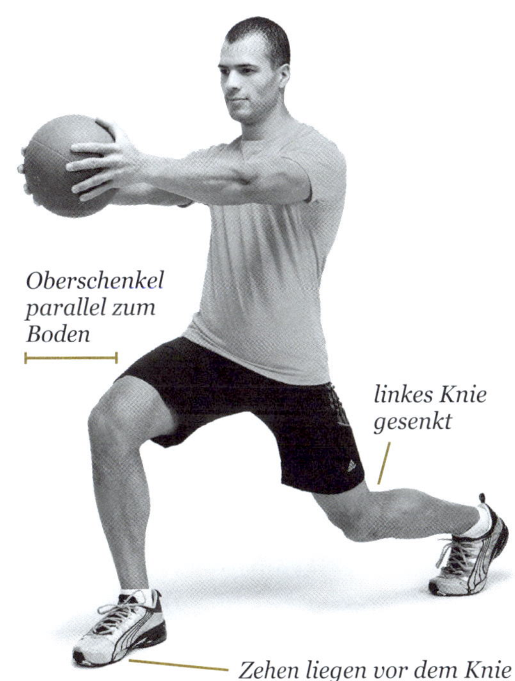

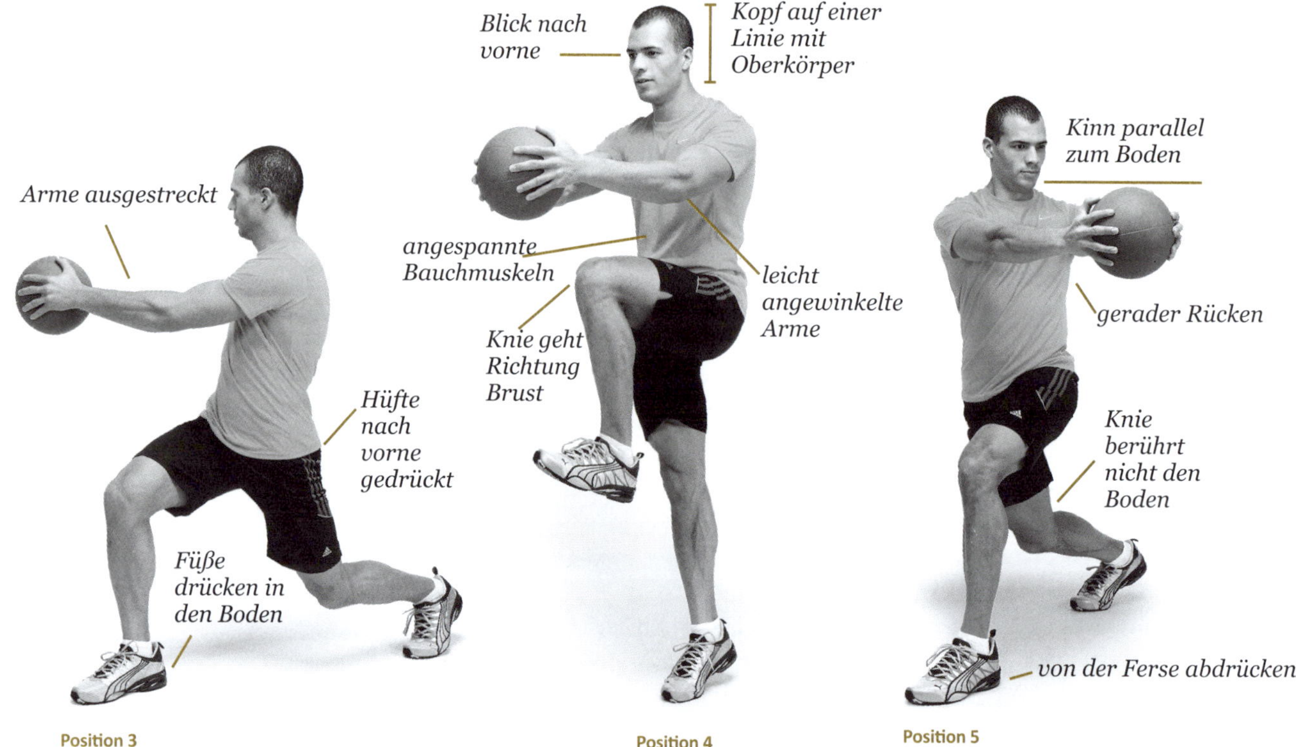

der rechten Ferse und dem linken Fußballen vorwärts und gehen so in den nächsten Ausfallschritt, mit dem linken Oberschenkel parallel zum Boden (Position 4). Drehen Sie den Medizinball zur anderen Seite (Position 5).

4. Gehen Sie weiter in die Ausfallschritte und drehen dabei den Medizinball vor und zurück, sooft sie das in 1 Minute schaffen.

Zu schwer? Mach's leichter

- Halten Sie bei der Drehung den Medizinball näher an der Brust. Je näher sich der Ball am Körper befindet, desto einfacher ist die Übung.
- Machen Sie die Übung mit einem kleineren Gegenstand (z.B. einem Tennisball) statt dem Medizinball.
- Machen Sie nur einen angedeuteten Ausfallschritt.
- Legen Sie Pausen zwischen den Wiederholungen ein.

Zu leicht? Mach's schwerer

- Benutzen Sie einen schwereren Medizinball.
- Gehen Sie tiefer in den Ausfallschritt.
- Ziehen Sie beim Übergang von einem Ausfallschritt zum anderen das jeweils hintere Bein zur Brust. Steigen Sie von dort aus wieder in den Ausfallschritt.

10-MINUTEN-TIPPS

Halten Sie die gesamte Übung über den Rücken gerade und die Schultern locker. Bewegen Sie sich langsam und kontrolliert und atmen Sie ruhig.

❷ Minuten | Core-Training

Medizinballwerfen

GERÄTE: Medizinball
BEANSPRUCHTE MUSKELN: Schultern, Bauchmuskeln, Rücken und Beine

Nach einem stressigen Tag gibt es keine bessere Übung als diese. Damit werden Sie Ihren Frust los und stärken gleichzeitig Schultern, Bauchmuskeln und den unteren Körper. Alles, was Sie brauchen, ist ein Medizinball und ein bisschen Platz, um ihn herumzuwerfen. Wählen Sie dafür einen Medizinball, mit dem Sie die Übung technisch einwandfrei und sauber ausführen können. Für den Anfang empfehle ich einen leichteren Ball (nicht schwerer als 4 kg).

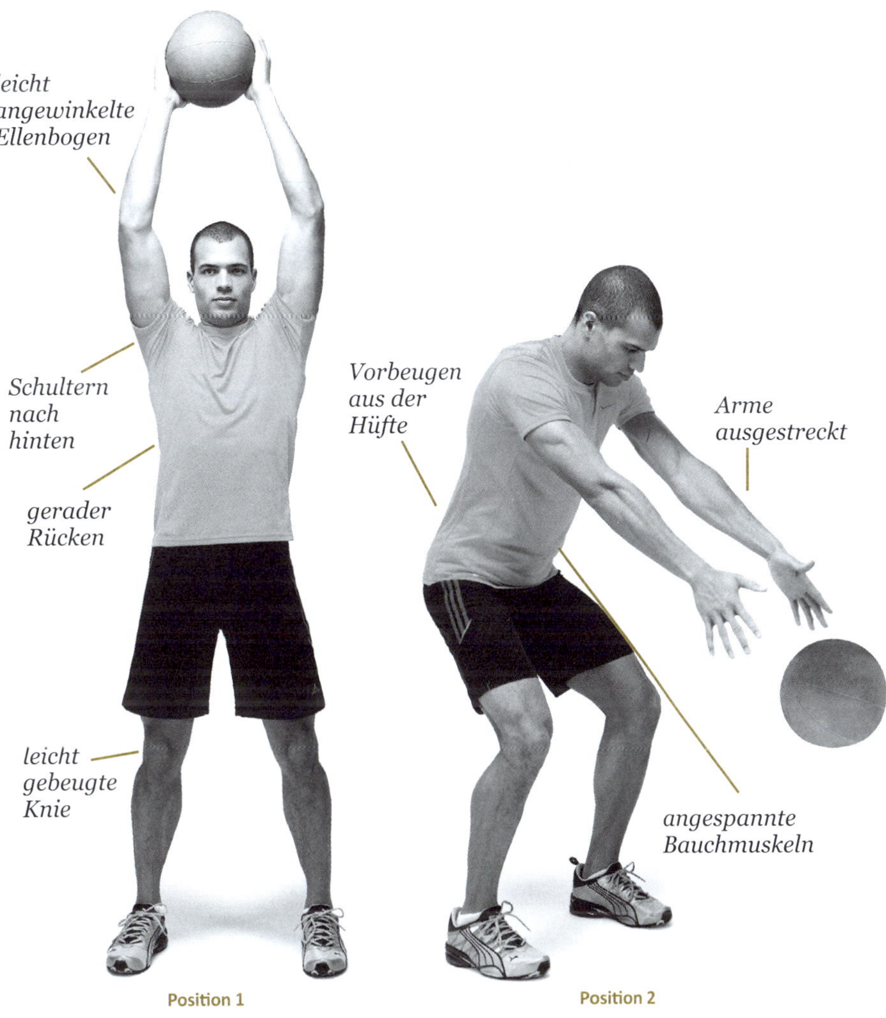

▶ AUSGANGSPOSITION

Stellen Sie sich gerade hin, die Knie sind leicht gebeugt, die Füße stehen etwas weiter als schulterbreit auseinander. Halten Sie den Medizinball mit beiden Händen und ausgestreckten Armen über dem Kopf. Die Schultern sind nach hinten gezogen, die Ellenbogen leicht angewinkelt (Position 1).

▶ LOS GEHT'S

1. Spannen Sie die Bauchmuskeln an und schleudern Sie den Medizinball so fest Sie können auf den Boden. Halten Sie die Arme ausgestreckt und die Ellenbogen leicht angewinkelt. Beugen Sie sich aus der Hüfte, während Ihr Kopf auf einer Linie mit dem Körper bleibt (Position 2).

2. Gehen Sie in die Kniebeuge und heben den Ball auf (oder fangen Sie ihn, wenn er abprallt). Stellen Sie sich wieder gerade hin und halten Sie den Ball wieder mit ausgestreckten Armen über dem Kopf – bereit für die nächste Wiederholung.

3. Führen Sie diesen Ablauf über 1 Minute aus, sooft Sie können.

Zu schwer? Mach's leichter

- Benutzen Sie einen leichteren Medizinball.
- Halten Sie den Ball auf Schulterhöhe anstatt über dem Kopf.
- Pausieren Sie zwischen den Würfen.
- Machen Sie die Übung kürzer.

Zu leicht? Mach's schwerer

- Benutzen Sie einen schwereren Medizinball.
- Werfen Sie den Ball von einer Seite zur anderen anstatt direkt vor sich. Halten Sie den Ball hoch über die rechte Schulter und werfen Sie ihn nach links und umgekehrt.
- Bewegen Sie sich schneller.
- Gehen Sie tiefer in die Hocke, wenn Sie den Ball zurückholen. Machen Sie die Übung länger.

> **10-MINUTEN-TIPPS**
>
> Denken Sie daran, die Bauchmuskeln anzuspannen und den Ball so fest wie möglich auf den Boden zu schleudern. Die Bewegung sollte schnell und kraftvoll sein.

Umgekehrter Chop mit Medizinball

GERÄTE: Medizinball

BEANSPRUCHTE MUSKELN: Beine, Gesäß, Schultern, Core und oberer Rücken

Diese Übung haben Sie bereits auf Level II mit einem Fitnessband gemacht (das war die Übung, bei der Sie einen umgekehrten Chop von unten nach oben ausführen sollten). Jetzt machen wir dasselbe mit einem Medizinball und fügen noch eine Kniebeuge hinzu. Sie werden den Ball vom Boden bis über Ihren Kopf heben. Wählen Sie dafür einen Medizinball, mit dem Sie die Übung technisch einwandfrei und sauber ausführen können. Für den Anfang empfehle ich einen leichteren Ball (1,5-2 kg)

▶ AUSGANGSPOSITION

Gehen Sie in die Kniebeuge, als wollten Sie sich setzen. Ihr Rücken ist gerade, die Füße schulterbreit auseinander. Ihre Zehen sollten vor den Knien liegen, Sie sollten eine imaginäre senkrechte Linie zwischen Knie und Mittelfuß ziehen können. Halten Sie den Medizinball mit ausgestreckten Armen und leicht angewinkelten Ellenbogen an die Außenseite des rechten Knies (Position 1).

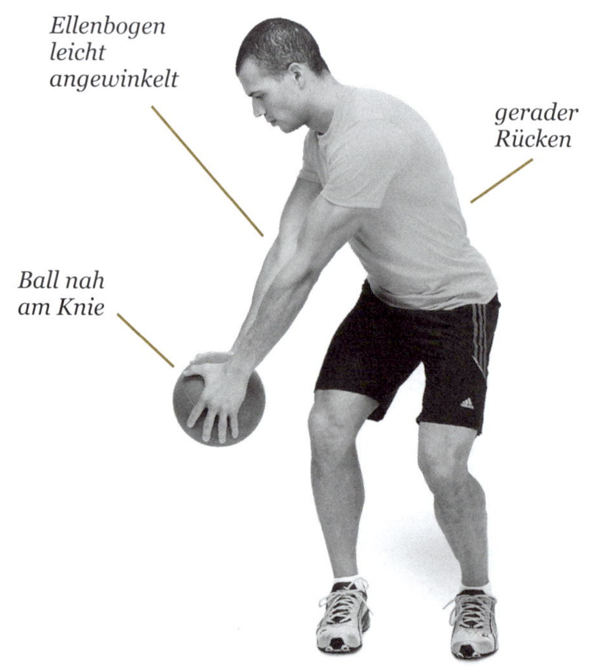

Position 1

› LOS GEHT'S

1. Kommen Sie hoch zum Stehen, indem Sie den Medizinball quer über den Oberkörper bis über den Kopf heben und die Arme über die linke Schulter ausstrecken. Bewegen Sie den Kopf zusammen mit dem Oberkörper, während Sie Schultern und Hüften drehen. Ihr rechter Fußballen schwenkt in dieselbe Richtung. Lassen Sie diese Bewegung von der Taille ausgehen, anstatt den Schwung der Arme und des Medizinballs auszunutzen (Position 2).

2. Kehren Sie langsam in Ihre Ausgangsposition zurück.

3. Führen Sie diese Bewegung für 30 Sekunden so oft Sie können zu einer Seite aus. Dann wiederholen Sie das Ganze für weitere 30 Sekunden zur anderen Seite.

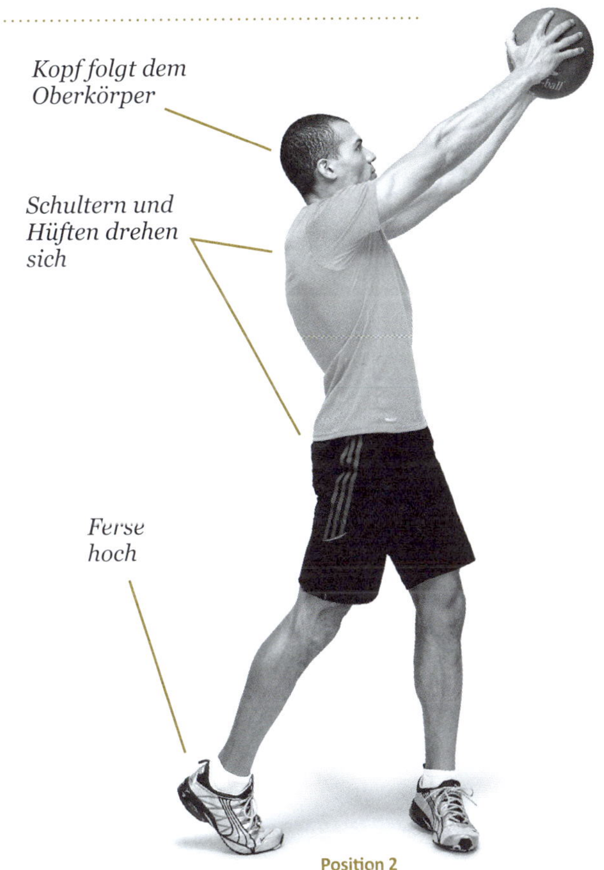

Zu schwer? Mach's leichter

- Machen Sie die Übung ohne Medizinball. Üben Sie mit einem Tennisball.
- Fangen Sie mit einer Viertel-Kniebeuge an.
- Strecken Sie bei der Drehung mit dem Oberkörper die Arme nicht so weit nach oben.
- Halten Sie die Arme über die gesamte Bewegung angewinkelt. Dadurch wird die Drehung kürzer
- Machen Sie die Übung kürzer.

Zu leicht? Mach's schwerer

- Gehen Sie bei der Rückkehr in die Ausgangsposition so tief in die Hocke wie möglich.
- Benutzen Sie einen schwereren Medizinball.
- Halten Sie den Medizinball bei der Drehung so hoch wie möglich.
- Variieren Sie das Tempo Ihrer Bewegung. Drehen Sie sich schnell nach oben und kehren Sie langsam in die Kniebeuge zurück.
- Machen Sie die Übung länger.

10-MINUTEN-TIPPS

Um ein Maximum aus der Übung zu holen, drehen Sie den Körper mit Hilfe der schrägen Bauchmuskeln aus und kommen Sie langsam wieder in die Startposition.

① Minute | Dehn- und Atemübungen

Roll-up

GERÄTE: Übungsmatte oder Teppichboden
BEANSPRUCHTE MUSKELN: oberer und unterer Rücken

Haben Sie in letzter Zeit einen Purzelbaum gemacht? Bestimmt nicht, oder? Ich zeige Ihnen eine einfache Rollbewegung, die Sie entspannen und alle Verspannungen aus Ihrem Rücken rollen wird. Sie benötigen keine besonderen Geräte – nur Ihre Neugier und die Bereitschaft, wieder ein Kind zu sein!

▶ AUSGANGSPOSITION

Sie liegen auf dem Rücken und ziehen beide Knie zur Brust. Dann umfassen Sie mit beiden Händen die Knie und ziehen sie möglichst nah an die Brust. Ziehen Sie das Kinn zur Brust, als ob Sie eine Orange unter dem Kinn einklemmen würden (Position 1).

▶ LOS GEHT'S

1. Rollen Sie sich, mit angezogenem Kopf und mit den Knien eng an Ihrer Brust, langsam auf den unteren Rücken und das Gesäß, so dass sich der obere Rücken vom Boden abhebt (Position 2).

2. Anschließend rollen Sie, mit angezogenem Kopf und mit den Knien eng an Ihrer Brust, langsam wieder auf Ihre Schultern und den oberen Rücken, so dass sich Ihr Gesäß vom Boden abhebt (Position 3).

3. Schaukeln Sie 30 Sekunden lang bei ruhiger Atmung sanft und ohne ruckartige Bewegungen hin und her.

Zu schwer? Mach's leichter
- Halten Sie Ihre Knie weiter weg von der Brust.
- Verbringen Sie weniger Zeit mit der Übung.
- Rollen Sie weniger weit.

Zu leicht? Mach's schwerer
- Ziehen Sie Ihre Knie und Beine näher an die Brust.
- Wählen Sie einen längeren Zeitrahmen.

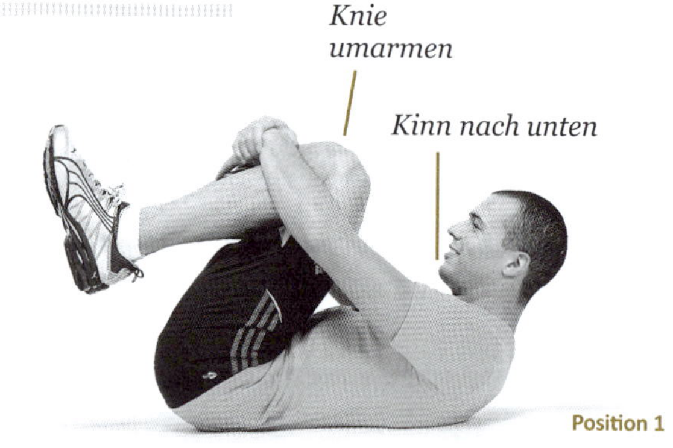

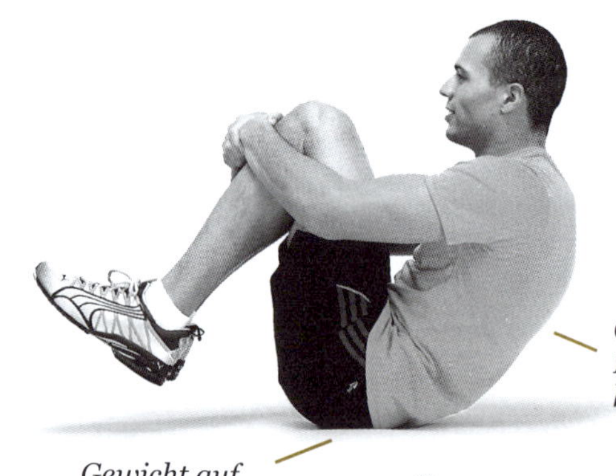

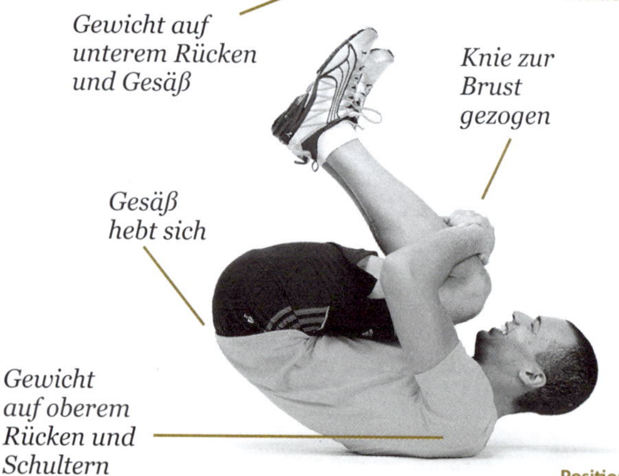

10-MINUTEN-TIPPS

Um das Maximum aus dieser Dehnübung herauszuholen, halten Sie Ihr Kinn eng an die Brust gezogen und schaukeln sanft hin und her. Denken Sie daran, während der ganzen Übung tief zu atmen und sich langsam und kontrolliert zu bewegen.

Oberschenkeldehnung im Liegen

GERÄTE: Übungsmatte oder Teppichboden
BEANSPRUCHTE MUSKELN: Vorderseite der Beine (Quadrizeps) und Hüften

Die letzte Übung für dieses Workout erhöht mit einer wohltuenden Dehnung von Quadrizeps und Hüftmuskulatur Ihre Flexibilität und Mobilität. Sie können diese Dehnübung überall praktizieren, wo Sie möchten. Alles, was Sie brauchen, ist eine Matte oder ein Stück Teppichboden, auf das Sie sich seitlich legen können.

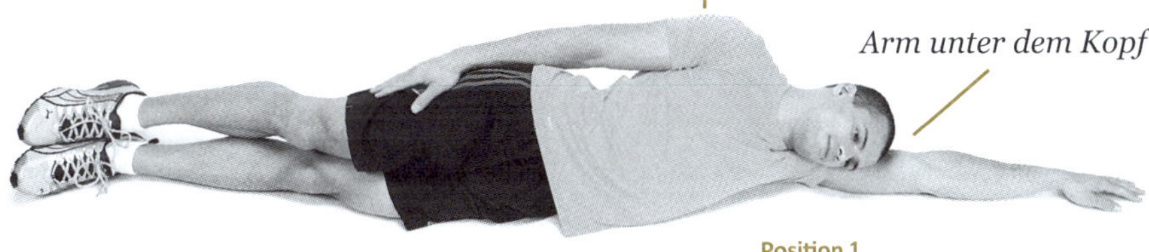

▶ AUSGANGSPOSITION

Legen Sie sich gerade und mit ausgestrecktem Körper auf die linke Seite und stützen Sie Ihren Kopf mit dem linken Arm (Position 1).

▶ LOS GEHT'S

1. Beugen Sie das rechte Bein und greifen Sie Ihren Knöchel mit der rechten Hand. Ziehen Sie langsam Ihre Ferse in Richtung Gesäß und drücken Sie die rechte Seite der Hüfte sanft nach vorn. Halten Sie Ihr linkes Bein gerade und Ihr rechtes Knie unten (Position 2).

2. Bleiben für 15 Sekunden in dieser Position, drehen sich dann auf die andere Seite und dehnen Sie weitere 15 Sekunden.

Zu schwer? Mach's leichter
- Wenn es Ihnen schwerfällt, den Knöchel des angewinkelten Beines zu halten, fassen Sie stattdessen die Rückseite Ihrer Socken oder Schuhe. Wenn Sie diese Dehnübung öfter machen, wird es Ihnen leichter fallen, Ihren Knöchel zu halten.
- Dehnen Sie Ihr Bein weniger weit.
- Halten Sie die Dehnung nicht so lange.

Zu leicht? Mach's schwerer
- Dehnen Sie Ihr Bein weiter.
- Halten Sie die Dehnung länger.

10-MINUTEN-TIPPS

Um das Maximum aus dieser Dehnübung herauszuholen, drehen Sie die Hüfte des gestreckten Beins und drücken Sie sie nach vorne. Denken Sie daran, während dieser Übung tief zu atmen

Gut gemacht!
Sie haben soeben Ihr zweites 4 • 3 • 2 • 1-Workout auf Level III abgeschlossen! Gönnen Sie sich etwas, oder fangen Sie noch mal an und wiederholen Abschnitte des Workouts oder die gesamte Runde.

WORKOUT 3

Nun sind Sie so weit, dass Sie einen Zahn zulegen und Langhanteln in Ihren Trainingsplan einbauen können. Im Workout 3 optimieren Sie mit einer «Fast Fitness»-Methode Ihr Hanteltraining. Wenn Sie schon einmal Langhanteln benutzt haben, beachten Sie bitte, dass ich einige anspruchsvolle Bewegungsabläufe zusammengestellt habe, die Ihnen möglicherweise nicht vertraut sind, also lesen Sie die Anweisungen bitte sorgfältig durch.

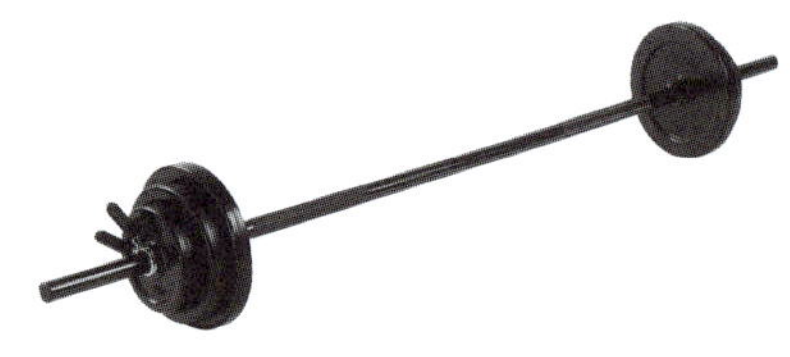

4 Minuten | Hochintensives Ausdauertraining (H.E.A.T.)

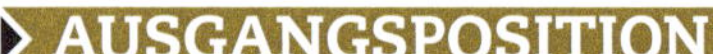

Liegestützsprünge und Joggen auf der Stelle

GERÄTE: Keine (optional: Übungsmatte)
BEANSPRUCHTE MUSKELN: Herz, Schultern, Arme, Beine und Core

Offiziell als Stützstrecke bezeichnet, sind Liegestützsprünge seit Jahren ein fester Bestandteil der meisten Sportunterrichtspläne. Sie werden wahrscheinlich sagen: »Als Kind mochte ich die aber nicht!«, aber jetzt, auf Level III, sind Sie mehr als bereit, die Stützstrecke aus der Versenkung zu holen, den Staub von ihr abzuwischen und sie zu einem regelmäßigen Bestandteil Ihres Workouts zu machen. Man kann bei dieser Übung bis vier zählen: Wenn es Ihnen hilft, zählen Sie eins, wenn Sie, Füße zusammen und Hände an den Seiten, aufrecht stehen; zwei, wenn Sie Ihre Hände auf den Boden legen und mit den Füßen nach hinten in eine Liegestützposition stoßen; drei, wenn Sie Ihre Füße wieder nach vorn in die Hocke bringen; und vier, wenn Sie sich wieder aufrichten. (Wenn Sie sich noch nicht aufgewärmt haben, starten Sie mit Joggen auf der Stelle.)

▶ AUSGANGSPOSITION

Stehen Sie aufrecht, Ihre Arme an den Seiten, Knie leicht gebeugt und Füße hüftbreit auseinander (Zählen Sie eins!) (Position 1).

▶ LOS GEHT'S

1. Gehen Sie in die Hocke und legen Sie Ihre Handflächen vor den Füßen auf den Boden, den Blick nach unten gerichtet (Position 1).

2. Mit Ihrem Gewicht auf den Händen und mit leicht gebeugten Ellenbogen (Position 2) stoßen Sie Ihre Füße nach hinten, so dass Sie in einer klassischen Liegestützposition landen. Ihr Rücken sollte gerade sein, die Beine gestreckt, und Ihr Gewicht zwischen den Handflächen und den Fußballen verteilt. Halten Sie Ihren Kopf in einer geraden Linie mit Ihrem

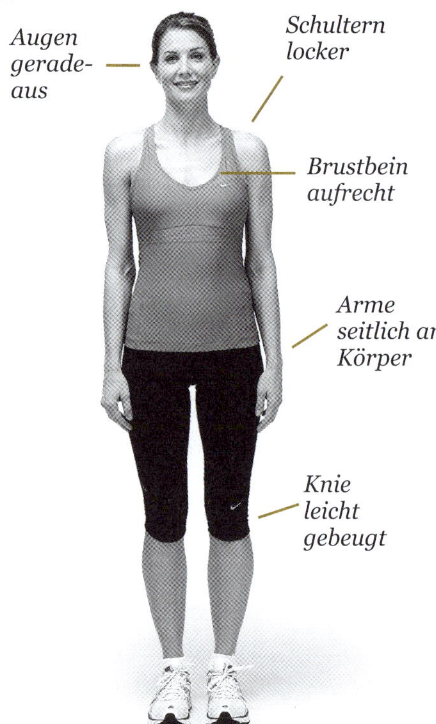

Körper und blicken Sie nach unten, leicht nach vorne (Zählen Sie zwei!) (Position 3).

2. Jetzt springen Sie nur mit den Füßen nach vorn, so dass Sie wieder in der Hocke landen (Zählen Sie drei!) (Position 3). Dann stellen Sie sich wieder aufrecht hin (Zählen Sie vier!) (Position 1).

3. Führen Sie diese Übung gemächlich durch, langsam und kontrolliert, um Ihren Körper 30 Sekunden lang aufzuwärmen.

4. Dann stehen Sie auf und Joggen in gemächlichem Tempo auf der Stelle (siehe S.147). Denken Sie daran, Ihre Knie hochzuheben und Ihre Hände die ganze Strecke zwischen Ihren Hüften und den Schultern schwingen zu lassen. Machen Sie nach 30 Sekunden leichten Joggens einen weiteren Satz von Liegestützsprüngen.

5. Wechseln Sie weiterhin alle 30 Sekunden langsames Joggen auf der Stelle mit Liegestützsprüngen, insgesamt 4 Minuten. Probieren Sie aus, ob Ihre »langsamen« Jogging-Perioden schrittweise ein wenig schneller und Ihre Liegestützsprünge deutlich schneller werden können. In den ersten paar Minuten wird der Körper aufgewärmt, also denken Sie daran, im Verlauf der 4 Minuten Ihr Tempo zu erhöhen.

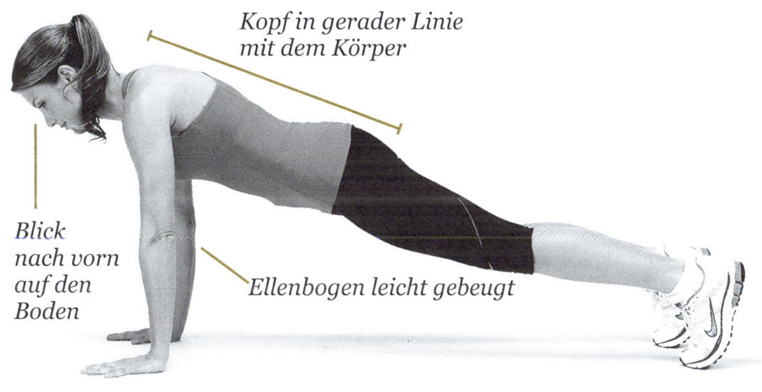

Zu schwer? Mach's leichter

- Bewegen Sie sich während der gesamten Übung langsamer.
- Gehen Sie nur in eine Viertelhocke.
- Marschieren Sie auf der Stelle, statt zu joggen.
- Machen Sie weniger Wiederholungen.
- Verbringen Sie weniger Zeit mit der Übung.

Zu leicht? Mach's schwerer

- Bewegen Sie Ihren Körper während der gesamten Übung schneller.
- Gehen Sie tiefer in die Hocke.
- Statt aus der Hocke aufzustehen, springen Sie so hoch Sie können und ziehen Sie im Sprung die Knie hoch. Kehren Sie dann in Position 1 zurück und setzen Sie die Übung fort.
- Machen Sie zwischen Hocke und Streckung einen Liegestütz.
- Machen Sie mehr Durchgänge.
- Verbringen Sie mehr Zeit mit der Übung.

10-MINUTEN-TIPPS

Machen Sie, wenn Sie diese Übung lernen, zunächst nicht zu viele davon. Gewöhnen Sie sich daran, die Bewegungen in korrekter Haltung auszuführen, erst Stehen, dann Hocken, dann in die Liegestützposition, dann wieder zurück in die Hocke und den Stand. Wenn Sie das Gefühl haben, dass Sie die Übung korrekt durchführen, erhöhen Sie Ihre Geschwindigkeit und Intensität. Schließlich sind Sie kein Kind mehr!

 **Minuten | Krafttraining**

Bankdrücken

GERÄTE: Langhantel mit Gewichten und stabile Hantelbank
BEANSPRUCHTE MUSKELN: Brust, Schultern und Rückseiten der Arme (Trizeps)

Als erste Langhantel-Übung werden Sie eine der bekanntesten aller Widerstandsübungen für den Oberkörper durchführen: das Bankdrücken. Glauben Sie ja nicht, diese Art von Krafttraining sei nur für Footballspieler oder Muskelmänner. Sie ist toll für den Aufbau und die Stärkung der Brust- und Schultermuskulatur und für diese heiklen Stellen, die Rückseiten Ihrer Arme. Sollten Sie hohe Gewichte auflegen, muss jemand ein Auge auf Sie haben.

▶ AUSGANGSPOSITION

Legen Sie sich mit dem Rücken auf eine Bank, Ihren Kopf fest abgestützt (Sie sollten zur Decke schauen) und beide Füße flach auf dem Boden. Fassen Sie die Hantelstange mit festen Handgelenken, die Hände schulterbreit auseinander, die Arme gestreckt, Ellenbogen leicht gebeugt. Greifen Sie mit den Daumen um die Stange (Position 1).

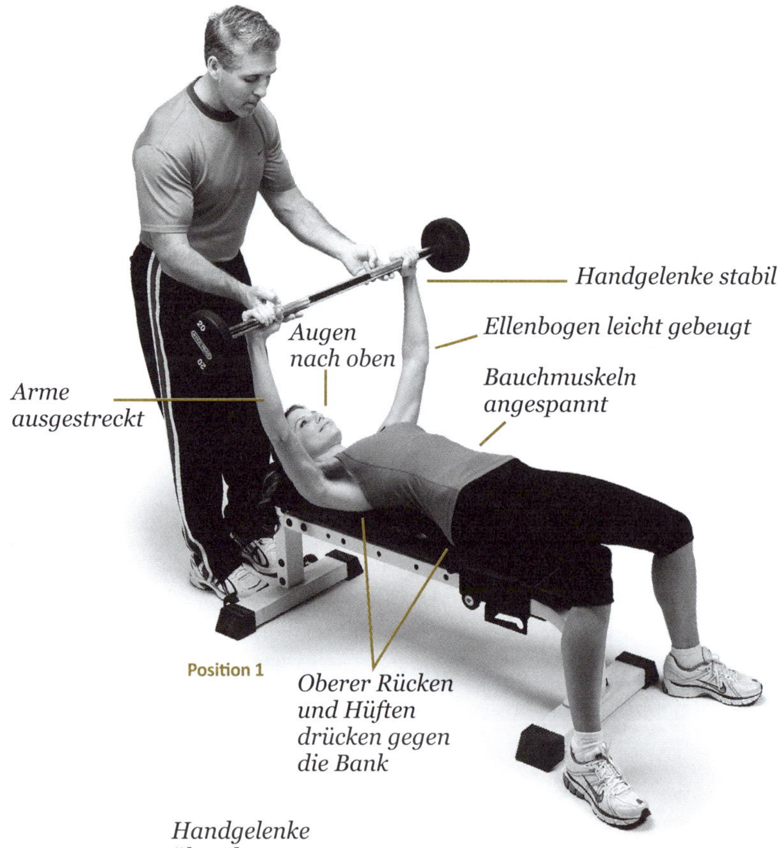

▶ LOS GEHT'S

1. Atmen Sie zunächst ein und senken Sie die Hantel, so dass sie gerade den mittleren Teil der Brust berührt (Position 2).

2. Dann, während Sie immer noch zur Decke schauen und die Schultern, den oberen Rücken und die Hüften gegen die Bank drücken, stemmen Sie die Hantel hoch. Dabei drücken beide Hände in die Stange, Sie atmen aus und strecken die Arme wieder in die Ausgangsposition.

3. Machen Sie diese Übung bis zu 1 Minute lang so oft Sie können.

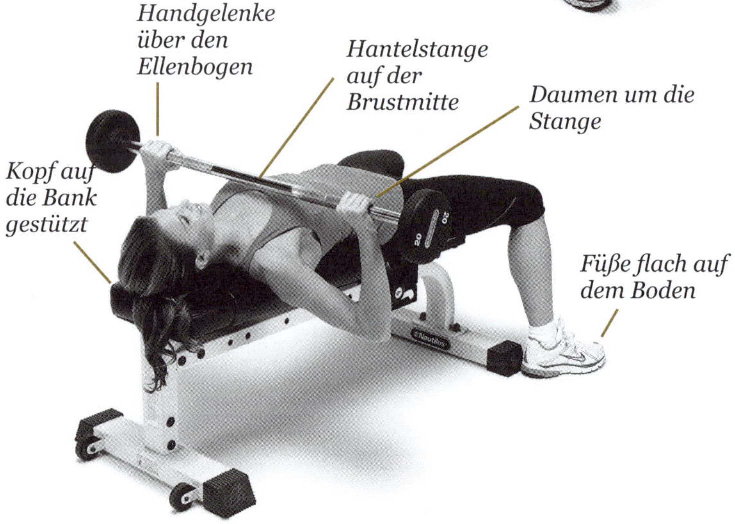

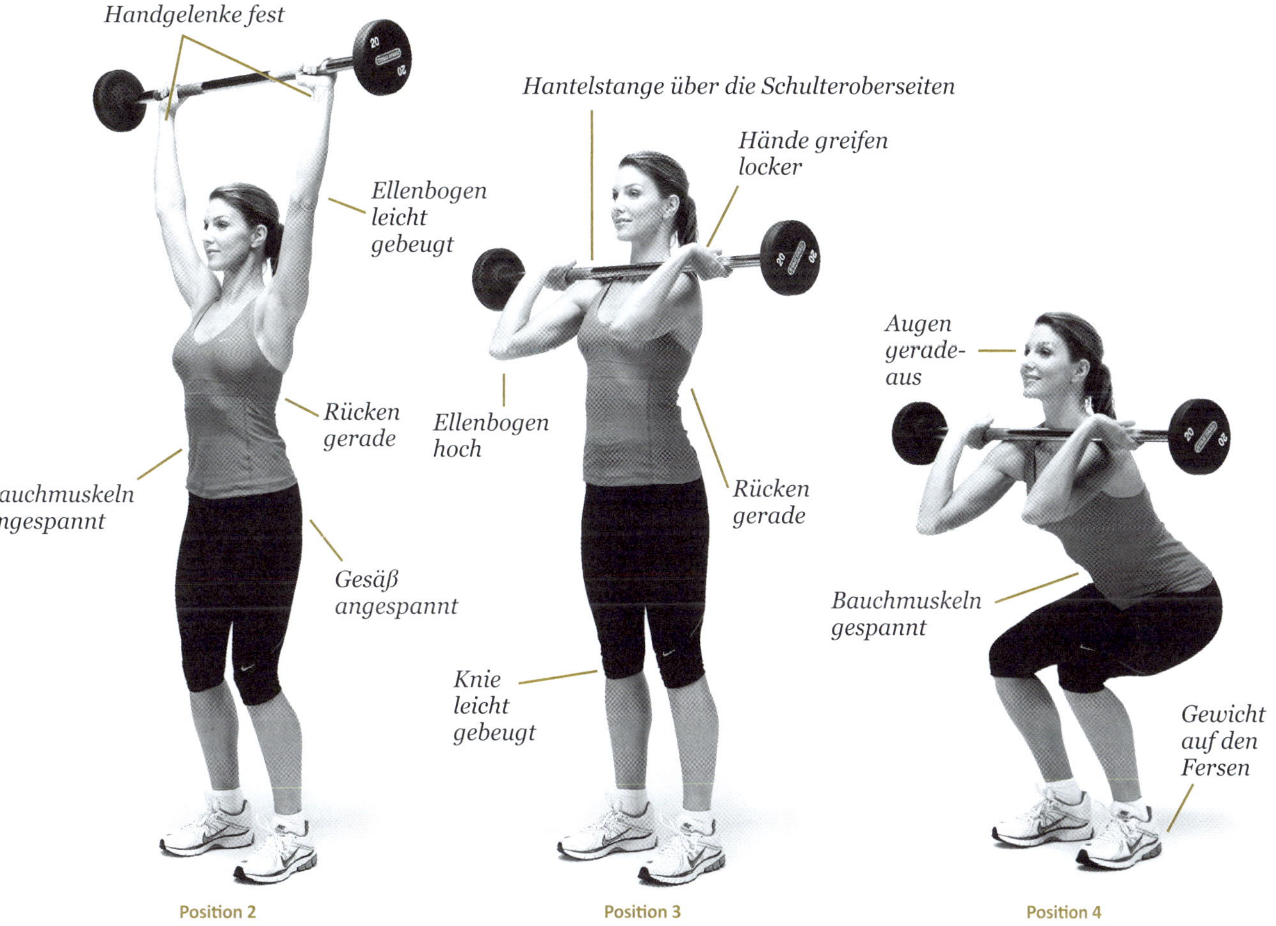

▶ LOS GEHT'S

1. Stemmen Sie die Hantel mit angespannten Bauchmuskeln und stabilen Handgelenken über Ihren Kopf. Lassen Sie beim Strecken der Arme die Ellenbogen leicht gebeugt (Position 2). Senken Sie die Hantel langsam zurück auf Schulterhöhe. Spannen Sie die Gesäßmuskeln an – das hilft, ein Hohlkreuz zu vermeiden. Das war das Schulterdrücken.

2. Legen Sie nun die Hantel vorn auf Ihre Schultern. Halten Sie die Stange mit lockerem Griff; Ihre Schultern tragen das Gewicht der Hantel, nicht Ihre Hände. Bevor Sie die Kniebeuge machen, heben Sie die Ellenbogen, Ihre Oberarme sind fast parallel zum Boden. Positionieren Sie Ihre Füße so, dass die Zehen nach außen zeigen. Ihre Knie sollten leicht gebeugt sein (Position 3).

3. Bei weiterhin angespanntem Bauch und festem Rücken sinken Sie in die Kniebeuge, indem Sie Ihr Gewicht langsam absenken, als ob Sie sich auf einen Stuhl setzen würden. Behalten Sie die Ellenbogen oben und die Augen nach vorne gerichtet. Schieben Sie Ihre Knie nicht nach vorn über die Zehen, während Sie in die Kniebeuge gehen. Gehen Sie so tief, wie es Ihnen bequem möglich ist. Das war die Kniebeuge (Position 4).

4. Anschließend schieben Sie Ihr Gewicht mit Druck aus den Fersen in eine aufrechte Position. Halten Sie Ihr Kinn parallel zum Boden und die Ellenbogen hoch, während Sie die Hantel weiterhin mit Schultern und Händen tragen.

5. Machen Sie in 1 Minute so viele Kniebeugen mit Langhantelstemmen, wie Sie können.

Zu schwer? Mach's leichter

- Verringern Sie das Gewicht der Hantel.
- Ruhen Sie sich zwischen den Durchgängen aus.
- Verwenden Sie weniger Zeit auf diese Übung.

Zu leicht? Mach's schwerer

- Erhöhen Sie das Gewicht der Hantel.
- Gehen Sie tiefer in die Kniebeuge.
- Machen Sie diese Übung länger als 1 Minute.

10-MINUTEN-TIPPS

Lassen Sie bei den Kniebeugen mit Langhantelstemmen Ihren Rücken und die Bauchmuskeln angespannt. Denken Sie daran, den Blick nach vorn zu richten – der Blick nach unten kann Ihre Haltung und Technik bei beiden Bewegungen beeinflussen. Halten Sie auch bei der Kniebeuge Ihre Ellenbogen hochgedrückt und Ihren Griff locker, während die Hantelstange auf Ihren Schultern ruht. Und denken Sie während der gesamten Übung daran, ruhig zu atmen.

② Minuten | Core-Training

Twist mit Langhantel

GERÄTE: Langhantel mit Gewichten
BEANSPRUCHTE MUSKELN:
Schultern, Arme und Core

Ich liebe Drehbewegungen, weil sie nachahmen, was wir alle täglich tun. Ob Sie nun die Einkäufe aus dem Wagen heben, sich nach etwas auf der Rückbank umdrehen oder eine Kiste vom Dachboden holen, eine starke Core-Muskulatur ist wichtig für die täglichen Aufgaben des Lebens.

▶ AUSGANGSPOSITION

Zu Beginn steht die Hantel an einer Stelle, wo sie nicht umkippen kann, senkrecht mit einem Ende fest auf dem Boden (zum Beispiel auf einer Gewichtsscheibe oder in der Zimmerecke). Stellen Sie sich mit den Füßen schulterbreit auseinander 30-60 cm entfernt von der Hantel hin. Halten Sie die Stange mit beiden Händen übereinander (unter dem Gewicht) fest und strecken Sie die Arme. Ihr Rücken sollte gerade und die Knie leicht gebeugt sein (Position 1).

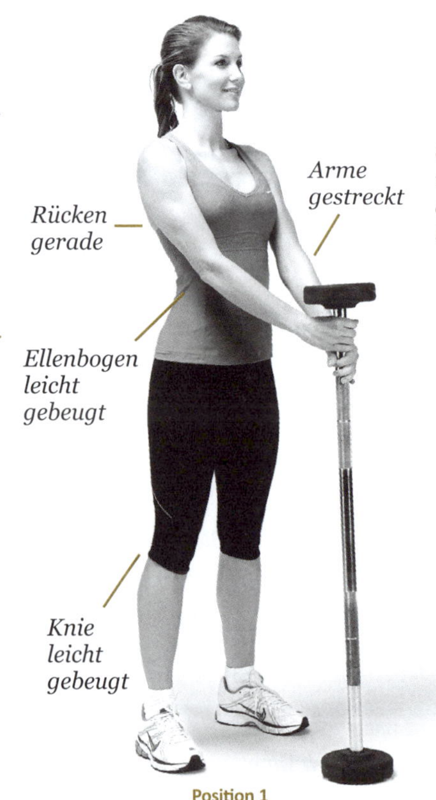

Position 1

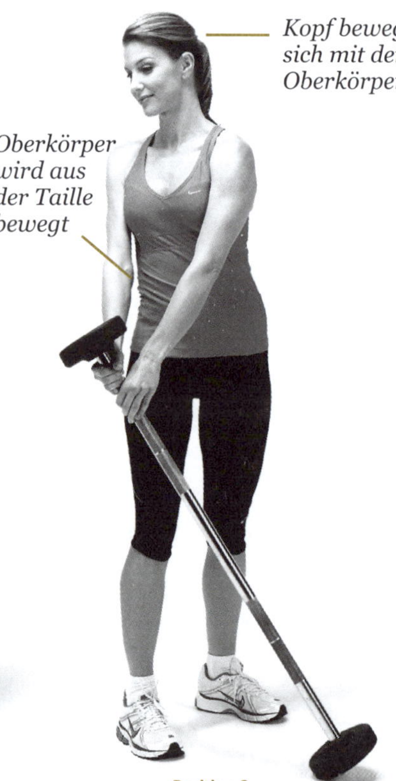

Position 2

▶ LOS GEHT'S

1. Drehen Sie nun langsam Ihren Oberkörper mithilfe der (schrägen) Bauchmuskeln nach rechts, die Arme immer noch gestreckt. (Die Hände halten noch die Hantel.) Achten Sie darauf, dass der Rücken gerade bleibt und Ihr Kopf sich mit Ihrem Oberkörper bewegt (Position 2).

2. Drehen Sie sich jetzt zur anderen Seite.

3. Machen Sie diese Übung, immer hin und her, bis zu 1 Minute lang, sooft Sie können.

Zu schwer? Mach's leichter

- Stellen Sie sich näher zur Hantel.
- Beugen Sie während der Übung Ihre Ellenbogen stärker.
- Verringern Sie das Gewicht der Hantel.
- Machen Sie die Übung kürzer als 1 Minute.

Zu leicht? Mach's schwerer

- Platzieren Sie Ihre Füße weiter weg von der Hantel.
- Benutzen Sie eine längere Hantel.
- Erhöhen Sie das Gewicht der Hantel.
- Variante: Hocken Sie sich für die Übung hin.

10-MINUTEN-TIPPS

Sie holen das Maximum aus dieser Übung, wenn Sie sich mit den Muskeln Ihrer Taille (nicht Ihrer Arme) in die jeweilige Richtung drehen. Atmen Sie die ganze Zeit ruhig.

- Machen Sie die Übung länger als 1 Minute.

Rückenstrecken mit Langhantel

GERÄTE: Langhantel mit Gewichten
BEANSPRUCHTE MUSKELN: oberer und unterer Rücken, Gesäß und hintere Beinmuskeln

Hier ein sehr wichtiger Tipp: Stellen Sie sich bei dieser Übung vor, sich mit Gesäß und Hüften hinzusetzen (indem Sie das Gesäß nach hinten schieben), wobei der Rücken gerade und stark bleibt, anstatt dass Sie sich einfach bücken.

▶ AUSGANGSPOSITION

Stehen Sie mit geradem Rücken, Füße hüftbreit auseinander und die Knie leicht gebeugt, und halten Sie die Hantel unterhalb Ihrer Taille. Ihre Arme sind gestreckt und die Handflächen zeigen, schulterbreit auseinander, zu Ihrem Körper (Position 1).

▶ LOS GEHT'S

1. Um Ihren Rücken gerade zu halten, strecken Sie Hüften und Gesäß nach hinten, statt sich mit rundem Rücken zu bücken. Spannen Sie Ihre Bauchmuskeln

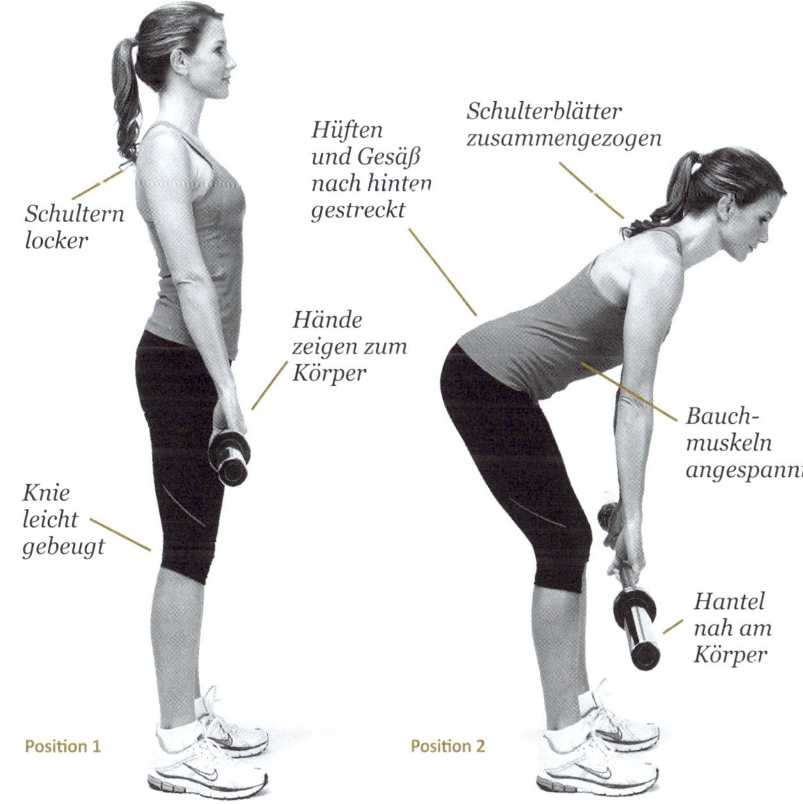

an und lassen Sie, aus der Taille vorgebeut, die Hantel auf eine Ihnen angenehme Höhe absinken. Die Übung ist auch dann wirksam, wenn Sie nicht ganz so weit nach unten gehen. Halten Sie Ihre Schultern hinten und unten (Position 2).

2. Bewegen Sie sich bis zu 1 Minute lang langsam und kontrolliert auf und ab, sooft Sie können.

Zu schwer? Mach's leichter
- Verringern Sie das Gewicht der Hantel.
- Lassen Sie die Hantel nur zu einem Viertel der Strecke herab.
- Machen Sie die Übung kürzer als 1 Minute.

Zu leicht? Mach's schwerer
- Erhöhen Sie das Gewicht der Hantel.
- Lassen Sie die Hantel tiefer sinken.
- Machen Sie die Übung länger als 1 Minute.

❶ Minute | Dehn- und Atemübungen

Seitbeuge im Sitzen

GERÄTE: keine

BEANPRUCHTE MUSKELN: oberer und unterer Rücken und hintere Beinmuskulatur

Sie können diese entspannende Dehnübung überall und jederzeit ausführen. Sie sitzen mit gespreizten Beinen auf dem Boden und beugen sich langsam und vorsichtig zur Seite. Dabei dehnen Sie sowohl Ihren oberen und unteren Rücken als auch die Rückseite der Beine.

▶ AUSGANGSPOSITION

Setzen Sie sich auf den Boden und strecken Sie Ihre Beine seitlich aus, so weit wie Sie es bequem schaffen, die Knie leicht gebeugt. Sitzen Sie aufrecht. Legen Sie Ihre linke Hand auf den rechten Oberschenkel und strecken Sie den rechten Arm über den Kopf (so als ob Sie im Unterricht eine Frage stellen) (Position 1).

▶ LOS GEHT'S

1. Neigen Sie Ihren Oberkörper und den rechten Arm langsam nach links, und lassen Sie Ihren Oberkörper aus der Taille seitlich absinken. Blicken Sie in der seitlichen Neigung weiter geradeaus und lassen Sie Ihren Kopf in einer Linie mit dem Oberkörper. Dehnen Sie, bis Sie eine leichte Spannung spüren, und halten Sie die Position 15 Sekunden lang (Position 2).

2. Wechseln Sie die Arme und beugen Sie sich weitere 15 Sekunden lang zur anderen Seite.

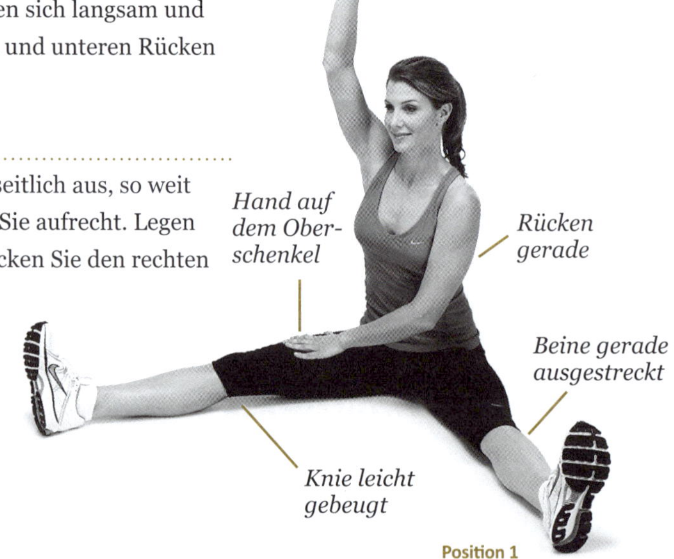

Zu schwer? Mach's leichter
- Machen Sie die Übung auf einem Stuhl.
- Beugen Sie sich weniger weit zur Seite; steigern Sie sich mit der Zeit Zentimeter für Zentimeter.
- Halten Sie die Dehnung weniger lang.

Zu leicht? Mach's schwerer
- Beugen Sie sich tiefer.
- Spreizen Sie die Beine stärker.
- Halten Sie die Dehnung länger

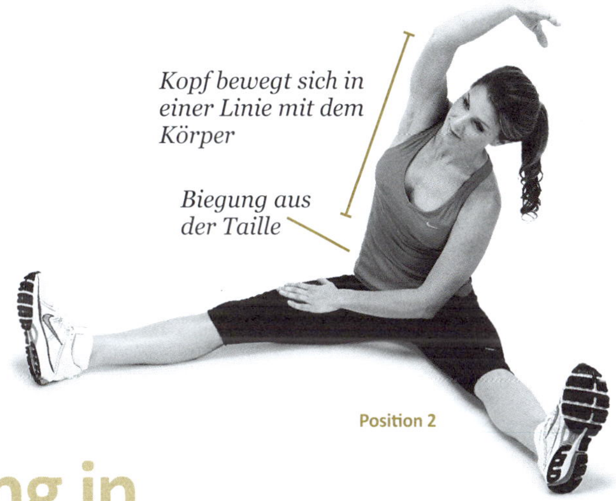

Ganzkörperdehnung in Bauchlage

GERÄTE: keine

BEANSPRUCHTE MUSKELN:
Core, Rücken, Schultern, Arme und Beine

Die letzte Dehnübung werden Sie mögen. Sie ist sehr einfach und zugleich höchst entspannend.

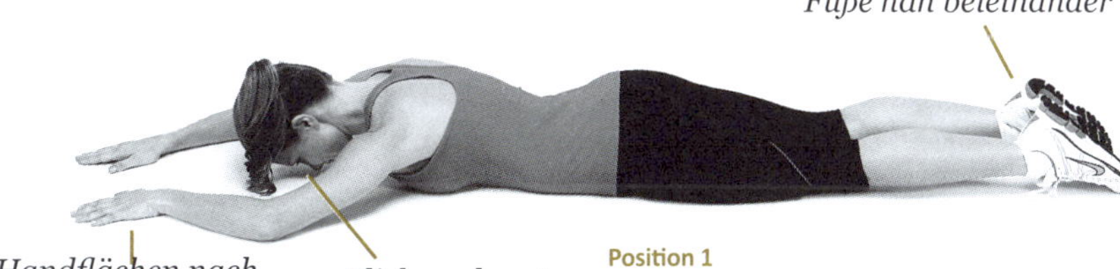

AUSGANGSPOSITION

Legen Sie sich auf den Bauch, Blick nach unten, die Füße eng beieinander, das Gesicht dicht am Boden, die Arme nach vorne ausgestreckt und die Handflächen flach auf dem Boden (Position 1).

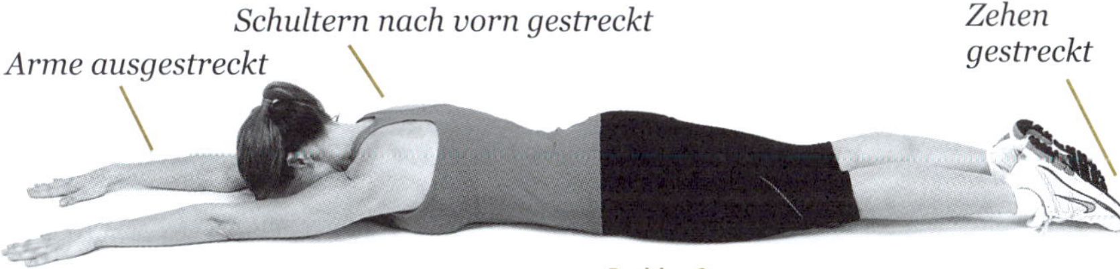

LOS GEHT'S

1. Indem Sie Ihre Hände langsam von Ihren Schultern wegbewegen, strecken Sie Ihre Arme so weit Sie können. Machen Sie auch Ihren Ober- und Unterkörper lang, indem Sie Ihre Beine und Zehen strecken (Position 2).

2. Halten Sie die Dehnung 30 Sekunden lang.

Zu schwer? Mach's leichter
- Strecken Sie sich nicht ganz so lang.
- Bleiben Sie kürzer in der Dehnung.

Zu leicht? Mach's schwerer
- Strecken Sie sich noch länger.
- Bleiben Sie länger in der Dehnung.

Gut gemacht!
Sie haben soeben Ihr drittes 4 • 3 • 2 • 1-Workout auf Level III abgeschlossen! Gönnen Sie sich eine Belohnung, oder fangen Sie wieder an und wiederholen Abschnitte des Trainings oder die gesamte Runde.

LEVEL III

WORKOUT 4

Dieses letzte Workout der *10-Minuten-Lösung* ist nun wirklich alles in einem. (Vergessen Sie nicht, sich erst einmal aufzuwärmen!) Die Übungen in Workout 4 verwenden nicht nur alle Geräte dieses Levels – eine Langhantel (mit Gewichten, falls erwünscht), Kurzhanteln und einen Medizinball –, sondern auch einen Gymnastikball und Fitnessbänder. So viel zum Thema Dynamik!

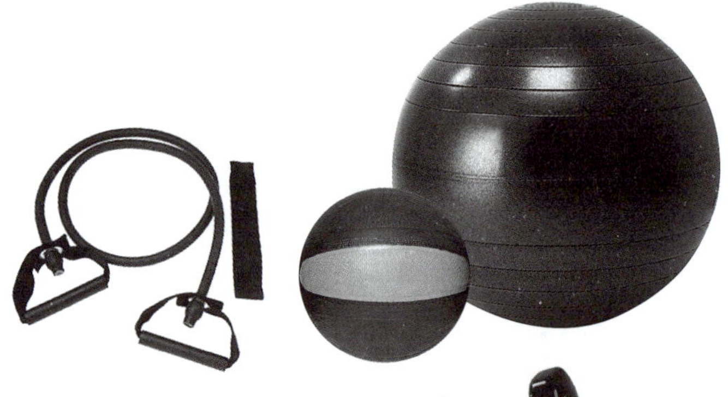

4 Minuten | Hochintensives Ausdauertraining (H.E.A.T.)

Hocksprünge und Joggen auf der Stelle

GERÄTE: keine
BEANSPRUCHTE MUSKELN: Herz, Schultern, Arme, Rumpf und Beine

Oft machen Sportler oder Cheerleader einen Hocksprung, sie springen dabei hoch in die Luft und ziehen die Knie bis zur Brust. Lassen Sie sich davon nicht einschüchtern! Sie müssen weder Sportler noch Cheerleaderin sein, um diese Übung zu praktizieren, und Sie müssen auch Ihre Knie nicht ganz bis zur Brust ziehen. Diese Übung ist zwar einfach, beansprucht dennoch jede Muskelgruppe des Körpers.

▸ AUSGANGSPOSITION

In der Startposition stehen Sie aufrecht mit geradem Rücken, die Arme seitlich am Körper, Schultern entspannt und Füße hüftbreit auseinander (Position 1).

▸ LOS GEHT'S

1. Neigen Sie sich leicht nach vorne und springen Sie explosionsartig in die Luft, gleichzeitig reißen Sie die Arme vor sich bis auf Schulterhöhe. Während Sie in der Luft sind, ziehen Sie Ihre Knie zur Brust (Position 2).
Strecken Sie Ihre Beine und landen Sie auf den Fußballen, so dass Sie direkt wieder hochspringen können (Position 3).
2. Machen Sie zum Aufwärmen Hocksprünge in gemächlichem Tempo. Lassen Sie Ihren Rücken gerade und Ihr Gewicht auf den Fußballen. Führen Sie diesen Bewegungsablauf 30 Sekunden lang kontrolliert und bei gleich bleibendem Tempo durch.
3. Als Nächstes fangen Sie an, in moderatem Tempo auf der Stelle zu joggen (siehe S. 147). Nach Ablauf der 30 Sekunden leichten Joggens bereiten Sie sich auf cinc wcitcrc Runde Hocksprünge vor.

LEVEL III 

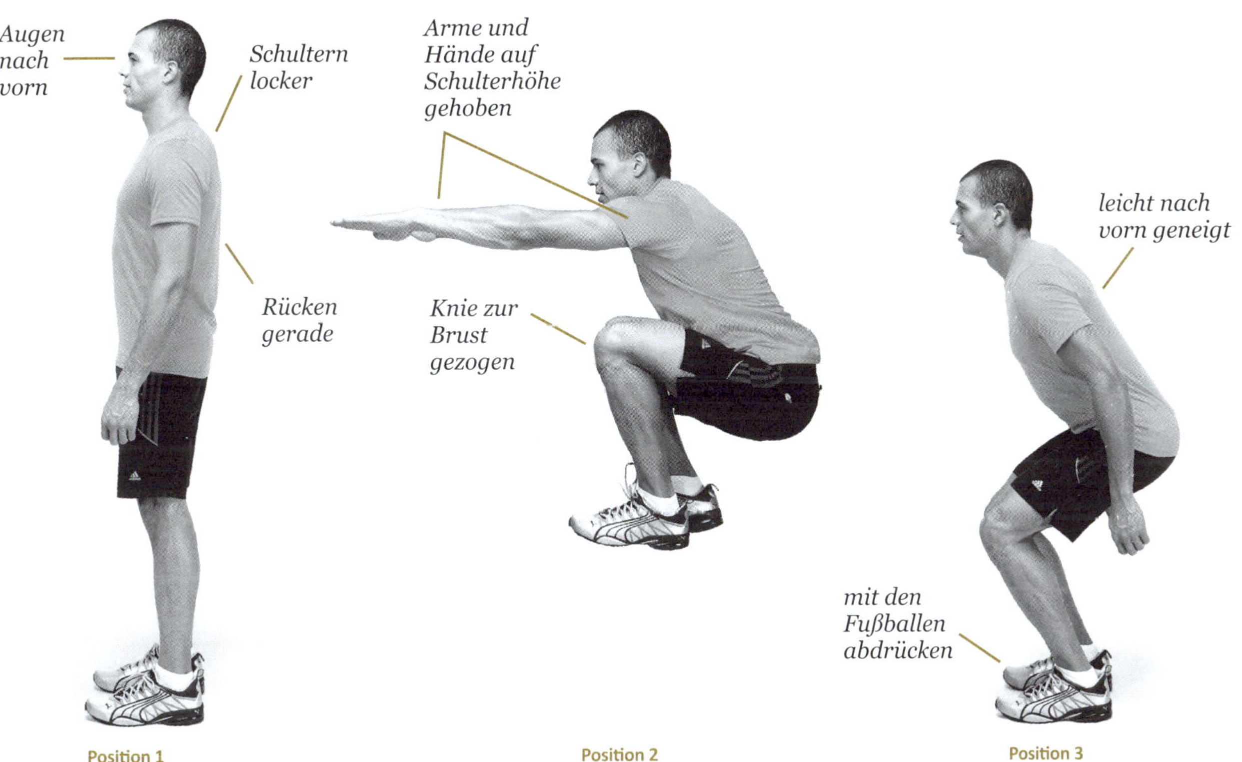

4. Wechseln Sie insgesamt 4 Minuten lang Joggen auf der Stelle alle 30 Sekunden mit Hocksprüngen ab. Versuchen Sie nach und nach, ein wenig schneller zu joggen und deutlich schneller zu springen. In den ersten paar Minuten sollten Sie sich aufwärmen, also denken Sie daran, das Training leicht zu beginnen und Ihr Tempo im Verlauf der 4 Minuten zu steigern.

Zu schwer? Mach's leichter

- Bewegen Sie sich insgesamt langsamer.
- Springen Sie bei den Hocksprüngen nicht ganz so hoch.
- Lassen Sie bei beiden Bewegungsabläufen Ihre Hände an den Hüften.
- Statt auf der Stelle zu joggen, marschieren Sie auf der Stelle.
- Machen Sie weniger Wiederholungen.
- Verbringen Sie weniger Zeit mit der Übung.

Zu leicht? Mach's schwerer

- Bewegen Sie sich insgesamt schneller.
- Ziehen Sie die Knie während der Hocksprünge näher an Ihre Brust.
- Springen Sie so hoch und schnell Sie können.
- Reißen Sie Ihre Arme bei den Hocksprüngen mit mehr Kraft nach oben.
- Halten Sie bei den Hocksprüngen einen Medizinball über Ihren Kopf.
- Verbringen Sie mehr Zeit mit der Übung.

10-MINUTEN-TIPPS

Seien Sie beim Hocksprung »leichtfüßig« und vermeiden Sie es, auf Ihren Fersen zu landen. Machen Sie sich keine Gedanken darüber, wie hoch Sie springen. Mit der Zeit werden Sie immer höher und schneller springen können.

③ Minuten | Krafttraining

Kniebeuge mit Langhantel

GERÄTE: Langhantel mit Gewichten

BEANSPRUCHTE MUSKELN: Beine, Gesäß, Arme, Schultern und Core

Dies ist dieselbe Übung wie die Kniebeuge mit Fitnessband, die Sie im Workout 4 von Level II gelernt haben (siehe S. 183), aber mit einer besonderen Note! Diesmal halten Sie bei der ganzen Übung eine Langhantel über dem Kopf. Diese Variante fordert ihren Ober- und Unterkörper sowie Ihre Core-Muskeln mehr. Probieren Sie diese Übung zunächst nur mit der Hantelstange, um sicherzustellen, dass Sie die Bewegungen korrekt durchführen.

▶ AUSGANGSPOSITION

Halten Sie eine Langhantel mit beiden Händen auf Ihren Schultern, die Hände sind weiter als schulterbreit auseinander und die Handflächen zeigen vom Körper weg. Stehen Sie aufrecht, die Füße schulterbreit auseinander, und ziehen Sie die Schulterblätter zusammen. Anschließend stemmen Sie die Langhantel über den Kopf und strecken die Arme, die Ellenbogen sind leicht gebeugt. Das ist Ihre Ausgangsposition (Position 1).

▶ LOS GEHT'S

1. Halten Sie die Hantel über und etwas hinter dem Kopf, blicken Sie geradeaus, drücken Sie Ihre Brust heraus, spannen Sie die Bauchmuskeln an und sinken Sie nach hinten in die Kniebeuge. Dabei senken Sie langsam Ihr Gewicht, als würden Sie sich auf einen Stuhl setzen. Wie bei allen anderen Kniebeugen sollten Sie Ihre Knie in der Hocke nicht vorn über Ihre Zehen schieben. Lassen Sie auch Ihren Kopf in einer Linie mit dem Oberkörper. Gehen Sie so tief wie es Ihnen bequem möglich ist (Position 2). Es ist ein natürlicher Impuls, sich aus der Taille ein wenig nach vorn zu lehnen, um das Gleichgewicht zu halten, das liegt am Gewicht der Hantel; widerstehen Sie der Versuchung und drücken Sie bei der Kniebeuge Ihre Arme und Schultern nach hinten.

2. Anschließend spannen Sie die Gesäßmuskeln an und drücken sich aus den Fersen hoch in die aufrechte Position – dabei bleiben Ihre Arme ausgestreckt, die Hantel über dem Kopf und die Ellenbogen leicht gebeugt. Lassen Sie die Schultern locker, die Brust aufgerichtet und die Handgelenke fest und stark.

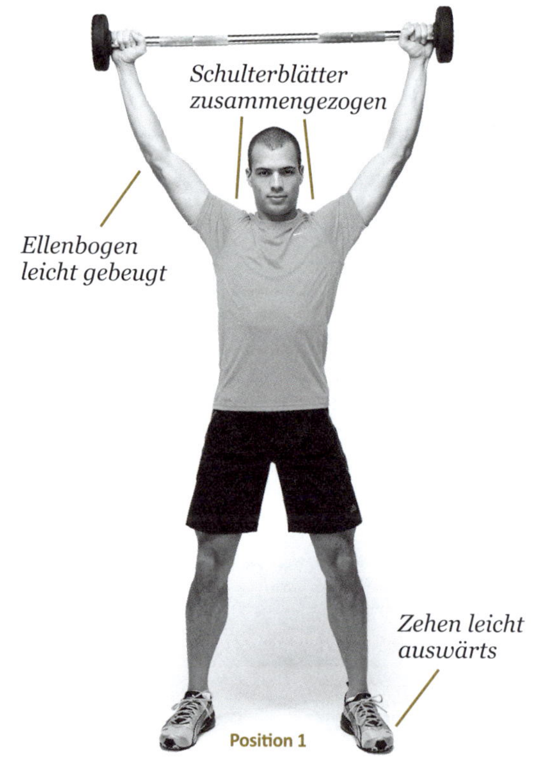

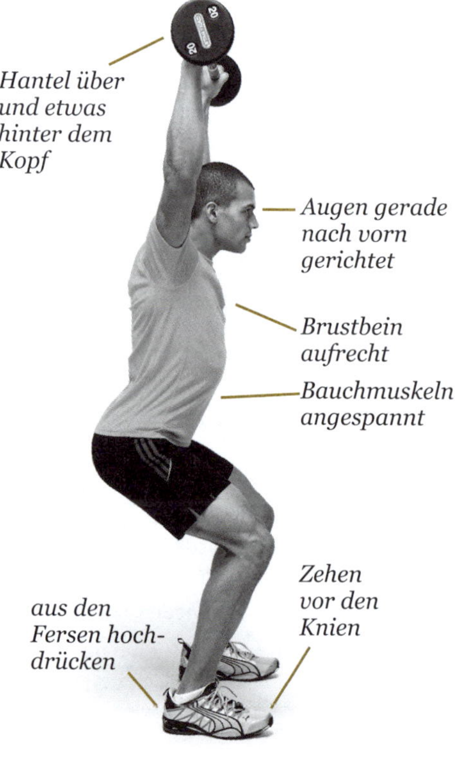

3. Führen Sie die Übung, mit der Hantel über dem Kopf, bis zu 1 Minute lang so oft aus, wie Sie können.

Zu schwer? Mach's leichter

- Beginnen Sie mit einer Viertelkniebeuge.
- Verringern Sie das Gewicht der Hantel.
- Legen Sie die Hantel zu Boden und ruhen Sie sich zwischen den Wiederholungen aus.
- Machen Sie die Übung kürzer als 1 Minute.

Zu leicht? Mach's schwerer

- Gehen Sie tiefer in die Hocke.
- Bleiben Sie länger in der Hockstellung.
- Legen Sie mehr Gewichte auf.
- Machen Sie die Übung länger als 1 Minute.

10-MINUTEN-TIPPS

Um die Hantel während der Übung ruhig und stabil zu halten, stellen Sie sich vor, dass Sie mit Ihren Händen nach außen ziehen, als ob Sie versuchten, die Stange entzweizureißen. Halten Sie außerdem die Hantel über dem Kopf und drücken Sie diese so weit es geht nach hinten, während das Brustbein aufrecht und der Rücken gerade bleibt. Vergewissern Sie sich, dass Ihre Handgelenke bei der Übung stabil und oberhalb der Ellenbogen bleiben, und atmen Sie ruhig.

Liegestütz mit Kurzhantelrudern

GERÄTE: 2 Kurzhanteln

BEANSPRUCHTE MUSKELN: Brust, Schultern, Rückseite der Arme (Trizeps), oberer und unterer Rücken und Core

Bei dieser Übung machen Sie Liegestützen während Sie auf zwei Kurzhanteln balancieren, sowie vornübergebeugtes Kurzhantelrudern – alles in einer Übung! Das ist nun wirklich eine fortgeschrittene Übung für den Oberkörper, aber jetzt sind Sie so weit!

▶ AUSGANGSPOSITION

Mit je einer Kurzhantel in jeder Hand nehmen Sie die normale Liegestützposition ein, die Hanteln auf dem Boden direkt unter den Schultern und Ihr Gewicht gleichmäßig zwischen Händen und Fußballen verteilt. Lassen Sie die Ellenbogen leicht gebeugt und schauen Sie nach vorn auf den Boden. Das ist Ihre Ausgangsposition (Position 1).

▶ LOS GEHT'S

1. Spannen Sie Ihre Bauchmuskeln an und senken Sie Ihren Oberkörper langsam ab, indem Sie beide Ellenbogen beugen. Gehen Sie so tief, wie es Ihnen angenehm ist, aber lassen Sie Ihren Rücken gerade und den

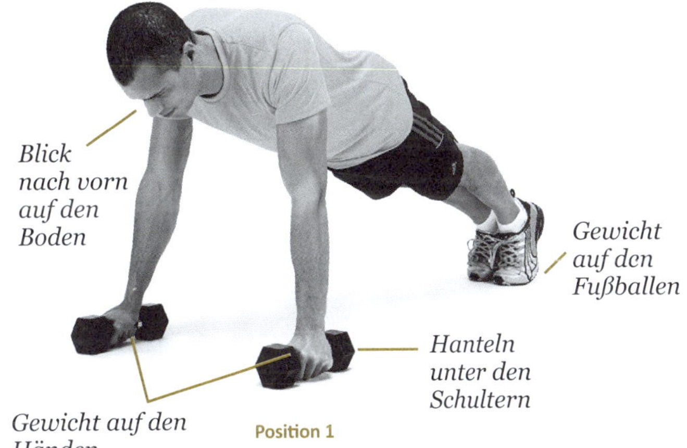

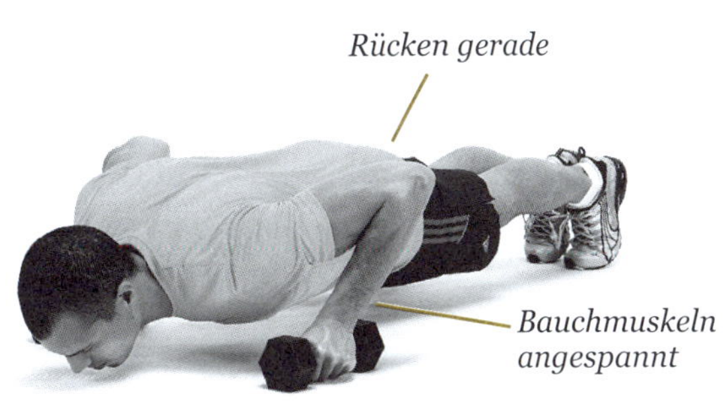

LEVEL III

Kopf in einer Linie mit Ihrem Körper
(Position 2).

2. Schieben Sie Ihr Gewicht zurück nach
oben in die Ausgangsposition, indem Sie
beide Hände nach unten in die Hanteln
drücken und die Arme strecken. Lassen
Sie Ihre Schultern locker, die Hüfte unten
und Ihren Rücken gerade.

3. Anschließend festigen Sie Ihren Griff
um die Hantel in Ihrer rechten Hand und
drücken sie zu Boden, so dass das Gewicht
Ihres Oberkörpers auf den rechten ausge-
streckten Arm verlagert wird. Ziehen Sie
Ihren linken Ellenbogen zurück und bringen
Sie die linke Hantel nach hinten zur linken
Hüfte. Das ist das »Rudern« (Position 3).

4. Wechseln Sie die Seiten und machen
Sie so viele Wiederholungen, wie Sie in 1 Minute schaffen.

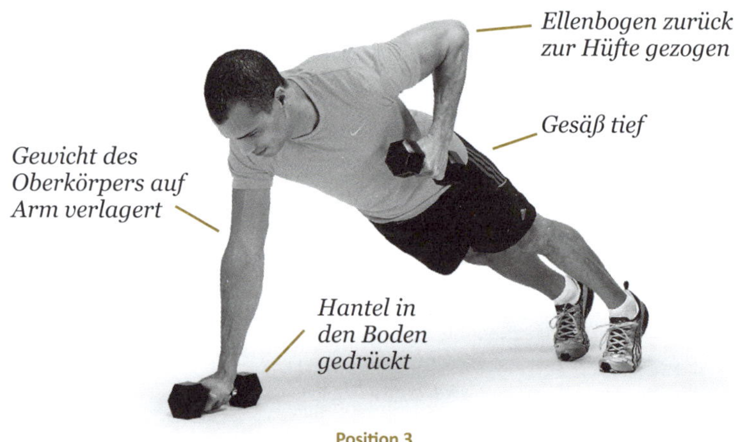

Zu schwer? Mach's leichter

- »Rudern« Sie die Hantel nur
  ein Viertel der eigentlich
  vorgesehenen Strecke.
- Verringern Sie das Gewicht der
  Hanteln.
- Machen Sie die Übung auf den
  Knien.
- Versuchen Sie nicht, mit dem
  Kinn den Boden zu berühren.
- Suchen Sie Ihr eigenes Tempo.
  Wenn Ihre Muskeln besser in
  Form kommen, können Sie die
  Bewegungen intensivieren und
  mehr Wiederholungen machen.

Zu leicht? Mach's schwerer

- Senken Sie Ihren Oberkörper
  beim Liegestütz, so weit Sie
  können. Je tiefer Sie gehen, desto
  mehr trainieren Sie Arme, Brust
  und Schultern.
- Führen Sie die Hanteln näher
  zusammen, unter Ihre Brust.
- Erhöhen Sie das Gewicht der
  Hanteln.
- Machen Sie einen einbeinigen
  Liegestütz, indem Sie ein Bein
  vom Boden heben und es gerade
  nach hinten ausstrecken.
- Machen Sie die Liegestütze
  explosionsartig, das heißt so
  schnell Sie können. Auf diese
  Weise erhöhen Sie nicht nur die
  Anzahl der Wiederholungen,
  Sie beteiligen auch mehr
  Muskelfasern in den Armen, der
  Brust und den Schultern – so
  werden Sie noch schneller fit!

10-MINUTEN-TIPPS

Spannen Sie Ihre Bauchmuskeln durchgehend
an. Vergessen Sie nicht, die Hanteln fest zu
umklammern, wenn Sie diese in den Boden
drücken. Halten Sie auch die ganze Übung
hindurch den Rücken gerade und den Core
stark. Vergessen Sie auch zu keinem Zeitpunkt,
nach vorn auf den Boden zu schauen, das
Gesäß unten zu halten und ruhig zu atmen.

Ausfallschritt mit Armcurl und Schulterheben

GERÄTE: 2 Kurzhanteln
BEANSPRUCHTE MUSKELN: Schultern, Beine, Gesäß, Arme und Core

Zweifellos habe ich das Beste für das letzte Workout aufgespart! Diese Übung enthält Ausfallschritte, Armcurls und Schulterdrücken mit Kurzhanteln – gebündelte Kraft in einer einzigen Übung. Sie ist das beste Beispiel für Fusionstraining und strafft und stärkt jede der Hauptmuskelgruppen. Ganz abgesehen davon, dass Sie bei den Ausfallschritten merken, wie sich Ihre Herzfrequenz erhöht.

▶ AUSGANGSPOSITION

Stehen Sie aufrecht und mit den Füßen hüftbreit auseinander, das Kinn parallel zum Boden und eine Kurzhantel in jeder Hand. Das ist Ihre Ausgangsposition (Position 1).

▶ LOS GEHT'S

1. Machen Sie mit dem rechten Fuß einen Ausfallschritt 1 Meter oder mehr nach vorn und balancieren Sie Ihr Gewicht zwischen der Ferse des vorderen rechten Fußes und dem Fußballen Ihres linken hinteren Fußes.
2. Anschließend senken Sie bei geradem Rücken Ihren rechten Oberschenkel ab, bis er parallel zum Boden ist (oder so tief, wie Sie schaffen) und das linke Knie zum Boden sinkt, ohne ihn tatsächlich zu berühren. Es ist sehr wichtig, dass Sie Ihr rechtes Knie nicht über die Zehen Ihres rechten Fußes schieben; wenn das doch geschieht, versuchen Sie einen längeren Schritt, indem Sie Ihren linken Fuß ein wenig weiter zurückbewegen und überprüfen Sie nochmals die Position des rechten Knies. Das rechte Knie und die Mitte des rechten Fußes sollten eine imaginäre senkrechte Linie bilden (Position 2).
3. Drücken Sie sich aus der Ferse des vorderen Fußes und dem hinteren Fußballen nach oben und vorn in die ursprüngliche Ausgangsposition zurück, die Füße hüftbreit auseinander und die Hanteln unten seitlich am Körper.

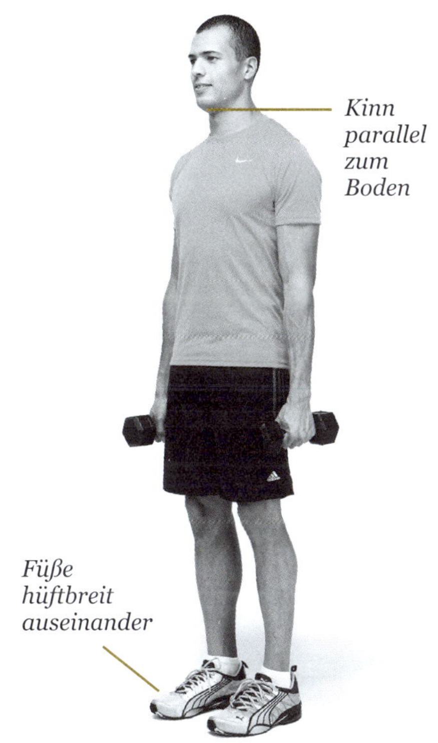

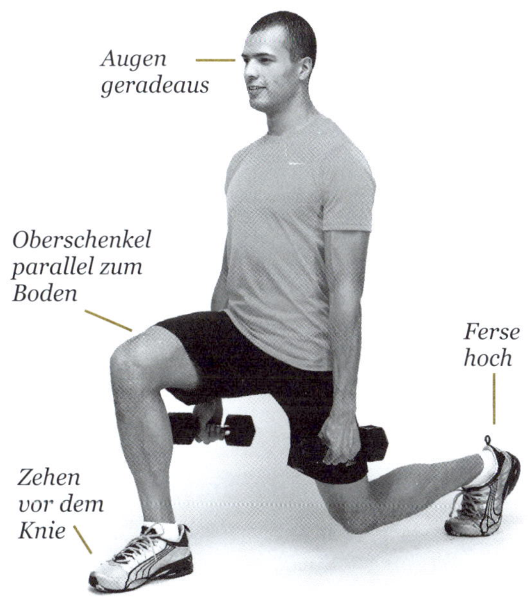

4. Machen Sie nun einen weiteren Ausfallschritt mit dem linken Bein nach vorne. Wiederholen Sie wie oben, bis Sie sich wieder in der Ausgangsposition befinden.

5. Anschließend bringen Sie mit einer Drehung Ihrer Hände beide Kurzhanteln vor Ihre Oberschenkel, die Handflächen zeigen weg von den Beinen. Beugen Sie die Arme, spannen Sie den Bizeps an und bringen Sie die Hanteln zu Ihren Schultern. Dies ist der Arm-Curl-Teil der Übung (Position 3).

6. Drehen Sie Ihre Hände, die Hanteln jetzt direkt unter Ihren Schultern, noch einmal, so dass die Handflächen vom Körper weg zeigen. Strecken Sie mit stabilen Handgelenken beide Hände und Arme über den Kopf. Stellen Sie sich vor, jemand sagt »Hände hoch!«, und Sie halten zufällig gerade Hanteln in den Händen. Das ist das Schulterdrücken (Position 4).

7. Fangen Sie wieder an, und versuchen Sie diesen Ablauf noch einmal: Ausfallschritte, abwechselnd mit beiden Beinen, dann den Arm-Curl und schließlich das Schulterdrücken. Führen Sie bis zu 1 Minute lang so viele vollständige Abläufe durch, wie Sie können.

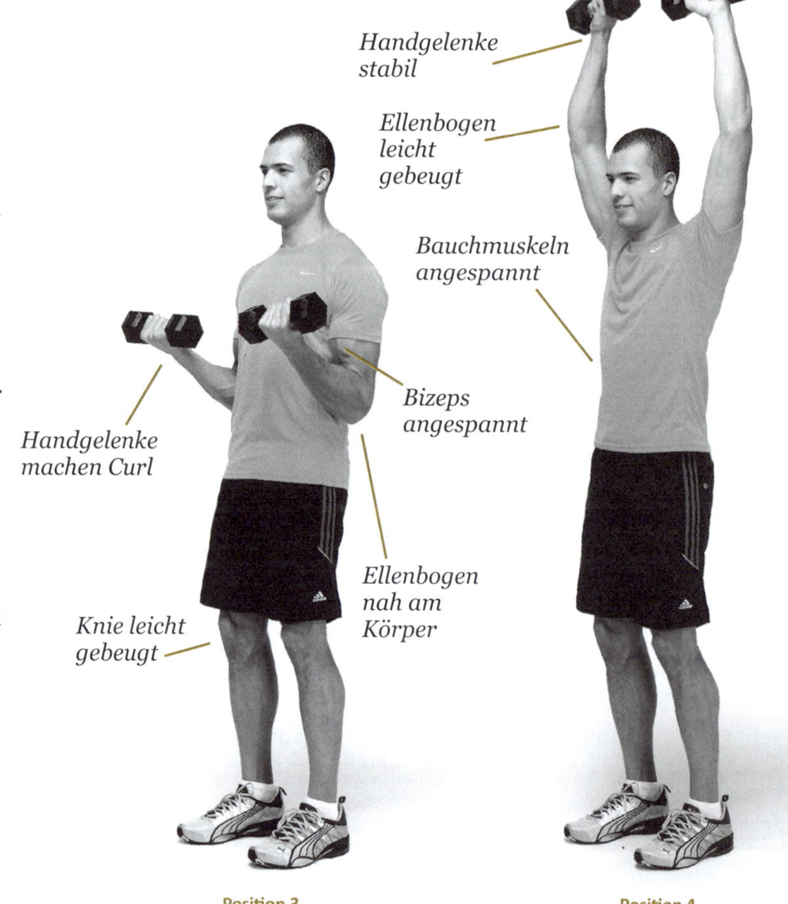

Zu schwer? Mach's leichter

- Beginnen Sie mit einem Viertelausfallschritt
- Verringern Sie das Gewicht der Hanteln.
- Ruhen Sie sich zwischen den Wiederholungen aus.
- Machen Sie die Übung kürzer als 1 Minute.

Zu leicht? Mach's schwerer

- Heben Sie beim Übergang von einem Ausfallschritt zum nächsten das Bein, das nicht den Ausfallschritt macht, hoch zur Brust und halten Sie es dort. Machen Sie dann den nächsten Ausfallschritt.
- Gehen Sie tiefer in den Ausfallschritt.
- Stellen Sie sich bei Arm-Curl oder Schulterdrücken auf ein Bein.
- Erhöhen Sie das Gewicht der Hanteln.
- Machen Sie die Übung länger als 1 Minute.

10-MINUTEN-TIPPS

Herzlichen Glückwunsch! Sie haben soeben eine sehr anspruchsvolle Übung absolviert! Das Beste holen Sie aus diesem Bewegungsablauf heraus, wenn Sie Ihr Kinn parallel zum Boden und den Blick geradeaus gerichtet halten – wenn Sie auf Ihre Füße schauen, stört das Ihr Gleichgewicht. Lassen Sie außerdem Ihre Schultern entspannt, das Brustbein aufrecht, Ihre Bauchmuskeln angespannt und Ihren Rücken gerade. Bewegen Sie sich langsam und kontrolliert. Vergessen Sie nicht, während der ganzen Übung ruhig zu atmen.

②　Minuten | Core-Training

Twist mit Medizinball auf dem Gymnastikball

GERÄTE: Gymnastikball und Medizinball
TRAINIERTE MUSKELN: Schultern, Arme und Core

Hier habe ich eine weitere dynamische Übung für Sie, bei der Sie auf einem Gymnastikball liegen und einen Medizinball von einer Seite zur anderen drehen. Dies ist eine der schwierigeren Übungen im Core-Training. Lesen Sie also die Anleitung genau durch.

▶ AUSGANGSPOSITION

Zu beginn dieser Übung setzen Sie sich auf einen Gymnastikball. Laufen Sie mit Ihren Füßen nach vorn und drücken Sie dabei den unteren Rücken/ die Hüften in den Ball, bis der obere Rücken fest vom Ball gestützt wird und sich die Knie in einem 90°-Winkel befinden. Als Nächstes stellen Sie die Füße etwas weiter als schulterbreit auseinander auf und strecken Ihre Hände und Arme über die Brust, während Sie einen Medizinball in den Händen halten. Ihr Rücken sollte gerade sein und die Ellenbogen leicht gebeugt (Position 1).

▶ LOS GEHT'S

1. Während Sie die Hüften Richtung Decke drücken und die Core-Muskeln angespannt lassen, drehen Sie den Oberkörper und die untere Schulter nach rechts und strecken den Medizinball in dieselbe Richtung. Drehen Sie sich mit Hilfe der (schrägen) Bauchmuskeln nach rechts, bei vollständig ausgestreckten Armen. Vergewissern Sie sich, dass sich Ihr Kopf in einer Linie mit Ihrem Oberkörper bewegt (Position 2).

2. Führen Sie die gleiche Bewegung zur anderen Seite hin aus. Die Arme bleiben ausgestreckt und der Medizinball vor der Brust.

3. Machen Sie die Übung abwechselnd nach bei- den Seiten bis zu 1 Minute lang, sooft Sie können.

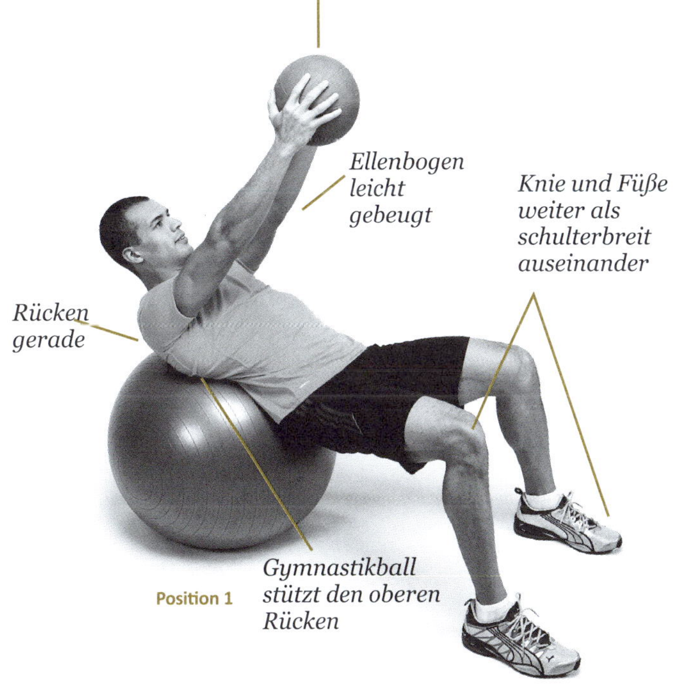

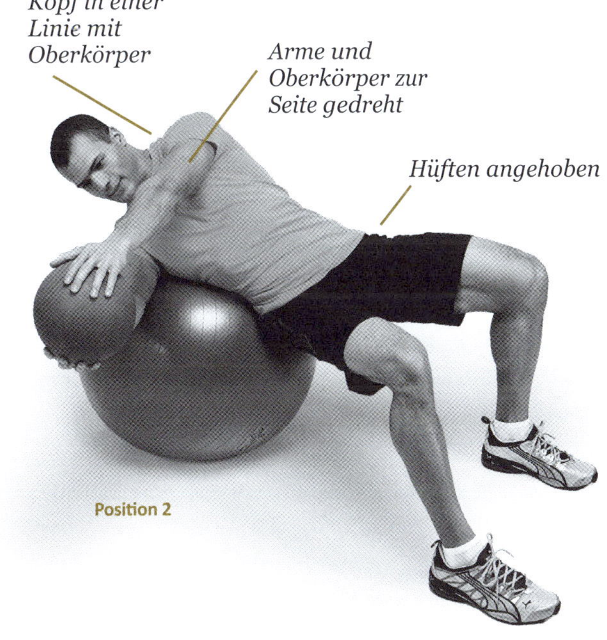

Zu schwer? Mach's leichter

- Stellen Sie Ihre Füße weiter auseinander.
- Lassen Sie während der Übung die Arme gebeugt und halten Sie den Medizinball näher an Ihre Brust.
- Nehmen Sie einen leichteren Medizinball.
- Ruhen Sie sich zwischen den Wiederholungen aus.
- Machen Sie die Übung kürzer als 1 Minute.

Zu leicht? Mach's schwerer

- Stellen Sie Ihre Füße näher aneinander.
- Nehmen Sie einen Fuß vom Boden und heben Sie das ausgestreckte Bein.
- Nehmen Sie einen schwereren Medizinball.
- Machen Sie die Übung länger als 1 Minute.

Standwaage mit Kurzhantel

GERÄTE: 1 Kurzhantel

BEANSPRUCHTE MUSKELN: Oberer und unterer Rücken, Gesäß und Beine

Sie haben bereits das Rückenstrecken mit der Langhantel gemacht. In diesem Workout gehen Sie einen Schritt weiter und stehen dabei auf einem Bein!

AUSGANGSPOSITION

Sie stehen mit den Füßen hüftbreit geöffnet, die Knie leicht gebeugt, und halten eine Hantel in der rechten Hand an der Vorderseite des Oberschenkels. Die linke Hand befindet sich seitlich am Körper, die Schultern sinken entspannt nach unten.

LOS GEHT'S

1. Als Erstes senken Sie Ihren Oberkörper nach vorne und unten, während Sie gleichzeitig Ihre Hüften und das Gesäß nach hinten drücken, um Ihren Rücken gerade und das Brustbein aufrecht zu halten. Lassen Sie Ihren Kopf oben und schauen Sie leicht nach vorn – wenn Sie nach unten schauen, machen Sie automatisch Schultern und Rücken rund. Spannen Sie Ihre Bauchmuskeln an und beugen Sie den Oberkörper aus der Taille. Während die Hantel absinkt, heben Sie langsam den rechten Fuß vom Boden (Position 1). Spannen Sie Ihre Gesäßmuskeln an und strecken Sie das rechte Bein, so dass es mit Ihrem Oberkörper in einer Linie ist. Die Hantel in der rechten Hand sollte sich direkt unter der Schulter befinden und so nah am Boden wie möglich. Halten Sie

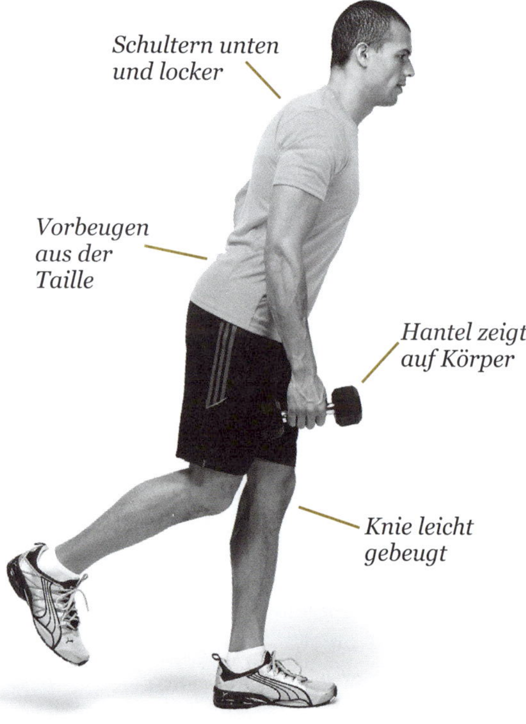

Position für 2 Sekunden (Position 2).
2. Kehren Sie langsam in die Ausgangsposition zurück und wiederholen Sie die gleiche Bewegung. Machen Sie auf der rechten Seite so viele Standwaagen, wie Sie in 30 Sekunden schaffen. Wechseln Sie dann auf die linke Seite, und wiederholen Sie die Bewegung dort für weitere 30 Sekunden, sooft Sie können.

Zu schwer? Mach's leichter

- Verringern Sie das Gewicht der Hantel.
- Machen Sie die Übung kürzer als 1 MInute.
- Ruhen Sie sich zwischen den Wiederholungen aus.
- Ärgern Sie sich nicht, wenn es Ihnen nicht gelingt, das Bein ganz hochzuheben. Sie werden merken, wie mit der Zeit Ihre Kraft und Dehnbarkeit zunimmt.

Zu leicht? Mach's schwerer

- Erhöhen Sie das Gewicht der Hantel.
- Nehmen Sie zwei Kurzhanteln, eine für jede Hand.
- Bewegen Sie sich langsamer.
- Machen Sie die Übung länger als 1 Minute.

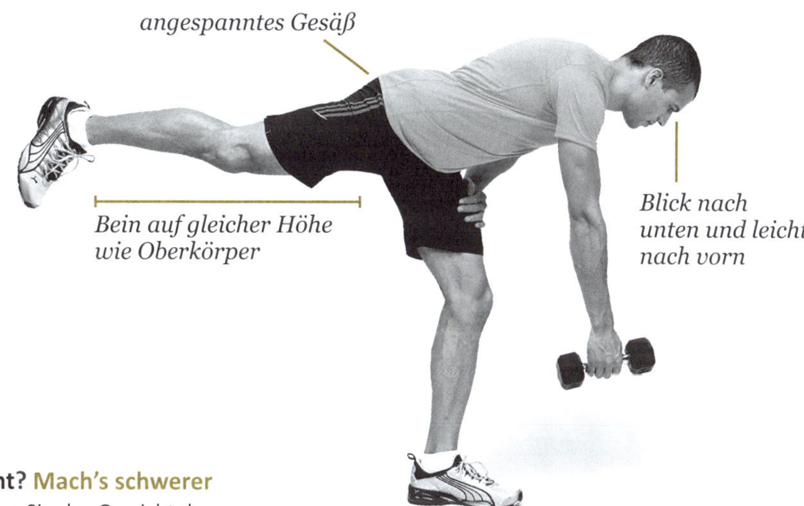

10-MINUTEN-TIPPS

Stellen Sie sich während dieser Übung vor, Ihr Oberkörper und Ihr ausgestrecktes Bein wären ein gerades Brett.

① Minute | Dehn- und Atemübungen

Ausfallschritt nach hinten mit Twist

GERÄTE: keine
BEANSPRUCHTE MUSKELN: Hüften, Beine und Rücken

Dies ist eine meiner liebsten Bewegungsdehnungen. Sie trägt dazu bei, Hüften, Gesäß und Beine beweglicher zu machen. Die Ausführung dieser Übung ist schwierig, also nehmen Sie sich bitte die Zeit, die Anweisungen genau zu lesen.

▶ AUSGANGSPOSITION

Stehen Sie aufrecht, die Füße zusammen, Arme seitlich am Körper, die Augen geradeaus (Position 1).

▶ LOS GEHT'S

1. Machen Sie mit dem rechten Fuß einen Ausfallschritt von etwa 1 Meter nach hinten und verteilen Sie Ihr Gewicht zwischen der

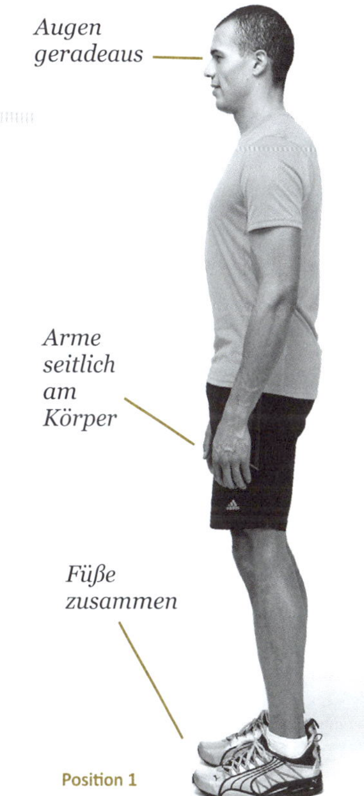

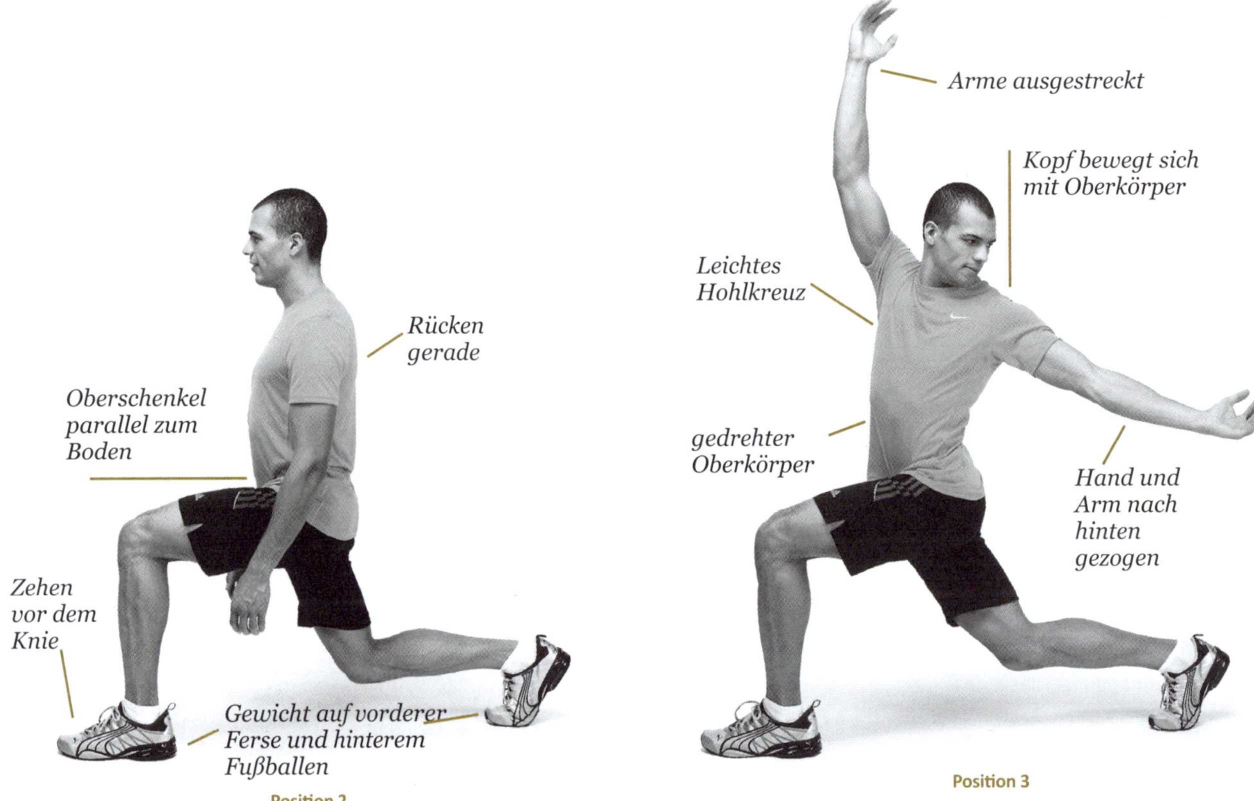

Ferse des vorderen linken Fußes und dem Fußballen des hinteren rechten Fußes. Als Nächstes senken Sie den linken Oberschenkel ab, bis er parallel zum Boden ist (oder so tief, wie Sie es schaffen). Achten Sie darauf, in dieser Stellung nicht Ihr Knie über die Zehen zu schieben; sollte das doch der Fall sein, verlängern Sie den Ausfallschritt und finden Sie eine Haltung, in der sich Ihr vorderes Knie über Ihrem vorderen Knöchel befindet. Ihr Knie und die Mitte des Fußes sollten eine imaginäre senkrechte Linie bilden. Senken Sie Ihr rechtes Knie zum Boden, ohne ihn tatsächlich zu berühren. Verteilen Sie Ihr Gewicht permanent zwischen der Ferse des linken Fußes vor Ihnen und dem Fußballen des rechten Fußes hinter Ihnen (Position 2).

2. In der Ausfallschritt-Position strecken Sie den rechten Arm in ganzer Länge über dem Kopf aus, so als ob sie eine Frage im Unterricht stellen. Dann drehen Sie Ihren oberen Oberkörper nach links und ziehen Ihre linke Hand nach hinten in Richtung Ihrer rechten Ferse. Achtung: Schauen Sie hinter sich, so dass Ihr Kopf sich in einer Linie mit Ihrem Oberkörper bewegt (Position 3).

3. Halten Sie die Position für 15 Sekunden und wiederholen Sie das Gleiche auf der anderen Seite für weitere 15 Sekunden.

Zu schwer? Mach's leichter

- Drehen Sie sich weniger weit.
- Halten Sie die Dehnung für einen kürzeren Zeitraum.

Zu leicht? Mach's schwerer

- Dehnen Sie stärker.
- Stellen Sie die Beine weiter auseinander.
- Halten Sie die Dehnung länger.

10-MINUTEN-TIPPS

Das Maximum holen Sie aus dieser Dehnübung, wenn Sie den rechten Arm hochhalten und mit der linken Hand nach hinten greifen, während Sie Ihren Körper zur Seite drehen. Stehen Sie außerdem aufrecht mit gestrecktem Köper. Denken Sie daran, Ihren Kopf bei der Drehung zur Seite mit dem Oberkörper zu bewegen. Nicht vergessen, die ganze Zeit tief zu atmen.

Schulter- und Trizepsdehnung

GERÄTE: Fitnessband (oder Handtuch)
BEANSPRUCHTE MUSKELN: Schultern und Rückseiten der Amre (Trizeps)

Das Ziel ist jetzt in greifbarer Nähe, Sie müssen sich nur noch etwas strecken! Diese letzte ist zugleich eine meiner liebsten Dehnübungen für den Oberkörper, weil sie sowohl die Schultern als auch die Armrückseiten beweglicher macht. Sie bringt besonders viel, wenn man gerade den Oberkörper trainiert hat.

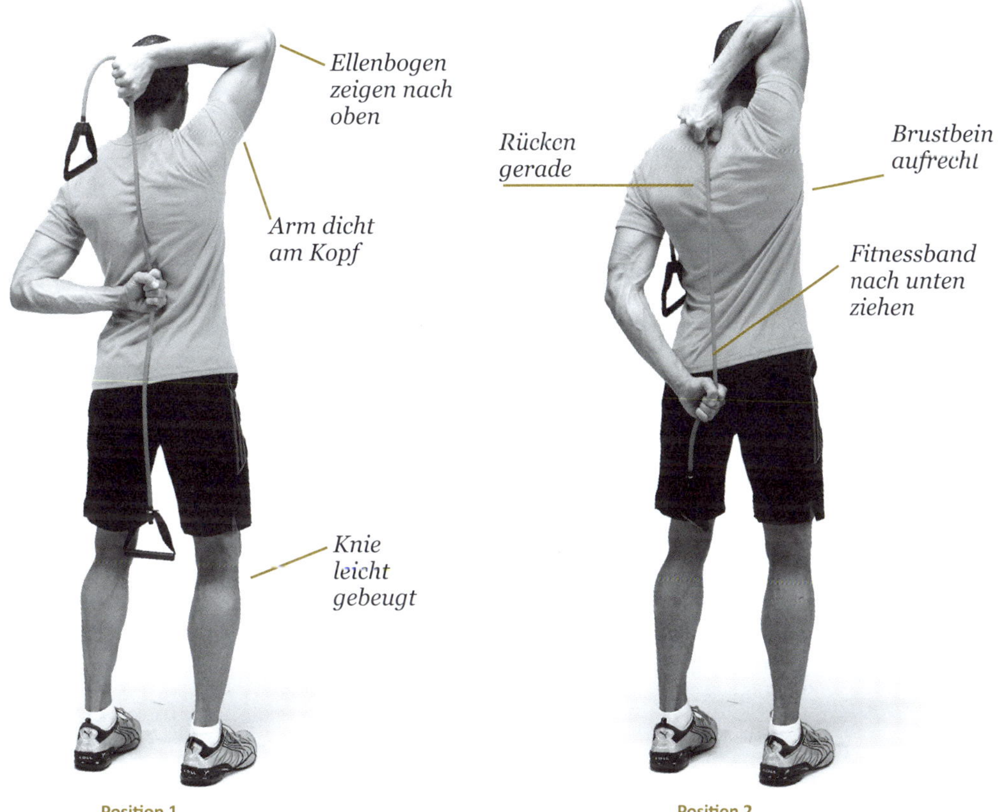

Position 1

Position 2

▶ AUSGANGSPOSITION

Greifen Sie den oberen Teile eines Fitnessbandes (oder das Ende eines Handtuchs) mit Ihrer rechten Hand und heben Sie die Hand, so als ob Sie eine Frage im Unterricht stellen. Beugen Sie anschließend den rechten Arm und halten Sie den Bizeps dabei so dicht an der Seite Ihres Kopfes, wie es geht, während Ihre Hand nach hinten zum oberen Rücken zieht (stellen Sie sich vor, dass Sie versuchen, die Mitte des Rückens zu kratzen). Lassen Sie das Fitnessband (oder Handtuch) hinter der Schulter und dem oberen Rücken hängen. Greifen Sie als Nächstes mit der linken Hand hinter sich und fassen Sie die Mitte des Bandes (oder Handtuchs), die Handfläche zeigt von Ihnen weg (Position 1).

▶ LOS GEHT'S

1. Ziehen Sie mit der linken Hand das Band (oder Handtuch) vorsichtig nach unten und dehnen Sie so die Rückseite des rechten Arms und die rechte Schulter. Lassen Sie Ihren Rücken gerade, das Kinn parallel zum Boden und das Brustbein aufgerichtet (Position 2).
2. Ziehen Sie als Nächstes mit Ihrer rechten Hand das Band (oder Handtuch) nach oben und dehnen Sie Ihre linke Schulter (Position 3). Dehnen Sie 15 Sekunden lang.
3. Machen Sie die Dehnung auf der anderen Seite für weitere 15 Sekunden.

Zu schwer? Mach's leichter
• Dehnen Sie nicht so weit.
• Halten Sie die Dehnung über einen kürzeren Zeitraum.

Zu leicht? Mach's schwerer
• Dehnen sie sich weiter.
• Halten Sie die Dehnung über einen längeren Zeitraum.

10-MINUTEN-TIPPS

Sie holen das Optimum aus dieser Dehnübung, wenn Sie Ihren rechten Arm und Bizeps so dicht wie möglich an die Seite Ihres Kopfes bringen. Widerstehen Sie der Versuchung, Ihren Arm zur Seite hin ausweichen zu lassen. Denken Sie daran, während der Übung tief zu atmen.

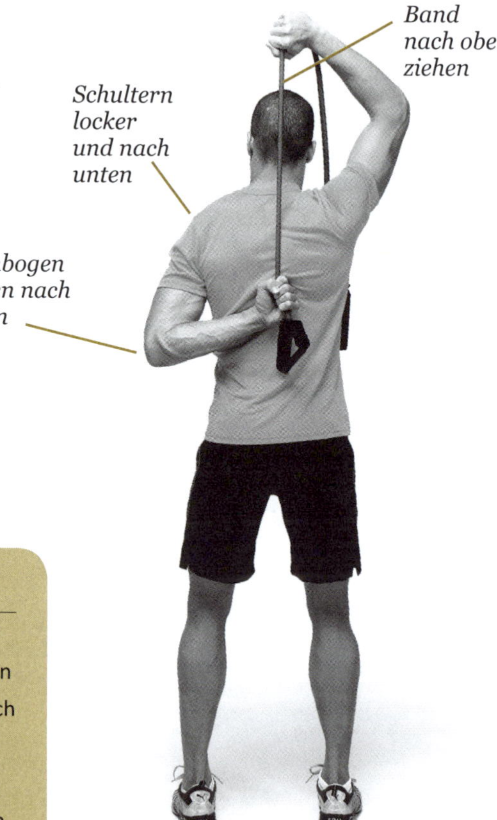

Position 3

Gut gemacht!
Sie haben es geschafft!! Sie haben soeben Ihr viertes und letztes 4 • 3 • 2 • 1-Workout abgeschlossen! Das muss gefeiert werden. Wenn Sie wollen, fangen Sie wieder an und wiederholen Abschnitte von Workout 4 oder machen die gesamte Runde noch einmal durch. Da Sie jetzt alle Workouts beherrschen, können Sie ganz nach Belieben irgendeinen Teil jedes Workouts machen. Jetzt wäre eine gute Gelegenheit, sich die Seiten im hinteren Teil des Buches anzuschauen und damit zu beginnen, Ihren eigenen individuellen Trainingsplan zusammenzustellen.

Kapitel 10

Tägliche Anleitungen

Ihre Schritte zum Erfolg

Endlich kommen wir zu den täglichen Anleitungen – dem Herzstück meines Programms. Hier zeige ich Ihnen, wie Sie durch BEWEGUNG, ERNÄHRUNG, ERHOLUNG, AUSTAUSCH und das TAGEBUCH die Veränderungen erreichen, die Sie anstreben. Wie bereits gesagt: Ein Erfolg führt zum nächsten, daher werden Sie schon nach einer Woche Lust auf die nächste Woche haben, und dann auf die nächste …

Sie wissen inzwischen, wie wichtig es ist, Tagebuch zu führen. Über seine Fortschritte nachzudenken ist hilfreich, noch effektiver ist es aber, darüber zu schreiben. Dieses Fitnessprogramm ist nicht nur ein Erneuerungsprogramm für Ihren Körper, sondern auch eine geistige und spirituelle Reise. Fragen Sie sich jeden Tag: »Wie bin ich heute mit meinem Training und meiner Ernährung umgegangen?« »Was habe ich richtig gemacht?« »Was hätte ich noch besser machen können?« »Welche Erfolge habe ich erzielt?« »Kann ich auf diese Erfolge morgen aufbauen?« »Welchen Fortschritt habe ich gemacht – geistig, körperlich, seelisch und in meinen Beziehungen zu anderen?« Und schließlich: »Welches sind meine nächsten Schritte?« Lassen Sie sich immer wieder von diesen Fragen inspirieren. Wie gut Sie jeden Tag gestalten, beeinflusst Ihr ganzes Leben.

LEVEL I

Tägliche Anleitungen

Die folgenden Fragen sollen Ihnen helfen, Ihre Motivation, Ihre Träume und Ihren Einsatz für deren Verwirklichung zu erhalten. Sie werden Sie daran erinnern, warum und für wen Sie sich anstrengen, und die Verbindungen zu Ihren Kraftquellen stärken.

Fragen Sie sich morgens: »Was möchte ich heute ändern?«, »Warum möchte ich mich ändern?« und »Wie kann ich meinem Ziel ein bisschen näher kommen?« Diese Fragen helfen Ihnen, sich an Ihre tiefere Motivation zu erinnern.

Abends sollten Sie die Höhe- und Tiefpunkte des Tages mit jemandem teilen (siehe S. 26). Das hilft, die erzielten Erfolge und die kommenden Herausforderungen klarer zu sehen.

Bevor Sie abends ins Bett gehen, sollten Sie sich fragen: »Was habe ich heute gut gemacht?« Das wird Ihnen helfen, reflektierter zu sein, und gibt Ihrem Erfolg für den nächsten Tag eine gute Grundlage.

Schauen Sie sich ab und zu diese Seite an, um sich die Fragen in Erinnerung zu rufen.

LEVEL I: Tag 1

Bewegung:

Machen Sie heute Workout 1 von Level I (S. 102).

Ernährung:

Kaufen Sie sich Proteinpulver, Obst und Milch. Machen Sie sich Ihren ersten 4•3•2•1-Proteinshake zum Frühstück oder als gesunden Snack zwischendurch. (Siehe Rezepte auf S. 75)

Erholung:

Gönnen Sie sich heute Ihren Schönheitsschlaf! Voller, tiefer, erholsamer Schlaf hilft, den Stress eines langen Tages abzubauen und mit Schwung für einen neuen Tag wieder aufzuwachen. Während des Schlafs verarbeitet das Unterbewusstsein die Ereignisse des Tages. Nicht selten finden Menschen mitten in der Nacht Lösungen – deshalb sagt man zu jemandem, der mit einem verzwickten Problem konfrontiert ist: »Schlaf erst einmal drüber!«

Austausch:

Wenn Sie eine einzige Sache an sich ändern könnten, was würden Sie wählen? Stellen Sie sich die beste Version Ihrer selbst vor. Was wäre anders, wenn Sie so gesund und fit wären wie nur denkbar? Was würde sich dadurch in Ihrem Leben ändern? Welche Auswirkungen würden sich für andere Menschen ergeben?

Tagebuch:

____

____

____

Klopfen Sie sich selbst auf die Schulter. Sie haben gerade den ersten Tag Ihres neuen Fitnessprogramms erfolgreich hinter sich gebracht. Das ist ein großer Schritt! Denken Sie über die Veränderungen nach, die Sie vorgenommen haben. Wie fühlen Sie sich?

»Der Mensch rettet sich, indem er einen Schritt macht. Und dann den nächsten.«
—Antoine de Saint-Exupéry

LEVEL I: Tag 2

Bewegung:

Nehmen Sie sich heute 10 Minuten, um die Treppe statt des Fahrstuhls zu nehmen. Falls Sie zu Hause bleiben, laufen Sie 10 Minuten die Treppe hinauf und hinunter – mit oder ohne einen Korb voller Wäsche.

Ernährung:

Machen Sie morgens, bevor der Tag angefangen hat, Termine mit sich selbst, zu denen Sie sich gesund ernähren möchten. Essen Sie alle drei Stunden etwas – drei kleine Mahlzeiten und zwei Snacks. Gewöhnen Sie sich an, jeden Abend Ihre Mahlzeiten und Snacks für den nächsten Tag zu planen. Ihr Plan könnte etwa so aussehen:

7 Uhr: Frühstück   10 Uhr: Snack
13 Uhr: Mittagessen 16 Uhr: Snack
19 Uhr: Abendessen

Erholung:

Vermeiden Sie starke Sonneneinstrahlung. Verwenden Sie bei jedem Aufenthalt im Freien, selbst wenn es nur ein Einkauf oder ein Spaziergang im Park ist, eine Sonnencreme mit Sonnenschutzfaktor 15 oder höher. Den Schaden durch ultraviolette Strahlung zu vermeiden, tut Ihrer Haut gut und lässt Sie länger jung aussehen.

Austausch:

In welcher Hinsicht belastet Sie Ihre gegenwärtige Situation? Auf einer Skala von 1 bis 10, wie wichtig ist eine Veränderung für Sie? Fragen Sie sich selbst: »Wenn ich weiterhin so lebe wie jetzt, wie wird es um meine Gesundheit und mein Wohlbefinden in zehn oder 20 Jahren bestellt sein?«

Tagebuch:

____

____

____

____

»Stellen Sie sich, um wirklich erfolgreich zu sein, diese vier Fragen: Warum? Warum nicht? Warum nicht ich? Warum nicht jetzt?«
—James Allen

LEVEL I: Tag 3

Bewegung:

Wiederholen Sie heute Workout 1 von Level I (S. 102).

Ernährung:

Achten Sie heute darauf, viel Wasser zu trinken. Reduzieren Sie Ihre gewohnten Getränke zugunsten von Wasser. Trinken Sie 120 ml Wasser vor und nach jedem Essen. Achten Sie auf Ihre Atmung!

Erholung:

Atmen Sie bewusst tief, während Sie Auto fahren, Schlange stehen, fernsehen und bevor Sie einschlafen. Tiefes Atmen versorgt die Zellen mit zusätzlichem Sauerstoff, hilft dabei, den Körper zu entspannen, und gibt Energie.

Austausch:

Fragen Sie sich heute: »Gibt es eine Sache, die ich regelmäßig tun könnte und die einen gewaltigen Unterschied für meine Gesundheit und mein Wohlbefinden machen würde?«

Tagebuch:

> »Man muss nicht groß sein, um anzufangen, aber man muss anfangen, um groß zu werden.«
> —Zig Ziglar

LEVEL I: Tag 4

Bewegung:

Parken Sie heute Ihr Auto weiter entfernt als gewöhnlich und laufen Sie 10 Minuten zu Ihrem jeweiligen Ziel. Falls Sie normalerweise nicht Auto fahren, laufen Sie 10 Minuten länger als sonst.

Ernährung:

Mehr Ballaststoffe! Reduzieren Sie die Menge an behandelter kohlenhydratreicher Nahrung. Essen Sie zum Mittagessen Vollkornbrot statt Weißbrot.

Erholung:

Veränderungen der Lebensweise sind oft anstrengend; belohnen Sie sich daher für die harte Arbeit! Nehmen Sie sich heute Zeit, um etwas zu tun, das Sie schon lange vorhatten: zum Beispiel ein gutes Buch zu lesen, einen Film anzuschauen, ein neues Projekt anzufangen, mit einem Freund zu essen.

Austausch:

Denken Sie an drei Situationen, die Ihnen durch Gewicht oder Fitnessgrad erschwert worden sind.

Tagebuch:

> »Beständige Freundlichkeit kann viel erreichen. So wie die Sonne das Eis schmilzt, bringt Freundlichkeit Missverständnisse, Misstrauen und Feindseligkeit zum Verschwinden.«
> —Albert Schweitzer

LEVEL I: Tag 5

Bewegung:

Wiederholen Sie heute Workout 1 von Level I (S. 102). Gönnen Sie sich danach eine Belohnung: Sie haben Ihr erstes 10-Minuten-Workout gemeistert!

Ernährung:

Achten Sie bei den Nahrungsmitteln, die Sie essen, auf Zucker. Offensichtlich ist das bei zuckerüberzogenen Frühstücksflocken, Keksen, Limonade und Eis: 1/3 Liter Limonade enthält zehn Teelöffel Zucker. Viele Flaschengetränke sind stark mit Fruktose-Glukose-Sirup angereichert, einer billigen Form des Zuckers. Achten Sie auf »Gesundheitsprodukte«, die gar nicht gesund sind, etwa bestimmte Fruchtsäfte (»flüssiger Zucker«), Müsliriegel oder vermeintlich gesunde Muffins aus Weizenkleie (Bran-Muffins), außerdem bestimmte Wasser- und Energiedrinks, die Zucker oder Maissirup enthalten. Ketchup besteht zu einem Drittel aus Zucker. Backwaren aus dem Supermarkt, die als »fettarm« angepriesen werden, sind oft mit Zucker angereichert, um sie schmackhaft zu machen.

Erholung:

Stehen Sie 15 Minuten früher auf und planen Sie Ihren Tag; so vermeiden Sie Stress in Ihrem Tagesablauf.

Austausch:

Basieren Ihre Beziehungen zu anderen Menschen auf Ehrlichkeit? Was würde passieren, wenn Sie nur die Wahrheit sagen würden? Haben Sie eine ehrliche Beziehung zu sich selbst? Gibt es Wahrheiten, denen Sie ausweichen?

Tagebuch:

> »Körperliche Fitness ist nicht nur einer der wichtigsten Faktoren für einen gesunden Körper, sondern auch die Grundlage dynamischer und kreativer intellektueller Tätigkeit.«
> —John F. Kennedy

LEVEL I

LEVEL I: **Tag 6**

Bewegung:

Nehmen Sie sich heute 10 Minuten, um die Garage aufzuräumen. Können Sie etwas von dem Zeug dort wegwerfen? Falls Sie keine Garage haben, können Sie die Küchenschränke aufräumen. Indem Sie etwas Ordnung schaffen, werden Sie sich besser fühlen, und nebenbei kommen Sie in Bewegung.

Ernährung:

Investieren Sie in ein gutes Vitaminpräparat und nehmen Sie es täglich. Falls Sie nicht immer an die Einnahme denken, stellen Sie es neben die Zahnbürste.

Erholung:

Schaffen Sie sich zu Hause einen Erholungsraum. Finden Sie einen Bereich, in den Sie sich zurückziehen können, um nach einem langen Tag wieder ‚herunterzukommen'. Es muss kein ganzer Raum sein; eine Ecke des Schlafzimmers reicht aus. Vielleicht möchten Sie dort meditieren oder beten oder einen bequemen Stuhl zum Lesen hinstellen. Stellen Sie eine Lampe mit Dimmer oder einen Kerzenleuchter dorthin oder verwöhnen Sie sich mit Aromatherapie (Kamille oder Lavendel) – oder was Ihnen sonst die Entspannung erleichtert. Fernseher, Computer oder Smartphone gehören aber nicht hierher!

Austausch:

Denken Sie über Folgendes nach: »Mein Erfolg und/oder Misserfolg im Leben hängt in erheblichem Maß von den Entscheidungen ab, die ich treffe.«

Tagebuch:

____

____

____

____

____

____

____

»Gewinnen ist nicht alles; gewinnen zu wollen ist alles!«
—Vince Lombardi

LEVEL I: **Tag 7**

Bewegung:

Verbringen Sie heute 10 Minuten damit, Laub zu harken, Mulch zu streuen oder andere Gartenarbeit zu machen. Falls Sie keinen Garten haben, dann gehen Sie in raschem Tempo in einem Park spazieren.

Ernährung:

Beachten Sie heute vor jeder Mahlzeit und jedem Snack Ihre »Tankanzeige« (siehe S. 61). Wie hungrig sind Sie vor dem Essen, gemessen auf einer Skala von 0 bis 10 (mit 0 = hungrig, 5 = zufrieden, 10 = vollgestopft)? Essen Sie weiter, nachdem das Hungergefühl verschwunden ist? Wie hungrig sind Sie nach der Mahlzeit?

Erholung:

Gönnen Sie sich einen Schönheitsschlaf! Regelmäßiger Sport macht es einfacher, einzuschlafen und ruhig durchzuschlafen. Allerdings kann Sport direkt vor dem Zubettgehen das Einschlafen erschweren, da er den Körper aktiviert, Stoffwechsel und Körpertemperatur erhöht und uns wacher macht. Sie sollten Ihr Training daher immer einige Stunden vorm Zubettgehen beenden.

Austausch:

Denken Sie über die folgende Aussage nach: »Ich gebe zu, dass ich keine Macht über ____________ habe. Aber meine eigenen Handlungen und Einstellungen kann ich kontrollieren.«

Tagebuch:

____

____

Klopfen Sie sich selbst auf die Schulter. Sie haben nun sieben Tage lang trainiert und die erste Woche Ihres Fitnessprogramms erfolgreich hinter sich gebracht. Wie fühlen Sie sich? Ist es so einfach oder schwierig, wie Sie geglaubt haben?

»Bete, als ob alles von Gott abhinge. Arbeite, als ob alles von Dir abhinge.«
—Augustinus

LEVEL I: **Tag 8**

Bewegung:

Machen Sie heute Workout 2 von Level I (S. 112).

Ernährung:

Achten Sie stärker als bisher darauf, wie viel Fastfood Sie essen. Überlegen Sie, durch welche gesünderen Alternativen Sie es jeweils ersetzen können. Suchen Sie sich einen Feinkostladen, in dem Sie gesunde Brötchen oder Sandwiches kaufen können. Belegen Sie diese mit fettarmen, proteinreichen Nahrungsmitteln, etwa Truthahn, Hühnchen, mageres Rindfleisch oder mageren Schinken.

Erholung:

Nehmen Sie ein langes und heißes Bad. Das ist eine großartige Möglichkeit, sich von Spannungen zu befreien, und hilft zudem beim Einschlafen. Ergänzen Sie dies durch angenehme Musik, Kerzen und duftende Badezusätze, um alle Sinne zu entspannen.

Austausch:

Wer oder was bringt Stärke und Kraft in Ihr Leben? Welche unterschiedlichen Kraftquellen stehen Ihnen zur Verfügung?

Tagebuch:

____

____

____

____

____

____

____

____

»Für die Arbeit, die man nie anfängt, braucht man am längsten.«
—J.R.R. Tolkien

LEVEL I: Tag 9

Bewegung:

Gehen Sie heute 10 Minuten lang einmal um den Block.

Ernährung:

Tun Sie sich einen Gefallen und beginnen Sie, regelmäßig zu frühstücken. Beginnen Sie den Tag richtig, indem Sie 30 bis 45 Minuten nach dem Aufstehen eine gesunde Mahlzeit zu sich nehmen. Ein gutes Frühstück führt dem Körper Kraftstoff zu und sorgt für ausreichend Blutzucker, so dass Sie mit viel Energie in den neuen Tag starten können. Frühstück ist gut für die körperliche und geistige Gesundheit. Studien haben gezeigt, dass Menschen, die regelmäßig frühstücken, sich gesünder ernähren, sich besser konzentrieren können und den Tag über produktiver sind. Sie haben mehr Kontrolle über ihr Gewicht, größere Kraft und Ausdauer und einen niedrigeren Cholesterinspiegel. Das sind viele Vorteile für eine Veränderung des Tagesplans, die nicht schwerfällt.

Erholung:

Planen Sie einen Urlaub. Wenn man von unbezahlten Rechnungen, notwendigen Reparaturen usw. umgeben ist, ist es schwierig, sich zu entspannen. Wenn Sie es irgendwie hinkriegen können, versuchen Sie, einmal aus dem Alltagstrott herauszukommen! Schon das Nachdenken über einen Urlaub kann die Stimmung verbessern.

Austausch:

Verzeihen Sie jemandem, der Sie gekränkt oder Ihnen wehgetan hat.

Tagebuch:

____

____

____

____

»Jeder hat etwas Gutes in sich. Die gute Nachricht ist, dass wir gar nicht wissen, wie groß wir sein können! Wie viel wir lieben können! Und leisten können! Und wie viel Potential wir haben!«
—Anne Frank

LEVEL I: Tag 10

Bewegung:

Heute haben Sie die Wahl: Machen Sie entweder Workout 1 (S. 102) oder Workout 2 (S. 112) von Level I. Indem Sie nach und nach weitere Übungen erlernen, vergrößert sich Ihr Repertoire.

Ernährung:

Machen Sie den Test: Führen Sie die nächsten drei Tage ein Ernährungstagebuch und notieren Sie, wie viel Obst und Gemüse Sie täglich zu sich nehmen. Am besten wäre es, alles Gegessene aufzuschreiben; falls Ihnen dies zu viel wird, sollten Sie sich darauf konzentrieren, mehr gesundes Obst und Gemüse zu essen.

Erholung:

Konzentrieren Sie sich darauf, länger zu schlafen. Während des Schlafs arbeitet Ihr Körper daran, Zellen zu reparieren, Muskelgewebe aufzubauen, die Knochen zu erhalten, das Immunsystem zu stärken und die chemischen Prozesse im Gehirn ins Gleichgewicht zu bringen. Glücklicherweise hilft eine Nacht wohltuender Schlaf dabei, den zerstörerischen Auswirkungen des Stresshormons Cortisol entgegenzuwirken (siehe für mehr Information S. 34). Wenn man seinen Schlaf um einige Stunden verkürzt, zeigt sich nach einer Woche ein spürbarer Anstieg des Cortisolspiegels.

Austausch:

Kaufen Sie sich einen Geburtstagskalender und notieren Sie darin Geburtstage. Viele Menschen werden erstaunt und erfreut sein, wenn Sie sich an ihren Ehrentag erinnern.

Tagebuch:

____

____

____

____

»Die wirkliche Entdeckungsreise besteht nicht darin, neue Landschaften zu erforschen, sondern darin, mit neuen Augen zu sehen.«
—Marcel Proust

LEVEL I: Tag 11

Bewegung:

Machen Sie heute eine zehnminütige Kissenschlacht mit den Kindern! Falls das nicht möglich ist, legen Sie Musik auf und tanzen Sie dazu.

Ernährung:

Mehr Ballaststoffe! Gönnen Sie sich heute eine Schüssel Vollkornflocken oder ballaststoffreiches Müsli.

Erholung:

Kaufen Sie heute etwas erholsame Musik. Musik mit langsamem Tempo kann Atmung und Herzfrequenz beruhigen, den Blutdruck senken und die Muskeln entspannen helfen. Beruhigende Musik ist gut, wenn Sie sich auf einen anstrengenden Arbeitstag vorbereiten, wenn Sie im Verkehr feststecken oder wenn Sie sich in Ihrem Erholungsraum befinden, um den Kopf von belastenden Gedanken zu befreien. Sie können Ihre Kopfhörer sogar zum Zahnarzt mitnehmen; Musiktherapie verringert erwiesenermaßen die Ängste, die mit medizinischen Behandlungen einhergehen.

Austausch:

Unsere Spiritualität muss gezielt genährt werden, sie braucht Zeit und Aufmerksamkeit. Entscheiden Sie über den Ort und die Zeit, um heute über Ihr persönliches spirituelles Wohlbefinden nachzudenken. Betrachten Sie dies als Termin mit sich selbst, um diese spezielle Kraftquelle zu kultivieren.

Tagebuch:

____

____

____

____

»Nichts in der Welt kann einen Menschen mit der richtigen Einstellung davon abhalten, sein Ziel zu erreichen; nichts in der Welt kann einem Menschen mit der falschen Einstellung helfen.«
—Thomas Jefferson

LEVEL I   **Tag 12**

Bewegung:

Machen Sie heute Workout 2 von Level I (S. 112).

Ernährung:

Achten Sie verstärkt auf die Arten von Protein, die Sie essen. Enthält Ihre Ernährung häufig fettreiche Fleischsorten oder Fleischprodukte wie Salami, Fleischwurst, Chicken Wings, Gegrilltes oder Hackbraten? Ersetzen Sie diese nach Möglichkeit durch Huhn oder Truthahn ohne Haut, mageres Rindfleisch, frischen Fisch, eingelegten Thunfisch oder vegetarische Proteinquellen wie fettarme Milchprodukte oder Tofu.

Erholung:

Nehmen Sie sich heute Zeit für Ihr Lieblingshobby. Was können Sie tun, um Ihre Interessen wieder stärker in Ihr Leben einzubinden? Falls Sie ein Instrument spielen, holen Sie sich neue Noten. Falls Sie eine Holzwerkstatt haben, planen Sie Ihr nächstes Projekt. Wenn Sie gerne fischen, bringen Sie Ihre Ausrüstung auf den neuesten Stand. Falls Ihnen nichts einfällt, gehen Sie in ein Kunsthandwerks-Geschäft. Hobbys sind entspannend, und Neues auszuprobieren ist gut für das Gehirn.

Austausch:

Rufen Sie jemanden an, mit dem Sie eine Weile nicht gesprochen haben. Falls niemand abnimmt, hinterlassen Sie eine Nachricht und teilen Sie dieser Person mit, dass Sie ihnen wichtig ist.

Tagebuch:

____

____

____

____

____

____

____

»Willst Du Großes erreichen? Dann beginne mit Kleinem.«
—Augustinus

LEVEL I   **Tag 13**

Bewegung:

Nehmen Sie sich heute 10 Minuten Zeit für Gartenarbeit. Falls das nicht möglich ist, machen Sie einen flotten Spaziergang im Park. Wenn Sie schon dabei sind, machen Sie ein paar Dehn- und Atemübungen.

Ernährung:

Beginnen Sie damit, gesunde Snacks vorzubereiten, um zu vermeiden, später am Tag eine schlechte Wahl zu treffen oder zu viel zu essen. Für den Fall der Fälle sollten Sie einen Vorrat an Proteinriegeln anlegen. Sorgen Sie dafür, dass Sie Äpfel, Orangen, Karotten, Sellerie und andere Dinge, die als frischer Snack geeignet sind, im Kühlschrank haben.

Erholung:

Heute ist wieder Ihr Schönheitsschlaf dran. Öffnen Sie das Fenster, um die Nacht über gut zu schlafen. Frische Luft und ein kühler Raum (16 bis 18 °C) sind optimale Bedingungen zum Schlafen. Falls es Ihnen zu kalt ist, kaufen Sie sich eine warme Bettdecke, aber lassen Sie den Thermostat auf niedriger Einstellung.

Austausch:

Denken Sie an jemanden, dessen Gesellschaft Sie nicht besonders schätzen. Listen Sie dann drei bis fünf positive Eigenschaften dieser Person auf, um ihre besseren Seiten in den Blick zu bekommen.

Tagebuch:

____

____

____

____

____

____

____

»Gewohnheiten sind wie Seile. Wenn man jeden Tag eine Strang davon flicht, sind sie bald fest und unzerreißbar.«
—Horace Mann

LEVEL I   **Tag 14**

Bewegung:

Verwenden Sie heute 10 Minuten darauf, Ihr Auto zu waschen. Falls das nicht geht, waschen Sie den Hund. Falls Sie keinen Hund haben, putzen Sie die Fenster. Herzlichen Glückwunsch, Sie befolgen Ihr neues Fitnessprogramm nun seit zwei Wochen.

Ernährung:

Essen Sie, wenn Sie gestresst sind? Geben Sie Körper und Seele eine andere Nahrung als Essen. Machen Sie einen kurzen, entspannenden Spaziergang; leihen Sie einen lustigen Film aus; beten Sie; lesen Sie ein gutes Buch; hören Sie etwas ruhige Musik.

Erholung:

Beginnen oder beenden Sie den Tag damit, dass Sie 10 Minuten im Buch eines Autor lesen, der Sie inspiriert.

Austausch:

Kaufen Sie heute einer Person Blumen, die wichtig für Ihr Leben ist oder die nicht ausreichend geschätzt wird.

Tagebuch:

____

____

____

____

____

____

____

Klopfen Sie sich selbst auf die Schulter!
Sie haben zwei Wochen lang jeden Tag trainiert. Wie fühlt sich das an?

»Das Leben ist zu 10 % das, was Ihnen zustößt, und zu 90 % das, was Sie daraus machen.«
—Charles R. Swindoll

LEVEL I: **Tag 15**

Bewegung:

Machen Sie heute Workout 3 von Level I (S. 123).

Ernährung:

Räumen Sie die Küche auf und trennen Sie sich von allen Lebensmitteln, die für das Erreichen Ihrer Ziele nicht hilfreich sind. Konzentrieren Sie sich auf nahrstoffrelche Nahrungsmittel, die mit jeder Kalorie gut für die Gesundheit sind, statt auf solche, die viele Kalorien und wenig Nährstoffe enthalten. Wählen Sie »hochenergetische« Nahrungsmittel, die viele Vitamine, Mineralien, Enzyme, Antioxidantien und sekundäre Pflanzenstoffe enthalten, die die Zellen erfrischen, verjüngen und erneuern, das Immunsystem stärken, die Stimmung heben, Energie geben, den Geist schärfen und uns strahlende Gesundheit schenken.

Erholung:

Bereiten Sie alles schon heute Abend vor, um den Stress für morgen früh zu reduzieren. Machen Sie die Lunchpakete für die Kinder, kochen Sie das Abendessen, bügeln Sie die Kleidung, die Sie anziehen wollen – dann können Sie morgen einen freien Tag genießen!

Austausch:

Denken Sie über die Aussage nach (aus dem Buch Boundaries von Dr. Henry Cloud und John Townsend): »Obwohl ich mich an Gott und andere für Trost und Belehrung wenden sollte, bin ich allein für meine Entscheidungen verantwortlich.«

Tagebuch:

»Man ist nie zu alt für ein neues Ziel oder einen neuen Traum.«
—C.S. Lewis

LEVEL I: **Tag 16**

Bewegung:

Gehen Sie heute 10 Minuten nach draußen an die frische Luft. Schlechtes Wetter ist keine Ausrede!

Ernährung:

Essen Sie heute in den drei Stunden vor dem Schlafengehen nichts mehr. Putzen Sie sich nach der letzten Mahlzeit die Zähne und verwenden Sie Zahnseide. Sie könnten danach noch mal etwas essen – aber wer möchte schon zweimal zu Zahnbürste und Zahnseide greifen?

Erholung:

Geben Sie sich Raum zum Atmen. Kommen Sie heute 10 Minuten früher zu jeder Verabredung und beobachten Sie, wie viel leichter Sie dadurch atmen!

Austausch:

Spielen Sie mit Ihrem Hund – oder dem Hund eines anderen, oder einem anderen Haustier. Studien haben gezeigt, dass Tiere unser emotionales Wohlbefinden steigern.

Tagebuch:

»Es kommt nicht darauf an, wie viel man tut, sondern darauf, mit wie viel Liebe man es tut.«
—Mutter Teresa

LEVEL I: **Tag 17**

Bewegung:

Heute haben Sie die Wahl: Machen Sie Workout 1 (S. 102), Workout 2 (S. 112) oder Workout 3 (S. 123) von Level I.

Ernährung:

Machen Sie eine Liste Ihrer 10 liebsten Gemüsesorten. Essen Sie dann mindestens eine zusätzliche Portion eines dieser Gemüse.

Erholung:

Wie können Sie mehr erholsame Musik in Ihren Tagesablauf integrieren? Nehmen Sie sich heute auf dem Weg zur Arbeit, während des Abendessens oder vor dem Zubettgehen Zeit, um beruhigende Musik aufzulegen. Wenn Sie natürliche Geräusche mögen, dann kaufen Sie eine CD mit Naturklängen oder besorgen Sie sich einen kleinen Zimmerspringbrunnen.

Austausch:

Fragen Sie sich selbst: »Wohin kann ich gehen, um Hoffnung, Bedeutung und Ziele für mein Leben zu finden, die mir die Ausdauer geben, um weiterzumachen?«

Tagebuch:

»Oft und viel zu lachen, den Respekt intelligenter Menschen zu gewinnen und die Zuneigung von Kindern ... die Welt als besseren Ort zu hinterlassen ... zu wissen, dass wenigstens ein Lebewesen leichter geatmet hat, weil Du existiert hast. Das ist wirklicher Erfolg im Leben.«
—Ralph Waldo Emerson

LEVEL I | LEVEL I: **Tag 18**

Bewegung:

Putzen Sie heute 10 Minuten lang die Böden.

Ernährung:

Wenn Sie heute einkaufen gehen, nehmen Sie natürliche Nahrungsmittel und ganze Körner. Wenn etwas abgepackt oder behandelt ist, lesen Sie das Etikett. Kaufen Sie nach Möglichkeit Produkte, die frisch und aus der Gegend sind, aus biologischem Anbau, möglichst unbehandelt (unraffiniert, ungebleicht), frei von Zusatzstoffen, zuckerfrei, ballaststoffreich und fettarm.

Erholung:

Gönnen Sie sich Ihren Schönheitsschlaf! Um nachts gut schlafen zu können, erneuern Sie Ihre Matratze und Ihr Kissen. Wenige Dinge sind unangenehmer, als auf einer schlechten Matratze mit einem klumpigen Kissen schlafen zu müssen. Sie können einer alten Matratze neues Leben einhauchen, indem Sie eine günstige Schaumstoffauflage kaufen.

Austausch:

Grüßen Sie alle, denen Sie begegnen, mit einem warmen Lächeln. Überraschung: Die Leute lächeln zurück!

Tagebuch:

»Mitten zwischen den Schwierigkeiten liegt die Chance.«
—Albert Einstein

LEVEL I: **Tag 19**

Bewegung:

Machen Sie heute Workout 3 von Level I (S. 123).

Ernährung:

Salate sind gesund – aber nicht, wenn man sie mit einem kalorienreichen Dressing übergießt. Vermeiden Sie Fertigsalate wie Kartoffelsalat und Nudelsalat von der Feinkosttheke; sie enthalten viel Mayonnaise und andere fettreiche Zutaten. Achten Sie bei fettreichen Dressings darauf, wie viel Sie auf Ihren Salat tun. Ersetzen Sie sie nach Möglichkeit mit einem kalorienarmen Dressing, oder füllen Sie Ihr Salatdressing in einen speziellen Behälter, so dass Sie besser kontrollieren können, wie viel Sie benutzen.

Erholung:

Machen Sie heute einen Spaziergang in der Natur (einem nahegelegenen Park, Hügel, Strand oder See), allein, mit Ihrer Familie oder mit engen Freunden. Achten Sie bewusst darauf, die Aussicht, die Gerüche und Geräusche der Schönheit um Sie herum zu genießen. Erneuerung an Herz und Seele durch Eintauchen in die Natur hilft Ihnen, sich entspannt, verjüngt und erfrischt zu fühlen.

Austausch:

Essen Sie 10 Minuten später als sonst und nutzen Sie die Zeit, um über die vielen guten Dinge in Ihrem Leben nachzudenken.

Tagebuch:

»Wir sehen die Dinge nicht wie sie sind, sondern wie wir sind.«
—Henry Major Tomlinson

LEVEL I: **Tag 20**

Bewegung:

Nehmen Sie sich heute 10 Minuten Zeit, um zu tanzen – drinnen oder draußen.

Ernährung:

Omega-3-Fettsäuren haben zahlreiche gesundheitliche Vorteile. Zu den Hauptquellen gehören Kaltwasserfische wie Lachs, Hering, Makrele, Sardine, Felsenbarsch, Forelle oder Blauflossenthunfisch. Essen Sie mindestens zweimal wöchentlich Fisch, um dem Körper ausreichend Omega-3-Fettsäuren zuzuführen. Denken Sie daran, dass er gebacken, gekocht oder gegrillt sein sollte. Andere sehr gute Quellen sind Leinsamenöl und Walnüsse. Gute, aber weniger effektive Quellen sind Flunder, Heilbutt, Austern, Schwertfisch, Seezunge, weißer Thunfisch aus der Dose, Wildbret, Büffelfleisch und Tofu. Alternativ können Sie sich ein gutes Omega-3-Nahrungsergänzungsmittel suchen und es jeden Tag nehmen.

Erholung:

Welche anderen Bereiche Ihres Lebens könnten einen Neuanfang gebrauchen? Nehmen Sie sich 10 Minuten, um Ihr Bad durchzuschauen und alles zu entfernen, was Sie nicht brauchen. Dann statten Sie es mit einem neuen Badevorhang, einer Badematte und schönen Kerzen aus.

Austausch:

Denken Sie über diese Frage (aus *One Month to Live* von Kerry und Chris Shook) nach: »Wenn Sie sicher wären, dass Ihr Leben, so wie Sie es kennen, in einigen Wochen enden wird, was würden Sie dann am meisten bedauern? Wie würden Sie anders leben, wenn Sie wüssten, dass Sie nur einige Wochen hätten?«

Tagebuch:

»Erfolg kommt durch ‚Ich kann es‘, Misserfolg durch ‚ich kann's nicht‘.«
—anonym

LEVEL I: **Tag 21**

Bewegung:

Fahren Sie heute 10 Minuten Rad – entweder auf einem richtigen oder auf einem Hometrainer. Falls das nicht möglich ist, legen Sie sich auf den Boden und fahren Sie ›Luftfahrrad‹ (legen Sie sich auf den Rücken und bewegen Sie Ihre Beine im Kreis, als ob Sie Fahrrad fahren würden).

Ernährung:

Machen Sie sich Ihre eigene gesunde Süßigkeitenmischung aus Zutaten wie einfachen Vollkorn-Cereals, Walnüssen, Mandeln, Cashew-, Kürbis-, Sonnenblumenkernen, Rosinen, getrockneten Beeren und Bananenchips. Fügen Sie einige Schokoladenstückchen hinzu. Streuen Sie diesen Mix auf Hüttenkäse, oder essen Sie eine Handvoll davon als Snack.

Erholung:

Achten Sie auf Ihre Prioritäten! Haben Sie in den letzten 20 Tagen bewusst gelebt? Übernehmen Sie persönliche Verantwortung für Ihre körperliche, emotionale und geistige Nahrung. Machen Sie heute einen nicht verhandelbaren Termin, an dem Sie die letzten drei Wochen Revue passieren lassen und sich überlegen, wie Sie Zeit schaffen können für das, was Ihnen wirklich wichtig ist.

Austausch:

Es ist für Körper und Geist wohltuend, stillzusitzen und den Kopf zu klären. Nehmen Sie sich gezielt Zeit, um zu beten oder zu meditieren. Können Sie sich beruhigen? Finden Sie einen stillen Platz in sich?

Tagebuch:

Belohnen Sie sich.
Sie haben seit drei Wochen jeden Tag trainiert. Wie fühlen Sie sich?

»Auch dieses Problem wird einfach erscheinen, wenn es erstmal gelöst ist.«
—Charles Franklin Kettering

LEVEL I: **Tag 22**

Bewegung:

Machen Sie heute Workout 4 von Level I (S. 132).

Ernährung:

Trinken Sie weiterhin Wasser. Einer Faustregel zufolge braucht man etwa 2,5 Liter, um die über Urin, Stuhl, Schweiß und Atmung ausgeschiedene Flüssigkeit zu ersetzen. Wenn Sie viel Sport machen, schwanger oder krank sind, in einem heißen Klima oder großer Höhe leben, benötigen Sie sogar noch mehr. Wenn Sie sich selten durstig fühlen und farblosen oder leicht gelben Urin haben, ist Ihre Wasserzufuhr vermutlich ausreichend.

Erholung:

Machen Sie sich ein realistisches Bild davon, wofür Sie die meiste Zeit und Energie aufwenden. Beziehen Sie alle festen Termine Ihrer Tages- und Wochenplanung ein, und ergänzen Sie dies durch andere Faktoren, die weniger konkret sind. Wie viel Zeit und Energie verbringen Sie damit, sich Sorgen zu machen? Wie viel mit Ihren Beziehungen, Hoffnungen und Träumen? Notieren Sie neben jedem Punkt auf Ihrer Liste, ob er ein »Kraftspender« oder ein »Energieschlucker« ist. Zu bestimmen, wohin Ihre Zeit und Energie gehen, ist ein wichtiger erster Schritt zur Erneuerung von Körper, Geist und Seele.

Austausch:

Machen Sie heute jemandem einen Überraschungsbesuch. Denken Sie an jemanden aus Ihrer Bekanntschaft, der krank oder einsam sein könnte, und nehmen Sie sich etwas Zeit, um vorbeizuschauen.

Tagebuch:

»Ich würde gerne eine große und edle Aufgabe vollbringen, aber meine wichtigste Pflicht ist es, bescheidene Aufgaben so auszuführen, als wären sie groß und edel.«
—Helen Keller

LEVEL I: **Tag 23**

Bewegung:

Nutzen Sie heute Ihre 10 Minuten Bewegung, um einmal um den Block zu gehen. Gehen Sie etwas weiter als beim letzten Mal.

Ernährung:

Kraftstoff für unterwegs! Packen Sie eine kleine Kühlbox mit Snacks in Ihr Auto oder nehmen Sie sie zur Arbeit mit. Füllen Sie sie mit Mandeln, Proteindrinks, Proteinriegeln, Früchten, geschnittenem Gemüse und anderen gesunden Zwischenmahlzeiten.

Erholung:

Wussten Sie, dass es eine enge Verbindung zwischen Schlaf und dem Gewicht gibt? In einer Studie mit 1000 Probanden wogen diejenigen am meisten, die am wenigsten schliefen. Dies könnte daran liegen, dass Schlafmangel eine Dynamik zwischen dem appetitanregenden Hormon Ghrelin und dem Hormon Leptin, das dem Gehirn Sattheit signalisiert, bewirkt. Wenn man nicht genug schläft, steigt der Ghrelinspiegel, und man bekommt Hunger auf stärkereiche, zuckerhaltige und salzige Nahrungsmittel. Gleichzeitig sinkt der Leptinspiegel, so dass man sich durch das Essen nicht gesättigt fühlt. Außerdem wird man bei großer Müdigkeit leicht entmutigt; es ist dann schwierig, willensstark zu sein.

Austausch:

Verteilen Sie Freundlichkeiten nach dem Zufallsprinzip. Halten Sie jemandem die Tür auf. Zahlen Sie der Person hinter sich die Fahrkarte oder Mautgebühr. Kaufen Sie einem Fremden Kaffee. Bezahlen Sie die Rechnung für das Mittagessen einer beliebigen Person. Geben Sie jemandem, der hungrig aussieht, einen Gutschein für Nahrungsmittel. Denken Sie daran: Sie tun das, weil es richtig ist, nicht um ein »Danke« zu bekommen.

Tagebuch:

»Man trifft immer daneben, wenn man nie schießt.«
—Wayne Gretzky

LEVEL I: **Tag 24**

Bewegung:

Heute haben Sie die Wahl: Machen Sie Workout 1 (S. 102), Workout 2 (S. 112), Workout 3 (S. 123) oder Workout 4 (S. 132) von Level I, ganz nach Lust und Laune.

Ernährung:

Gewöhnen Sie sich an, täglich einen Salat zu essen. Falls Sie beim Abendessen besonders hungrig sind, essen Sie eine Extraportion Salat statt stärkehaltiger Lebensmittel. Nehmen Sie als Grundlage Kopfsalat und fügen Sie zwei Ihrer Lieblingsgemüsesorten hinzu. Denken Sie daran, ein gesundes Dressing zu wählen (etwa Balsamico-Essig), oder machen Sie eine eigene Sauce Vinaigrette mit Olivenöl.

Erholung:

Gönnen Sie sich eine Massage oder Kurzmassage. Wenn nichts anderes möglich ist, bitten Sie ein Familienmitglied oder einen engen Freund, Ihre Schultern zu massieren. Besser ist, Sie gehen zu Ihrem Fitnesscenter oder einem Massagetherapeuten und gönnen sich dort eine besänftigende Pause für Ihren Körper und Geist. Wenn Sie Massagen nicht mögen, gehen Sie zur Maniküre.

Austausch:

Legen Sie jemandem eine Schachtel mit Pralinen (oder Früchten) auf die Türschwelle, und danken Sie mit einer kleinen Notiz für seine Freundlichkeit.

Tagebuch:

LEVEL I: **Tag 25**

Bewegung:

Spielen Sie heute 10 Minuten Tennis, Squash oder eine andere Ballsportart. Falls nichts davon in Frage kommt, machen Sie 10 Minuten Schattenboxen (siehe S. Orig. 130).

Ernährung:

Wenn Sie auswärts essen, sollten Sie darauf achten, eine gesunde Auswahl zu treffen. Bestellen Sie gebratenes Hühnchen oder einen Caesar Salad mit Geflügelstreifen (mit nicht zu viel Dressing) statt Chicken Nuggets. Essen Sie gegrillten Fisch statt einen Sandwich mit gebratenem oder frittiertem Fisch. Die Nuggets oder der Sandwich haben wesentlich mehr Kalorien und enthalten ungesunde Fette. Wählen Sie Joghurt oder Obstsalat als Nachtisch statt Milchshake oder Kuchen.

Erholung:

Sind Sie mit den Arztterminen auf dem neuesten Stand? Haben Sie eine jährliche Grunduntersuchung im Kalender eingetragen? Wäre ein Besuch beim Zahnarzt, Gynäkologen oder Augenarzt wieder einmal fällig? Warten Sie mit diesen Besuchen nicht so lange, bis etwas wehtut. Es ist viel einfacher, Probleme durch Vorbeugung zu verhindern, als sie zu reparieren.

Austausch:

Zwölf-Schritte-Programme wie das der Anonymen Alkoholiker (und ähnlicher anonymer Selbsthilfegruppen) verlangen, man solle eine »gründliche und furchtlose moralische Inventur« von sich selbst machen. Was würde Ihre Inventur ergeben?

Tagebuch:

LEVEL I: **Tag 26**

Bewegung:

Machen Sie heute Level 1, Workout 4 (S. Orig. 132). Damit haben Sie alle vier Workouts von Level I erfolgreich gemeistert.

Ernährung:

Notieren Sie sich, wie viele Ballaststoffe Sie heute zu sich nehmen. Lesen Sie die Etiketten aller Nahrungsmittel, die Sie kaufen; suchen Sie nach solchen, die mindestens drei oder vier Gramm Ballaststoffe pro Portion enthalten. Ihr Ziel ist es, mindestens 30 Gramm davon täglich zu essen.

Erholung:

Singen Sie! Niemand muss Sie dabei hören. Finden Sie einen motivierenden Song – einen, der Ihnen Zuversicht und Hoffnung gibt – und singen Sie ihn im Auto, unter der Dusche oder in der Küche. Falls Sie auf keinen Fall singen möchten, überlegen Sie sich, welche Musik Sie motivierend finden.

Austausch:

Fragen Sie sich selbst: »Wenn ich weiterhin so lebe wie heute, wie werden meine Beziehungen zu den Menschen, die mir am wichtigsten sind, in zehn oder 20 Jahren aussehen?«

Tagebuch:

> »Es gibt nur zwei Arten zu leben: Entweder als ob nichts ein Wunder ist, oder als ob alles ein Wunder ist.«
> —Albert Einstein

> »Man kann jede Sache tun, aber nicht alle.«
> —David Allen

> »Leben Sie aus Ihrer Fantasie, nicht aus Ihrer Geschichte.«
> —Stephen Covey

LEVEL I: **Tag 27**

Bewegung:

Nehmen Sie sich heute 10 Minuten Zeit, um Fangen mit den Kindern zu spielen. Falls das nicht möglich ist, gehen Sie 10 Minuten spazieren. Falls es zu kalt ist, gehen Sie im Einkaufszentrum spazieren.

Ernährung:

Lesen Sie weiterhin Etiketten! Hinter den folgenden Bezeichnungen verbergen sich Formen von Zucker:

Invertzucker	Dextrin
Demerara-Zucker	Maltodextrin
Rohrzuckersaft	Dextrose
Honig	Zuckerkonzentrat
Ahornsirup	Fruktose
Melasse	Fruktose-Glukose-Sirup
Maissirup	Malz

Erholung:

Gönnen Sie sich Ihren Schönheitsschlaf! Um gut zu schlafen, sollten Sie jeden Abend zur selben Zeit schlafen gehen. Der Körper wird es Ihnen danken, wenn Sie jeden Tag zur selben Zeit ins Bett gehen und aufwachen – sogar am Wochenende.

Austausch:

Wie können Sie anderen dienen? Martin Luther King jr. sagte: »Jeder kann groß sein … weil jeder dienen kann. Dafür braucht man keinen Hochschulabschluss. Dafür muss man nicht die Feinheiten der Grammatik beherrschen … man braucht nur ein Herz voller Gnade. Eine Seele, die aus Liebe besteht.« Überlegen Sie sich, wie Sie anderen in Ihrer Familie, Gemeinschaft und sogar im Ausland mit Ihrer Zeit, Ihrem Talent und Ihrem Besitz dienen können.

Tagebuch:

»Ein weiser Mann schafft mehr Gelegenheiten, als er vorfindet.«
—Francis Bacon

LEVEL I: **Tag 28**

Bewegung:

Nehmen Sie sich heute 10 Minuten Zeit für Dehnübungen, kombiniert mit Tiefenatmung. Und klopfen Sie sich selbst auf die Schulter: Sie haben vier Wochen lang täglich trainiert!

Ernährung:

Sie haben vier Wochen lang mehr Wasser getrunken und auf die Ernährung geachtet. Wie fühlen sich diese Veränderungen an? Falls Sie oft aus emotionalen Gründen etwas essen, versuchen Sie, die Auslöser zu finden. Achten Sie den Tag über auf negative, selbstzerstörerische Gedanken, und notieren Sie sie ins Tagebuch. (Mehr über Stress und Ernährung finden Sie auf S. 63)

Erholung:

Gönnen Sie sich heute eine Auszeit. Hängen Sie einen Zettel »Erhole mich – bitte nicht stören« an Ihre Tür und lassen Sie niemanden herein.

Austausch:

Formulieren Sie eine Botschaft der Liebe und Zuneigung. Egal ob an Ihren Partner, einen Freund oder ein Familienmitglied: Schreiben Sie eine SMS und drücken Sie darin aus, wie wichtig Ihnen diese Person ist.

Tagebuch:

»Wer wir sind, zeigt sich darin, wie wir nutzen, was wir haben.«
—Vince Lombardi

HerzlichenGlückwunsch!
Heute beenden Sie Level I und die ersten vier Wochen mit der *10-Minuten-Lösung*. Wie fühlen Sie sich? Nehmen Sie sich einige Minuten, um über Ihre neuen Gewohnheiten, Ihr verbessertes Fitnessniveau und die Veränderungen, die Sie selbst oder andere bei Ihnen festgestellt haben, nachzudenken.

LEVEL I

Ende von Level I: Schätzen Sie Ihren Fortschritt ein

Sie haben volle vier Wochen Ihres neuen Fitnessprogramms absolviert. Das ist eine großartige Leistung! Kehren Sie nun zur 4•3•2•1-Fitnesseinschätzung auf S. 88) zurück und bestimmen Sie Ihren neuen Wert.

Wenn Sie wollen, können Sie noch einmal die Fitnesstests machen und sehen, wie stark Sie sich verbessert haben. Notieren Sie die neuen Ergebnisse, um Ihre Fortschritte in Zahlen ausgedrückt zu sehen.

Unten finden Sie einige zusätzliche Fragen, die Ihnen helfen sollen, den Erfolg Ihrer Anstrengungen der letzten Wochen einzuschätzen.

Wie ist Ihr Energieniveau?	❑ stark verbessert	❑ etwas verbessert	❑ gleich ❑ schlechter
Wie ist Ihre Ernährung?	❑ stark verbessert	❑ etwas verbessert	❑ gleich ❑ schlechter
Wie hat sich Ihre Lebensweise geändert (Rauchen, Drogen, Alkohol usw.)?	❑ stark verbessert	❑ etwas verbessert	❑ gleich ❑ schlechter
Wie ist Ihr Stressniveau?	❑ stark verbessert	❑ etwas verbessert	❑ gleich ❑ schlechter
Wie sind Ihre Beziehungen zu anderen?	❑ stark verbessert	❑ etwas verbessert	❑ gleich ❑ schlechter
Wie ist Ihr Familienleben?	❑ stark verbessert	❑ etwas verbessert	❑ gleich ❑ schlechter
Wie ist Ihr spirituelles Leben?	❑ stark verbessert	❑ etwas verbessert	❑ gleich ❑ schlechter
Wie ist Ihr Selbstbewusstsein?	❑ stark verbessert	❑ etwas verbessert	❑ gleich ❑ schlechter
Wie würden Sie Ihr gegenwärtiges Gesundheitsniveau beschreiben?	❑ stark verbessert	❑ etwas verbessert	❑ gleich ❑ schlechter
Wie sind Ihre Schlafgewohnheiten?	❑ stark verbessert	❑ etwas verbessert	❑ gleich ❑ schlechter
Wie zufrieden sind Sie mit dem Leben?	❑ stark verbessert	❑ etwas verbessert	❑ gleich ❑ schlechter
Wie hat sich Ihre verbesserte Fitness auf Ihre Arbeitsleistung ausgewirkt?	❑ stark verbessert	❑ etwas verbessert	❑ gleich ❑ schlechter
Wie hat sich Ihre verbesserte Fitness auf Ihre Zukunftspläne ausgewirkt?	❑ stark verbessert	❑ etwas verbessert	❑ gleich ❑ schlechter

Tägliche Anleitungen

Nachdem Sie nun die ersten vier Wochen des 4•3•2•1-Programms geschafft haben, können wir mit Level II beginnen. Folgen Sie einfach den nächsten 28 Tagen mit kleinen Schritten, die Ihnen bei BEWEGUNG, ERNÄHRUNG, ERHOLUNG und AUSTAUSCH helfen, bis Ihr Wunsch nach einem neuen Körper Wirklichkeit wird.

LEVEL II: Tag 1

Bewegung:

Machen Sie heute Workout 1 von Level II (S. 147).

Ernährung:

Kaufen Sie frisches oder gefrorenes Obst. Bereiten Sie heute Abend einen 4•3•2•1-Proteinshake vor und stellen Sie ihn in den Kuhlschrank, dann können Sie ihn morgen früh fürs Frühstück mixen. (Siehe Rezepte auf S. 75)

Erholung:

Nehmen Sie ein Stück Papier und ziehen Sie in der Mitte eine senkrechte Linie. Auf die eine Seite schreiben Sie alle Sorgen, Anliegen und Befürchtungen, die Sie ändern können. Auf die andere Seite kommen alle Probleme, die Sie nicht ändern können. Sobald Sie fertig sind, reißen Sie das Papier in der Mitte durch und werfen Sie die Liste der Dinge, die Sie nicht ändern können, weg.

Austausch:

Sagen Sie über jemanden etwas Gutes, so dass er oder sie es hören kann. Loben Sie einen Mitarbeiter, machen Sie einem Freund ein Kompliment oder geben Sie mit Ihren Kindern an, während sie in Hörweite sind.

Tagebuch:

____
____
____
____
____
____
____
____
____
____
____
____

»Lassen Sie das, was Sie nicht tun können, nicht das beeinflussen, was Sie tun können.«
—John Wooden

LEVEL II: Tag 2

Bewegung:

Nehmen Sie sich heute 10 Minuten Zeit, um einmal um den Block zu gehen. Gehen Sie so schnell wie möglich.

Ernährung:

Beginnen Sie Ihren Tag mit einem proteinreichen Frühstück. Wählen Sie Speisen wie Hüttenkäse, Eiweiß, mit Omega-3-Fettsäuren angereicherte Eier, Joghurt und einen Proteinriegel oder einen 4•3•2•1-Protein-Fruchtshake (siehe Rezepte S. 75).

Erholung:

Nehmen Sie sich einen Moment Zeit, um zu überlegen, wie Herausforderungen oder Enttäuschungen in Ihrem Leben sich im Nachhinein als ein Segen herausgestellt haben. Welchen Herausforderungen stehen Sie gegenwärtig gegenüber, die sich als Segen herausstellen könnten?

Austausch:

Geben Sie heute Ihrem inneren Kind Raum! Wenn Sie Kinder haben, machen Sie etwas Albernes mit Ihnen. Spielen Sie unter den Sprinklern, rennen Sie im Regen oder verzieren Sie Kekse mit lustigen Figuren. Andernfalls: Denken Sie darüber nach, was Sie als Kind geliebt haben. Könnten Sie das in ein Hobby für Erwachsene umwandeln? Manchmal konnte man das, was man als Kind liebte, nicht weiter verfolgen, und das Interesse und die Fähigkeit sind noch da.

Tagebuch:

____
____
____
____
____
____
____
____
____

»Erfolg heißt, den Mut, die Entschlossenheit und den Willen zu haben, die Person zu werden, die man glaubt, sein zu sollen.«
—George Sheehan

LEVEL II: **Tag 3**

Bewegung:

Machen Sie heute Workout 1 von Level II (S. Orig. 147).

Ernährung:

Trinken Sie weiterhin Wasser! Statt Limonade sollten Sie stets Wasser (oder fettfreie Milch) trinken.

Erholung:

Um nachts gut schlafen zu können, sollten Sie das Schlafzimmer verdunkeln. Schließen Sie die Vorhänge oder lassen Sie die Jalousien herunter. Der Tagesrhythmus des Menschen wird durch Licht und Dunkelheit gesteuert. Wenn Ihre Augen Dunkelheit wahrnehmen und dies an das Gehirn signalisieren, schüttet ihre Zirbeldrüse das Hormon Melatonin aus, das schläfrig macht.

Austausch:

Denken Sie über diese Aussage (aus Boundaries von Dr. Henry Cloud und John Townsend) nach: »Obwohl ich das ganze Leben lang von meinen Beziehungen zu anderen erheblich beeinflusst werde, kann ich meine Probleme nicht auf andere Menschen schieben, sie sind meine eigenen.« Wie haben Ihre Beziehungen zu anderen Menschen Sie beeinflusst? Wie können Sie Verantwortung für Ihre Probleme übernehmen?

Tagebuch:

»Wenn Sie immer allen Situationen gewachsen sind, woher sollen Sie dann wissen, wie groß Sie sind?«
—T.S. Eliot

LEVEL II: **Tag 4**

Bewegung:

Fahren Sie heute 10 Minuten Fahrrad – entweder auf einem richtigen oder auf einem Hometrainer. Falls das nicht möglich ist, legen Sie sich auf den Boden und fahren Sie ‚Luftfahrrad‘.

Ernährung:

Wenn Sie auswärts essen, machen Sie aus Ihrem Essen zwei Portionen. Sie können die zweite Hälfte mit jemandem teilen, Sie können sie mit nach Hause nehmen oder sie jemand geben, der gar kein Essen hat.

Erholung:

Weniger Stress! Gehen Sie effektiv mit E-Mails um. Setzen Sie sich zwei Termine, um Ihre E-Mails abzurufen, morgens und nachmittags. Falls Ihr Computer Sie beim Eintreffen einer neuen Nachricht informiert, schalten Sie diese Funktion aus.

Austausch:

Fragen Sie sich: »Wer braucht meine Aufmerksamkeit am meisten?« Nehmen Sie sich etwas Zeit, um mit dieser Person Kontakt aufzunehmen, am Telefon, per E-Mail oder durch einen Besuch. Hat jemand aus Ihrer Bekanntschaft gerade einen Krankheitsfall unter seinen Angehörigen? Könnten Sie helfen, indem Sie Essen besorgen, jemanden fahren oder sich um die Kinder kümmern? Falls Sie nicht selbst aushelfen können, fällt iIhnen jemand ein, der es könnte?

Tagebuch:

»Bete, und überlasse die Sorgen Gott.«
—Martin Luther

LEVEL II: **Tag 5**

Bewegung:

Machen Sie heute Workout 1 von Level II (S. Orig. 147).

Ernährung:

Lesen Sie Etiketten! Sehen Sie sich die Liste der zehn schlechtesten Nahrungsmittel des »Center for Science in the Public Interest« auf www.cspinet.org (englisch) an und überlegen Sie sich bessere Alternativen, oder informieren Sie sich auf der Seite der Deutschen Gesellschaft für Ernährung e.V. (/www.dge.de) über gesunde und ungesunde Lebensmittel.

Erholung:

Um nachts gut schlafen zu können, schreiben Sie vor dem Schlafengehen auf, was Sie beschäftigt. Indem Sie Ihre Sorgen niederschreiben, können Sie sie vielleicht aus dem Kopf bekommen, bevor Sie das Licht löschen. Falls Sie an diesem Tag gute Ideen gehabt haben, notieren Sie auch diese. Legen Sie Stift und Notizblock auf den Nachttisch für den Fall, dass Sie aufwachen und negative Gedanken kommen.

Austausch:

Selbstreflektion verlangt es manchmal, sich genau zu überlegen, was man falsch macht. Worin bestehen Ihre Fehler? Wem könnten Sie diese Information anvertrauen? Wie können Sie dieses Wissen nutzen, um Dinge besser zu machen?

Tagebuch:

»Wir sind das, was wir wiederholt tun; Größe ist daher keine Handlung, sondern eine Gewohnheit.«
—Aristoteles

LEVEL II: Tag 6

Bewegung:

Nehmen Sie sich heute 10 Minuten, um bergauf zu laufen. Falls das nicht geht, laufen Sie die Treppe hinauf und hinunter.

Ernährung:

Etwa eine Stunde nach dem Training ist der Körper besonders aufnahmefähig für Nahrungsmittel, die helfen, Muskeln und Energie zu erneuern und aufzubauen. Kohlenhydrat- und proteinreiches Essen nach dem Workout zu sich zu nehmen, kann daher spürbar die Erholung und das Wachstum leistungsstarker Muskeln fördern. Ich empfehle einen leichtverdaulichen 4•3•2•1-Protein-Fruchtshake nach dem Workout (siehe Rezepte S. 75).

Erholung:

Trainieren Sie, zu neuen Projekten, sozialen Aktivitäten oder Verantwortlichkeiten nein zu sagen, wenn Sie keine Zeit, Energie oder kein Interesse dafür haben. Überlastung durch zu viele Aufgaben bedeutet, dass Sie viele Dinge schlecht tun, was Angst und Schuldgefühle hervorruft. Es ist besser, Ihre volle Aufmerksamkeit und Anstrengung auf weniger Aktivitäten zu konzentrieren.

Austausch:

Überlegen Sie, wie Sie mit den in Ihrem Leben wichtigen Menschen umgehen. Fragen Sie sich: »Gibt es etwas, das ich ohne große Schwierigkeiten anders machen könnte und das einen gewaltigen Unterschied für meine persönlichen Beziehungen bedeuten würde?«

Tagebuch:

»Man ändert sein Leben,
indem man sein Herz ändert.«
—Max Lucad

LEVEL II: Tag 7

Bewegung:

Nehmen Sie sich heute 10 Minuten Zeit, um den Küchenboden feucht zu wischen.

Ernährung:

Fragen Sie sich vor dem Essen: »Was brauche ich jetzt gerade wirklich?« Wenn es sich um Energie handelt, dann essen Sie auf jeden Fall! Denken Sie daran, ausreichend Nahrungsmittel zu wählen, für die die Ernährungsampel »grün« zeigt (siehe S. 69). Andernfalls sollten Sie überlegen, was Sie wirklich benötigen. Sind Sie müde? Durstig? Frustriert? Nehmen Sie sich einen Moment Zeit, um Ihre Gefühle wahrzunehmen.

Erholung:

Weniger Stress! Gönnen Sie sich heute zwischendurch einen zehnminütigen Erholungsschlaf.

Austausch:

Gibt es jemanden, den Sie in der letzten Woche beleidigt oder verletzt haben könnten? Überlegen Sie, ob Sie sich bei dieser Person entschuldigen können.

Tagebuch:

Zeit für eine Belohnung!
Sie haben sieben Tage lang auf Level II trainiert. Wie fühlen Sie sich?

»Mich interessiert nicht, ob Sie eine Niederlage erlitten haben, sondern ob Sie sich mit dieser Niederlage abfinden oder nicht.«
—Abraham Lincoln

LEVEL II: Tag 8

Bewegung:

Machen Sie heute Workout 2 von Level II (S. 158).

Ernährung:

Trinken Sie weiterhin viel Wasser. Tragen Sie stets eine Wasserflasche bei sich und füllen Sie sie tagsüber immer wieder auf.

Erholung:

Nehmen Sie sich eine »Nachrichtenpause«. Es ist gut, über die Ereignisse in der Welt Bescheid zu wissen, aber Nachrichten können überwältigend sein und traurig machen. Schränken Sie die Menge an Neuigkeiten ein, die Sie sich täglich zumuten. Falls Sie sich angewöhnt haben, den Tag über immer wieder Nachrichten zu konsumieren (online, im Fernsehen oder in Zeitungen), legen Sie eine bestimmte Zeit dafür fest.

Austausch:

Studien haben gezeigt, dass es ein großer Vorteil ist, in einer glaubensbasierten Gemeinschaft zu leben, nicht nur für das geistige Leben, sondern auch für Gesundheit und Lebensdauer. Aber auch andere Arten von Gemeinschaften bieten Unterstützung und Geselligkeit. Machen Sie eine Liste der verschiedenen Gruppen, Vereinigungen und Organisationen, zu denen Sie gehören. Wäre es gut für Sie, eine Anstrengung zu unternehmen, um einer Gemeinschaft beizutreten, die Ihre Interessen und Werte teilt?

Tagebuch:

»Die Zukunft beginnt heute,
nicht morgen.«
—Papst Johannes Paul II

LEVEL II

LEVEL II: **Tag 9**

Bewegung:

Nehmen Sie sich heute 10 Minuten Zeit, um einmal um den Block zu gehen. Gehen Sie heute so weit und so rasch, wie Sie können.

Ernährung:

Heute gibt's Nüsse! Tragen Sie immer eine Tüte Walnüsse oder Mandeln als Snack bei sich. Streuen sie Cashewnüsse oder Pekannüsse über Ihr Müsli. Fügen Sie Nüsse zu Ihrem nächsten Pfannengericht oder Salat hinzu. Nüsse liefern Energie und gesunde Nährstoffe. (Mehr Information finden Sie auf S. 70).

Erholung:

Viele von uns beginnen gleich nach dem Aufwachen mit vollem Tempo den Tag. Stellen Sie den Wecker zehn Minuten früher. Machen Sie sich ein ordentliches Frühstück. Nehmen Sie sich Zeit, um in Ruhe eine Tasse Tee zu trinken. Falls Sie Kinder haben, führen Sie ein echtes Gespräch mit ihnen, bevor sie ihren Tag beginnen.

Austausch:

Lassen Sie an Ihren Ehepartner, ein Kind, ein Familienmitglied oder einen Freund Blumen liefern, mit einem Kärtchen, das Ihre Liebe und Anerkennung bezeugt – und tun Sie dies öffentlich! Indem Sie den Strauß an den Arbeits- oder Ausbildungsplatz liefern lassen, sieht jeder, wie wichtig diese Person für Sie ist.

Tagebuch:

LEVEL II: **Tag 10**

Bewegung:

Heute haben Sie die Wahl: Machen Sie Workout 1 (S. 147) oder Workout 2 (S. 158) von Level II – was immer Sie lieber möchten.

Ernährung:

Essen Sie bewusst. Um ein Maximum an Vergnügen und Befriedigung aus Ihrer Nahrung zu gewinnen, sollten Sie langsam kauen und Ablenkungen einschränken (Fernsehen, Zeitung lesen usw.).

Erholung:

Lassen Sie Ihren Schlaf für sich arbeiten. Geben Sie sich acht Stunden, damit der Körper sich heilen und die Hormone ins Gleichgewicht bringen kann. Zu den Vorteilen von ausreichend Schlaf gehören ein niedrigerer Cortisolspiegel, bessere Konzentrationsfähigkeit und größere Aufmerksamkeit, außerdem wachsende Produktivität, verbesserte Stimmung, Schutz gegen bestimmte Krebsarten und Gewichtsabnahme.

Austausch:

Machen Sie eine Box für »Liebesgrüße« zu Hause, für Ihre Familie. Alle sollen Notizen schreiben, in denen sie ihre Liebe, Unterstützung und Anerkennung füreinander ausdrücken. Suchen Sie eine Zeit aus, um die Notizen gemeinsam zu lesen (einmal die Woche funktioniert gut), danach werden wieder Notizen gesammelt. Falls das zu Hause nicht möglich ist, überlegen Sie sich, ob eine »Ermutigungs-Box« auf der Arbeit möglich ist, in der sich Mitarbeiter gegenseitig positive Nachrichten und Ermutigung zukommen lassen können. Es ist erstaunlich, wie viel ein bisschen Anerkennung ändert!

Tagebuch:

LEVEL II: **Tag 11**

Bewegung:

Fahren Sie heute 10 Minuten auf dem Fahrrad, Hometrainer oder, falls das nicht möglich ist, legen Sie sich auf den Boden und fahren Sie ‚Luftfahrrad'. Fahren Sie so weit oder so schnell, wie Sie können!

Ernährung:

Füllen Sie den Kühlschrank mit frischem oder tiefgefrorenem Obst. Platzieren Sie eine Obstschale an einer gut sichtbaren Stelle, so dass Sie und Ihre Familie das frische Obst vor Augen haben und zugreifen können. Ein wunderbarer Durstlöscher ist kalte Melonenmilch. Mischen Sie dafür 250 ml fettarmer Milch mit zwei Eiswürfeln und einer Tasse mit Wassermelonenstückchen (oder einer anderen Melonensorte Ihrer Wahl).

Erholung:

Suchen Sie die Freundschaft von Menschen, die optimistisch sind. Umgeben Sie sich mit Menschen, die die positive Seite der Dinge sehen, und entfernen Sie sich nach und nach von den Schwarzsehern.

Austausch:

Arbeiten Sie ehrenamtlich in Ihrer Gemeinschaft – in der Schule Ihrer Kinder, in Ihrer Kirchengemeinde oder im Altersheim. Sie könnten Unterricht in Ihrer Muttersprache geben, beim Unterhalt von Wegen helfen, mit alten Menschen spazieren gehen, einen Teenager als Mentor betreuen oder in einem Obdachlosenheim helfen. Denken Sie an die Zeit, den Besitz und die Talente, die Ihnen gegeben sind, und überlegen Sie, wie Sie sie teilen können. Wenn Ihnen nichts einfällt, gehen Sie auf die Website einer der vielen Freiwilligenbörsen, die es in jeder größeren Stadt gibt (suchen Sie über Ihre Suchmaschine nach »Freiwilligenbörse« und dem Namen Ihrer Stadt oder Region).

Tagebuch:

»Was wir sind, sagt mehr über uns als alles, was wir sagen oder tun.«
—Stephen Covey

»Unverdiente Geschenke und unerwartete Freuden bringen das größte Vergnügen.«
—Philip Yancey

»Wir existieren durch das, was wir bekommen, aber wir leben erst durch das, was wir geben.«
—Winston Churchill

LEVEL II: **Tag 12**

Bewegung:

Machen Sie heute Workout 2 von Level II (S. 158).

Ernährung:

Ersetzen Sie Ungesundes durch Gesundes: Essen Sie mittags einfach ein Sandwich mit Vollkornbrot statt Weißbrot. Bevorzugen Sie Vollkorn-Wraps und kaufen Sie Tiefkühlpizza mit Vollkornkruste. Ersetzen Sie gewöhnliche Pasta durch Vollkornpasta und normalen Reis durch Naturreis.

Erholung:

Setzen Sie sich für 10 Minuten nach draußen und atmen Sie frische Luft. Falls das Wetter sehr schlecht ist, gehen Sie zum ruhigsten Platz, den Sie finden können – die Bibliothek ist ein guter Kandidat – und schauen Sie aus dem Fenster. Versuchen Sie, dabei nichts anderes zu tun.

Austausch:

Denken Sie über die folgende Aussage (von Ann Landers) nach: »Das wahre Maß eines Menschen besteht darin, wie er eine Person behandelt, die ihm absolut nichts Gutes tun kann.«

Tagebuch:

»Die Menschen sehen nur das, was sie erwarten.«
—Ralph Waldo Emerson

LEVEL II: **Tag 13**

Bewegung:

Heute nehmen Sie sich 10 Minuten, um rasch zu gehen, bergauf zu joggen oder zügig die Treppe hinauf und hinunter zu laufen, so oft Sie können.

Ernährung:

Beginnen Sie damit, öfter Suppe zu essen. Frische Suppe ist sehr nährstoffreich, und sogar Dosensuppe ist eine bessere Alternative als die meisten tiefgekühlten Fertigmahlzeiten. Kaufen Sie sich einen »Slow cooker« (ein spezieller Kochtopf zum langsamen Kochen bei niedrigen Temperaturen) und kochen Sie die Linsensuppe, Erbsensuppe oder Minestrone den ganzen Tag auf niedriger Flamme, während Sie weg sind. Das Haus wird bei Ihrer Rückkehr wunderbar riechen und Sie müssen nach einem langen Tag kein Abendessen zubereiten.

Erholung:

Legen Sie ruhige Musik auf, schließen Sie die Augen und atmen Sie 10 Minuten tief ein und aus. Wenn Sie die Augen wieder öffnen, werden Sie erfrischt sein. Falls Sie Gefahr laufen, dabei einzuschlafen, stellen Sie sich einen Wecker.

Austausch:

Kaufen Sie sich eine günstige Digitalkamera, falls Sie nicht schon eine besitzen. Umgeben Sie sich mit Bildern der Menschen, die Sie lieben, und der Orte, die Ihnen etwas bedeuten. Senden Sie online Fotos an Bekannte oder posten Sie sie im Internet, so dass andere sie anschauen können. Es ist heute einfach, alte Bilder zu reproduzieren; holen Sie die Alben von früher aus der Schublade und machen Sie Abzüge Ihrer schönsten Erinnerungsfotos.

Tagebuch:

»Niemand kann Ihnen ohne Ihre Zustimmung das Gefühl der Unterlegenheit geben.«
—Eleanor Roosevelt

LEVEL II: **Tag 14**

Bewegung:

Gehen Sie heute für 10 Minuten in flottem Tempo oder joggen Sie durch den Park.

Ernährung:

Achten Sie auf die Portionsgrößen. Überfüllen Sie den Teller nicht. Fragen Sie sich vor dem Essen: »Wie viele Bissen von diesem Nahrungsmittel werde ich wirklich genießen?« Manchmal reichen schon einige Bissen, um einen zufriedenzustellen. Falls die Ernährungsampel »gelb« zeigt (siehe S. 70), fragen Sie sich: »Ist es das Beste für mich, dies zu essen?« Falls sie »rot« zeigt (siehe S. 72), fragen Sie sich: »Kann ich das zum Vergnügen essen, ohne mit unnötigen Schuldgefühlen oder Schmerzen dafür bezahlen zu müssen?«

Erholung:

Weniger Stress! Schreiben Sie alles auf, was wichtig für Sie ist, einschließlich Trainingszeiten, Verabredungen, Fälligkeiten von Rechnungen, Geburtstage, soziale Verpflichtungen und so weiter. Sie werden sehen, dass das Leben etwas einfacher wird, wenn Sie Ihre Verpflichtungen so organisieren.

Austausch:

Sie haben nun zwei Wochen Training auf Level II und 6 Wochen mit der *10-Minuten-Losung* absolviert. Damit haben Sie die Hälfte geschafft! Das muss gefeiert werden. Gönnen Sie sich zusammen mit einem Freund leckere Fruchtsmoothies.

Tagebuch:

Klopfen Sie sich selbst auf die Schulter.
Sie trainieren jetzt seit zwei Wochen täglich auf Level II. Wie fühlen Sie sich?

»Optimismus ist der Glaube, der zum Gelingen führt. Nichts kann ohne Hoffnung oder Zuversicht getan werden.«
—Helen Keller

LEVEL II

LEVEL II: **Tag 15**

Bewegung:

Machen Sie heute Workout 3 von Level II (S. 170).

Ernährung:

Denken Sie daran, Ihren Körper alle drei Stunden aufzutanken. Lassen Sie sich nicht durch den vollgestopften Tag davon abhalten, etwas zu essen. Stellen Sie den Alarm Ihrer Uhr oder Ihres Handys, so dass es alle drei Stunden klingelt und Sie erinnert. Beziehen Sie Familienmitglieder oder Freunde in Ihr Ernährungssystem mit ein, dann sind alle im gleichen Rhythmus und können sich gegenseitig erinnern.

Erholung:

Haben Sie heute Spaß – aber nicht mit einem Film oder einem Videospiel. Spielen Sie ein Brettspiel mit Ihrer Familie. (Ich persönlich spiele am liebsten Monopoly.) Falls das nicht möglich ist, spielen Sie Karten mit einem Freund. Nehmen Sie sich Zeit für Geselligkeit, Interaktion und Unterhaltungen in der realen Welt – nicht elektronische Kommunikation aus der Distanz.

Austausch:

Haben Sie schon einmal eine höhere Macht demütig gebeten, Ihre Fehler zu beseitigen? Denken Sie darüber nach, was Sie falsch machen und wie Sie das ändern könnten.

Tagebuch:

> »Wenn Sie nicht für etwas stehen, werden Sie auf alles hereinfallen.«
> —anonym

LEVEL II: **Tag 16**

Bewegung:

Nehmen Sie sich 10 Minuten, um in raschem Tempo einmal um den Block zu gehen oder zu joggen.

Ernährung:

Essen Sie Gemüse! Schneiden Sie eine Auswahl Ihrer Lieblingssorten und verwenden Sie sie als Pizzabelag, im Omelett oder auf einem Sandwich. Reichern Sie ein Pastagericht, einen grünen Salat oder Nudelsalat damit an. Schneiden Sie Karotten, Tomaten, Gurke und Sellerie und essen Sie sie mit einem Dip aus Joghurt und Salsa. Frisches Gemüse füllt den Bauch und liefert natürliche Nährstoffe.

Erholung:

Weniger Stress! Schauen Sie sich die kostenlosen E-Mail-Newsletter an, die Sie erhalten – und selten lesen – und tun Sie sich einen Gefallen, indem Sie sie abbestellen. Tun Sie dasselbe mit allen Magazinen, Zeitungen oder Katalogen, die sich stapeln. Es gibt keinen Weg, alle potentiell wertvollen Informationen der Welt zu lesen. Vertrauen Sie darauf, dass Sie von wirklich wichtigen Dingen erfahren werden.

Austausch:

Lassen Sie etwas wachsen. Kaufen Sie eine kleine Pflanze, um die Sie sich kümmern können, ziehen Sie Blumen oder Gemüse aus Saatgut auf oder arbeiten Sie in Ihrem Blumen- oder Gemüsegarten. Kleine Pflanzen groß werden zu sehen ist ein Vergnügen, und Gartenarbeit gibt die Möglichkeit, mit der Natur in Verbindung zu treten – außerdem ist sie gutes Training, entspannt und versorgt einen mit frischen Blumen und kostenlosem Gemüse!

Tagebuch:

> »Niederlagen sind Hinweisschilder auf dem Weg zum Erfolg.«
> —C.S. Lewis

LEVEL II: **Tag 17**

Bewegung:

Heute haben Sie die Wahl: Machen Sie Workout 1 (S. 147), Workout 2 (S. 158) oder Workout 3 (S. 170) von Level II.

Ernährung:

Weniger Fett! Wenn Sie ein Stück Fleisch vorbereiten, trennen Sie Fett oder Haut ab. Kaufen Sie möglichst mageres Fleisch. Wenn Sie Hühner- oder Rinderbrühe machen, stellen Sie sie in den Kühlschrank: Am nächsten Tag schwimmt das Fett in geronnener Form oben, und Sie können es einfach abschöpfen. Stellen Sie sich dabei vor, dass es nicht Ihre Arterien verstopfen wird.

Erholung:

Wenn Sie Schlafprobleme haben, reduzieren Sie Koffein. Selbst eine kleine Menge Kaffee am Morgen kann abends zu Schlafproblemen führen. Falls Sie empfindlich auf Koffein reagieren, sollten Sie auf Kaffee, Tee (sogar grüner Tee enthält etwas Koffein), Schokolade und Cola verzichten. Falls Sie immer noch Schlafprobleme haben, sollten Sie versuchen, mehr Calcium und Magnesium zu sich zu nehmen. Fügen Sie zum Abendessen, das vier bis sechs Stunden vor dem Schlafengehen liegen sollte, Bananen, Karotten, fettarme Milch, Grünkohl oder Rosinen hinzu; das kann die Dauer und Qualität des Schlafs verbessern.

Austausch:

Denken Sie über diese Fragen (aus *One Month to Live* von Kerry und Chris Shook) nach: »Denken Sie über einen Angehörigen nach, der verstorben ist. Wie würden Sie seine spirituelle Hinterlassenschaft beschreiben? Was an der Hinterlassenschaft des Verstorbenen würden Sie gerne übernehmen? Was lieber vermeiden?«

Tagebuch:

> »Die beste Art, die eigene Zukunft vorauszusagen, ist, sie zu erschaffen.«
> —Stephen Covey

LEVEL II: **Tag 18**

Bewegung:

Fahren Sie heute 10 Minuten auf dem Fahrrad, Hometrainer oder, falls das nicht möglich ist, legen Sie sich auf den Boden und fahren Sie ‚Luftfahrrad'. Fahren Sie so weit oder so schnell, wie Sie können!

Ernährung:

Achten Sie auf Selbstsabotage. Wenn Sie auf dem Flughafen sind und es außer Süßigkeiten einfach nichts zu essen gibt, wer kann dann schon etwas dafür? Mit etwas Planung können Sie aber Snacks dabeihaben – dann essen Sie nichts, was Sie hinterher bereuen.

Erholung:

Genießen Sie heute ganz bewusst den Sonnenuntergang. Tun Sie nichts anderes nebenher.

Austausch:

Beginnen Sie einen Familien-Kettenbrief. Schreiben Sie einige Neuigkeiten über sich auf, fügen Sie eventuell ein Foto hinzu, und senden Sie den Brief an einen Verwandten. Er oder sie ergänzt seine Neuigkeiten, und so weiter. Legen Sie eine Liste mit Namen und Adressen bei, damit der Brief eine Reihe von Menschen erreicht und schließlich wieder zu Ihnen zurückkehrt.

Tagebuch:

»Schaufel dir nicht mit Messer und Gabel dein eigenes Grab.«
—Englisches Sprichwort

LEVEL II: **Tag 19**

Bewegung:

Machen Sie heute Workout 3 von Level II (S. 170).

Ernährung:

Wählen Sie, wenn Sie auswärts essen, die gesündeste Möglichkeit. Bestellen Sie beispielsweise eine kleine Gemüsepizza und nicht die große Salami-Käse-Pizza. Nehmen Sie dazu einen großen Salat, und fragen Sie nach einem kalorienarmen, fettfreien Dressing – separat, damit Sie die Menge bestimmen können. Falls Sie mexikanisch essen gehen, bestellen Sie eine Vollkorn- oder Maistortilla (statt Tortillas aus Weizenmehl) und essen Sie Fajitas mit gebackenen Bohnen (statt mit gebratenen, die mehr Fett enthalten).

Erholung:

Üben Sie heute, ruhig und still zu sein. Das kann in Ihrem Schlafzimmer sein, in einem Park oder vor der Fahrt nach Hause. Stellen Sie alle äußerlichen Geräusche und Ablenkungen ab und genießen Sie die Ruhe. Beginnen Sie mit einer Minute und verlängern Sie allmählich die Zeit.

Austausch:

Machen Sie eine Liste aller Menschen, die Sie bewundern (Familie, Freunde, historische Persönlichkeiten, Führungsfiguren usw.). Was an Ihnen inspiriert Sie? Wie könnten Sie ihr Leben und ihre besten Eigenschaften nachahmen?

Tagebuch:

»Der ist kein Narr, der gibt, was er nicht behalten kann, um zu gewinnen, was er nicht verlieren kann.«
—Jim Elliot

LEVEL II: **Tag 20**

Bewegung:

Heute nehmen Sie sich 10 Minuten, um rasch zu gehen, bergauf zu joggen oder zügig die Treppe hinauf und hinunter zu laufen, sooft Sie können.

Ernährung:

Durchsuchen Sie Ihre Küche und werfen Sie alle Nahrungsmittel weg, die laut Etikett »Transfette« oder »hydrierte Pflanzenfette« enthalten. Zuerst werden wahrscheinlich die Margarine und das pflanzliche Backfett in den Mülleimer wandern. Alle bereits gebraten abgepackten Lebensmittel sollten aus Ihrem Kühlschrank verschwinden. Überprüfen Sie außerdem Backmischungen, Schokoladendrinks, Snacks wie Chips und Popcorn und sogar Bonbons. Transfette und gesättigte Fettsäuren möglichst zu vermeiden ist ein wichtiger Teil Ihres neuen Fitnessprogramms. Dafür sollten Sie viel Obst und Gemüse essen, außerdem Vollkornprodukte, fettarme oder fettfreie Produkte, Fisch und mageres Fleisch.

Erholung:

Ein weiterer Trick, um nachts besser zu schlafen: Decken Sie Ihre Uhr ab. Eine große beleuchtete Uhr kann Stress verursachen und Ängste über die vergehende Zeit auslösen, wenn man nicht sofort einschlafen kann. Bedecken Sie das Zifferblatt Ihrer Uhr, so dass Sie nicht unnötig über die Zeit nachdenken.

Austausch:

Denken Sie über die folgende Aussage (von Mutter Teresa) nach: »Sogar die Reichen sehnen sich nach Liebe, nach Fürsorge, danach, gebraucht zu werden und jemanden für sich zu haben.«

Tagebuch:

»Haltungen sind wichtiger als Fakten.«
—George MacDonald

LEVEL II

LEVEL II: **Tag 21**

Bewegung:

Joggen Sie heute 10 Minuten durch den Park oder, falls das nicht geht, um Ihr Haus.

Ernährung:

Wählen Sie Nahrungsmittel, die einen niedrigen Wert auf dem glykämischen Index haben. Solche Lebensmittel überlasten Ihren Stoffwechsel nicht mit einer großen Menge Zucker, die auf einmal in den Blutkreislauf abgegeben wird. Für Ihren Körper macht es einen großen Unterschied, ob Sie einen frischen Apfel essen (Zucker zusammen mit Ballaststoffen) oder ein Glas Apfelsaft oder imitierten Apfelnektar trinken (Zuckerwasser). Indem Sie Ihren Blutzuckerspiegel stabil halten, können Sie den Hunger kontrollieren und einen ‚Absturz' verhindern, wenn der Blutzuckerspiegel fällt (vgl. S. 68.).

Erholung:

Verlangsamen Sie bewusst das Tempo Ihres Lebens und verzichten Sie für einen Tag auf Handy, Fernseher und Computer. Fahren Sie Fahrrad. Lesen Sie ein Buch. Backen Sie Ihr eigenes Brot. Setzen Sie sich auf den Balkon. Nehmen Sie kleine Freuden wahr.

Austausch:

Legen Sie einen Termin für ein Familienessen fest. Sorgen Sie dafür, dass alle da sind und dass Zeit für ein wirkliches Familiengespräch bleibt. Schalten Sie während des Essens den Fernseher aus und gehen Sie nicht ans Telefon. Wenn Sie allein leben, verabreden Sie sich mit einem Freund zum Abendessen und tauschen Sie Neuigkeiten aus.

Tagebuch:

Klopfen Sie sich selbst auf die Schulter.
Sie trainieren nun schon drei Wochen auf Level II; wie fühlen Sie sich?

»Die einfachen Dinge, die wir täglich zu Hause tun, sind für die Seele wichtiger, als man angesichts ihrer Einfachheit denken könnte.«
—Thomas Moore

LEVEL II: **Tag 22**

Bewegung:

Machen Sie heute Workout 4 von Level II (S. 181).

Ernährung:

Beobachten Sie Ihren Alkoholkonsum. Notieren Sie nächste Woche jedes alkoholische Getränk, das Sie zu sich nehmen. Alkohol enthält leere Kalorien und bringt den Stoffwechsel durcheinander. Die Leber muss den Alkohol aus dem System entfernen, bevor sie die Nährstoffe aus dem Essen verdauen kann. Wenn Sie Gewicht verlieren wollen, reduzieren oder streichen Sie den Alkohol aus Ihrem Ernährungsplan.

Erholung:

Ein weiterer Grund, keinen Alkohol mehr zu trinken: Sie können dann besser schlafen. Zwar kann ein Glas Wein das Einschlafen erleichtern, gleichzeitig erhöht Alkohol vor dem Zubettgehen jedoch die Wahrscheinlichkeit, nachts aufzuwachen.

Austausch:

Schauen Sie, ob Sie die E-Mail-Adressen alter Freunde finden können, und senden Sie ihnen dann eine elektronische Postkarte (E-Card). Der große Vorteil der E-Mail ist ihre Geschwindigkeit, aber die traditionelle Post hat auch ihren Charme. Sie ist persönlicher, und jeder freut sich, einen Brief, eine Karte oder ein Foto zu bekommen.

Tagebuch:

»Die wichtigste Entscheidung, die ich jeden Tag wieder neu treffen kann, ist die über meine Einstellung … Meine Einstellung hilft mir weiterzumachen oder behindert meinen Fortschritt. Sie facht mein Feuer an oder zerstört meine Hoffnung. Wenn meine Einstellung richtig ist, ist kein Hindernis zu hoch, kein Tal zu tief, kein Traum zu extrem und keine Herausforderung zu groß.«
—Charles Swindoll

LEVEL II: **Tag 23**

Bewegung:

Laufen Sie heute 10 Minuten um den Block, so schnell Sie können.

Ernährung:

Essen Sie mehr Obst? Streuen Sie morgens Beeren in Ihr Müsli. Verwenden Sie frische oder gefrorene Früchte für Ihren 4•3•2•1-Fruchtdrink (siehe für Rezepte S. 75). Machen Sie sich einen Obstsalat zum Nachtisch. Fügen Sie zu Vanillejoghurt frisches Obst hinzu. Nehmen Sie einen Apfel als Snack mit. Naturbelassene ganze Früchte enthalten viele Nährstoffe, darunter auch solche, die noch nicht identifiziert, untersucht und in Nahrungsergänzungsmittel aufgenommen wurden. Eine frische Orange zu essen ist daher gesünder, als einfach Vitamin C zu nehmen.

Erholung:

Um gut schlafen zu können, ist es oft hilfreich, stark gewürzte Mahlzeiten zu vermeiden. Sie führen unter Umständen zu Sodbrennen, das das Einschlafen erschweren und die ganz Nacht über Unbehagen verursachen kann. Vermeiden Sie scharfe Chili, Peperoni, Currypulver und andere Übeltäter.

Austausch:

Machen Sie eine Liste der Hindernisse, die gegenwärtig ihr spirituelles Leben behindern oder einschränken. Notieren Sie in Ihrem Tagebuch Ihre Zweifel, Sorgen, Frustrationen und inneren Kämpfe.

Tagebuch:

»Wir haben nur ein Stück des Lebens-Puzzles bekommen. Und nur Gott hat den Deckel der dazugehörigen Schachtel.«
—Max Lucado

LEVEL II

LEVEL II: **Tag 24**

Bewegung:

Heute haben Sie die Wahl: Machen Sie Workout 1 (S.147), Workout 2 (S. 158), Workout 3 (S. 70) oder Workout 4 (S. 181) von Level II, ganz nach Lust und Laune.

Ernährung:

Einkaufen bis zum Purzeln – der Pfunde natürlich! Den Wahrheitsgehalt unterschiedlicher Produktbeschreibungen und Werbungen zu überprüfen, kann schwierig sein; lesen Sie daher stets die Etiketten. Informieren Sie sich über den Protein-, Fett- und Zuckergehalt verschiedener Nahrungsmittel. Informationen über Nahrungsmittel finden Sie auf Websites wie »The World's Healthiest Foods« (www.whfoods.com, englisch) oder der Website des Deutschen Ernährungsberatungs- und Informationsnetzes unter www.ernaehrung.de. Dort finden Sie auch Informationen über Kalorien und Nährwerte von Marken-Fertigprodukten sowie von nicht behandelten natürlichen Nahrungsmitteln.

Erholung:

Weniger Stress! Kontrollieren Sie Ihre Telefonzeiten. Um Ablenkungen während des Tages zu vermeiden, stellen Sie das Telefon lautlos. Stellen Sie den Anrufbeantworter ein. Legen Sie eine Tageszeit fest, zu der Sie Ihre Anrufe beantworten.

Austausch:

Fragen Sie eine andere Person bezüglich eines Problems, das Sie haben, um Rat. Das ist schmeichelhaft für den Gefragten und wird Ihnen unter Umständen weiterhelfen.

Tagebuch:

»Nicht der ist reich, der viel hat, sondern der, der viel gibt.«
—Erich Fromm

LEVEL II: **Tag 25**

Bewegung:

Fahren Sie heute 10 Minuten auf dem Fahrrad, Hometrainer oder, falls das nicht möglich ist, legen Sie sich auf den Boden und fahren Sie ‚Luftfahrrad‘. Fahren Sie so weit oder so schnell, wie Sie können!

Ernährung:

Trinken Sie weiterhin viel Wasser. Da Dehydrierung das Energieniveau erheblich senken kann, empfehle ich, vor, während und nach einem Workout zu trinken. Dies hilft Ihrem Körper auch, die Temperatur zu regulieren und Körperflüssigkeit, die durch Schwitzen verloren gegangen ist, zu ersetzen.

- Trinken Sie ungefähr einen halben Liter Flüssigkeit drei Stunden vor einem Workout.
- Während eines gemäßigten Workouts können Sie weiterhin Wasser trinken, um die verlorene Flüssigkeit zu ersetzen.
- Wenn Sie mehr als eine Stunde trainieren, empfehle ich spezielle Sportdrinks, um den Blutzucker stabil zu halten und den Verlust an Elektrolyten auszugleichen.

Erholung:

Werden Sie kreativ! Zeichnen oder malen Sie heute etwas.

Austausch:

Lernen Sie eine inspirierende Textstelle, ein Gedicht oder ein Zitat auswendig – etwas, das für Sie ermutigend und erhebend ist.

Tagebuch:

»Auch wenn Sie auf dem richtigen Weg sind: Wenn Sie nur herumsitzen, werden Sie überfahren!«
—Will Rogers

LEVEL II: **Tag 26**

Bewegung:

Machen Sie heute Workout 4 von Level II (S. 181).

Ernährung:

Lernen Sie, sich mit den richtigen Fetten zu ernähren. Achten Sie darauf, dass Fleisch oder Fisch gebacken, gekocht oder gegrillt und nicht gebraten ist. Verwenden Sie Olivenöl statt Butter oder Mayonnaise. Wählen Sie fettarme oder fettfreie Milchprodukte. (Mehr Informationen über gesunde Fettsorten finden Sie auf S. 67.)

Erholung:

Nehmen Sie sich Zeit, um ein köstliches Mahl zu kochen. Das kann etwas Einfaches sein wie eine frische Suppe oder etwas Kompliziertes wie ein Auflauf. Probieren Sie ein neues Rezept aus. Wenn Sie Kinder haben, beziehen Sie sie ein! Achten Sie auf die unterschiedlichen Zutaten und wie gut diese für den Körper sind. Machen Sie eine größere Menge und frieren Sie etwas für einen anderen Tag ein.

Austausch:

Wenn Sie einen beliebigen Traum in Ihrem Leben verwirklichen könnten, was wäre dies? Welche Schritte haben Sie unternommen, um diesen Traum zu verwirklichen? Welche Schritte könnten Sie als Nächstes machen, um Ihrem Ziel etwas näher zu kommen? Wer könnte Ihnen helfen, den Traum wahr zu machen?

Tagebuch:

»Um erfolgreich zu sein, sollte der Wunsch nach Erfolg größer sein als die Angst vor einer Niederlage.«
—Bill Cosby

LEVEL II: Tag 27

Bewegung:

Joggen Sie heute 10 Minuten bergauf und bergab, so schnell Sie können. Falls das nicht geht, laufen Sie so oft wie möglich die Treppe hinauf und hinunter.

Ernährung:

Falls Sie dazu neigen, zu viel zu essen, sollten Sie kleinere Teller verwenden, alle Ablenkungen möglichst einschränken, langsam kauen und das Gespräch genießen. Wenn die anderen mit Essen fertig sind, sind Sie es auch!

Erholung:

Haben Sie Spaß! Setzen Sie einen Filmabend aufs Programm und leihen Sie Ihren Lieblingsfilm aus. Halten Sie Schlafanzüge und Bettdecken für eine Pyjama-Party bereit.

Austausch:

Lernen Sie die Nachbarn kennen. Laden Sie sie zu einer Party, einem »Potluck Dinner« (Abendessen, zu dem jeder etwas mitbringt) für die Nachbarschaft oder einem Spieleabend ein.

Tagebuch:

»Geteiltes Leid ist halbes Leid; geteilte Freude ist doppelte Freude.«
—Sprichwort

LEVEL II: Tag 28

Bewegung:

Joggen Sie 10 Minuten im Park. Laufen Sie so weit und so schnell wie Sie können.

Ernährung:

Bevor Sie heute etwas zu sich nehmen, fragen Sie sich: »Ist das für die Energie oder zum Vergnügen?« Richten Sie sich bei der Menge nach der Antwort.

Erholung:

Gewöhnen Sie sich an kleine Rituale vor dem Zubettgehen, die entspannend wirken, etwa einige Minuten Lesen. Schaffen Sie sich eine kuschelige Umgebung zum Schlafen. Der Raum sollte so dunkel und still wie möglich sein.

Austausch:

Beginnen Sie den Tag mit freundlichen Worten für Ihre Familie oder die Menschen, die Ihnen am nächsten stehen. Sagen Sie heute allen, denen sie begegnen, etwas Positives.

Tagebuch:

»Wer sich bester Gesundheit erfreut, ist reich, auch ohne es zu wissen.«
—Italienisches Sprichwort

Herzlichen Glückwunsch!
Wie fühlen Sie sich jetzt, nachdem Sie vier Wochen lang auf Level II trainiert und acht Wochen die *10-Minuten-Lösung* befolgt haben? Das ist eine gewaltige Leistung, und Sie sollten stolz auf sich sein. Ich bin mir sicher, dass Sie inzwischen mehr und mehr Komplimente erhalten. Auf welche Veränderungen sind Sie besonders stolz? Welches Feedback bekommen Sie von anderen Menschen? Welche Ziele möchten Sie als nächstes erreichen?

Ende von Level II: Schätzen Sie Ihren Fortschritt ein

Sie haben volle acht Wochen Ihres neuen Fitnessprogramms absolviert. Das ist eine gewaltige Leistung! Kehren Sie nun zur 4•3•2•1-Fitnesseinschätzung auf S. 88 zurück und bestimmen Sie Ihren neuen Wert. Wenn Sie wollen, können Sie noch einmal die Fitnesstests machen und sehen, wie stark Sie sich verbessert haben. Notieren Sie die neuen Ergebnisse, um Ihre Fortschritte in Zahlen ausgedrückt zu sehen.

Unten finden Sie einige zusätzliche Fragen, mit deren Hilfe Sie den Erfolg Ihrer Anstrengungen der letzten Wochen einschätzen können. Dieselben Fragen haben Sie bereits am Ende von Level I beantwortet (falls Sie ihn absolviert haben), aber möglicherweise werden sich Ihre Antworten inzwischen verändert haben.

Wie ist Ihr Energieniveau?	❏ stark verbessert	❏ etwas verbessert	❏ gleich ❏ schlechter
Wie ist Ihre Ernährung?	❏ stark verbessert	❏ etwas verbessert	❏ gleich ❏ schlechter
Wie hat sich Ihre Lebensweise geändert (Rauchen, Drogen, Alkohol usw.)?	❏ stark verbessert	❏ etwas verbessert	❏ gleich ❏ schlechter
Wie ist Ihr Stressniveau?	❏ stark verbessert	❏ etwas verbessert	❏ gleich ❏ schlechter
Wie sind Ihre Beziehungen zu anderen?	❏ stark verbessert	❏ etwas verbessert	❏ gleich ❏ schlechter
Wie ist Ihr Familienleben?	❏ stark verbessert	❏ etwas verbessert	❏ gleich ❏ schlechter
Wie ist Ihr spirituelles Leben?	❏ stark verbessert	❏ etwas verbessert	❏ gleich ❏ schlechter
Wie ist Ihr Selbstbewusstsein?	❏ stark verbessert	❏ etwas verbessert	❏ gleich ❏ schlechter
Wie würden Sie Ihr gegenwärtiges Gesundheitsniveau beschreiben?	❏ stark verbessert	❏ etwas verbessert	❏ gleich ❏ schlechter
Wie sind Ihre Schlafgewohnheiten?	❏ stark verbessert	❏ etwas verbessert	❏ gleich ❏ schlechter
Wie zufrieden sind Sie mit dem Leben?	❏ stark verbessert	❏ etwas verbessert	❏ gleich ❏ schlechter
Wie hat sich Ihre verbesserte Fitness auf Ihre Arbeitsleistung ausgewirkt?	❏ stark verbessert	❏ etwas verbessert	❏ gleich ❏ schlechter
Wie hat sich Ihre verbesserte Fitness auf Ihre Zukunftspläne ausgewirkt?	❏ stark verbessert	❏ etwas verbessert	❏ gleich ❏ schlechter

Tägliche Anleitungen

Herzlichen Glückwunsch! Sie sind nun auf Level III. Sie sind bereit, Ihre Fitness auf das nächste Level zu bringen, indem Sie komplexere Übungen und aufwendigere Hilfsmittel und Geräte verwenden. Nun zu den nächsten 28 Tagen detaillierter Anleitungen, die Ihnen dabei helfen, sich täglich in optimaler Weise BEWEGUNG, ERNÄHRUNG, ERHOLUNG und AUSTAUSCH zu verschaffen.

LEVEL III: Tag 1

Bewegung:

Machen Sie heute Workout 1 von Level III (S. 197).

Ernährung:

Perfektionieren Sie Ihre Snacks. Beginnen Sie mit einer kleinen Menge an proteinreicher Nahrung und fügen Sie dann ein Nahrungsmittel aus Vollkorn, Obst oder Gemüse hinzu. Beispiele: Erdnussbutter mit Vollkorncrackern oder mit einem Apfel; Käse mit Vollkornbrot oder mit einer Birne; Thunfisch mit einer Scheibe Vollkornbrot oder mit Kopfsalat.

Erholung:

Heute ist der »Lassen Sie sich gehen«-Tag. Manchmal ist es okay, einige Dinge nicht sofort zu tun. Das Bett muss nicht gemacht werden. Der Abwasch darf sich in der Spüle stapeln. Das Video oder Buch aus der Bibliothek können Sie morgen zurückgeben. Kümmern Sie sich erst mal um die wichtigen Dinge. Und da Sie gerade dabei sind, lassen Sie ruhig überflüssige Sorgen, die Sie gequält haben, hinter sich. Am besten wäre es, wenn Sie auf die negativen Filme verzichten könnten, die in Ihrem Kopf ablaufen und Ihnen erzählen, dass Sie nicht gut genug sind.

Austausch:

Fragen Sie sich: »Was könnte ich ansonsten loslassen? Gibt es etwas, was ich einem höheren Wesen anvertrauen kann?«

Tagebuch:

____
____
____
____
____
____
____

»Die größte Versuchung des Menschen ist, sich mit zu wenig zufriedenzugeben.«
—Thomas Merton

LEVEL III: Tag 2

Bewegung:

Laufen Sie heute 10 Minuten lang in mittlerem bis schnellem Tempo, entweder draußen oder auf einem Laufband.

Ernährung:

Achten Sie darauf, wie viel Kaffee Sie trinken. Ich persönlich genieße eine Tasse heißen Kaffee am Morgen. Allerdings hat Koffein ab einer gewissen Dosis seine Nachteile, etwa Wasserverlust und Überstimulation des Nervensystems. Am Nachmittag sollten Sie sich an Ihr gesundes Standardgetränk halten: Wasser. Manchmal fühlen Sie sich müde, weil Ihr Körper tatsächlich nur Wasser braucht.

Erholung:

Um nachts gut schlafen zu können, sollten Sie früh essen. Während ein kleiner Gutenacht-Snack durchaus beim Einschlafen helfen kann, erschwert zu viel Essen vor dem Zubettgehen das Einschlafen und Durchschlafen. Überdies verschlimmert sich Sodbrennen, wenn man sich hinlegt. Vermeiden Sie daher große Mahlzeiten am Abend und warten Sie mindestens zwei Stunden, bis Sie zu Bett gehen.

Austausch:

Verabreden Sie sich mit jemandem zum Mittagessen und danken Sie dieser Person für das Positive, das sie Ihrem Leben gibt. Falls Sie Kinder haben, essen Sie mit jedem von ihnen einzeln, um sich einmal in Ruhe unterhalten zu können.

Tagebuch:

____
____
____
____
____
____
____

»Der Unterschied zwischen erfolgreichen Menschen und anderen ist nicht ein Mangel an Stärke oder an Wissen, sondern ein Mangel an Willen.«
—Vince Lombardi

LEVEL III: Tag 3

Bewegung:

Machen Sie heute Workout 1 von Level III (S. 197).

Ernährung:

Beginnen Sie beim Einkauf von Lebensmitteln in den äußeren Gängen des Supermarktes, wo sich meist die Theken für frische Lebensmittel befinden. Bevorzugen Sie Nahrungsmittel, bei denen die Ernährungsampel »grün« und »gelb« zeigt.

Erholung:

Schmeißen Sie alten Kram weg. Entrümpeln Sie die Arbeitsflächen in der Küche, um sich selbst daran zu erinnern, dass »die Küche geschlossen ist«. Nehmen Sie alles von Ihrem Arbeitstisch, das im letzten Monat nicht gelesen wurde. Können Sie es wegwerfen? Nehmen Sie alle Kleidung aus dem Kleiderschrank, die Sie ein Jahr nicht angehabt haben, und geben Sie sie weg. Sortieren Sie Videos oder DVDs aus, die Sie nicht besonders mögen, und geben Sie sie an jemanden weiter, dem sie gefallen könnten. Wenn jeder Raum so einfach wie möglich eingerichtet ist, entsteht eine ruhige und heitere Atmosphäre.

Austausch:

Denken Sie an die Menschen in Ihrem Leben, die nie im Rampenlicht stehen, und senden Sie ihnen eine Mitteilung, wie sehr Sie sie schätzen.

Tagebuch:

»Wir sind das, was wir zu sein glauben.«
—C.S. Lewis

LEVEL III: Tag 4

Bewegung:

Probieren Sie es heute mit 10 Minuten Seilspringen. Wechseln Sie zwischen schnellem und langsamem Tempo ab, so dass es sich gut für Sie anfühlt.

Ernährung:

Weniger Stress vor dem Essen! Atmen Sie durch. Stehen Sie vom Schreibtisch auf und gehen Sie für einige Minuten an die frische Luft. Erzeugen Sie beim Abendessen eine entspannte Atmosphäre. Legen Sie Musik auf und zünden Sie Kerzen an. Sprechen Sie am Tisch nicht über Finanzielles. Wenn Sie beim Essen unter Stress stehen, können Sie das Gegessene nicht genießen – außerdem könnten Sie später Sodbrennen bekommen.

Erholung:

Machen Sie aus dem heutigen Tag einen Ruhetag. Viele von uns füllen das Leben mit Lärm und ständigem Reden und verpassen dabei, was auf anderen Ebenen geschieht. Führen Sie heute möglichst wenige Telefongespräche. Versuchen Sie, nicht zu sprechen, wenn Sie nicht angesprochen wurden. Falls möglich, gehen Sie in die Natur und hören Sie dem Wind oder den Vögeln zu. Ist Ihnen die Stille willkommen, oder macht sie Sie nervös? Fühlt sich Stillsitzen so an, als ob man »etwas tut«, oder als ob man »nichts tut«?

Austausch:

Tun Sie heute das Gegenteil von dem, was Sie gewöhnlich tun würden. Falls Sie sonst viel reden, konzentrieren Sie sich auf das, was die anderen sagen, so dass Sie sie besser kennenlernen können. Falls Sie sonst eher still sind, versuchen Sie sich auszudrücken, damit die Menschen Sie kennenlernen können.

Tagebuch:

»Keine Straße ist lang, wenn man gute Gesellschaft hat.«
—Türkisches Sprichwort

LEVEL III: Tag 5

Bewegung:

Machen Sie heute Workout 1 von Level III (S. 197).

Ernährung:

Was spricht gegen saisonale Ernährung? Man bekommt die frischesten Nahrungsmittel mit der größten Menge an Nährstoffen, oft aus lokalem Anbau und zu vernünftigen Preisen, solange sie reichlich vorhanden sind. Zwar haben wir uns daran gewöhnt, im Supermarkt Äpfel im März und Sommerfrüchte im Winter zu bekommen, aber Obst- und Gemüsesorten, die nicht Saison haben, wurden monatelang gelagert oder Tausende von Kilometern transportiert. Um sich optimal zu ernähren, sollten Sie Kopfsalat und Spinat im Frühling, Blumenkohl, Mais, Brokkoli und Zucchini im Spätsommer und Karotten, Süßkartoffeln, Zwiebeln und Knoblauch im Herbst genießen. Im Winter … nun, man kann immer noch Nüsse essen!

Erholung:

Weniger Stress! Wenn Sie für längere Zeit sitzen müssen, planen Sie kurze Pausen zum Herumgehen oder für Dehnübungen ein. Sich von seiner Tätigkeit zu entfernen, und sei es nur für kurze Zeit, erfrischt Körper und Geist.

Austausch:

Haben Sie je darüber nachgedacht, Menschen, die Sie verletzt haben könnten, eine Entschuldigung oder Wiedergutmachung zukommen zu lassen? Fällt Ihnen jemand ein, bei dem Sie sich für einen (kleinen oder großen) Fehler entschuldigen sollten? Wie können Sie die Situation in Ordnung bringen?

Tagebuch:

»Es ist nicht entscheidend, ob Sie hinfallen, sondern ob Sie wieder aufstehen.«
—Vince Lombardi

LEVEL III: **Tag 6**

Bewegung:

Fahren Sie heute 10 Minuten Fahrrad. Wechseln Sie zwischen 30 Sekunden maximaler Anstrengung und 1 Minute mäßiger Anstrengung ab. Oder fahren Sie draußen mit dem Fahrrad bergauf und bergab, falls Sie eine Straße mit Steigung finden; wechseln Sie ansonsten zwischen 30 Sekunden Maximal- und 1 Minute mäßiger Geschwindigkeit.

Ernährung:

Aus den Augen, aus dem Sinn. Zu den besten Methoden, um Essen am späten Abend zu verhindern, gehört es, Snacks in undurchsichtige Plastikbehälter zu füllen und wegzupacken. Wenn man leicht an Snacks herankommt, kann man verblüffende Mengen konsumieren!

Erholung:

Lesen Sie eine Kurzgeschichte oder einen Roman, in dem Sie sich verlieren können. Falls Sie derzeit kein Buch lesen, gehen Sie in einen Buchladen (oder schauen Sie online) und kaufen Sie sich etwas aus dem Bereich Belletristik.

Austausch:

Denken Sie an die Menschen, die den größten Einfluss auf Ihr Leben gehabt haben. Überlegen Sie, ob Sie ihnen schreiben und sich bedanken können. Können Sie sie vielleicht ehren, indem Sie selbst Mentor von jemandem werden, der von Ihren Erfahrungen und Kenntnissen profitieren kann?

Tagebuch:

»Man läuft nicht einfach herum und findet sich plötzlich auf der Spitze des Mount Everest wieder.«
—Zig Ziglar

LEVEL III: **Tag 7**

Bewegung:

Verwenden Sie heute 10 Minuten, um die Treppe hinauf- und hinunterzulaufen.

Ernährung:

Essen Sie bewusst? Man sollte nicht passiv essen, nur weil Nahrung erreichbar ist. Wenn Sie nicht das Gefühl haben, sich selbst etwas Gutes zu tun, warten Sie, bis Sie eine bessere Entscheidung treffen können.

Erholung:

Fragen Sie sich: »Welche drei Projekte habe ich jetzt schon einige Zeit hinausgeschoben?« Notieren Sie sich, was Sie tun könnten, um diesen Zielen ein bisschen näher zu kommen und sie schließlich von Ihrer »To do«-Liste streichen zu können.

Austausch:

Weg mit den Sorgen. Wenn Sie heute jemand frustriert, wütend macht oder enttäuscht, schreiben Sie den Namen dieser Person auf einen Zettel. Dann werfen Sie ihn in den Mülleimer – oder in den Kamin!

Tagebuch:

Jetzt sind Sie schon eine Woche auf Level III; wie fühlen Sie sich? Haben Sie neue Muskeln an Ihrem Körper entdeckt, während Sie das erste Workout von Level III gelernt haben?

»Dem Hund einen Knochen geben ist keine gute Tat. Eine gute Tat ist, den Knochen mit dem Hund zu teilen, wenn Sie genauso hungrig sind wie er.«
—anonym

LEVEL III: **Tag 8**

Bewegung:

Machen Sie heute Workout 2 von Level III (S. 209).

Ernährung:

Jetzt ist ein guter Zeitpunkt, um mehr Bohnen zu essen – diese sind eine hervorragende Quelle von Protein, Ballaststoffen, Vitaminen und Mineralien, außerdem sind sie fettarm und cholesterinfrei. Mexikanisches Essen enthält weiße Bohnen, Pintobohnen und schwarze Bohnen. Kichererbsen können ganz gegessen oder in zerdrückter Form als Humus gegessen werden. Aus Linsen kann man köstliche Suppen kochen. Sojabohnen sind als Edamame, geröstet als Sojanüsse, in Form von Tofu, im vegetarischen Burger oder als Sojamilch erhältlich.

Erholung:

Falls Sie nicht gut schlafen oder Ihr Partner sich beschwert, dass Sie schnarchen, gehen Sie zu einer Schlafklinik und prüfen Sie, ob Sie unter Schlafapnoe (nächtlichem Atemstillstand) leiden. Wenn dies diagnostiziert und richtig behandelt wird, können Sie besser schlafen und haben mehr Energie. Viele Menschen berichten, dass ihnen Abnehmen leichter gefallen sei, nachdem sie nachts normal atmen konnten.

Austausch:

Versuchen Sie, heute mindestens drei Menschen zu umarmen. Forschungen haben gezeigt, dass die Gesundheit eines Menschen durchschnittlich umso besser ist, je mehr er umarmt wird und andere umarmt.

Tagebuch:

»Ihre Worte sollten stets süß und gut verdaulich sein, für den Fall, dass Sie sie einmal herunterschlucken müssen.«
—Andy Rooney

LEVEL III: **Tag 9**

Bewegung:

Laufen Sie heute 10 Minuten draußen oder auf dem Laufband. Wechseln Sie zwischen 30 Sekunden Laufen und 1 Minute Gehen ab.

Ernährung:

- Essen Sie Vollkornflocken oder Haferflocken statt gezuckerten Frühstücksflocken oder Schokomüsli.
- Verwenden Sie eine kleine Menge echter Butter statt Margarine, die Zusatzstoffe, Bleichmittel und Transfette enthält.
- Essen Sie ein paar Stücke einer Tafel echter, dunkler Schokolade, die viele Antioxidantien enthält, statt billiger Milchschokolade, die wenig echten Kakao und kaum wertvolle Nährstoffe enthält. Verschenken Sie den Rest – Sie vermeiden die Versuchung und gewinnen einen Freund!

Erholung:

Vermeiden Sie heute jede Hast. Kommen Sie 10 Minuten früher zu Arbeit. Fahren Sie langsamer als gewöhnlich. Lassen Sie andere vor. Überlegen Sie sich noch weitere Möglichkeiten, langsamer zu leben als sonst. Werten Sie am Ende des Tages aus, was Ihnen an diesem Tag gefallen hat.

Austausch:

Erinnern Sie sich, wo Sie herkommen. Schauen Sie sich einige Kindheitsfotos an. Gehen Sie einmal beim Haus oder der Schule Ihrer Kindheit vorbei. Rufen Sie einen alten Freund an. Denken Sie an Ihre Kindheit zurück und erinnern Sie sich an die Segnungen, die Sie erfahren haben. Falls Ihre Kindheit nicht glücklich war, denken Sie an die späteren positiven Dinge und überlegen Sie, wie weit Sie seitdem gekommen sind. Haben die Probleme einen besseren Menschen aus Ihnen gemacht?

Tagebuch:

____

____

____

____

____

____

> »Was heute nicht geschieht,
> ist morgen nicht getan.«
> —Johann Wolfgang von Goethe

LEVEL III: **Tag 10**

Bewegung:

Heute haben Sie die Wahl: Machen Sie entweder Workout 1 (S. 197) oder Workout 2 (S. 209) von Level I.

Ernährung:

Kombinieren Sie heute ballaststoffreiche Frühstücksflocken mit Ihren Lieblingsfrüchten. Kaufen Sie frisches, getrocknetes, gefrorenes oder eingelegtes Obst, um es immer zur Hand zu haben.

Erholung:

Achten Sie heute den Tag über auf Ihre Atmung. Immer wenn sie flach ist und Ihre Muskeln sich verspannt anfühlen (vor allem die Nacken- und Schultermuskulatur), nehmen Sie sich Zeit für einige bewusste, tiefe, erfrischende Atemzüge.

Austausch:

Im Allgemeinen ist es gesund, sich zugehörig zu fühlen. Machen Sie eine Liste unterschiedlicher Gruppen, zu denen Sie gehören: Gruppen in der Schule oder Ihrem Unternehmen, beruflichen Vereinigungen, eine religiöse Gemeinschaft, örtliche Clubs, soziale Organisationen, Sportvereine, Musik- und Tanzgruppen oder ein Fitnessstudio. Wenn Ihre Liste kurz ist, überlegen Sie sich, Ihre Fähigkeiten in weiteren Gruppen einzubringen. Wenn Sie lang ist, teilen Sie möglicherweise Ihre Zeit und Aufmerksamkeit zu sehr auf.

Tagebuch:

____

____

____

____

____

____

____

____

____

> »Nimm dir die doppelte Zeit, um die
> Hälfte zu essen.«
> —anonym

LEVEL III: **Tag 11**

Bewegung:

Springen Sie heute 10 Minuten seil. Wechseln Sie dabei zwischen 30 Sekunden möglichst schnellem und 1 Minute langsamem Springen ab.

Ernährung:

Wie schnell essen Sie? In der Schule haben die Kinder durchschnittlich nur 10 Minuten Zeit zum Mittagessen. Viele Menschen nehmen mindestens eine Mahlzeit täglich zu sich, während sie unterwegs sind; selbst wenn sie sich dazu hinsetzen, überhasten sie das Essen, um die nächste Aufgabe angehen zu können. Versuchen Sie, das Gegessene bewusst zu schmecken und zu genießen. Das wird Freude in Ihr Leben bringen und Ihnen bewusst machen, wie viel Sie zu sich nehmen.

Erholung:

Machen Sie heute eine Pause für das Mittagessen. Essen Sie nicht an Ihrem Schreibtisch, während Sie an etwas anderem arbeiten, oder auf dem Weg zum nächsten Termin. Gehen Sie woandershin, um körperlich und geistig einmal herauszukommen – und wenn es nur für 10 Minuten ist.

Austausch:

Seien Sie heute bewusst positiv in Ihren Interaktionen mit anderen Menschen. Verteilen Sie Komplimente, Anerkennung und Ermutigungen, die wirklich etwas bedeuten. Wenn man eine andere Person aufheitert, ist es, als ob man einen Stein ins Wasser wirft; kleine Wellen laufen in alle Richtungen und die positive Energie der ursprünglichen Bemerkung breitet sich aus.

Tagebuch:

____

____

____

____

____

> »Unsere Vergangenheit ist
> nicht unser Potenzial.«
> —anonym

LEVEL III: **Tag 12**

Bewegung:

Machen Sie heute Workout 2 von Level III (S. 209).

Ernährung:

Lesen Sie weiterhin Etiketten! Je weniger Zutaten darauf angegeben sind, desto »echter« ist das Nahrungsmittel. Achten Sie jedoch genau auf Portionsgrößen. Sie können die Informationen auf einem Etikett völlig falsch deuten, wenn Sie und der Hersteller unterschiedliche Vorstellungen darüber haben, was »eine Portion« ist.

Erholung:

Heute ist Frischlufttag. Öffnen Sie die Fenster zu Hause oder im Büro. Gehen Sie nach draußen und atmen Sie tief durch. Lassen Sie das Fenster nachts offen, soweit die Witterung es zulässt. Fühlen Sie sich erfrischt?

Austausch:

Überlegen Sie sich, Ihren Zopf zu spenden. In den USA gibt es beispielsweise »Locks of Love«, eine gemeinnützige Organisation, die Perücken und Haarersatz für Kinder anbietet, die unter medizinisch bedingtem Haarausfall leiden; siehe www.locksoflove. de (USA), oder spenden Sie Ihre Haare über eine deutsche Krebshilfeorganisation, über http://chemotherapie.info-haarausfall.com oder den Bundesverband der Zweithaar-Spezialisten e.V. (www.bvz-info.de). Falls Sie keine Haare übrig haben, überlegen Sie sich, wie Sie Kindern mit chronischen Krankheiten sonst helfen können.

Tagebuch:

»Der einzige wirkliche Fehler ist der, aus dem wir nichts lernen.«
—John Wesley Powell

LEVEL III: **Tag 13**

Bewegung:

Fahren Sie heute 10 Minuten Fahrrad, entweder draußen oder auf einem Trainingsfahrrad. Wechseln Sie zwischen 30 bis 45 Sekunden intensiver Anstrengung und 1 Minute moderater Anstrengung ab. Falls Sie eine Straße mit Steigung in der Nähe haben, fahren Sie abwechselnd bergauf und bergab.

Ernährung:

Um auf Reisen daran zu denken, Ihre Vitamintabletten zu nehmen, kaufen Sie einen Medikamentenbehälter, den Sie in der Handtasche oder dem Aktenkoffer tragen können.

Erholung:

Um nachts gut schlafen zu können, sollten Sie einen müde machenden Snack vor dem Schlafen essen. Ein Glas warme Milch 15 Minuten vor dem Zubettgehen wird Ihr Nervensystem beruhigen. Wenn Sie Milch nicht mögen oder Milchprodukte vermeiden, probieren Sie eine Tasse heißen entkoffeinierten Tee. Kohlenhydratreiche Nahrung macht schläfrig, essen Sie daher etwas Haferflocken oder einen Joghurt.

Austausch:

Fragen Sie sich: »Was habe ich heute über mich gelernt?«

Tagebuch:

»Der beste Teil des Lebens eines guten Menschen? Seine kleinen, namenlosen, längst vergessenen Taten der Freundlichkeit und Liebe.«
—William Wordsworth

LEVEL III: **Tag 14**

Bewegung:

Nehmen Sie sich heute 10 Minuten, um die Treppe hinauf- und hinunterzulaufen.

Ernährung:

Machen Sie den nächsten Bioladen ausfindig, wo Sie gesundes Essen kaufen können. Besuchen Sie wöchentlich einen Markt oder einen Obst- und Gemüsestand, dort finden Sie regionale Produkte. Sie wollen sich in Zukunft gesund ernähren – überlegen Sie sich daher, ob der Eintritt in eine Lebensmittelkooperative (mit Schwerpunkt auf biologischem Anbau) sinnvoll sein könnte.

Erholung:

Basteln Sie eine Sorgenkiste. Schreiben Sie jedes Problem, das Sie beunruhigt, auf ein separates Stück Papier und packen Sie alle Sorgen in die Kiste. Öffnen Sie sie nach einer Woche und schauen Sie, was sich verändert hat. Welche Sorgen sind ohne Ihr Zutun verschwunden? Was können Sie tun, um die restlichen aus der Welt zu schaffen?

Austausch:

Halten Sie sich heute etwas Zeit frei, um über Ihre höheren Lebensaufgaben oder Ziele nachzudenken. Falls Sie sich damit derzeit nicht auseinandersetzen möchten, denken Sie über die Beziehungen zu anderen nach, die Ihnen etwas bedeuten, und die Richtung, in die diese Beziehungen sich entwickeln.

Tagebuch:

Herzlichen Glückwunsch! Sie sind nun schon zwei Wochen auf Level III. Wie fühlen Sie sich?

»Liebe kann uns die Augen öffnen oder verschließen.«
—George MacDonald

LEVEL III: **Tag 15**

Bewegung:

Machen Sie heute Workout 3 von Level III (S. 222).

Ernährung:

Sie können ein Geflügelsandwich mit mehr Geschmack und weniger Fett zubereiten, indem Sie ein Viertel einer reifen Avocado hinzufügen. Wenn Sie danach Obst essen, haben Sie eine vollständige und gesunde Mahlzeit zu sich genommen.

Erholung:

Weniger Stress! Heute geht es ums Lachen. Leihen Sie Ihre Lieblingskomödie aus. Wenn etwas schief läuft oder Sie sich beklagen möchten, lachen Sie stattdessen einfach darüber. Beobachten Sie, wie Sie sich fühlen. Lachen bringt die Dinge in Perspektive und hilft einem, das Leben nicht zu ernst zu nehmen. Es verbessert außerdem die Durchblutung, senkt den Blutdruck, reduziert die Stresshormone im Blut und stärkt das Immunsystem.

Austausch:

Denken Sie über das folgende Zitat (von Norman Cousins) nach: »Wichtig am Lachen ist nicht nur, dass es inneres Training für die Person bedeutet … eine Art Jogging für die Eingeweide, sondern dass es eine Stimmung erzeugt, in der auch andere positive Emotionen wirksam werden können.«

Tagebuch:

»Lache so oft du atmest, und liebe solange du lebst.«
—anonym

LEVEL III: **Tag 16**

Bewegung:

Gehen Sie heute für 10 Minuten aufs Laufband. Wechseln Sie zwischen 45 Sekunden Laufen und einer Minute Gehen ab.

Ernährung:

Nehmen Sie sich die Zeit, um Ihre Nahrung gründlich zu kauen. Forschungen haben ergeben, dass man umso weniger isst, je länger man kaut. Versuchen Sie einmal, die Gabel zwischen verschiedenen Bissen abzulegen oder sich den Mund abzuwischen. Solche kleinen Dinge können Ihnen dabei helfen, die Menge des Gegessenen zu begrenzen. Kauen Sie also langsam und genießen Sie jeden Bissen!

Erholung:

Legen Sie eine Pause von Fernsehen und Computerspielen ein. Schalten Sie für eine Woche aus, und füllen Sie die Stunden mit etwas, das für Herz und Seele gut ist. Lesen Sie wieder einmal, spielen Sie Klavier oder Karten, legen Sie Musik auf und tanzen Sie dazu! Falls eine vollständige Elektronikabstinenz zu schwierig ist, machen Sie eine Diät: Verbringen Sie für jede Stunde des Fernsehens oder Computerspielens dieselbe Zeit mit Lesen oder Körperbewegung.

Austausch:

Leiden Sie an einer bestimten Krankheit? Suchen Sie sich eine Online-Selbsthilfegruppe. Lesen Sie die Forumseinträge und finden Sie heraus, wie andere Leute damit umgehen. Überlegen Sie sich, an den Diskussionen teilzunehmen. Falls Sie das Glück haben, völlig gesund zu sein, schauen Sie nach einer Online-Community, die sich mit einem Hobby oder einer politischen Position beschäftigt, die Ihnen wichtig ist.

Tagebuch:

»Gott gibt jedem Vogel seinen Wurm, aber er wirft ihn nicht ins Nest.«
—Schwedisches Sprichwort

LEVEL III: **Tag 17**

Bewegung:

Heute haben Sie die Wahl zwischen Workout 1 (S. 197), Workout 2 (S. 209) oder Workout 3 (S. 232) von Level III.

Ernährung:

Viele Etiketten auf Nahrungsmitteln sind irreführend. Begriffe wie »Freiland«, »artgerechte Haltung«, »Bio« usw. können höchst unterschiedlich ausgelegt werden. Schauen Sie daher nach genaueren Angaben und nach Prüfsiegeln renommierter Organisationen. Informationen zu Gütesiegeln finden Sie z.B. von Greenpeace unter www.de.einkaufsnetz.org.

Erholung:

Nehmen Sie ein heißes Bad oder eine heiße Dusche vor dem Zubettgehen. Während des Abkühlens können Sie einfacher einschlafen.

Austausch:

Wir alle sind manchmal kindisch, dann wollen wir nur unseren Willen erfüllt sehen. Die Dinge sollen sich so entwickeln, wie wir es wollen! Wer an Gott glaubt, betet sogar um Hilfe, um seinen Willen durchzusetzen. Wenn wir versuchen, einmal reifer zu denken, erkennen wir jedoch, dass sich die Welt nicht um uns dreht. Glauben Sie, dass es einen Plan oder ein Bewusstsein gibt, das über unsere persönlichen Wünsche hinausreicht?

Tagebuch:

»Die meisten Menschen sind etwa so glücklich, wie sie sich entschließen zu sein.«
—Abraham Lincoln

LEVEL III

LEVEL III: **Tag 18**

Bewegung:

Versuchen Sie es heute mit 10 Minuten Seilspringen. Wechseln Sie zwischen 45 Sekunden schnellem und 45 Sekunden langsamem Springen ab.

Ernährung:

Gute Nachrichten: Erdnussbutter gilt mittlerweile als gesundes Nahrungsmittel. Lebensmittel aus Erdnüssen können das schlechte Cholesterin (LDL) genauso effektiv senken wie Olivenöl. Wählen Sie herkömmliche oder »natürliche« Erdnussbutter, oder mahlen Sie sich selbst welche. Vermeiden Sie die üblichen Marken aus dem Supermarkt, diese enthalten Zucker und teilhydrierte Fettsäuren (sprich: Transfette).

Erholung:

Sind Sie positiv eingestellt? Oder beschweren Sie sich sehr oft? Fragen Sie drei Menschen, denen Sie vertrauen, wie Sie gewöhnlich wirken.

Austausch:

Wir sind alle mit der Erde verbunden. Was könnten Sie tun, um der Umwelt zu helfen? Helfen Sie beim Recycling mit? Unterstützen Sie gefährdete Tierarten? Falls Sie Kinder haben, beziehen Sie sie in Ihre Bemühungen ein.

Tagebuch:

»Nicht die Sorgen von heute, sondern die Sorgen von morgen drücken den Menschen nieder.«
—George MacDonald

LEVEL III: **Tag 19**

Bewegung:

Machen Sie heute Workout 3 von Level III (S. 222).

Ernährung:

Kaufen Sie Gemüse nach dem Regenbogenprinzip: Grüne, rote oder gelbe Paprika, grünen Brokkoli, orangene Karotten, gelben Kürbis, und orangene Süßkartoffeln. Je strahlender die Farben, desto höher die Konzentration an Vitaminen, Mineralien und Antioxidantien. Zu den Carotinoiden, die für die roten, orangenen und gelben Pigmente in Obst und Gemüse verantwortlich sind, gehört Betacarotin, das der Körper in Vitamin A umwandeln kann, und Lutein, das wichtig für die Augen ist.

Erholung:

Wie können Sie Ihre To-do-Liste verkürzen?
• Nehmen Sie Aufgaben von der Liste. Können Sie drei Dinge streichen, die nicht wirklich notwendig sind?
• Verschieben Sie Dinge auf einen späteren Zeitpunkt. Können Sie Fristen verlängern?
• Delegieren Sie Dinge an andere Menschen. Müssen Sie wirklich alles auf der Liste selbst tun?

Austausch:

Haben Sie Großeltern oder andere ältere Verwandte, die noch leben? Überlegen Sie sich, sie zu ihrem Leben zu befragen und dies auf Video zu dokumentieren. Damit honorieren Sie ihre Weisheit und Erfahrung auf schöne und nützliche Weise. Falls Sie Kinder haben, wäre dies eine großartige Erinnerungshilfe für die Zukunft.

Tagebuch:

»Gelegenheiten werden von den meisten Menschen übersehen, weil sie Overalls tragen und nach Arbeit aussehen.«
—Thomas Edison

LEVEL III: **Tag 20**

Bewegung:

Fahren Sie heute 10 Minuten Fahrrad, entweder draußen oder auf einem Hometrainer. Wechseln Sie zwischen 45 Sekunden intensiver und 45 Sekunden moderater Anstrengung ab.

Ernährung:

Abwechslung ist die Würze des Lebens! Denken Sie daran, Ihre Proteinquellen zu variieren, indem Sie aus einer Anzahl proteinhaltiger Lebensmittel wählen: Fisch, Geflügel, Eiern, Bohnen, Erbsen, Nüssen und Körnern.

Erholung:

Versuchen Sie, ganz ruhig zu werden. Suchen Sie einen schönen Baum und setzen Sie sich eine Weile darunter. Denken Sie an all die Menschen in Ihrem Leben, die dabei geholfen haben, den Menschen zu formen, der Sie heute sind. Nehmen Sie sich jeden Tag Zeit für ein wenig gelassenes Nachdenken, Rückzug und Selbstbeobachung. Es hilft, einen speziellen Ort zu haben, wo Sie hingehen können, um allein zu sein.

Austausch:

Beginnen und beenden Sie den Tag, indem Sie über die Dinge nachdenken, für die Sie besonders dankbar sind. Sie können auch eine Liste machen und sie irgendwo in Reichweite aufbewahren, damit Sie sich immer wieder daran erinnern können, wie reich Ihr Leben ist.

Tagebuch:

»Gut getan ist besser als gut gesagt.«
—Benjamin Franklin

LEVEL III: **Tag 21**

Bewegung:

Laufen Sie heute 10 Minuten lang die Treppe auf und ab; nehmen Sie aufwärts zwei Stufen auf einmal; abwärts gehen Sie lieber, das ist sicherer.

Ernährung:

Tomaten sind gekocht am gesündesten. Sie enthalten Lycopin, das die höchste antioxidierende Wirkung aller Carotinoide haben soll. Es kann gegen Herz-Kreislauf-Erkrankungen, Diabetes, Krebs und Osteoporose helfen und schützt möglicherweise gegen Sonnenbrand! Die Verarbeitung der Tomaten macht es für den Körper einfacher, das Lycopin aufzunehmen. Empfehlenswert sind daher Tomatensaft, Tomatensauce im Glas oder Tomatenpüree. Die beste Quelle ist allerdings Tomatenmark aus der Dose. Wenn Sie davon etwas vorrätig haben, können Sie Suppen oder Eintöpfe mit Antioxidantien anreichern.

Erholung:

Lesen Sie heute einen heiligen Text. Falls Sie nicht wissen, wo Sie anfangen sollen, richten Sie sich nach dem religiösen Hintergrund Ihrer Eltern oder Großeltern oder dem Rat eines Freundes.

Austausch:

Wenn Sie nur für eine Sache in Erinnerung bleiben könnten, was sollte dies sein? Welche Inschrift könnten Sie sich auf Ihrem Grabstein vorstellen?

Tagebuch:

Sie haben sich eine Belohnung verdient – möglichst eine fettarme. Klopfen Sie sich selbst auf die Schulter. Sie haben jetzt drei Wochen lang täglich auf Level III trainiert. Eine riesige Leistung – Sie sollten stolz auf sich sein. Wie fühlen Sie sich?

»Nur durch den Schatten gelangt man zum Morgen.«
—J.R.R. Tolkien

LEVEL III: **Tag 22**

Bewegung:

Machen Sie heute Workout 4 von Level III (S. 232).

Ernährung:

Trinken Sie viel Wasser? Denken Sie daran, dass Wasser gesund ist, weil es
• keine Kalorien hat,
• den Appetit zügelt,
• die Körpertemperatur reguliert,
• Verstopfung vorbeugt,
• ein natürliches Diuretikum ist,
• Nährstoffe und medizinisch wirksame Stoffe löst und sie zu den Zellen transportiert,
• Toxine und Abfallprodukte aus dem Körper transportiert,
• dem Körper hilft, gespeichertes Fett im Stoffwechsel zu verbrauchen.

Erholung:

Nehmen Sie den Urlaub, den Sie in Level I geplant haben. Es muss keine lange oder teure Reise sein. Sogar ein paar Tage haben eine verjüngende Wirkung. Aus dem Alltagstrott herauszukommen, kann die ganze Familie erneuern!

Austausch:

Wird es mal wieder Zeit für ein Familientreffen? Falls die Mitglieder Ihrer Familie weit auseinander leben, planen Sie einen gemeinsamen Urlaub an einem schönen Ort, der für alle erreichbar ist. Andernfalls können Sie eine Jubiläumsfeier für das am längsten verheiratete Ehepaar vorschlagen oder eine Geburtstagsfeier für das älteste Familienmitglied organisieren.

Tagebuch:

»Erfolge haben nicht ewig Bestand, und Niederlagen sind nicht das Ende: Es kommt auf den Mut an, weiterzumachen.«
—Winston Churchill

LEVEL III: **Tag 23**

Bewegung:

Laufen Sie heute für 10 Minuten, entweder draußen oder auf dem Laufband. Wechseln Sie dabei zwischen 30 Sekunden Sprint und einer Minute Joggen ab.

Ernährung:

Wenn Sie auswärts essen, können Sie die Menge an Ballaststoffen vergrößern, indem Sie Kopfsalat, eingelegtes Gemüse und Tomaten zu Ihrem Brot oder Sandwich essen. Ballaststoffe sind gut für die Verdauung und verstärken das Sättigungsgefühl – außerdem liefern sie zusätzliche Nährstoffe.

Erholung:

Sie müssen Ihren Weg nicht allein gehen. Schauen Sie sich Ihren gewöhnlichen Tagesplan unter dem Gesichtspunkt an, was Sie für gewöhnlich alleine tun. Schlagen Sie jemandem vor, zusammen mit Ihnen Mittag zu essen, zu bügeln, Wäsche zu falten oder einkaufen zu gehen. Wozu gibt es schließlich Freunde?

Austausch:

Rufen Sie heute einen Fotografen an und machen Sie einen Termin für ein Foto der Familie (oder Ihres Freundeskreises). Die Zeit vergeht schnell!

Tagebuch:

»Man sollte wie ein Stein ins Bett fallen und wie frisches Brot aufstehen.«
—Russisches Sprichwort

LEVEL III: **Tag 24**

Bewegung:

Heute haben Sie die Wahl: Machen Sie Workout 1 (S. 197), Workout 2 (S. 209), Workout 3 (S. 222) oder Workout 4 (S. 232) von Level III.

Ernährung:

Essen Sie Gemüse, um besser auszusehen – und sich besser zu fühlen. Forscher haben herausgefunden, dass Gemüsesorten wie Tomate, Grünkohl, Brokkoli, Paprika, Spinat und Kohl bei der Vorbeugung gegen Grauen Star (Linsentrübung) und Makuladegeneration helfen. Vitaminreiche Nahrungsmittel können Falten verringern, sie erhalten das Bindegewebe unter der Haut. Achten Sie also darauf, auch diese dunkleren Gemüsesorten auf den Speiseplan zu setzen.

Erholung:

Immer auf Achse! Fragen Sie jemanden aus Ihrer Umgebung: »Wirke ich zu beschäftigt?« Falls die Antwort »Ja« ist, machen Sie ein Brainstorming, welche Prioritäten Sie verändern könnten. Vielleicht kann diese Person Ihnen dabei helfen, ruhiger zu leben?

Austausch:

Worin besteht Ihre Furcht, Ihr Leben Gott anzuvertrauen? Wo haben Sie gelernt, Angst zu haben? Was könnte passieren, wenn Sie Ihre Annahmen überprüfen?

Tagebuch:

»Wir kommen zur Liebe nicht, indem wir einen perfekten Menschen finden, sondern indem wir lernen, einen unvollkommenen Menschen perfekt zu sehen.«
—Sam Keen

LEVEL III: **Tag 25**

Bewegung:

Springen Sie heute 10 Minuten lang Springseil mit maximaler Geschwindigkeit. Wechseln Sie zwischen einer Minute raschem Tempo und 30 Sekunden gemäßigtem Tempo ab.

Ernährung:

Snack-Attacke! Probieren Sie es mit diesem gesunden Snack, wenn Sie oder Ihre Familie Lust auf Leckereien haben: Verteilen Sie Erdnussbutter auf einer Vollkorntortilla; fügen Sie eine Banane hinzu; klappen Sie sie zusammen. Guten Appetit! Das ist einer der Lieblingssnacks unserer Kinder – sie vermeiden damit den Absturz, der unweigerlich auf eine geballte Ladung Zucker folgt.

Erholung:

Gönnen Sie sich etwas Kultur! Gehen Sie ins Theater, ins Konzert oder in ein Museum – was immer Sie am erholsamsten finden.

Austausch:

Führen Sie ein Traumtagebuch. Viele Menschen glauben, dass Träume mit unseren unbewussten Ängsten zu tun haben. Sie mögen am Morgen unverständlich erscheinen, aber manchmal erkennt man Tage oder Wochen später eine Bedeutung darin.

Tagebuch:

»Wenn man betet, sollte lieber das Herz keine Worte haben, als die Worte kein Herz.«
—John Bunyan

LEVEL III: **Tag 26**

Bewegung:

Machen Sie heute Workout 4 von Level III (S. 232).

Ernährung:

Bereiten Sie ein Abendessen aus einer Kartoffel! Ergänzen Sie eine mittelgroße gebackene Kartoffel mit Bohnen, Salsa und 30 Gramm geriebenem Gewürzkäse. Sie nehmen damit 12 Gramm Ballaststoffe und 12 Gramm Protein auf. Der Käse hat nur ein Drittel so viel Fett wie eine vergleichbare Menge Butter, außerdem nehmen Sie mehr als 200 Milligramm Calcium auf.

Erholung:

Bringen Sie mehr Licht ins Haus! Helles Licht kann die Stimmung heben, mildes beruhigend wirken. Heute gibt es viele Debatten darüber, welche Leuchtmittel am besten für Umwelt oder Gesundheit sind. Natürliches Licht ist auf jeden Fall am besten, ziehen Sie also die Vorhänge auf!

Austausch:

Haben Sie je einen Artikel in Ihrer Lokalzeitung veröffentlicht? Nächstes Mal, wenn Sie eine Veranstaltung Ihrer Schule oder einer anderen Gruppe besuchen, machen Sie ein Bild und senden Sie es an die örtliche Zeitung, einschließlich einiger Informationen über die Veranstaltung. Lokalzeitungen berichten meist gern über Ereignisse in der Nachbarschaft – und die meisten Menschen freuen sich, ihr Gesicht in der Zeitung zu sehen.

Tagebuch:

»Viele Menschen, die im Leben gescheitert sind, haben einfach nicht verstanden, wie nahe am Erfolg sie waren, als sie aufgaben.«
—Thomas Edison

LEVEL III: **Tag 27**

Bewegung:

Fahren Sie heute 10 Minuten auf dem Fahrrad oder Hometrainer. Wechseln Sie zwischen 30-45 Sekunden intensiver und 1 Minute moderater Anstrengung.

Ernährung:

Sie können einen schnellen und gesunden Snack zubereiten, indem Sie kernlose Trauben waschen, in einen Schnellverschlussbeutel tun und in den Kühlschrank stellen. Trauben enthalten das starke Antioxidans Resveratrol, eine Verbindung, die für die Gesundheitsvorteile des Rotweins verantwortlich sein könnte. Resveratrol findet sich auch in Himbeeren, Maulbeeren, Heidelbeeren, Blaubeeren und Pflaumen sowie Erdnüssen (vgl. S. 72).

Erholung:

Überlegen Sie, ein Wellness-Center, Spa oder Kurhotel zu besuchen. Solche Zentren rangieren von kleinen Instituten bis hin zu großen Anlagen. Sie können einen Wellness-Tag zur Verjüngung einlegen oder sich eine ganze Woche lang verwöhnen lassen. Stellen Sie sich vor, wie Sie sich nach einer Ganzkörpermassage oder einer Behandlung mit heißen Steinen fühlen werden!

Austausch:

Wie steht es um Ihre Networking-Fähigkeiten? Netzwerken ist nicht nur für Geschäftsleute eine gute Sache. Es ist ebenso nützlich für junge Mütter, zu Hause arbeitende Menschen, Väter, die sich um die Kinder kümmern, oder Menschen, die irgendetwas sammeln … für alle, die irgendein Interesse haben und Gleichgesinnte suchen. Es gibt Bücher, die Ihnen beim Ausbau Ihrer Networking-Fähigkeiten helfen werden, darunter auch solche speziell für schüchterne Menschen.

Tagebuch:

»Ein besonderes Vergnügen im Leben besteht darin, das zu tun, wovon die Menschen behaupten, es ginge nicht.«
—Walter Bagehot

LEVEL III: **Tag 28**

Bewegung:

Laufen Sie heute 10 Minuten lang die Treppe auf und ab; nehmen Sie aufwärts zwei Stufen auf einmal und gehen Sie abwärts.

Ernährung:

Essen Sie mehr Brokkoli! Verwenden Sie gehackte Brokkolistengel (diese gibt es in Supermärkten oder Feinkostläden) statt Kohl, wenn Sie einen Krautsalat machen wollen. Brokkolistengel enthalten mehr Vitamin C und Betacarotin als Kohl und sind eine schmackhafte Abwechslung.

Erholung:

Dies ist der letzte Tag der täglichen Anweisungen für die *10-Minuten-Lösung*; überlegen Sie sich daher, wie Sie Ihr Bekenntnis zur persönlichen Fitness erneuern können. Sie können auf ein früheres Level zurückgehen und einige der Tipps umsetzen, die Sie nur oberflächlich angeschaut haben. Macht es für Sie Sinn, zwei oder drei Durchgänge der 4•3•2•1-Workouts zu absolvieren? Denken Sie daran, dass Sie Ihr Workout mithilfe der Karten am Ende dieses Buchs selbst zusammenstellen können. Nachdem Sie diese zwölfwöchige Reise zurückgelegt haben, sollten Sie überlegen, erneut zwölf Wochen zu absolvieren, auf Ihre eigene Weise mit den für Sie geeigneten Veränderungen.

Austausch:

Möchten Sie eine Fitnessgruppe gründen, in der Sie anderen die *10-Minuten-Lösung* beibringen? Eine der besten Möglichkeiten, selbst dabeizubleiben, besteht darin, anderen etwas beizubringen und gemeinsam weiterzumachen.

Tagebuch:

»Eine wichtige Voraussetzung für Erfolg ist Selbstvertrauen. Eine wichtige Voraussetzung für Selbstvertrauen ist Vorbereitung.«
—Arthur Ashe

Ich wünschte, ich könnte Ihnen persönlich die Hand schütteln. Sie haben alle vier Wochen auf Level III erfolgreich durchlaufen. Wenn Sie dieses Programm mit Level I begonnen haben, sind es nun fast drei Monate, seitdem Sie mit regelmäßigem Training und gesunder Ernährung begonnen haben. Vermutlich sehen Sie längst wie ein ganz anderer Mensch aus und fühlen sich auch so. Notieren Sie in Ihrem Tagebuch, was diese Veränderung für Ihre Zukunft bedeutet. Gehen Sie auf die Website www.4321fitness.com, um Ihre Bilder und Erfolgsgeschichten mit uns zu teilen!

Ende von Level III: Schätzen Sie Ihren Fortschritt ein

Sie haben volle zwölf Wochen mit der *10-Minuten-Lösung* trainiert. Das ist eine enorme Leistung! Kehren Sie nun zur 4•3•2•1-Fitnesseinschätzung auf S. 89 zurück und bestimmen Sie Ihren neuen Wert. Wenn Sie wollen, können Sie noch einmal die Fitnesstests machen und sehen, wie stark Sie sich verbessert haben. Notieren Sie die neuen Ergebnisse, um Ihre Fortschritte in Zahlen ausgedrückt zu sehen.

Unten finden Sie einige zusätzliche Fragen, die Ihnen helfen sollen, den Erfolg Ihrer Anstrengungen der letzten Wochen einzuschätzen. Möglicherweise haben Sie dieselben Fragen schon beantwortet, aber vermutlich werden sich Ihre Antworten inzwischen verändert haben.

Frage	stark verbessert	etwas verbessert	gleich	schlechter
Wie ist Ihr Energieniveau?	❑	❑	❑	❑
Wie ist Ihre Ernährung?	❑	❑	❑	❑
Wie hat sich Ihre Lebensweise geändert (Rauchen, Drogen, Alkohol usw.)?	❑	❑	❑	❑
Wie ist Ihr Stressniveau?	❑	❑	❑	❑
Wie sind Ihre Beziehungen zu anderen?	❑	❑	❑	❑
Wie ist Ihr Familienleben?	❑	❑	❑	❑
Wie ist Ihr spirituelles Leben?	❑	❑	❑	❑
Wie ist Ihr Selbstbewusstsein?	❑	❑	❑	❑
Wie würden Sie Ihr gegenwärtiges Gesundheitsniveau beschreiben?	❑	❑	❑	❑
Wie sind Ihre Schlafgewohnheiten?	❑	❑	❑	❑
Wie zufrieden sind Sie mit dem Leben?	❑	❑	❑	❑
Wie hat sich Ihre verbesserte Fitness auf Ihre Arbeitsleistung ausgewirkt?	❑	❑	❑	❑
Wie hat sich Ihre verbesserte Fitness auf Ihre Zukunftspläne ausgewirkt?	❑	❑	❑	❑

Kapitel 11

Echte Menschen, echte Ergebnisse

Diese Menschen haben es geschafft – und Sie können es auch!

Wenn Sie abnehmen möchten, kann Ihnen die *10-Minuten-Lösung* dabei helfen. Aus meiner Arbeit mit der Belegschaft von Unternehmen weiß ich, dass das 4•3•2•1-Programm die optimale Lösung für vielbeschäftigte Menschen mit überfüllten Terminkalendern ist, die ihre Fitness und Gesundheit verbessern möchten. Wie wir in Kapitel 1 schon gesehen haben, ist es vielen Teilnehmern meiner Fitnessprogramme für Unternehmen gelungen, Gewicht zu verlieren und ihren Körperfettanteil deutlich zu senken. Daher fragte ich mich: Wirkt das 4•3•2•1-Programm auch als Schlankheitskur?

Seit meinem ersten wirklichen Job im Gesundheitsbereich als eine Art Berater für Gewichtsmanagement habe ich mich immer dafür interessiert, wie man Menschen beim Abnehmen helfen kann; zugleich war mir klar, dass Fitness nicht primär in einer Gewichtsreduktion besteht. Die meisten entsprechenden Programme sind auf kurzfristigen Gewichtsverlust mithilfe spezieller Diäten ausgerichtet und achten zu wenig darauf, wie man einen rundum gesunden Körper und lebenslang gesunde Essgewohnheiten erreichen kann. Das 4•3•2•1-Programm geht hier einen ganz anderen Weg.

Auf dem Weg zum neuen Ich

4•3•2•1-Superstars beim Abnehmen

Vor fünf Jahren erhielt mein Unternehmen den Auftrag, bei Entwicklung, Design und Durchführung eines umfassenden Gesundheits- und Fitnessprogramms mit dem Namen »A New Way to a New You« (ein neuer Weg zu einem neuen Ich) mitzuarbei-ten. Ich war Teil eines Teams hochqualifizierter Gesundheits- und Fitnessexperten, die gemeinsam ein Zwölf-Wochen-Programm ausarbeiteten, das Menschen bei der Verbesserung ihrer Gesundheit und beim Abnehmen helfen sollte. Aus den Bewerbern, die aus allen Teilen der USA kamen, wurde eine Gruppe von Teilnehmern für das neue Programm ausgewählt.

Das »A New Way to a New You«-Programm gab mir die einmalige Gelegenheit, jedes Jahr (seit nunmehr fünf Jahren) die Wirksamkeit meiner 4•3•2•1-Workouts einschließlich meines Coaching-programms unter realen Bedingungen zu testen, verbunden mit Vorträgen zu Gesundheit und Fitness sowie Nahrungsergänzungen. Ein wichtiger Teil des Programms bestand in der Datensammlung, um objektiv überprüfen zu können, ob es wirklich so effektiv war, wie wir hofften. Um den Erfolg des Programms bestimmen zu können, wurden alle Teilnehmer vor Aufnahme des Programms untersucht, während seiner Dauer in regelmäßigen Abständen überprüft und am Ende erneut getestet. Wie Sie sehen werden, sind die gewonnenen Daten beeindruckend.

Die Teilnehmer des »A New Way to a New You«-Programms erhielten zwölf Wochen lang

1. umfangreiche Gesundheits- und Fitnessuntersuchungen,
2. 4•3•2•1-Workouts,
3. Beratung zu medizinischen Fragen, Fitness und Gesundheit sowie Nahrungsergänzungsmittel,
4. 4•3•2•1-Coaching.

Nach zwölf Wochen hatten alle Teilnehmer Gewicht verloren und wiesen einen geringeren Körperfettanteil auf als zuvor. Doch im Gegensatz zu anderen Fitnessprogrammen hatten diese Leute nicht nur abgenommen – sie waren wirklich fit geworden! Viele von ihnen hatten am Anfang nur vorgehabt, etwas Gewicht zu verlieren, waren aber am Ende die Ersten, die jedem erzählten, dass es bei Gesundheit nicht nur ums Abnehmen, sondern um die Fitness geht. Nehmen Sie sich ein wenig Zeit, um etwas über das grundlegend veränderte Leben dieser Menschen zu erfahren.

Ergebnisse der Gruppe von 2005 (neun Teilnehmer)

Als Durchschnittswerte für alle Gruppenteilnehmer ergaben sich:

- Verbesserung des Cholesterinspiegels von 206 auf 175.

- Senkung des Triglyceridspiegels von 185 auf 88.

- Verbesserung des Ergebnisses für die Bauchmuskulatur von 40 auf 58 Wiederholungen.

- Verringerung des Erholungspulses von 107 auf 100 Schläge pro Minute.

- Verringerung des Ruhepulses von 81 auf 74 Schläge pro Minute.

- Verbesserung des Blutdrucks von 128 zu 83 auf 122 zu 82.

- Verringerung des Körperfettanteils um 11%.

- Gewichtsverlust von 8,5 Kilo. Die ganze Gruppe zusammen verlor mehr als 78 Kilo.

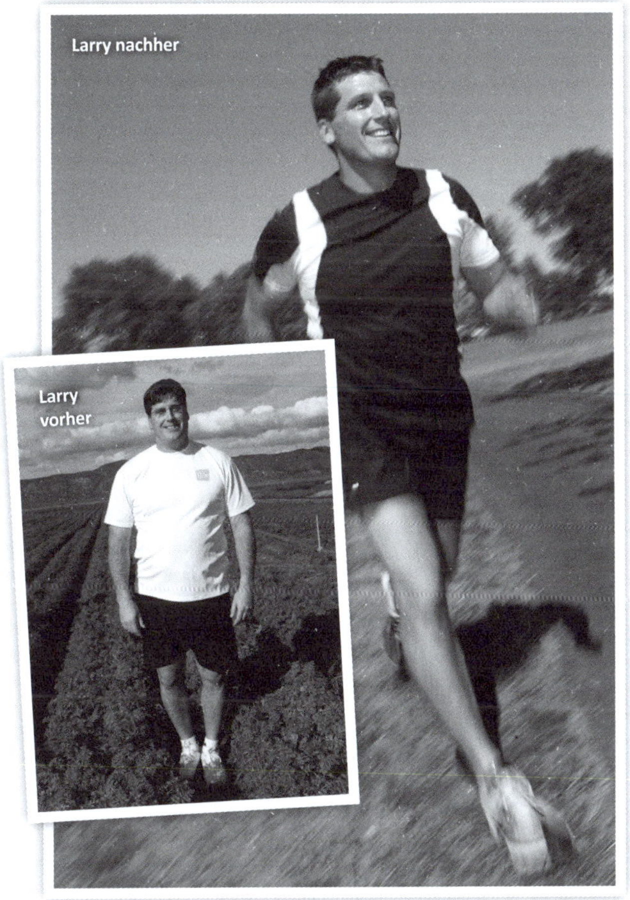

Larrys Geschichte:
Die genetische Veranlagung ist kein Schicksal

Es gibt das Sprichwort, dass Gott erst mit einem Kiesel, dann mit einem Stein und schließlich mit einem Felsen nach uns wirft, um unsere Aufmerksamkeit auf sich zu ziehen. Larry hatte bereits einige Steine abbekommen, die in seine Richtung geflogen kamen; er erkannte schließlich, dass bald ein Felsen folgen würde, wenn er seine Lebensweise nicht änderte.

Larrys Bruder hatte einen Herzinfarkt, an dessen Folgen er später starb. Auch seine Schwester starb an einem Herzinfarkt, und dasselbe widerfuhr seinem besten Freund und Trainerkollegen. Seine Familie hat eine Veranlagung für Diabetes. Und sein Vater starb mit nur 47 Jahren an Krebs, als Larry gerade in der sechsten Klasse war. Es beschäftigte Larry daher sehr, dass er selbst bald 47 sein würde – und sein Sohn in der sechsten Klasse!

Larry war ein außergewöhnlicher Sportler und Trainer gewesen, doch nachdem er seinen Körper jahrelang vernachlässigt hatte, war sein Gewicht auf 129 Kilo gestiegen. Er wollte zwar nicht weiter zunehmen, aber zum Fitnesstraining hatte er auch keine Lust. Er machte gerne den Witz, dass »einmal um den Block laufen« heiße, einen Block auf den

Larrys Ergebnisse

Gesundheitswert	vorher	nachher	Veränderung
Systolischer Blutdruck	158	126	32 Punkte weniger
Diastolischer Blutdruck	100	85	15 Punkte weniger
Cholesterin	247	166	81 Punkte weniger
Stärke der Bauchmuskulatur	42	84	42 Wiederholungen mehr
Bauchumfang	121	102	19 cm weniger
Hüftumfang	122	110	12 cm weniger
Gewicht	129	110	19 Kilo weniger
Körperfettanteil	32,3	16,6	15,7% weniger – vom Wert eines Fettsüchtigen zu einem exzellenten Wert!

Boden zu legen und einmal herumzulaufen. »Ich sagte damals gerne, ich fühlte mich wie eine Million Dollar«, sagt Larry heute. »Aber letztlich wusste ich, dass ich mich selbst anlog. Ich fühlte mich eher wie 98 Dollar.«

Larry war auf einer Versammlung und sah eine Gruppe von Menschen, die sich um einen Mini-Cooper gebildet hatte. In der Annahme, das Auto werde verlost, ging er hinüber, um sich das genauer anzuschauen. Tatsächlich handelte es sich um einen Gag – eine Reklame für die Idee, dass man sich selbst mithilfe des »A New Way to a New You«-Programms »miniaturisieren« könne. Larry bewarb sich und erfuhr bald, dass er für die erste Gruppe des Programms im Jahr 2005 ausgewählt worden war.

Wie man an seinen Daten ablesen kann, waren Larrys Ergebnisse spektakulär (siehe Kasten). Überdies reduzierte er seinen Triglyceridspiegel von 647 auf 81, also um aberwitzige 566 Punkte! Sein Körper und seine ganze Erscheinung veränderten sich völlig. »Als ich das erste Mal mein ‚Danach‘-Bild zu sehen bekam, reagierte ich ungläubig: Das sollte ich sein? Ich erinnerte mich zwar noch irgendwie, aber es war 20 Jahre her, dass ich so ausgesehen – und noch wichtiger: mich so gefühlt – hatte. Äußerlich gut auszusehen ist eine schöne Sache; wichtiger ist jedoch, was im Körper passiert und einen gesünder werden lässt.«

Als Ehemann, Vater zweier Kinder, Rektor einer High School und Trainer war es Larry sehr wichtig, dass er mithilfe des 4·3·2·1-Programms ein Vorbild sein konnte. Er bekam viel Unterstützung von seiner Familie, den Schülern, dem ganzen Kollegium der Schule und allen, die mit ihm zu tun hatten; mittlerweile ist Larry ein Beispiel dafür, wie sehr sich ein Mensch verändern kann. Seinen ersten 5000-Meter-Lauf beendete Larry in 38 Minuten. Er sagt heute: »Mein Ziel ist es, die Strecke in 28 Minuten zu schaffen. Vor einem Jahr war es mein Ziel, nie in irgendeinem Rennen mitzulaufen; es hat sich also wirklich einiges getan!«

Eine weitere große Veränderung besteht darin, dass Larry einen Master-Abschluss als Sportlehrer gemacht hat. Er hat freiwillig seine Arbeit als Rektor aufgegeben und gibt nun wieder Sportunterricht, den es zuvor an dieser Schule nicht gab. Larry nennt seine Version des Sportunterrichts »kein Kind bleibt sitzen«. Er bemüht sich außerdem, die Gesundheitserziehung wieder in den Lehrplan seiner Schule aufzunehmen. Er informiert die Kinder über Ernährung und das Lesen von Etiketten, motiviert sie dazu, während der Werbepausen von im Klassenraum übertragenen Unterrichtssendungen Sportübungen zu machen, trainiert die Mannschaften der Kinder und läuft gemeinsam mit ihnen. Er hat für die Schule Schrittzähler bestellt, damit die Kinder sehen können, wie weit sie täglich laufen.

Überdies half er bei der Ausarbeitung der Gesundheitsrichtlinien der Schule mit, die unter anderem festlegen, dass in den Essensautomaten der Schule gesunde Nahrungsmittel angeboten werden. Er führte Sitzbälle ein, die die Kinder im Unterricht als Alternative zu gewöhnlichen Stühlen verwenden können. Er organisierte die Finanzierung eines Gemeinschaftsgartens, der von Schülern und Rentnern gemeinsam genutzt wird, und er ist stets auf der Jagd nach finanziellen Zuschüssen für seinen Schuldistrikt und die dazugehörige Gemeinde. Außerdem spricht er vor Gruppen, in Kliniken und Ferienlagern über Gesundheit und Fitness. Kurz gesagt: Larry ist ein Mensch geworden, der die Menschen in seiner Umgebung immer wieder auf vielfältige Weise inspiriert.

Larry hat das Gefühl, sein Leben möglicherweise um zehn bis 15 Jahre verlängert zu haben. Er nimmt jetzt an den Senior Olympics (für Sportler ab 50 Jahren) und an Wettkämpfen auf Landesebene teil und stellte einen Landesrekord im Kugelstoßen auf. Er ermutigt die Menschen dazu, eine Art des Trainings zu finden, die ihnen persönlich Spaß macht – auch wenn sich andere manchmal darüber wundern. »Ich habe angefangen, viel zu Fuß zu gehen«, sagt Larry. »Selbst wenn es 20 Grad Minus hat, was hier in South Dakota schon mal vorkommt. Wenn die Leute mich sehen, denken sie oft, mein Auto habe eine Panne, und bieten mir an, mich mitzunehmen.«

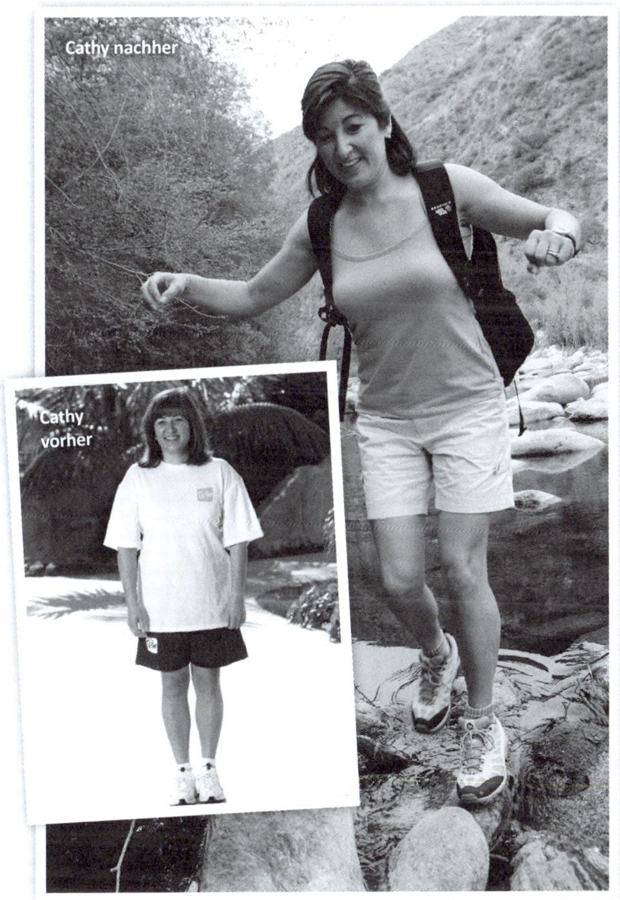

Ergebnisse der Gruppe von 2006 (elf Teilnehmer)

Als Durchschnittswerte für alle Gruppenteilnehmer ergaben sich:

- Verbesserung des Cholesterinspiegels von 212 auf 165.

- Senkung des Triglyceridspiegels von 97 auf 63.

- Verbesserung des Ergebnisses für die Bauchmuskulatur von 37 auf 63 Wiederholungen.

- Verringerung des Erholungspulses von 108 auf 88 Schläge pro Minute.

- Verringerung des Ruhepulses von 77 auf 63 Schläge pro Minute.

- Blutdruck vorher: 128 zu 87, nachher 103 zu 71.

- Verringerung des Körperfettanteils um 12%.

- Gewichtsverlust von 11 Kilo. Die ganze Gruppe zusammen verlor mehr als 124 Kilo.

Cathys Geschichte:
Wenn eine Drillingsmutter das kann, schaffen Sie es auch!

Und da meint mancher, er hätte viel zu tun! Cathy besitzt ein eigenes Unternehmen, ihr Mann Howard ist Arzt, und sie sind die Eltern von Drillingen. Ca-

Cathys Ergebnisse

Gesundheitswert	vorher	nachher	Veränderung
Systolischer Blutdruck	127	109	18 Punkte weniger
Diastolischer Blutdruck	83	75	8 Punkte weniger
Cholesterin	277	193	84 Punkte weniger
Stärke der Bauchmuskulatur	41	71	30 Wiederholungen mehr
Bauchumfang	85	71	14 cm weniger
Hüftumfang	94	89	5 cm weniger
Gewicht	62	53	9 Kilo weniger
Körperfettanteil	32,1	21,6	10,5% weniger!

thy war in den 1980ern fast zehn Jahre lang Aerobic-Lehrerin und war daher gewohnt, in Topform zu sein. Doch nach der Geburt ihrer Kinder gab es immer »irrsinnig viel zu tun«, wie sie es ausdrückt. Es war für Cathy fast unmöglich, sich selbst die nötige Aufmerksamkeit zu widmen. Sie hatte immer noch eine beneidenswerte Figur, aber sie aß nicht das Richtige, fühlte sich nicht gesund und hatte den Eindruck, weniger gut auszusehen als früher.

Als Cathy für das »A New Way to a New You«-Programm ausgewählt wurde, war sie anfangs sehr skeptisch. Doch sie verlor in zwölf Wochen zwei Kleidergrößen und nahm 9 Kilo ab. Ihr LDL-Cholesterinspiegel verringerte sich um 80 Punkte! »Mit dem Programm habe ich in zwölf Wochen erreicht, was ich in den letzten fünf Jahren nicht geschafft habe«, sagt Cathy. »Ich habe jahrelang alleine trainiert, habe 30, 45 oder sogar 60 Minuten Herz-Kreislauf-Training gemacht und einfach keine Ergebnisse gesehen. Was ich erreichen wollte und in fünf Jahren nicht hingekriegt habe, ist mir jetzt in nur zwölf Wochen gelungen. Ich brauche weniger Zeit fürs Training und habe doch mehr erreicht als in all dieser Zeit. Für mich ist das ein Riesenerfolg.«

Und die Veränderungen beschränken sich nicht auf den Körper: »Ich fühle mich wie ein ganz neuer Mensch. Ich habe gelernt, mir Ziele zu setzen, und weiß nun, dass ich diese auch in Zukunft erreichen kann.« Dazu gehört, mit 50 (sie hat noch einige Jahre bis dahin) noch besser auszusehen als heute.

Cathy hat herausgefunden, dass es nicht teuer ist, das 4•3•2•1-Programm zu befolgen. Sie hatte bereits ein Laufband; davon abgesehen verwendet sie nur einen Trainingsball und Kurzhanteln. »Im Fitnessstudio sieht man diese Leute, die immer wieder dasselbe machen«, erläutert sie. »Ich habe gemerkt, dass ich selbst eine Reihe unterschiedlicher Übungen brauche. Mit dem 4•3•2•1-Prinzip kann man nach Lust und Laune kombinieren – und bekommt Konditions- und Krafttraining gleich mit. Man kann sogar sein bisheriges Training damit verbessern.« Cathy macht zusätzliches Core-Training, um Rückenproblemen durch das tägliche Heben von drei Kindern vorzubeugen.

Mittlerweile sind die Drillinge neun Jahre alt und Cathy beobachtet mit großem Vergnügen, dass sie gerne Sport treiben und sich gesund ernähren. »Unsere Kinder tun das, was wir ihnen vormachen«, erklärt Cathy; daher achtet sie sehr darauf, gute Angewohnheiten vorzuleben. Sie verzichtet auf Limonade, trinkt viel Wasser, hat immer gesundes Essen vorrätig und erklärt ihren Kindern, warum sie Ballaststoffe, Antioxidantien und andere Arten von Nährstoffen benötigen. Sie sagt ihnen, sie sollten »zuerst die Farben essen«, eine wunderbar einfache Erinnerung daran, dass sie vor allem Salat, Früchte und Gemüse essen sollten.

Cathy hat nicht nur Gewicht verloren, sondern auch die Abhängigkeit von süßen und salzigen Nahrungsmitteln und außerdem einige emotionale Essgewohnheiten, die sie sich im Lauf der Jahre angewöhnt hatte, etwa spät abends, wenn die Kinder im Bett waren, noch etwas Süßes zu essen. Sie gewann eine Menge Energie und viel Muskelmasse hinzu, ist mit ihrer Leistung sehr zufrieden und hat nun mehr Selbstvertrauen, sich auf Ungewohntes einzulassen. Mittlerweile halten sie und ihr Ehemann Vorträge in ihrer kalifornischen Heimatstadt zum Thema »Wie man seine Gesundheit zurückgewinnen kann«. Während Howard die medizinische Perspektive über die Wichtigkeit von Fitness liefert, steuert Cathy ihre Erfahrungen mit dem 4•3•2•1-Programm bei, für dessen Ergebnisse sie selbst der beste Beweis ist. Sie erklärt, dass es sich um einen ganzheitlichen Ansatz handelt, der gute Ernährungs- und Trainingsgewohnheiten verbindet. »Es ist keine Mode«, sagt Cathy, »und auch keine ‚Diät‘. Es geht um die Veränderung von Lebensgewohnheiten. Es war eine fantastische Erfahrung, die mir mein Leben zurückgegeben hat.«

Julies Geschichte:
Alles wieder unter Kontrolle

Als Julie mit dem Programm »A New Way to a New You« begann, hatte sie sich um ein erfolgreiches Unternehmen und zwei kleine Kinder zu kümmern. Nach Hochzeit und den Kindern stellte sie fest, dass

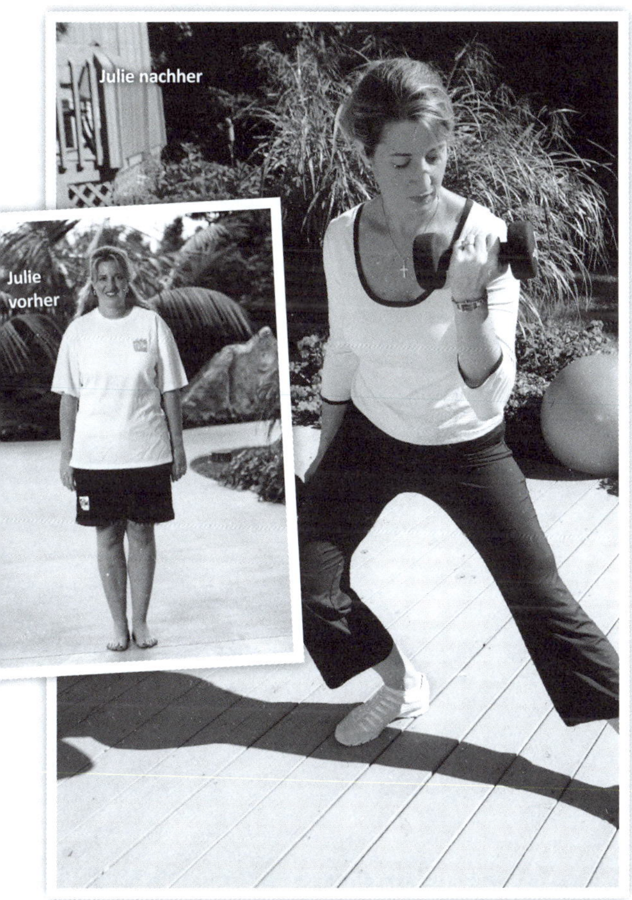

fahrung wie viele Mütter gemacht: »Meine Kinder lassen mir keine Sekunde für mich allein. Irgendwann begann ich, schwarze Kleidung zu tragen, die schlanker macht«, berichtet sie. »Und keine Shorts oder Jeans mehr!« Ungefähr zu dieser Zeit begann Julie, sich zu überlegen, wie sie ein gutes Beispiel für ihre Kinder abgeben könne; ein Gefühl von Dringlichkeit verspürte sie auch aufgrund der genetischen Veranlagungen ihrer Familie. Ihre Mutter war nach langer Krankheit an Krebs gestorben, als Julie 16 war, und ihr Ehemann hatte seinen Vater ebenfalls bereits in jungen Jahren verloren. Zwar kann man seine Gene nicht ändern, sehr wohl aber seine Risikofaktoren; Julie traf daher den Entschluss, wieder zu einer gesunden Lebensweise zurückzukehren.

Julie begann, die 4•3•2•1-Workouts zu machen. Mit ihrem sechs Monate alten Baby wollte sie nicht ins Fitnessstudio gehen. Sie verlor Gewicht nur durch Training zu Hause, wobei sie Fitnessbänder, Hanteln und ein Laufband benutzte. Wenn sie ihr Haus in Long Island verlassen musste, nahm sie die Fitnessbänder mit. »Die 4•3•2•1-Workouts haben mir wirklich geholfen«, sagt sie heute, »indem sie mich zum Training zurückbrachten. Ich hatte schon zehn oder 15 Jahre nicht mehr regelmäßig Sport getrieben. Wenn es nötig gewesen wäre, drei-, vier- oder gar fünfmal wöchentlich ins Fitnessstudio zu gehen, hätte das für mich einfach nicht funktioniert. Aber 10

sie mehr Gewicht mit sich herumtrug, als ihr lieb war, und dass sie dadurch oft müde war. Als Teenager war Julie fit gewesen, aber sie hat dieselbe Er-

Julies Ergebnisse

Gesundheitswert	vorher	nachher	Veränderung
Systolischer Blutdruck	142	126	16 Punkte weniger
Diastolischer Blutdruck	102	90	12 Punkte weniger
Cholesterin	182	151	31 Punkte weniger
Stärke der Bauchmuskulatur	32	49	17 Wiederholungen mehr
Bauchumfang	90	74	16 cm weniger
Hüftumfang	105	96	9 cm weniger
Gewicht	78	64	14 Kilo weniger
Körperfettanteil	35,5	17,8	17,7% weniger – vom Wert eines Fettsüchtigen zu einem exzellenten Wert!

Minuten pro Tag war eine so niedrige Hürde, dass ich wieder angefangen und bald in den Groove des Trainings zurückgefunden habe.« Sie fügt hinzu: »Ich habe die 10-Minuten-Workouts wirklich schätzen gelernt. Das Training ist sehr intensiv, aber man kann die Übungen mit seiner eigenen Geschwindigkeit und bequem zu Hause machen. Man muss sich keine Gedanken darüber machen, mit einer Trainingsgruppe im Fitnesscenter mitzuhalten.«

Julie hat auch die Essgewohnheiten ihrer Familie verändert. Sie begannen, weniger Fastfood, Gebratenes und Pasta zu essen und ihre Mahlzeiten nährstoffreicher und gesünder zuzubereiten. Julie reduzierte ihre Bundweite um mehrere Kleidergrößen, und ihr Mann nahm auch neun Kilo ab. Als sie sich Proteinshakes mixte, begann ihr zweieinhalbjähriger Sohn sich dafür zu interessieren. »Er war in dem Alter, wo er gern bei allem mithelfen wollte, also schüttete er die Beeren und das Proteinpulver morgens für mich in den Behälter«, sagte Julie. Inzwischen liebt ihr Sohn seine Proteinshakes und hat eine Vorliebe für Obst entwickelt. Julie fügt hinzu, dass ihre Tochter Salat und Gemüse allem anderen vorzieht.

Wenn man sie fragt, wie sie ihre Motivation aufrechterhält, sagt Julie, dass sie ein altes Bild von sich und ihrem Mann in Badekleidung am Strand gefunden und es auf den Kühlschrank gestellt habe – und das funktioniere. Später, so verrät sie, wurde dann für das »A New Way to a New You«-Programm ein lebensgroßes »Nachher«-Poster von ihr angefertigt. Stellen Sie sich vor, im wörtlichen Sinn das Vorbild für Fitness und Gewichtsverlust zu sein!

»Es handelt sich nicht um eine Jojo-Diät«, erläutert Julie. »Ich kann kontrollieren, was ich zu mir nehme. Ich kann mir meine eigenen Workouts schaffen und kann auch alles andere besser kontrollieren als früher. Ich fühle mich großartig – jünger, fitter und gesünder als je zuvor. Ich habe eine neue Ernährungsweise und einen neuen Lebensstil erlernt. Auf meine Familie wirkt sich das auch aus. Wir treffen alle bessere Essensentscheidungen und haben mehr Energie als früher.« Und das ist eine gute Sache – denn Julie ist wieder schwanger!

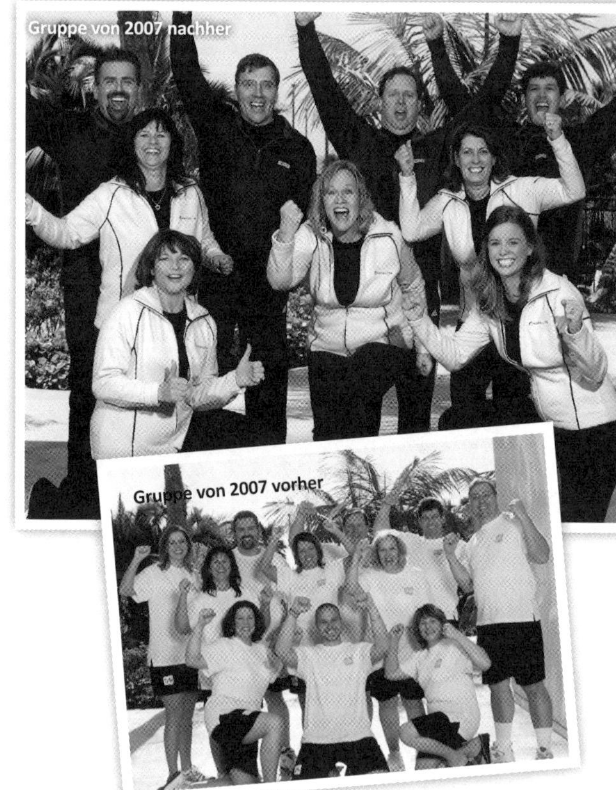

Ergebnisse der Gruppe von 2007 (neun Teilnehmer)

Als Durchschnittswerte für alle Gruppenteilnehmer ergaben sich:

- Verbesserung des Cholesterinspiegels von 203 auf 171.

- Senkung des Triglyceridspiegels von 99 auf 62.

- Verbesserung des Ergebnisses für die Bauchmuskulatur von 40 auf 58 Wiederholungen.

- Verringerung des Erholungspulses von 110 auf 104 Schläge pro Minute.

- Verringerung des Ruhepulses von 78 auf 63 Schläge pro Minute.

- Verbesserung des Blutdrucks von 134 zu 87 auf 118 zu 80.

- Verringerung des Körperfettanteils um 7,3%.

- Gewichtsverlust von 10 Kilo. Die ganze Gruppe zusammen verlor mehr als 89 Kilo.

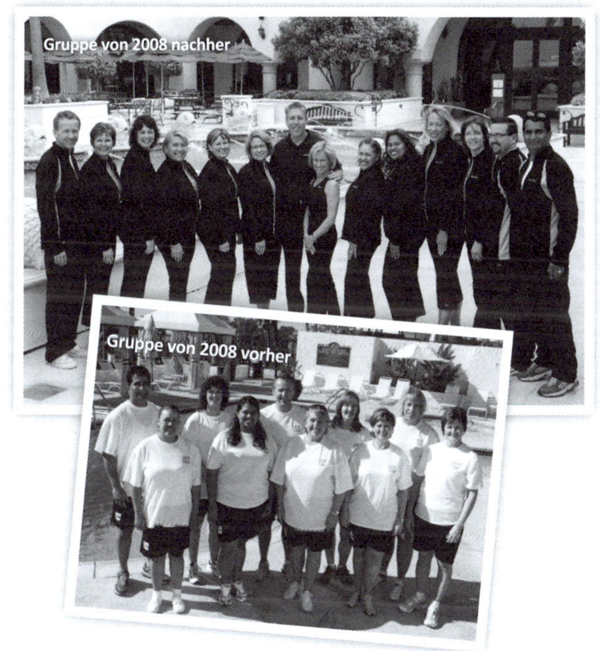

Ergebnisse der Gruppe von 2008 (zwölf Teilnehmer)

Als Durchschnittswerte für alle Gruppenteilnehmer ergaben sich:

- Verbesserung des Cholesterinspiegels von 203 auf 164.

- Senkung des Triglyceridspiegels von 107 auf 71.

- Verbesserung des Ergebnisses für die Bauchmuskulatur von 27 auf 59 Wiederholungen.

- Verringerung des Erholungspulses von 108,5 auf 89,8 Schläge pro Minute.

- Verringerung des Ruhepulses von 75 auf 61,1 Schläge pro Minute.

- Verbesserung des Blutdrucks von 128 zu 84 auf 117 zu 82.

- Verringerung des Körperfettanteils um 6%.

- Gewichtsverlust von 11 Kilo. Die ganze Gruppe zusammen verlor mehr als 132 Kilo.

Ein »Iron Man« findet seinen »Inneren Sportler« wieder

Mark ist ein sehr disziplinierter und erfolgreicher Mensch. Er war früher U-Boot-Kapitän bei der Navy, arbeitete später als Personalvermittler für Rechtsanwälte und besitzt heute ein eigenes Unternehmen. Früher trainierte er mindestens 20 Stunden wöchentlich für Triathlons auf dem »Iron Man«-Level. Kein Wunder, dass er sehr skeptisch in Bezug auf die 10-Minuten-Workouts war. »Ich war jahrzehntelang Leistungssportler gewesen und glaubte nicht, dass mir noch jemand etwas erzählen könnte, was mir weiterhelfen würde.«

Doch nachdem Mark die 4•3•2•1-Workouts ausprobierte, wurde er zum überzeugten Anhänger. »Mann, wie ich mich geirrt hatte! Ich lernte, dass es tatsächlich das effiziente Workout gibt. Das 4•3•2•1-System ist ein einfacher Weg, um sehr intensive und doch gut ausführbare Übungen nahtlos in jedem Terminkalender unterzubringen. Es gibt einfach nichts Vergleichbares.«

Zur Motivation ermpfiehlt Mark, die eigenen Prioritäten zu klären und die Gründe für Veränderung außerhalb seiner selbst zu verankern. »Wir selbst verlangen oft nicht genug von uns«, stellt er fest. »Aber wenn es um etwas anderes geht, etwas außerhalb von uns selbst, strengen wir uns an und erreichen unser Ziel.«

Mark hatte verschiedene Gründe, seine Bedenken zu überwinden und es mit dem 4•3•2•1-Programm zu versuchen. Zum einen hat er einige beunruhigende genetische Veranlagungen. Sein Vater starb mit 68 an Prostatakrebs und sein Bruder mit 36 an einer Herzkrankheit. Um so lange wie möglich für seine Familie da sein zu können, wollte Mark sein Risiko für langfristige Probleme wie Diabetes und Herz-Kreislauf-Erkrankungen verringern.

Zweitens trug Mark etwas zu viel Gewicht mit sich herum – nicht so viel, dass es anderen aufgefallen wäre, aber doch ausreichend, um seinen Körperfettanteil signifikant zu erhöhen und damit langfristig ein Gesundheitsrisiko darzustellen. Nachdem er

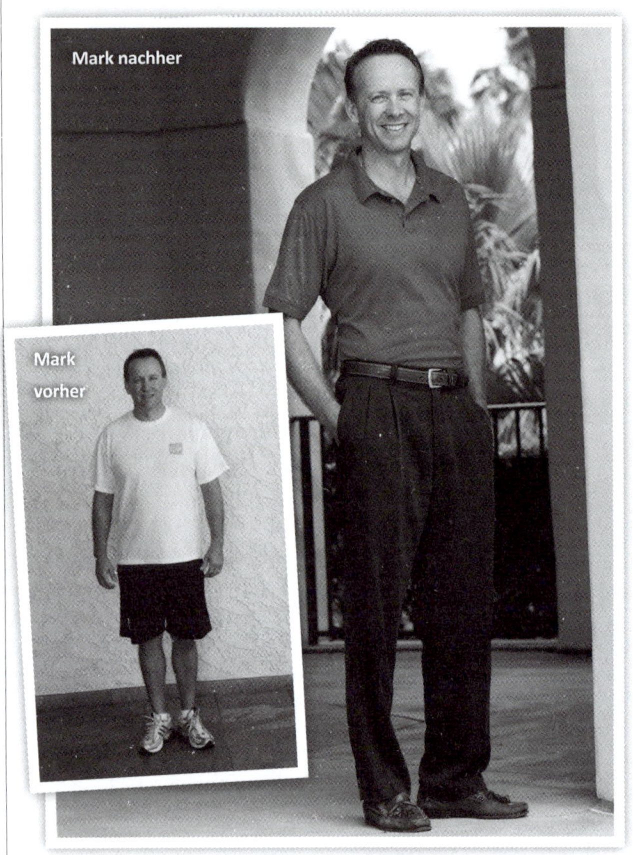

die Navy verlassen, sich selbständig gemacht, geheiratet und Kinder bekommen hatte, blieb Mark weniger Zeit fürs Training, und er nahm allmählich zu. »Ich bin beruflich sehr eingespannt«, sagt er. »Außerdem habe ich kleine Kinder und eine Frau, die ich sehr liebe. Wenn man alles miteinander vereinbaren will, ist das ganz schön schwierig.«

Außerdem erkannte Mark, dass er andere inspirieren kann. »Wir alle sind Vorbilder für unsere Umgebung«, sagte Mark. »Es ging nicht nur darum, dünn zu werden, sondern auch darum, ein nachahmenswertes Beispiel abzugeben.« Mark spricht über seine Familie, aber auch über seine Kirchengemeinde, seine Nachbarschaftsgruppe, die Schule seiner Tochter und die Geschäftswelt, in der er verkehrt.

Abgesehen vom Training nach der 4·3·2·1-Methode hat Mark auch seine Essgewohnheiten verändert. »Ich betrachte inzwischen jede Mahlzeit als Gelegenheit, mir etwas Gutes zu tun – statt als bloßen Anlass, meine Geschmacksnerven für fünf Minuten zu reizen und mich später deswegen schuldig zu fühlen. Ich kann jetzt überall hingehen, in jedes Restaurant, und dort gutes und gesundes Essen finden, das mich satt macht, aber kein unangenehmes Völlegefühl verursacht oder mich in schlechte Angewohnheiten zurückfallen lässt.«

Marks Ergebnisse

Gesundheitswert	vorher	nachher	Veränderung
Triglyzeride	115	66	49 Punkte weniger
Ruhepuls	68	58	10 Schläge pro Minute weniger
Stärke der Bauchmuskulatur	33	77	44 Wiederholungen mehr
Cholesterin	207	166	41 Punkte weniger
LDL-Cholesterin	116	75	41 Punkte weniger
Liegestütze	25	121	96 Wiederholfungen mehr!
Bauchumfang	94	79	15 cm weniger
Hüftumfang	102	88	14 cm weniger
Gewicht	92	76	16 Kilo weniger
Körperfettanteil	23,4	15,8	7,6 % weniger

Mark hat jetzt sein Gewicht von vor 20 Jahren zurück und fühlt sich wie mit Anfang 20. Er hat mehr Widerstandskraft, schläft besser und kann mehr Zeit mit seiner Frau und seiner Familie verbringen. Mark sagt, seine Ergebnisse seien so dramatisch und so gänzlich unerwartet, dass er sich nicht vorstellen könne, zu seiner früheren Lebensweise zurückzukehren, zu dieser »bequemen Routine, von der mir oft gar nicht klar war, dass ich sie mir angewöhnt hatte«. Mark war damit so erfolgreich, dass seine Frau, die er als »nicht sportlich orientiert« beschreibt, das Programm selbst nach einer Geburt absolvierte. »Sie hat neun Kilo abgenommen«, sagt Mark. »Nach unserem zweiten Kind hatte sie gewisse Schwierigkeiten, wieder in Form zu kommen. Eineinhalb Jahre gingen vorbei und es veränderte sich nicht viel. Und nach nur zwölf Wochen mit dem Programm hat sie dann so stark abgenommen. Sie ist völlig aus dem Häuschen darüber.«

4•3•2•1-Wettbewerbe in Unternehmen

Wenn ich etwas in den 20 Jahren gelernt habe, die ich in der Gesundheitsbranche tätig bin, dann ist es, dass Fitness am Arbeitsplatz Unternehmen hilft, Arbeitsmoral, Produktivität, Muskelausdauer und -stärke, Koordination, Kreativität und Problemlösungsfähigkeit ihrer Mitarbeiter zu steigern. Sie verringert Fehlzeiten, arbeitsbedingte Verletzungen und Gesundheitskosten. Doch bei ständigen Deadlines, steigenden Anforderungen und globaler Konkurrenz fehlt meist die Zeit fürs Training.

Vor drei Jahren wandte sich ein mutiges Unternehmen an meine Fitnessberatung, um die Wirksamkeit von 10 Minuten täglicher Aktivität mithilfe des 4•3•2•1-Programms über einen Zeitraum von zehn Wochen zu testen. Das Ziel war einfach: Die Arbeitnehmer sollten herausgefordert werden, sich nur 10 Minuten täglich mithilfe des Programms zu bewegen, und die Ergebnisse sollten gemessen werden.

Die 4•3•2•1-Wettbewerb im Jahr 2006

46 Angestellte nahmen an dem zehnwöchigen 4•3•2•1-Programm teil, das darin bestand, die 10-Minuten-Workouts im Unternehmen oder zu Hause zu absolvieren (die Teilnehmer bekamen eine DVD zu den 4•3•2•1-Workouts und Fitnessbänder für den Gebrauch zu Hause). Dazu kamen Tests (einschließlich eines Gesundheits- und Fitnessfragebogens) vor und nach dem Programm sowie das Schreiben eines Essays über ihre Erfahrungen. Den Teilnehmern wurde ein T-Shirt als Anreiz für die »Vorher-Nachher-Tests« angeboten, außerdem kamen sie in den Genuss weiterer Gesundheitsboni durch das Unternehmen.

Ergebnisse der Gruppe von 2006

Die durchschnittliche Verringerung des Körperfettanteils betrug 6,3%. Die Angestellten verbesserten ihre allgemeine Fitness und Ernährungsgewohnheiten, waren aktiver als zuvor und machten öfter Herz-Kreislauf-Training und Krafttraining.

Der 4•3•2•1-Wettbewerb im Jahr 2007

Im Jahr 2007 veränderten wir das Programm: Weiterhin sollten sich die Angestellten 10 Minuten pro Tag mithilfe des 4•3•2•1-Programms bewegen, es bestand aber nun die Möglichkeit, in Vierergruppen gemeinsam zu trainieren. Die Teambildung vergrößerte die Teilnahme erheblich. Diesmal schlossen 107 Angestellte das Programm ab, das aus zehn Wochen 4•3•2•1-Workouts einschließlich Tests vor und nach dem Programm bestand.

Ergebnisse der Gruppe von 2007

Die Ergebnisse der Gruppe von 2007 waren wieder sehr eindrucksvoll, mit einem durchschnittlichen Verlust an Körperfett von 4%. Wir ermittelten zehn »Champions«, die deutliche Verbesserungen in Lebensweise, Körpergewicht oder Körperfettanteil zeigten. Sie wurden ein Jahr lang weiter beobachtet; sieben von ihnen hielten entweder ihr Gewicht innerhalb eines Bereichs von 1,5 Kilo oder nahmen sogar noch mehr ab! Allen zehn Champions wurde begleitendes Coaching angeboten, um Ihnen zu helfen, Ihre Erfolge zu halten – entsprechend den in diesem Buch gegebenen Hinweisen –, und außerdem zusätzliche Anreize nach sechs und zwölf Monaten. Sie verloren zusammen fast 70 Kilo (7 Kilo pro Teilnehmer) und reduzierten ihren Körperfettanteil um durchschnittlich 9,6% (von 29,7% auf 20,1%).

Der Fragebogen zum 4•3•2•1-Wettbewerb

- Die untenstehenden Fragen wurden im Rahmen der Tests vor und nach dem Programm von den 107 Teilnehmern der Gruppe von 2007 beantwortet. Wie man sieht, zeigen ihre Antworten (jeweils über die Gruppe gemittelt) gewaltige Verbesserungen von Gesundheit und Fitness.

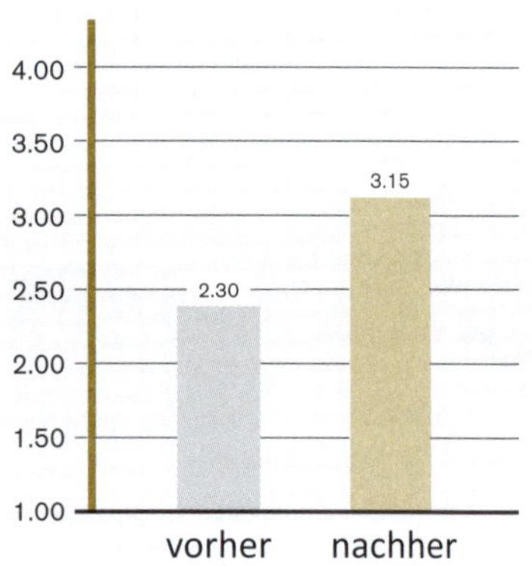

- Gemessen auf einer Skala von 1 bis 4, wie würden Sie Ihr gegenwärtiges Fitnessniveau einschätzen?

- Vorher: **2,30**   Nachher: **3,15**

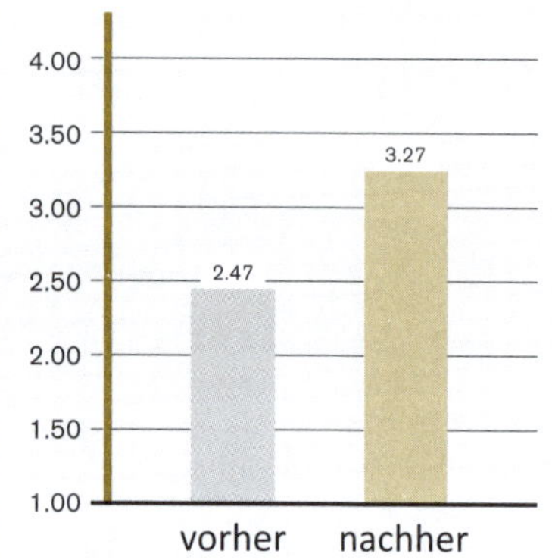

- Gemessen auf einer Skala von 1 bis 4, wie oft pro Woche sind Sie 30 Minuten oder mehr mit mäßiger Intensität körperlich aktiv?

- Vorher: **2,47**   Nachher. **3,27**

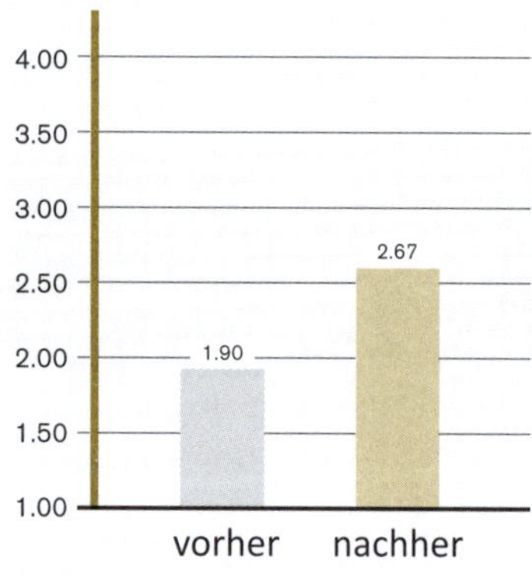

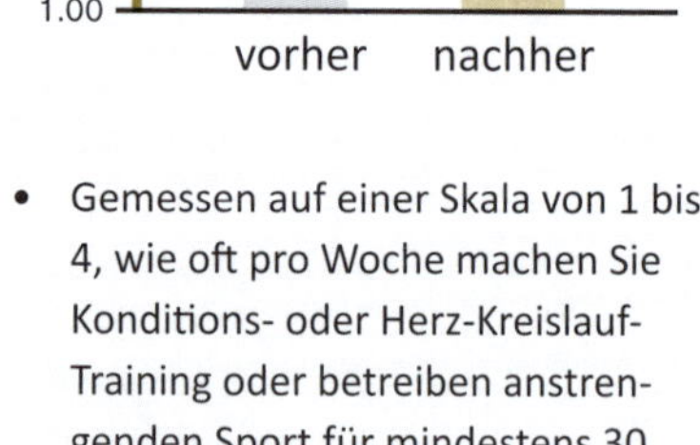

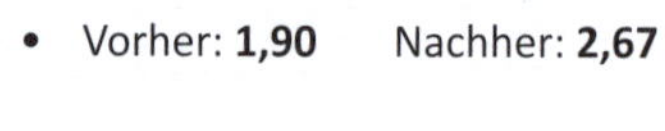

- Gemessen auf einer Skala von 1 bis 4, wie oft pro Woche machen Sie Konditions- oder Herz-Kreislauf-Training oder betreiben anstrengenden Sport für mindestens 30 Minuten?

- Vorher: **1,90**   Nachher: **2,67**

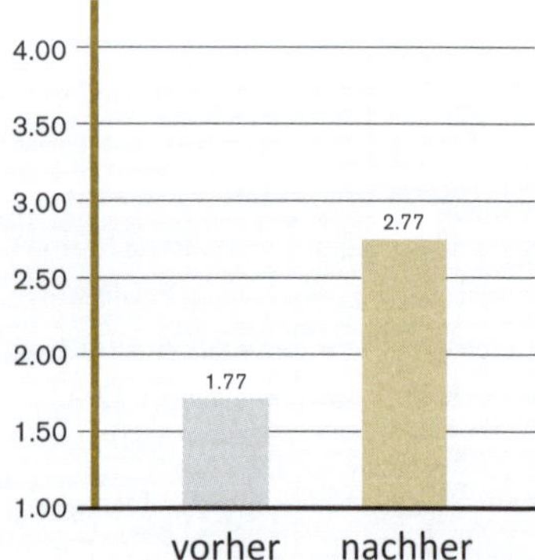

- Gemessen auf einer Skala von 1 bis 4, wie oft pro Woche machen Sie Dehnübungen für Rücken, Nacken, Beine, Schultern oder Arme?

- Vorher: **1,77**   Nachher: **2,77**

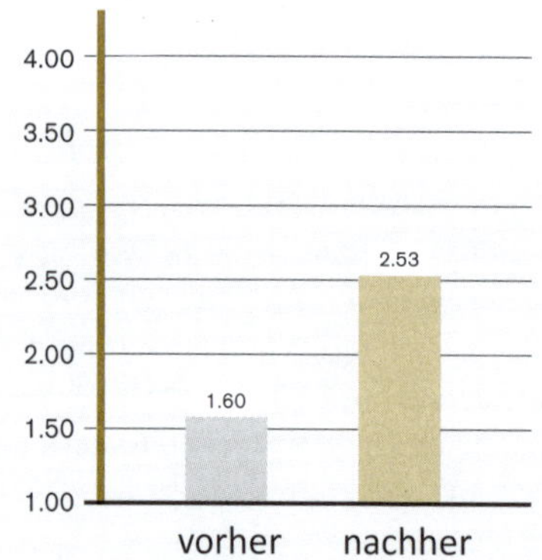

- Gemessen auf einer Skala von 1 bis 4, wie oft pro Woche machen Sie Krafttraining?

- Vorher: **1,60**   Nachher: **2,53**

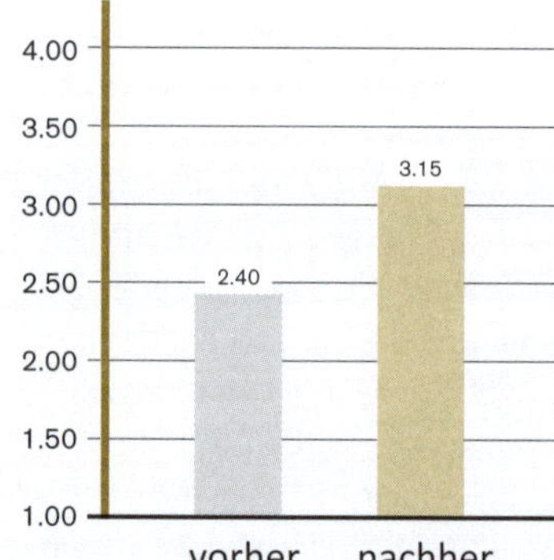

- Gemessen auf einer Skala von 1 bis 4, wie würden Sie Ihre derzeitige Nahrungsaufnahme bewerten?

- Vorher: **2,40**   Nachher: **3,15**

»Auf dem Weg zum neuen Ich«: Gruppenleiter-Superstars

Wenn ich Klienten sehe, die in Zukunft Wasser trinken, jeden Tag spazieren gehen oder 10-Minuten-Workouts in ihrem Tagesablauf unterbringen wollen, weiß ich, dass sie ihre Fitnessziele erreichen werden. Aber die Reise ist einfacher und macht mehr Spaß, wenn man Gesellschaft hat.

Sie können die Kraft der Menschen für sich nutzen, indem Sie eine »Auf dem Weg zum neuen Ich«-Gesundheits- und Fitnessgruppe gründen (oder einer beitreten). Wir haben viele solcher Gruppen geleitet, deren Teilnehmer sie nicht nur als Hilfe und Unterstützung erlebten, sondern auch viel Spaß hatten. Dazu müssen Sie nicht einmal in derselben Zeitzone leben. Sie brauchen nur einige Menschen mit derselben Einstellung, die sich mit Ihnen zusammen auf den Weg machen wollen.

»Auf dem Weg zum neuen Ich«-Gruppen

In all den Jahren habe ich viele erfolgreiche 4•3•2•1-Gruppen gesehen. »Auf dem Weg zum neuen Ich«-Gruppen sind sehr wirkungsvoll in verschiedenen Kontexten eingesetzt worden, unter anderem:

- Lokale Gruppen. Mitglieder dieser Gruppen treffen sich, um Kontakte zu knüpfen und einander zu ermutigen. Vielleicht möchten Sie eine »Auf dem Weg zum neuen Ich«-Gruppe mit einigen Freunden, Familienmitgliedern oder Klassenkameraden gründen. Sie könnten Menschen ansprechen, die demselben Verein angehören oder deren Kinder in dieselbe Schule wie Ihre gehen. Sonst finden Sie sicher Gleichgesinnte in Ihrem Fitnessclub oder am Arbeitsplatz.

- Nichtlokale Gruppen. Diese Gruppen tauschen Neuigkeiten und Informationen per Internet oder Telefon aus. Es gibt günstige Möglichkeiten für Online-Konferenzen. Ich kenne einige Gruppen, die Mitglieder in aller Welt haben. Gewöhnlich sendet ein Gruppenleiter E-Mails, um alle auf dem Laufenden zu halten. Er oder sie kommuniziert auch mit den einzelnen Mitgliedern und richtet ein Online-Forum ein, in dem alle ihre Gedanken, Fragen und Antworten posten können.

- Unternehmensgruppen. Diese werden in der Regel durch einen Arbeitgeber gefördert, der mit meinem Unternehmen zusammenarbeitet, um ein Gesundheitsprogramm für die Firma oder Organisation einzurichten. Die Angestellten treffen sich für 10 Minuten vor Beginn oder nach Ende ihres Arbeitstags oder während der Mittagspause. Diese Initiativen am Arbeitsplatz bringen allen Beteiligten Vorteile: Die Angestellten verbessern ihre Fitness, und das Unternehmen hat eine gesündere Belegschaft.

- Unternehmens-Wettbewerbe. Auch diese können durch ein Unternehmen oder eine Organisation gesponsert werden, die mit uns zusammenarbeiten. Diese Initiativen können auf verschiedene Weise durchgeführt werden. Manchmal gibt es eine Bewerbungsphase, in der ein bestimmter Prozentsatz der Belegschaft für das Programm ausgewählt wird. Häufig gibt es einen Wettkampf, dessen Gewinner Anerkennung oder sogar Preise erhalten. Diese Wettbewerbe lösen oft ein großes Maß an Enthusiasmus und freundschaftlicher Konkurrenz aus; am Ende haben alle Teilnehmer gewonnen, weil alle ihre Gesundheit verbessert haben.

Wenn Sie mehr über Gründung oder Teilnahmemöglichkeiten an einer »Auf dem Weg zum neuen Ich«-Gruppe erfahren möchten, gehen Sie auf www.4321fitness.com; dort gibt es Informationen, wie man eine Gruppe bilden und einen virtuellen Treffpunkt einrichten kann, außerdem Tipps zum Ablauf der Treffen, Beispiele für Tagesordnungen und vieles mehr.

Olivias Geschichte:
Wie man 28 Kilo abnimmt, ohne zu hungern

Olivia ist ein weiterer »Auf dem Weg zum neuen Ich«-Champion. Sie erzählt: »Wenn ich früher Fitnessprogramme gemacht habe, funktionierte es schlicht und einfach nicht. Daher hatte ich mir diesmal zwar am Anfang Ziele gesetzt, aber insgeheim war ich sehr skeptisch, ob ich sie erreichen würde. Das einzige Wort, das mir für diese zwölf Wochen einfällt, ist wunderbar. Ich habe jedes einzelne der Ziele, die ich mir anfangs gesetzt hatte, nicht nur erreicht, sondern übertroffen.«

Olivia hatte jahrelang Tennis als Leistungssport betrieben. An der Uni hatte sie 40 Stunden Tennis pro Woche gespielt, aber »dann kamen das normale Leben und die normale Welt dazwischen – Sie wissen schon, ein Job, dann eine Familie, und dann einfach das Leben«. Obwohl Olivia auch weiterhin Tennis spielte, nahm sie immer weiter zu, und ihre Fitness verschlechterte sich so stark, dass sie schließlich schon beim Treppensteigen außer Atem geriet. »Wenn ich aus dem Auto ausstieg, knackten mir die Knochen«, erinnert sich Olivia, »und ich sagte mir: ‚Das ist nicht gut – das ist überhaupt nicht gut!‘«

Nachdem ihre beiden Töchter auf die Uni gegangen waren, sah sie das leere Haus und wusste, dass es Zeit wurde. »Ich sah in den Spiegel und sagte mir:

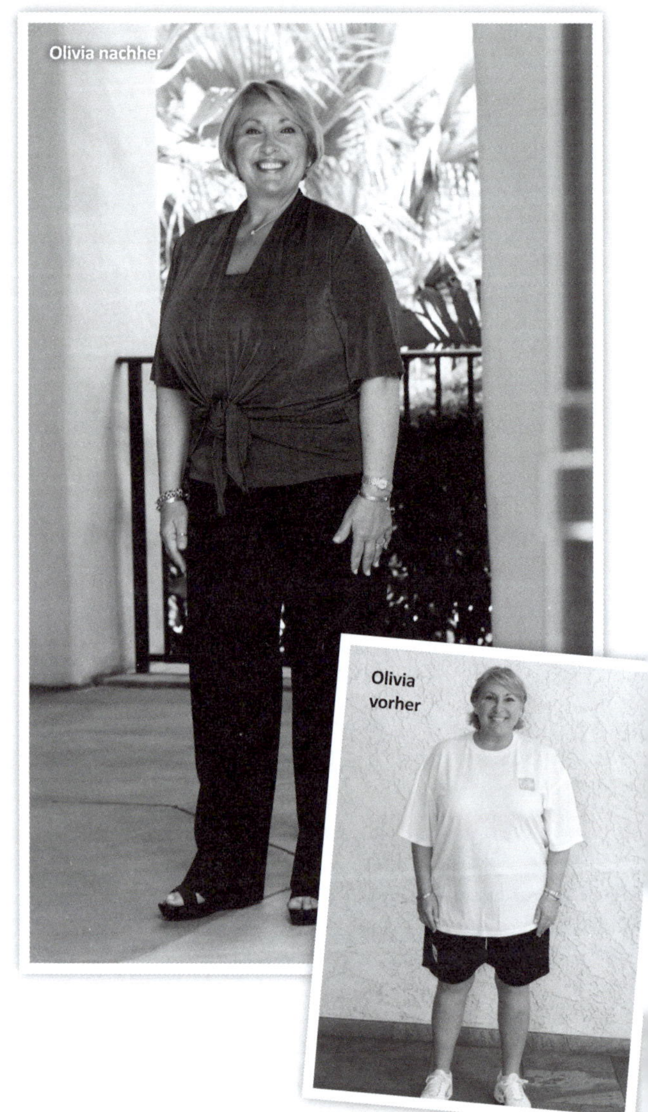

Olivias Ergebnisse

Gesundheitswert	vorher	nachher	Veränderung
Systolischer Blutdruck	138	126	12 Punkte weniger
Diastolischer Blutdruck	94	66	28 Punkte weniger
Stärke der Bauchmuskulatur	32	84	52 Wiederholungen mehr
Erholungspuls	118	88	30 Schläge pro Minute weniger
Bauchumfang	117	94	23 cm weniger
Hüftumfang	123	112	11 cm weniger
Gewicht	106	89	17 Kilo weniger
Körperfettanteil	45,5	28,4	17,1% weniger!

‚Weißt du was? Jetzt bin ich mal dran. Ich möchte wieder zu den Grundlagen zurück – richtig essen und regelmäßig Sport treiben. Ich wusste, dass ich etwas verändern musste, weil ich wenig Energie hatte und mich einfach alt fühlte.«

Olivias symbolische Motivation ist ein Kleid, das sie von Zeit zu Zeit im Wohnzimmer aufhängt. Es ist 23 Jahre alt und längst aus der Mode, aber das spielt keine Rolle. Olivia wird so lange trainieren und auf die Ernährung achten, bis sie den Reißverschluss dieses Kleides wieder bequem schließen kann. »Meine Töchter sahen das Kleid und sagten mir: Mama, das kannst du doch nicht anziehen!«, erzählt Olivia lachend. »Und wie ich das tragen werde, meine Lieben, wenn ich erst mal wieder hineinpasse, sagte ich ihnen, voller Stolz werde ich das tragen, egal, was die Mode dazu sagt!«

Bei ihren früheren Programmen war Olivia stundenlang ins Fitnessstudio gegangen, daher war sie vom 4•3•2•1-Programm völlig überwältigt. »Jeder hat doch 10 lächerliche Minuten«, sagt sie heute. »Das Tolle ist, dass man nicht ins Fitnesscenter muss und kaum etwas an Geräten braucht. Es ist machbar, praktisch und flexibel. Ich habe schon einmal ein Workout um ein Uhr morgens gemacht, weil ich es den Tag über einfach nicht geschafft hatte.«

Olivia hat positive Veränderungen in ihrer Ernährung vorgenommen, die ihren Körper aus dem Fettspeicher- in den Fettverbrennungsmodus gebracht haben. »Ich war erstaunt, wie viel ich essen und immer noch abnehmen konnte. Ich lernte, dass mein Körper Fett nur deshalb speicherte, weil ich ihm zu bestimmten Zeiten Kalorien vorenthielt. Die Quantität ist wirklich phänomenal«, ergänzt sie. »Ich bin nie hungrig und muss mich sogar daran erinnern, alle paar Stunden etwas zu essen. Das Essen kontrolliert mich nicht mehr, sondern ich kontrolliere es.«

Sie erläutert, nie der Typ gewesen zu sein, der oft auf die Waage geht. Als ihre Kleider dann lockerer saßen, beschloss sie, doch einmal nachzuschauen. »Ich war absolut schockiert. Ich rief meinem Mann zu ‚Rob, die Waage muss kaputt sein.‘ Ich konnte einfach nicht glauben, wie viel Gewicht ich verloren hatte. Jeder hat die geheimnisvolle Schrumpfung der Olivia bemerkt. Leute haben mich sogar schon gefragt: »Hast du dir einen Magenbypass legen lassen?«

Olivia ist von ihrem neuen Körper begeistert. »Ich habe mich seit meinen Zwanzigern nicht mehr so gut gefühlt. Meine Energie ist einfach explodiert. Früher lief ich eine Treppenstufe nach der anderen, heute renne ich die Treppen hinunter! Früher habe ich nach einem Parkplatz möglichst nahe an meinem Ziel gesucht; heute parke ich schon mal absichtlich weiter weg, um ein Stückchen zu laufen. Ich habe wieder eine richtige Taille, ohne den Bauch einziehen zu müssen. Ich kann jetzt in jedes Geschäft gehen und Kleider kaufen. Meine Töchter haben mich noch nie in solchen Sachen gesehen, wie ich sie jetzt trage, weil es die in meinen früheren Größen einfach nicht gab. Ich bin wirklich ein anderer Mensch geworden, den meine Töchter gar nicht kennen.«

Sie fügt hinzu: »Ich möchte einfach nur eine Inspiration für andere sein und ihnen klarmachen: Wenn ich das schaffen kann, könnt ihr es auch, unabhängig von eurem Alter. Es ist einfach ein Wunder.« Olivias Erfolg war so beeindruckend, dass ihre ganze Familie jetzt nach dem 4•3•2•1-Programm trainiert. Zum Zeitpunkt, an dem ich dies schreibe, hat ihr Mann Rob schon neun Kilo abgenommen, ihre Tochter Alexandra zehn Kilo und ihre Tochter Taylor zwei Kilo – und Olivia selbst ist bei sage und schreibe 28 Kilo!

Olivias private Gruppe

Olivia war so überzeugt von ihrem Erfolg und ihrer verbesserten Gesundheit, dass sie beschloss, selbst eine 4•3•2•1-Gruppe für Training und gesunde Ernährung zu gründen. Da sie ein kontaktfreudiger Mensch ist und ungefähr 200 enge Freunde hat, fiel es Olivia nicht schwer, 40 Kandidaten zu finden und Einladungen zu verschicken. Ein harter Kern von 30 Personen macht nach wie vor bei dieser Gruppe mit – zusammen haben sie schon fast 320 Kilo verloren!

Um ihre Gruppe auf den Weg zu bringen, lud Olivia alle zu sich nach Hause ein und schleuste die Teilnehmer mit der Präzision eines Uhrwerks durch die verschiedenen Fitnesstests. Sie richtete mit Freiwilligen ausgestattete Stationen ein, an denen die Teilnehmer die Tests absolvierten und Körpergröße, Gewicht, Hüft- und Bauchumfang gemessen wurde. Ein Arzt maß Blutdruckwerte und nahm den Ruhepuls aller Mitglieder. Außerdem bat Olivia alle Teilnehmer, einen Fragebogen zu ihren Zielen auszufüllen, und schaffte es sogar, von jedem Teilnehmer ein »Vorher«-Foto zu machen.

Als Gruppenleiterin ist Olivia eine Inspiration für die anderen. Sie liebt es, Menschen dabei zu helfen, das Beste aus sich zu machen. »Ich glaube wirklich, ich habe meine Berufung gefunden«, sagt sie. Mittlerweile hat sie schon 28 Kilo abgenommen, aber sie spricht nie von »Gewicht verlieren«. »Das hört sich so an, als könne man es wiederfinden«, sagt sie. »Ich habe mein Gewicht verringert oder verbrannt, aber ich habe es nicht verloren, schließlich möchte ich es nie mehr wiedersehen.«

Haris Geschichte:
Gewichtsabnahme ist Motivation genug

Hari nahm zu, nachdem er aus Indien in die USA gekommen war, um zu studieren. Er ging insgesamt zwölf Jahre zur Universität, bis er seinen

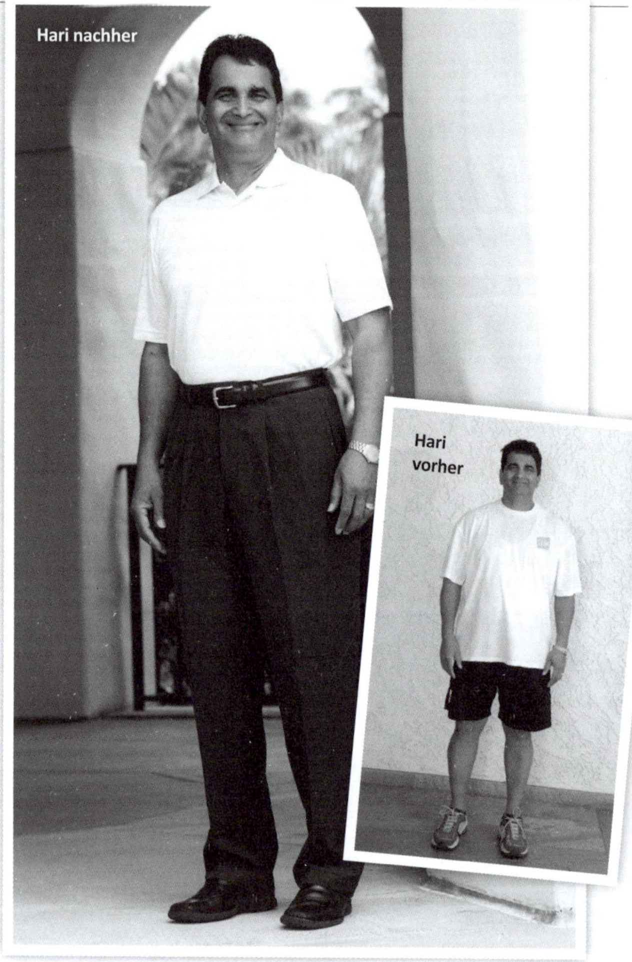

Doktor gemacht hatte. Heute witzelt Hari, er sei damals auf der »Seafood-Diät« gewesen: Er sah Essen – und aß es. Er nahm schließlich mehr als elf Kilo zu, und sein Cholesterinspiegel stieg so

Haris Ergebnisse

Gesundheitswert	vorher	nachher	Veränderung
Cholesterin	217	168	49 Punkte weniger
LDL-Cholesterin	149	109	40 Punkte weniger
Stärke der Bauchmuskulatur	31	53	22 Wiederholungen mehr
Bauchumfang	102	94	8 cm weniger
Hüftumfang	112	99	13 cm weniger
Gewicht	101	91	10 Kilo wenlger
Körperfettanteil	30.6	27.7	2,9% weniger

stark an, dass sein Arzt ihm vorschlug, Medikamente zu nehmen.

Ohne Frage war Hari sehr beschäftigt. »Ich dachte, ich hätte einfach zu viel zu tun. Ich war ja schon 18 Stunden täglich auf Achse und schlief nicht mehr genug. Ich glaubte, keine Zeit und keinen geeigneten Ort für Sport zu haben. Das 4•3•2•1-Programm war die Antwort auf all diese Fragen. Man braucht nur drei Minuten zum Aufwärmen und dann zehn Minuten für das eigentliche Training.« Haris Entschuldigungen funktionierten nicht mehr, also versuchte er es mit dem Programm.

»Viele Menschen glauben, sie müssten ins Fitnessstudio gehen und viel Zeit aufwenden. »Keines von beidem ist nötig, um loszulegen. 10 Minuten findet man immer, notfalls sogar im Büro. Man braucht keine Geräte und keine spezielle Trainingskleidung. Ich bin mir sicher, jeder, dem sein Leben und seine Gesundheit wichtig ist, kann sich 10 bis 13 Minuten täglich Zeit nehmen – notfalls beim Fernsehen. Das 4•3•2•1-Programm ist genau das Richtige für vielbeschäftigte Leute. Man hat damit einfach keine Entschuldigung mehr.«

Was die Motivation angeht, meint Hari, man brauche eigentlich keine. Sobald man mit dem Programm begonnen habe, werde man durch das Gefühl selbst vorwärts getragen. »Man will einfach weitermachen. Nehmen wir an, Sie wollen zehn Kilo abnehmen. Probieren Sie doch mal, den ganzen Tag mit einem Zehn-Kilo-Rucksack herumzulaufen und Ihre normale Arbeit zu machen, und nehmen Sie dann abends den Rucksack ab. Genauso fühlt man sich, wenn man abzunehmen beginnt. Das allein ist Motivation genug; man sagt sich: Ich will einfach noch mehr machen!«

Hari sagt, das Training selbst mache ihm am meisten Spaß. Er schafft dank des Programms mehr Wiederholungen und fühlt sich beweglicher als zuvor. »Ich kann jetzt sogar beim Fahren hinter den Fahrersitz greifen. Ich kann Orte erreichen, an die ich früher nicht kam. Und ich gerate nicht mehr so leicht außer Atem.«

Davon abgesehen hat Hari seine Ernährung völlig umgestellt. »Ich komme aus einer Weltgegend, wo Reis und Kartoffeln Grundnahrungsmittel sind«, erklärt er. »Man aß den ganzen Tag nur Stärke und Kohlenhydrate. Zu allem Unglück bin ich auch noch eine Naschkatze! Daher dachte ich anfangs, das Schwierigste würde sein, die Kohlenhydrate aufzugeben. Bis ich entdeckte, dass man immer noch gesunde Kohlenhydrate essen kann.«

Hari hat festgestellt, dass die größten Veränderungen mit dem Rhythmus und der Menge des Essens zu tun haben. »Ich aß viel und zur falschen Zeit. Wir haben aber nichts vom Speiseplan gestrichen. Damit will ich sagen, dass wir keine ‚Diät‘ machen. Das Programm betrifft den ganzen Lebensstil. Es geht nicht darum, was man nicht tun soll, sondern was man tun kann und was man tun sollte. Man muss nicht der Dünnste oder der Leichteste sein, aber man muss der Fitteste sein!«

»Und die Veränderungen sind nicht nur körperlich. Wenn man Sport treibt und richtig isst, öffnet dies Türen, von deren Existenz man gar nichts gewusst hatte. Man ist weniger reizbar und viel geduldiger. Man versteht die Sichtweise des Gegenübers besser, was einem bei Beziehungen mit Freunden und Angehörigen hilft und auch bei allen anderen, mit denen man in Kontakt kommt. Und sobald man besser mit Menschen umgehen kann, lässt sich vieles erreichen. Selbst ganz einfache Dinge, etwa einkaufen gehen, funktionieren besser als zuvor. Man ist ein besserer Angestellter oder auch ein besserer Chef.«

Hari sagt philosophisch: »Niemand hat eine Kristallkugel, die einem die Zukunft zeigt. Ob du das Ziel erreichen wirst, das du dir gesetzt hast, kann niemand wissen – außer dir selbst. Sicher ist nur eines: Wenn du dich nicht auf den Weg machst, wirst du nie ankommen.«

Er hat festgestellt, dass sein neues Fitnessprogramm viele Auswirkungen auf seine Familie hat. »Der schönste Kommentar kam von meiner Tochter, als sie sagte: ‚Papa, jetzt kann ich meine Arme ganz um dich legen, wenn ich dich umarme!‘ Das hat mir die Tränen in die Augen getrieben.«

Haris internationale Trainingsgruppe

Nachdem Hari selbst so erfolgreich mit dem 4•3•2•1-Programm war, entschloss er sich, eine Gesundheits- und Fitnessgruppe zu gründen. Da Hari in Indien geboren ist, seinen Doktor im Norden des Bundesstaats New York machte und derzeit in Boston lebt, verwundert es nicht, dass seine Gruppe Mitglieder aus Portland, Houston, Cleveland, Boston und sogar aus Neu-Delhi hat.

Hari kommuniziert per E-Mail und gründete eine Google-Gruppe zum Informationsaustausch. Alle zwei Wochen macht die Gruppe eine Konferenzschaltung, um die Fortschritte der Mitglieder zu diskutieren und Fragen zu stellen. Hari kontaktiert außerdem alle Mitglieder auf individueller Basis. Am Anfang bat er alle Mitglieder, eine Liste ihrer Ziele auszuarbeiten und an ihn zu schicken, die die Gründe für die Teilnahme an der Gruppe klären sollte. Er entwarf sogar einen Vertrag, scannte ihn und schickte ihn an alle Teilnehmer, die ihn als Selbstverpflichtung unterschrieben, wieder einscannten und an Hari zurückschickten.

Als Ingenieur machte Hari natürlich eine Tabelle, die den Gruppenmitgliedern beim Erfolg helfen sollte. Er erfand ein eigenes System, damit sie ihre Fortschritte in den drei Hauptgebieten in Zahlen ausdrücken konnten: (1) Gesunde Nahrungsmittel auswählen, (2) diese in der richtigen Menge und zur richtigen Zeit essen, und (3) trainieren. Um die Dinge zu vereinfachen, unterteilte Hari diese drei Komponenten jeweils in acht Arten von Verhalten. Man kann einschätzen, wo man mit seiner Fitness steht, indem man sich auf einer Skala von 1 (schrecklich) bis 10 (perfekt) einschätzt. Wenn man mit dem Programm beginnt, könnte beispielsweise Ihr Wert beim »Essen« 1 betragen (Sie trinken Limonade und Kaffee, aber kein Wasser), ebenso bei der Art des Essens (Sie essen »wie ein Staubsauger«) und beim Training (Ihre Vorstellung von Training ist das Drücken der Fernbedienung). Während man die Skala hinaufsteigt, verändert sich das Fitnessverhalten, bis man schließlich den Wert 10 auf allen drei Gebieten erreicht.

Einer der Vorteile, die Hari an seiner Tabelle schätzt, ist die Möglichkeit zur objektiven Einschätzung des Verhaltens, die sie den Gruppenmitgliedern gibt. Denn das Gewicht für sich genommen ist eben kein Maß für die Fitness.

Hari sagt gerne: »Das Wissen zu haben, ist eine Sache. Eine andere ist, es auch anzuwenden.« Die Mitglieder seiner Gruppe haben Glück, dass Hari Wege gesucht und gefunden hat, um sein Wissen zum 4•3•2•1-Programm anzuwenden und für andere nutzbar zu machen.

Schluss mit den Rückenschmerzen!

Trudy, Mutter von vier Kindern, hat ihr eigenes Unternehmen, außerdem betreibt sie zusammen mit ihrem Mann Lee eine das ganze Jahr geöffnete Ferienpension in South Dakota. Sie organisieren Veranstaltungen wie etwa Hochzeitsfeiern, geschäftliche Tagungen sowie Fischerei- und Jagdgesellschaften, für die Trudy auch schon einmal selbst kocht.

Trudy hatte viele Gründe dafür, mit einem Fitnessprogramm anzufangen. Wie viele Menschen hat sie über die Jahre nach und nach ihre Form verloren. Kalorien summieren sich in kleinen Mengen, egal ob man sie als überschüssiges Fett ansetzt oder dieses als verbrannte Energie wieder loswird. Trudy wollte eine fitte Großmutter und ein gesundes Vorbild sein. Sie hatte außerdem das Gefühl, dass die zusätzlichen Pfunde ihr Aussehen beeinträchtigten und sie älter erscheinen ließen.

Da sie zudem unter einer mittelschweren Skoliose (Wirbelsäulenverkrümmung) litt, machte das zusätzliche Gewicht ihre Muskeln steif und verursachte ihr Rückenschmerzen. Dazu kam noch, dass es um die Gesundheit in ihrer Familie nicht zum Besten stand. Ihre Mutter hatte mit 60 einen Herzinfarkt gehabt, ihr Vater schon eine Bypassoperation hinter sich gebracht, alle ihre Geschwister haben Bluthochdruck, und zwei ihrer Schwestern leiden an Krebs. »Ich musste etwas ändern«, sagt sie einfach.

»Ich bin fasziniert von den wissenschaftlichen Hintergründen des 4•3•2•1-Programms«, erläutert Trudy. »Es ist schlicht und einfach verblüffend, dass 4 Minuten hochintensives Ausdauertraining mehr für den Körper tun als 45 Minuten auf dem Laufband und dass der Stoffwechsel nach dem Training für 36 Stunden erhöht bleibt.«

Trudy baute ihre Kraft und ihr Durchhaltevermögen mit Hilfe der 10-Minuten-Workouts nach und nach auf. »Kennen Sie das, wenn einem beim Abwaschen der Rücken wehtut und man sich mit den Armen auf der Spüle aufstützen muss? Mir passiert das inzwischen nie mehr. Als ich das erste Mal die Bretthaltung ausprobierte, hielt ich sie kaum eine Minute durch, bevor ich schwitzend, keuchend und stöhnend aufgab. Kürzlich war ich völlig verblüfft, wie einfach sie jetzt für mich war! Ich dachte sogar, ich hätte vielleicht etwas falsch gemacht, weil es so einfach ging.«

Auch mit ihren neuen Essgewohnheiten ist Trudy sehr zufrieden. Sie empfiehlt, die Ess- und Trinkgewohnheiten für eine Weile zu protokollieren und sie zu überprüfen, da könne man durchaus Überraschungen erleben. Sie und ihr Mann nehmen gesunde Ernährung jetzt so ernst, dass sie, als sie mit Freunden ein Restaurant besuchten und dieses nichts Geeignetes auf der Speisekarte hatte, nur

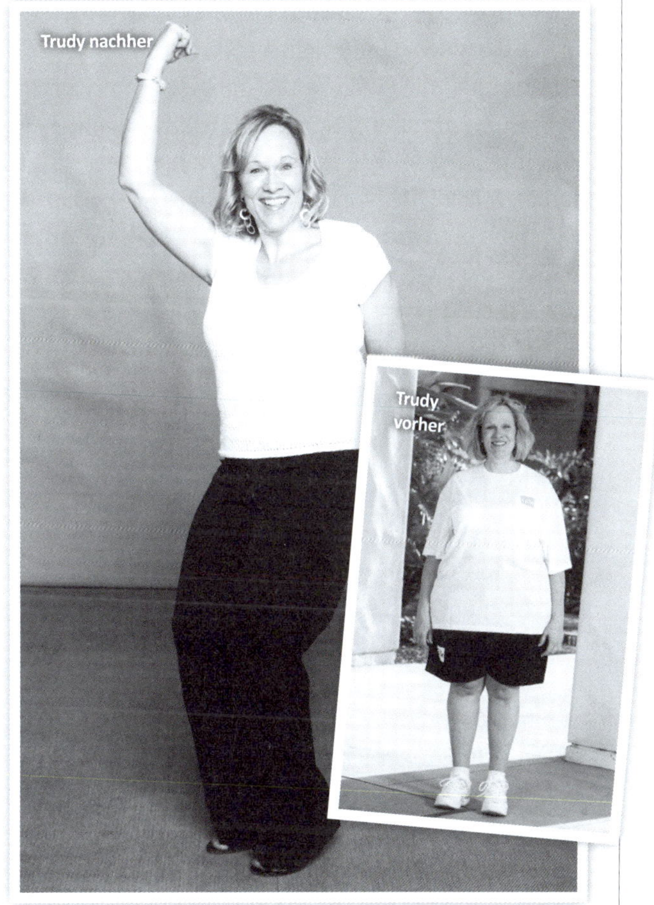

mit einem Kaffee ihren Freunden Gesellschaft leisteten, anstatt gebratenes Essen und Milchshakes zu bestellen. »Ich habe früher nie gefrühstückt; jetzt tue ich es und fühle mich so viel besser«, sagt Tru-

Trudys Ergebnisse

Gesundheitswert	vorher	nachher	Veränderung
Systolischer Blutdruck	122	98	24 Punkte weniger
Diastolischer Blutdruck	70	68	2 Punkte weniger
Stärke der Bauchmuskulatur	42	68	26 Wiederholungen mehr
Bauchumfang	102	84	18 cm weniger
Hüftumfang	124	102	22 cm weniger
Gewicht	85	77	8 Kilo weniger
Körperfettanteil	34,6	31,1	3,5% weniger

dy. »Ich esse sechs Mal am Tag und nehme mehr zu mir als je zuvor, und zugleich verliere ich Gewicht – und fühle mich wunderbar dabei. Lee und ich haben schon darüber gesprochen, wie viel wohler wir uns innerlich fühlen. Als ob wir ganz andere Menschen wären! Ich sprühe jetzt nur so vor Energie. Es ist verblüffend und zeigt sich auf so ganz unterschiedliche Arten, es ist einfach phantastisch! Ich fühle mich jetzt stark.«

Einmal erlebte Trudy eine fünfwöchige Plateauphase, in der sie kein Gewicht verlor. Doch gleichzeitig ging ihr Körperumfang zurück, und sie wurde gesünder und stärker. Sie ließ nicht locker mit Workouts und gesundem Essen, und schließlich bewegte sich die Waage wieder. »Ich wog mich und war schockiert! Ich lief ums Haus herum, sprang in die Luft und machte ‚High fives‘ in die Luft. Ich habe jetzt ein Gewicht, das ich seit Jahren nicht mehr gesehen hatte. Ich wusste, dass ich fünf Kilo abnehmen konnte, das hatte ich auch früher schon geschafft. Doch an diesem Punkt war ich immer steckengeblieben und konnte die Mauer nie durchbrechen. Nun hab ich's geschafft! Die Mauer ist nicht mehr da.«

Trudys »Gruppe der größten Verlierer«

Trudy verbesserte ihre Fitness und Gesundheit so dramatisch, dass sie es gar nicht erwarten konnte, eine eigene Gruppe für das Training mit den 4•3•2•1-Workouts und gesunde Ernährung zu gründen. Da sie zusammen mit ihrem Ehemann eine Pension in South Dakota besitzt, lud sie ihre erste Gruppe zu einem »Neustart«-Wochenende ein, wo alle lernten, mit dem 4•3•2•1-Programm zu trainieren und gesund zu essen. Sie rief jedes Gruppenmitglied wöchentlich an, und nach zwölf Wochen trafen sie sich wieder für ein Wochenende, um ihren Erfolg zu feiern.

Diese Gruppe war so erfolgreich, dass Trudy beschloss, einen großen Wurf zu wagen – einen sehr großen. Sie nannte ihre nächste Initiative »The Big-

gest Loser« (»Der größte Verlierer«), zu Ehren der gleichnamigen Fernsehshow. Diesmal nahm sie 31 Menschen auf – einschließlich ihres Ehemanns und ihrer Tochter –, und die Gruppe traf sich neun Wochen lang. Trudy sorgte dafür, dass vor dem Start des Programms alle Teilnehmer einen Bluttest machten und die Anfangsmessungen vornahmen. Das garantierte, dass die Statistik am Ende für die Gruppe nach Ablauf der neun Wochen präzise Ergebnisse lieferte.

- Zusammen verlor die Gruppe 474 Punkte Blutdruck. Der Blutdruck des Gruppensiegers fiel um verblüffende 66 Punkte.

- Der Gesamtverlust an Bauch und Hüfte betrug 302 Zentimeter, beim Gruppensieger 22 Zentimeter.

- Die Gruppe verlor 126 Kilo, der Gruppensieger fast 10 Kilo.

- Am Ende des Programms schafften die Männer bis zu 60 Liegestütze und die Frauen bis zu 51.

Um die Verbindung zu halten, organisierte Trudy einmal wöchentlich eine Konferenzschaltung; in der Mitte der Woche verschickte sie eine E-Mail mit Informationen, um alle motiviert zu halten. In ihrer letzten E-Mail schrieb Trudy:

Ich bin so STOLZ auf EUCH ALLE und eure tollen Ergebnisse! In einer so kurzen Zeit habt ihr euer Leben völlig verändert. Ich sehe, dass ihr eure Körper wieder in Form bringt, und eure Risikofaktoren sinken beständig. Ich spüre eine Erregung in der Luft, und der Glanz in euren Augen ist ein großartiger Anblick. Hört jetzt nicht auf! Geht weiter den Weg zu eurer optimalen Gesundheit. Denkt daran, dass man täglich von Neuem seine Lebensweise wählt. Ich glaube an euch. Glückwünsche an euch alle! Ihr seid die Besten!

Liebe Grüße, Trudy

Eine Herausforderung an Sie zu einem neuen Ich

Der Naturforscher John Burroughs sagte einmal: »Die kleinste Tat ist besser als die größte Absicht.« Ich hätte es nicht besser ausdrücken können. Wünschen und Hoffen macht niemanden auch nur ein bisschen fitter; die kleinste Veränderung auch wirklich umzusetzen, kann Sie auf den Weg zum Erfolg bringen.

Jetzt möchte ich Sie ermutigen – nein, herausfordern –, dieses Programm für mindestens zwölf Wochen zu befolgen. Vielleicht haben Sie das auch schon getan. Wunderbar – machen Sie weiter! Wo immer Sie auf Ihrem persönlichen Weg sind, lassen Sie von sich hören. Sagen Sie mir, wie es für Sie läuft. Besuchen Sie die Seite www.4321fitness.com und beschreiben Sie Ihre Erfolge (oder Rückschläge) und die neuen Gefühle, die Sie haben. Auf der Webseite werden Sie viele Gleichgesinnte treffen, deren Geschichten Sie lesen und mit denen Sie Tipps und Strategien austauschen können, um all Ihre persönlichen Ziele zu erreichen.

Eine Gesundheits- und Fitness-Herausforderung an andere: 10 Millionen Menschen bewegen sich 10 Minuten pro Tag!

Sobald Sie die großen Vorteile täglicher Bewegung mehr und mehr zu spüren beginnen, möchte ich Sie ermutigen, an unserer Gesundheits- und Fitnessinitiative teilzunehmen. Sie wurde gegründet, um Menschen in den USA und in aller Welt 10 Minuten täglich mit dem 4·3·2·1-Programm in Bewegung zu setzen. Unser Ziel ist es, 10 Millionen Menschen dazu zu bringen, sich mindestens 10 Minuten täglich zu bewegen.

Wenn Sie auf die Seite www.4321fitness.com gehen und dort auf »Take 10 Challenge« klicken, erfahren Sie mehr über dieses Programm, das als Lösung für die Epidemie mangelnder Fitness und Übergewichts in den USA entwickelt wurde, aber überall in der Welt angewandt werden kann. Sie erhalten dort wichtige Hinweise dazu, wie Sie die 10-Minuten-Botschaft in Ihre Familie, unter Freunden, im Unternehmen, in der Gemeinde, in Altersheimen oder Jugendclubs, in Schulen und in anderen Gemeinschaften weitergeben können.

Ich hoffe, dass dieses Buch eine Unterstützung und ein Segen für Sie und Ihre Familie sein kann und dass es Ihnen noch viele Jahre lang hilft, Ihre Ziele zu erreichen.

Möge Gott Sie mit Gesundheit und Fitness im Überfluss segnen, jetzt und in Zukunft.

Bleiben Sie stark!

DANKSAGUNG

Ich habe in den letzten Jahren gelernt, dass das Schreiben eines Buchs viel mit einem Footballspiel gemeinsam hat – es bedarf einer Mischung aus großem persönlichem Einsatz und einer großartigen Mannschaftsleistung. Ein Buch bis zur Publikationsreife zu bringen, erfordert sorgfältige Planung, endlose und manchmal schmerzhafte Arbeitsstunden und eine monumentale Koordination verschiedener Talente, wobei alle Beteiligten Opfer bringen und alles geben, um einen Traum wahr werden zu lassen.

Genau wie im Football hat jedes Teammitglied eine spezielle Aufgabe. Mit genauester Präzision verlässt sich jeder mutig auf den anderen. Zwar erhält der Quarterback, der Autor, sicherlich die meiste Aufmerksamkeit (ich habe Quarterbacks noch nie gemocht!), aber zugleich gibt es ein ganzes Heer von anderen – Spielern, Trainern und sogar Fans –, ohne die ein Buch wie dieses nicht entstehen könnte. Daher möchte ich allen meinen »Teamkollegen«, »Trainern« und »Fans« für eine unglaubliche Saison danken!

Ich danke meinem Trainer, Cheerleader und größten Fan: Meiner Frau Joanne. Du bist ein erstaunlicher Segen von Gott. Ohne dich wäre dieses Buch nie entstanden. Wie ein wenig beachteter Trainer hinter den Kulissen hast du für das Team Opfer gebracht, ohne Dank dafür zu erwarten. Du hast dich um mehr Details gekümmert und mehr Probleme gelöst, als ich je erwartet hätte. Du hast mich bedenkenlos unterstützt und mir anfeuernd auf den Hintern geklopft, wenn das Ziel schon nahe war und ich trotzdem keine Kraft mehr hatte und aufgeben wollte. Jo, ich danke dir, dass du mich täglich durch dein liebevolles Vorbild daran erinnert hast, was wirkliche Größe ist, durch deine selbstlose Liebe zu Gott, unseren

Kindern, uns persönlich bekannten (und selbst ganz unbekannten) Menschen und – dafür werde ich ewig dankbar sein – zu mir. Jo ... danke dafür, dass du so viel von dir gegeben hast, um es mir zu ermöglichen, dieses Buch zu schreiben. Ich liebe dich von ganzem Herzen.

Danke dem Team Foy: Meinem Sohn Joel und meiner Tochter Brooke. Ihr seid ohne Zweifel Gottes wunderbares Geschenk an uns! Ich weiß überhaupt nicht, wie ich euch für die zahllosen Stunden von »Papa-Zeit« danken soll, die ihr geopfert habt, um mir das Schreiben zu ermöglichen. Brooke, ich danke dir für die vielen Male, als du mir Wasser oder etwas zu Essen gebracht hast, weil ich mich nicht vom »Spiel« entfernen wollte, und dafür, dass du mir Nachrichten geschickt und gesagt hast, wie sehr du mich liebst. Dir, Joel, danke für die vielen Male, wenn du einfach gesagt hast: »Geht klar, Papa«, wenn ich wieder einmal keine Zeit zum Fangen-Spielen oder gemeinsamen Abhängen hatte. Dein Verständnis war mutiger und selbstloser, als dir wahrscheinlich bewusst ist. Ganz besonders danke ich euch für das, was ihr werdet. Ich habe großen Respekt vor euch und bin sehr stolz, euer Vater zu sein.

Danke dir, Mama. Wie alle Fußballspieler, die in die Kamera blinzeln und »Ich liebe dich, Mama« sagen, wäre ich nachlässig, wenn ich nicht derjenigen danken würde, der ich zuerst zu danken habe. Ich wäre nie auf dieses Spielfeld (oder irgendein anderes) gekommen, wenn du nicht wärst. Ich danke dir, Mama, dass du mich und Mark selbstlos und fast im Alleingang aufgezogen hast, wobei du uns gelehrt hast, groß zu denken, hart zu arbeiten und Gott zu lieben. Du magst klein sein, aber für mich wirst du immer großartig sein! Ich liebe dich, Mama!

Danke, »Biggie«: Mark Newstrom, mein guter Freund! Vor fünfzehn Jahren bist du mit mir das Risiko eingegangen, und *Personal Wellness* wurde geboren. Als Miteigentümer unseres Unternehmens könnte ich dir – oder Liz und den Jungs (Kevin und Sean) – nie zurückzahlen, was mir eure treue Freundschaft über all die Jahre gegeben hat. Du bist der große, starke Verteidiger, der Löcher aufreißt, damit andere laufen und Punkte machen können. Du hast nie Angst, dich schmutzig zu machen oder einen Schuss zu versuchen, und bist nie müde geworden, mich durch deinen Einsatz im Spiel zu halten. Danke für dein Beispiel ruhiger Stärke und dafür, dass du so oft die Stellung gehalten und mir damit die Zeit gegeben hast, etwas zu schaffen, das hoffentlich Tausenden und vielleicht Millionen von Menschen helfen kann.

Dank geht an Nellie Sabin und ihre Familie. Jedes Team braucht einen zuverlässigen und äußerst talentierten Runningback, um eine Chance auf den Sieg zu haben. Von der ersten Konzeption des Buchs bis zum Schreiben und allen Überarbeitungen des Manuskripts hast du stets einen Weg gefunden, wo ich oft keinen Durchgang sah. Insbesondere danke ich für die Freundschaft und Bereitschaft, es mit mir zu versuchen. Ich bin sehr froh, dich zu kennen und im Team zu haben. Vielen Dank auch an Bob, der meine spätabendlichen Anrufe tolerierte und Nellie und dieses Projekt stets unterstützte; an Sky, der alle Workouts ausprobierte und seine Mutter und mich ermutigte; und an Eleanor, die für ihre Mutter da war, wenn sie am meisten gebraucht wurde. Deine Liebe hat ihr mehr geholfen, als du dir vorstellen kannst!

Ich danke außerdem meinen Literaturagenten, Denise Marcil und Anne Marie O'Farrell. Wie jeder Schriftsteller oder Sportler bestätigen kann, ist es sehr wichtig, Menschen um sich zu haben, die nicht nur an einen glauben, sondern einen auch immer wieder von Neuem herausfordern. Denise und Anne Marie, ich danke euch beiden dafür, dass ihr an mich geglaubt und aus diesem Buch das Beste gemacht habt. Vom Verfassen des Exposés über die Treffen mit Verlegern bis zum Verständnis komplizierter Vertragsdetails und schließlich der Auswahl des richtigen Verlags hatte ich stets das Gefühl, in den besten Händen zu sein und von eurem Wissen, eurer Fürsorge und eurer sympathischen Art zu profitieren. Ihr seid erstklassig!

Dank sei dem außerordentlichen Team bei Workman Publishing. Unser Verlag hat ein höchst talentiertes Team zusammengestellt, das dieses Buch realisierte. Durch meine Einführung in den Verlag in New York und das Treffen mit Peter Workman und Cheflektorin Susan Bolotin erkannte ich bald, dass Workman ein ganz besonderer Verlag ist. Aus unseren ersten gemeinsamen »Übungen« erkannte ich, dass ich im richtigen Team bin. Eure Bereitschaft, sich um Details zu kümmern, und euer Streben nach Exzellenz ist einfach unglaublich! Peter, ganz großer Dank geht an dich, weil du an die *10-Minuten-Lösung* geglaubt und mir die Möglichkeit gegeben hast, mit so einem großartigen Team von Menschen zusammenzuarbeiten. Suzie, danke für deine Beratung, deine unglaubliche Geduld und deinen großen Blick für Details. Deine Gestaltung des Buchs und letztendlich dein Fleiß waren entscheidend dafür, dass dieses Projekt gelungen ist. Dank geht zudem an Anne Kerman, die in Kalifornien mit mir und dem Team ein aufreibendes Fotoshooting beaufsichtigte; Manuskriptlektorin Lynn Strong und Produktionslektorin Beth Levy; Nathan Lifton, der wieder und wieder den Text und die Workouts prüfte; die Designer Lidija Thomas, Janet Vicario und David Matt, die einige wirklich kreative Ideen hatten und damit diesem Buch erst den besonderen Touch gaben; Julie Primavera und Doug Wolff in der Produktionsabteilung, die die Idee von farbigen Übungskärtchen im Ende des Buchs in die Realität umsetzten; und schließlich Walter Weintz, Page Edmunds, David Schiller, Kristin Matthews, Selina Meere und Jenny Mandel, die die Pläne für die Verbreitung der 10-Minuten-Botschaft im ganzen Land koordinieren. Der ganzen Mannschaft von Workman Publishing (darunter vielen, die ich nicht namentlich erwähnt habe) danke ich herzlich dafür, dass sie diesem Buch zum »Sieg« verholfen haben!

Ich danke auch Diane Paetz, meinem »Personal Trainer«. Di, seit der Entwicklung des 4•3•2•1-Konzepts bist du dafür zuständig gewesen, jeden Aspekt des Programms zu gestalten, zu testen, zu optimieren und umzusetzen, und zwar überall auf der Welt. Ich bin dir dankbar für deinen Einsatz, um das Training mit 4•3•2•1 auf ein neues Niveau zu bringen, und für deine Arbeit bei der *Personal Wellness Corporation*. Dank auch an Rich, Eryn, Kaci und Sami, die sich in deiner Abwesenheit geduldig um die Heimatfront kümmerten, und für eure Inspiration und Freundschaft. Ihr seid Vorbilder an Selbstlosigkeit und Freundlichkeit für alle in eurer Umgebung.

Danke dir, Personal Wellness Corporation (PWC), für die erfolgreiche Verteidigung auf dem Spielfeld; man braucht wirklich einige extrem starke und harte Linemen, um das gut zu erledigen! Ich habe das große Glück, eine unglaublich begabte Mannschaft zu haben, die die Arbeit jeden Tag wieder zum Vergnügen macht. Danke, Dr. Kip Johnson, für deine klugen Ratschläge und deine Fürsorge für so viele Leute. Du bist ein großartiger Arzt, dem die Gesundheit der Menschen wirklich am Herzen liegt. Dank geht auch an meinen Bruder Mark Foy, für deine Hilfe und vor allem deine Liebe für alle, die dir begegnen – auch für mich, deinen kleinen Bruder! Dank an Maria Aguirre und Robin Cyprien für eure Leidenschaft für Fitness und Gesundheit und eure Fähigkeit, aus jedem das Beste herauszuholen, und an Hartiani Gunawan, der sich um zahllose Details kümmerte, stets mit einem Lächeln auf dem Gesicht. Danke auch an meine Kollegen, Mitspieler und Freunde, Dr. Yosuke Chikamoto, Joe Leutzinger, Mimi Nishimura, Arlene Turner, Bob und Dominique Hodgin und John Christensen für euren Input, Telefonanrufe zur richtigen Zeit und beständige Unterstützung dieses Projekts. Ihr alle seid eine Inspiration für mich. Danke für eure Bereitschaft zu hervorragenden Leistungen und für alles, was ihr tut.

Danke an Brainyard, für eure schlauen Leute! Jedes Footballteam braucht einen Strategen, der funktionierende Spielabläufe entwerfen kann. Ich hatte in diesen Jahren das Glück, nicht nur einen, sondern eine Reihe der besten und klügsten der Branche kennen lernen zu dürfen: die Firma Brainyard. Dieses Team aus Geschäfts- und Marketingstrategen und Webdesignern hat mir geholfen, die Botschaft der *10-Minuten-Lösung* zu gestalten und das Programm »virtuell« zu machen, indem sie es im Internet verbreiten. An Brian Tong und Glen Hall geht ein großer Dank für ihre Freundschaft in all diesen Jahren und dafür, dass ihr mit mir und Mark gemeinsam geträumt habt, als wir überlegten, wie die 4·3·2·1-Idee anderen helfen kann. Danke auch dem Rest des Brainyard-Teams: Michael Mac Lane, Wendy Oldfield, Trevor Gerhard und Kellie Wilkie, die in vieler Hinsicht zu dem Projekt beigetragen haben. Ich habe mich bei euch immer zu Hause gefühlt; ihr seid ein Superteam!

Ich danke auch unserem Filmteam. Die Bilder in diesem Buch sind wahre Kunstwerke. Ich danke dem extrem talentierten Fotografen James Maciariello, auf dessen Fotos sogar ich gut aussehe; unseren attraktiven Models, Emma Moore und Ethan Stone, die jede Übung leicht aussehen lassen; und unserer Haar- und Makeup-Stylistin, Surjaya Cruz, die mir beibrachte, wie ich das Zeug wieder aus dem Gesicht bekomme. Dank an unseren brillanten Produzenten und Aufnahmeleiter, Steve Sandoval, der alles perfekt organisierte, und unseren künstlerischen Leiter Brian K. Tong, der alles beaufsichtigte und sogar meine Kleidung bei Gelegenheit in Ordnung brachte (und mich noch heute damit aufzieht!). Besonderer Dank auch an Erika Nungaray und Andrew Terzes, die die Fotografien für alle Erfahrungsberichte dieses Buches beisteuerten. Zuletzt noch ein Dank an Brainyard, die uns ihr Studio für eine Woche überließen.

Danke, Mike Smolinski. Deine Bereitschaft, mit mir am Telefon über große Entfernungen zu konferieren und den ersten Entwurf dieses Programms zu gestalten, werde ich immer zu schätzen wissen und mich dankbar daran erinnern. Danke für alles, was du getan hast, um dieses Projekt weiterzubringen.

Danke an unseren Mannschaftsarzt, Bill Sears. Dr. Bill und Martha Sears, euch beiden danke ich für die Möglichkeit, mein erstes Buch, *LEAN Kids*, zusammen mit euch zu schreiben. Ihr habt immer an mich geglaubt und daran, dass ich eines Tages mein eigenes Buch schreiben werde. Ihr seid ein Segen für so viele Familien, und ganz besonders für meine!

Danke, Nutrilite und Amway. So vieles an Forschung und Tests im Zusammenhang mit dem 4·3·2·1-Programm begann mit einem sehr fortschrittlichen Gesundheitsunternehmen in Südkalifornien: Nutrilite Products, einem Tochterunternehmen von Amway Global. Dank geht an Doug DeVos und Steve Van Andel, die Chefs von Amway Global, für ihren Einsatz, der anderen hilft, ein besseres Leben zu führen, und für die Chance, gemeinsam mit ihrem großartigen Unternehmen anderen dienen zu können; an Dr. Sam Rehnborg, der uns allen zeigte, wie man optimale Gesundheit vorlebt, und schon vor 15 Jahren an mich und mein Unternehmen glaubte; an John Lindseth, der sich mutig mit uns zusammentat, um die Vorteile eines 10-Minuten-Fitnes-Programms zu testen; an Lisa Rehnborg für ihr Interesse und ihre Hilfe für alle in ihrer Umgebung und für die Unterstützung für die Gesundheit und das Wohlbefinden aller Angestellten und Familienmitglieder von Nutrilite; und an Tom Boehr für den Mut zur Vision, das *Optimal You*-Gesundheitsprogramm auf eine völlige neue Ebene zu heben, sowie für seine Hilfe bei der Verbreitung der Botschaft der 10-Minuten-Fitness und des 4•3•2•1-Programms an Angestellte im ganzen Land. Weiterhin danke ich Cindy Seehase, Bill Dombrowski, Tom Sturgeon, Audra Davies, Tim Durkin, John Dykhouse und Julianne Downes für ihre Unterstützung und Hilfe beim Knüpfen von Kontakten, um die Botschaft optimaler Gesundheit und Fitness in der ganzen Welt zu verbreiten. Der ganzen Belegschaft des Nutrilite Center of Optimal Health danke ich für alles, was sie täglich wieder aufs Neue tun, um Besuchern aus der ganzen Welt zu helfen, ihre Körper, ihre Unternehmen und ihr ganzes Leben zu optimieren.

Ein Dank geht auch an SPRI Products. Ich danke allen bei SPRI Products, vor allem Greg Niederlander, für ihre Freundschaft und Hilfe bei der weltweiten Verbreitung der Botschaft von Gesundheit und Wellness in all diesen Jahren! Danke dafür, dass ihr mir so viel über den Einfluss von Bewegung auf die Gefühle beigebracht habt. Ich lerne so viel, wenn ich euch zuhöre! Dank auch an Adam Zwyer für seine Hilfe bei der Koordination der Fotos und Fitnessausrüstung für unsere Leser!

Danke an alle, die ihre Erfolgsgeschichten mit uns geteilt haben. Dieses Buch wäre weit weniger überzeugend, bewegend oder lohnend ohne die persönlichen Geschichten, die von so vielen meiner 4•3•2•1-Freunden und Klienten beigesteuert wurden. Ich wünschte, ich könnte sie alle hier aufzählen. Ich weiß das Geschenk jeder einzelnen Geschichte, die ihr mit uns geteilt habt, zu schätzen; ich bin so glücklich darüber, dass es mir möglich war, euch alle auf eurem Weg zu Fitness und Gesundheit ein Stück weit zu begleiten. Ich bin überzeugt, dass eure Berichte aus dem echten Leben und eure erstaunlichen Erfolgsgeschichten noch viele Jahre lang eine Inspiration für Leser sein werden!

Danke, »MOB«, meine Augen im Himmel. Meinen Mitstreitern möchte ich für ihre Treue zu Gott und ihrer Liebe zu mir danken. Ich weiß nicht, wie ich euch für eure Gebete für meine Familie, für die Unterstützung bei diesem Buchprojekt und für eure Freundschaft in all den Jahren danken soll. Dass ich euch kenne und zusammen mit euch dienen darf, hilft mir, im Spiel immer vollen Einsatz zu geben!

Dank an meine ganze Familie. Meinem Dad, meiner Großmutter und meinem Großvater, allen meinen Schwagern und Schwägerinnen (meine Frau hat acht Geschwister!) und meinen Nichten und Neffen, danke für eure Liebe, eure Gebete und eure verblüffende Unterstützung für mich, für Joanne und die Kinder und für dieses Buchprojekt. Ihr seid die Größten; ich liebe euch alle!

Danke an alle meine Trainer, im Football, Unternehmertum und im ganzen Leben! Trainer Israel, Trainer Morales, Trainer Murphy, Trainer Davies und Trainer Miklesh: Ihr alle seid großartige Footballlehrer für mich gewesen, aber noch wichtiger war, was ihr mir über das Leben beigebracht habt. Danke! Meinen anderen Lebens-Trainern, die mich in Jahren der Freundschaft und Brüderlichkeit bis heute so viel lehren: Jim Simons (mein weiser Bruder), Kin Lancaster (stets mein »Priester«, Geistlicher und Freund), John Arambula (mein erster wirklicher Freund), Brent Hoover (mein missionarischer Held), Grant Holliday (mein Freund und Berater) und Glen Casterline (mein Kamerad vom Servitenorden) – Dank sei euch! Ich möchte auch jene Trainer nennen, die ich nie persönlich kennen lernen durfte, die aber durch ihre Schriften einen großen Einfluss auf mein Leben gehabt haben: Dietrich Bonhoeffer, John Bunyan, G.K. Chesterton, Richard M. Foster, Vince Lombardi, Max Lucado, C.S. Lewis, Johannes Paul II., Charles Swindoll, J.R.R. Tolkien, Ravi Zacharias und die Verfasser des Alten und Neuen Testaments. Eure Schriften haben mich auf mehr Wegen inspiriert, als ich sagen kann.

Dank an meinen Cheftrainer. Ich finde nicht die richtigen Worte, um den Dank an den Einen auszudrücken, der mir den Spielplan für dieses Leben und das Jenseits aufgestellt hat – meinen Cheftrainer, Jesus Christus. Danke für deinen Segen, deine Gnade und deine Geduld darin, mich dieses Lebensspiel zu lehren, und deine Liebe, die meine kühnsten Träume übersteigt. Ich bete, dass dieses Buch dir Ehre und Ruhm bringt, und dauernde Gesundheit und Segen allen, denen sie fehlen.

Ihr persönliches
4•3•2•1-Workout

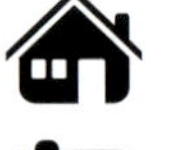
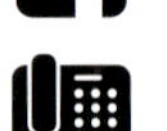
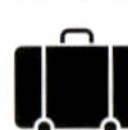

④ Minuten | Hochintensives Ausdauertraining (H.E.A.T.)

Anhand der Symbole links auf jeder Karte können Sie sehen, wo Sie die Übung machen können (siehe Kapitel 2).

Bei H.E.A.T. geht es darum, ins Schwitzen zu kommen. Bei dieser Übung wechseln Sie 30 Sekunden moderates Stuhljogging mit 30 Sekunden schnellem Stuhljogging ab, insgesamt 4 Minunten.

Wenn Sie aufgewärmt sind, versuchen Sie schneller zu »joggen«. In den letzten 30 Sekunden geben Sie alles! Stuhljogging erhöht den Herzschlag, kräftigt Herz, Schultern, Arme, Beine und Core, ohne die Gelenke übermäßig zu belasten. Wie Sie diese Übung leichter oder schwerer machen können, lesen Sie ab Seite 102.

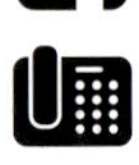

❸ Minuten | Krafttraining

Diese drei Übungen trainieren den oberen und unteren Körper. Sie machen jede Übung 1 Minute lang. Statische Kniebeugen an der Wand sind ein tolles Training für Beine, Gesäß und Core und können überall durchgeführt werden, wo eine Wand ist. Liegestütze an der Wand haben die gleichen Vorteile wie klassische Liegestütze, sie kräftigen Brust, Schultern, Arme und Core – aber ohne dass

Sie sich auf den Boden legen müssen. Der statische Ausfallschritt ist meine Lieblingsübung für Beine und Gesäß – viele Übungen basieren auf dieser vielseitigen Bewegung. Eine vollständige Anleitung und Möglichkeiten, wie Sie diese Übungen leichter oder schwerer machen können, finden Sie auf den Seiten 103-107.

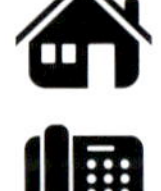
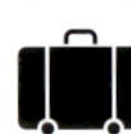

❷ Minuten | Core-Training

Für diese beiden Übungen brauchen sie lediglich einen stabilen Stuhl (oder eine Bank). Wenn Sie diese Übungen zusammen ausführen, trainieren Sie Schultern, Arme, Bauchmuskeln, Hüften, den unteren Rücken und den seitlichen Oberkörper – und Sie dehnen den unteren Rücken. Wenn Sie die Bretthaltung am Stuhl ausführen, halten Sie den

Körper gerade wie ein Brett. Bei der Seitbeuge auf dem Stuhl sitzen Sie auf dem Stuhl, beugen sich zur Seite und spannen dabei die Bauchmuskeln an. Um diese Übung leichter oder schwerer zu machen, lesen Sie die Seiten 107-109.

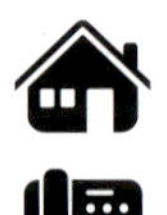
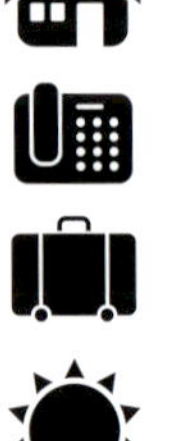

❶ Minute | Dehn- und Atemübungen

Zum Abschluss Ihrer 4•3•2•1-Trainingseinheit machen Sie zwei einfache, effektive Stretchübungen, die Ihre Muskeln lockern, die Beweglichkeit verbessern, Verspannungen lösen und steifen Muskeln nach Ihrem kraftvollen Training vorbeugen. Die Vorbeuge auf dem Stuhl ist für Ihren oberen und unteren Rücken fast so gut wie eine Massage, während der Twist auf dem Stuhl die

seitlichen Oberkörpermuskeln dehnt. Denken Sie daran, nicht zu federn oder zu überdehnen – das macht die Übung nicht effektiver –, und atmen Sie tief, um Spannungen zu lösen und Ihre Zellen mit Sauerstoff zu versorgen. Wie Sie diese Übung leichter oder schwerer machen können, lesen Sie auf den Seiten 110-111.